K. U. Kämmerer
Wirkprinzipien der Naturheilkunde

Kay Uwe Kämmerer

Wirkprinzipien der Naturheilkunde

Modelle – Konzepte – Fallbeispiele

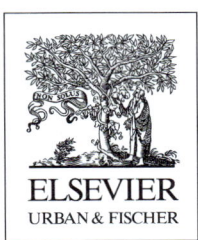

URBAN & FISCHER

München · Jena

Zuschriften und Kritik an:
Elsevier GmbH, Urban & Fischer Verlag, Lektorat Komplementäre und Integrative Medizin, Karlstr. 45, 80333 München

Wichtiger Hinweis für den Benutzer
Die Erkenntnisse in der Medizin unterliegen laufendem Wandel durch Forschung und klinische Erfahrungen. Herausgeber und Autoren dieses Werkes haben große Sorgfalt darauf verwendet, dass die in diesem Werk gemachten therapeutischen Angaben dem derzeitigen Wissensstand entsprechen. Das entbindet den Nutzer dieses Werkes aber nicht von der Verpflichtung, anhand weiterer schriftlicher Informationsquellen zu überprüfen, ob die dort gemachten Angaben von denen in diesem Buch abweichen und seine Verordnung in eigener Verantwortung zu treffen. Wie allgemein üblich wurden Warenzeichen bzw. Namen (z. B. bei Pharmapräparaten) nicht besonders gekennzeichnet.

Bibliografische Information der Deutschen Nationalbibliothek
Die Deutsche Nationalbibliothek verzeichnet diese Publikation in der Deutschen Nationalbibliografie; detaillierte bibliografische Daten sind im Internet über http://dnb.d-nb.de abrufbar.

Alle Rechte vorbehalten
1. Auflage 2008
© Elsevier GmbH, München
Der Urban & Fischer Verlag ist ein Imprint der Elsevier GmbH.

08 09 10 11 12   5 4 3 2 1

Für Copyright in Bezug auf das verwendete Bildmaterial siehe Abbildungsnachweis.

Das Werk einschließlich aller seiner Teile ist urheberrechtlich geschützt. Jede Verwertung außerhalb der engen Grenzen des Urheberrechtsgesetzes ist ohne Zustimmung des Verlages unzulässig und strafbar. Das gilt insbesondere für Vervielfältigungen, Übersetzungen, Mikroverfilmungen und die Einspeicherung und Verarbeitung in elektronischen Systemen.

Um den Textfluss nicht zu stören, wurde bei Patienten und Berufsbezeichnungen die grammatikalisch maskuline Form gewählt. Selbstverständlich sind in diesen Fällen immer Frauen und Männer gemeint.

Planung: Ingrid Puchner, München
Lektorat: Christel Hämmerle, München
Herstellung: Ute Landwehr-Heldt, Bremen
Satz: abavo GmbH, Buchloe
Druck und Bindung: Uniprint International BV, *The book factory*
Zeichnungen: Susanne Adler, Lübeck
Umschlaggestaltung: Spieszdesign, Neu-Ulm
Titelfotografie: Mauritius images/age

ISBN 978-3-437-57590-7

Aktuelle Informationen finden Sie im Internet unter www.elsevier.de und www.elsevier.com

Gewidmet meiner lieben Frau Sabine, die mit ihrer Geduld, ihrem Fleiß und ihrer Ausdauer das Zustandekommen dieses Buches erst ermöglicht hat. Danke dafür.

Geleitwort

Die Weltgesundheitsorganisation (WHO) vertritt die Auffassung, *„dass für die Gesundheit alle Ressourcen genutzt werden sollten."* Zu diesen Ressourcen gehört eine Vielzahl naturheilkundlicher Verfahren. Durch den Einzug der funktionellen Denkweise in die Medizin können viele Phänomene, die bei sachgerechter Anwendung der Verfahren auftreten, besser erklärt werden, sodass im letzten Jahrzehnt das Interesse der Ärzte und Therapeuten an der Naturheilkunde stark zugenommen hat. Auch die Patienten sehen zunehmend in den reflextherapeutischen und anderen Naturheilverfahren eine sinnvolle Alternative zur herkömmlichen Behandlung.

Längst ist die Naturheilkunde aus der Rolle einer medizinischen Außenseiternische herausgewachsen und wird bereits in vielen medizinischen Fachgebieten anerkannt und mit großem Erfolg praktiziert. Ihre Potenzen lassen sich aber – wie auch bei jeder anderen therapeutischen Tätigkeit – nur bei einem fundierten Wissen von Theorie und Praxis ausschöpfen. Kay Uwe Kämmerer beherrscht durch seine große Vielseitigkeit, sein Können und seine langjährige Praxiserfahrung sowohl die theoretischen Grundlagen als auch die Durchführung.

Mit dem vorliegenden Werk ist es dem Autor gelungen, häufig in der Praxis vorkommende Krankheitsbilder aus verschiedenen Perspektiven wie z. B. der Embryologie, Iridologie, Homotoxikologie sowie des Säuren-Basen-Haushalts, der (anabolen und katabolen) Stoffwechselregulation sowie der Psychoneuroimmunologie und dem System der Grundregulation nach Heine und Pischinger zu beleuchten und dazu entsprechend begründete, maßgeschneidert Therapiekonzepte anzubieten. Ich darf deshalb Herrn Kay Uwe Kämmerer zu diesem gelungenen Buch sehr herzlich gratulieren, dem Buch eine weite Verbreitung wünschen und hoffen, dass dadurch sehr vielen Hilfe suchenden Patienten schnell und gut geholfen wird!

Dr. med. Reza Schirmohammadi
Facharzt für Anästhesiologie und Naturheilverfahren
Köln, im Juni 2008

Geleitwort

Versuche der Natur gerecht zu werden, indem du acht gibst auf die Konstitution und die Kräfte des Patienten.
Hippokrates 460–377 v.Chr.

Seit dem Beginn der molekularbiologischen Betrachtungsweisen von akuten und chronischen Erkrankungen auf der Grundlage der Virchowschen Zellularpathologie und seit dem Verlassen der ganzheitlichen, konstitutionellen Sichtweisen hat sich in der modernen Medizin eine eher symptomatisch orientierte Behandlungskonzeption etabliert. Gerade bei so genannten funktionellen Störungen lässt sich jedoch mit Hilfe der Konstitutionsmedizin das Selbstheilungsbestreben des Organismus weit häufiger ansprechen als man heute unter dem Einfluss unserer rational-experimentell ausgerichteten modernen Medizin zu glauben vermag.

In dem vorliegenden Buch werden traditionelle diagnostische Modelle, insbesondere die konstitutionellen iridologischen Aspekte und die Regulationsvorgänge im Sinne des Säuren-Basen-Haushalts und der so genannten Matrixregulation vorgestellt und anhand von ausgewählten Fallbeispielen in Diagnose und Therapie vertieft. In diesem Sinn behauptet sich die erforderliche komplexe Denkweise in der modernen Naturheilkunde als ein integraler Bestandteil mit hohem Stellenwert in der Gesamtmedizin: Es gibt nur eine Medizin, eine Einheit aus moderner und traditioneller Medizin.

Dr. med. Harald Herget
Pohlheim, im Juni 2008

Geleitwort

Vor einigen Jahren lernte ich Kay Uwe Kämmerer kennen und erlebte sowohl seine komplexe diagnostische als auch therapeutische Herangehensweise an schwierige chronifizierte Krankheitsprozesse. Sein beruflicher Werdegang und das Interesse und die Offenheit sowohl den wissenschaftlich-schulmedizinischen als auch den naturheilkundlich-alternativmedizinischen Zusammenhängen gegenüber machen ihn zu einem kompetenten Partner bei der Behandlung chronischer Erkrankungen.

Die Zusammenarbeit mit ihm, seine tägliche Praxisarbeit mit chronisch kranken Patienten, sein ständiger Wissensaustausch mit naturheilkundlich arbeitenden Berufsgruppen im In- und Ausland erfordern es geradezu, diese langjährigen Erfahrungen interessierten ganzheitlich arbeitenden Therapeuten darzulegen. Insbesondere aus meiner zahnärztlichen Sicht sind wichtige ganzheitliche Zusammenhänge zwischen individueller Zahnentwicklung, aktuellem Zahnstatus, dem Meridiangeschehen und den Kausalkettentheorien und möglichen chronischen Zahnentzündungsherden dargestellt. Entsprechende Kasuistiken, die teilweise aus unserer gemeinsamen Arbeit resultieren, illustrieren die Zusammenhänge praxisrelevant für den naturheilkundlich arbeitenden Therapeuten.

Ich wünsche Kay Uwe Kämmerer, dass sein Buch von vielen Therapeuten als Arbeitsinstrument beim Erkennen und Behandeln möglicher, nicht immer sofort sichtbarer Zusammenhänge der individuellen Krankheitsentwicklung hilfreich sein wird.

Dr. Ingrid Krumeich
Grünberg, im Juni 2008

Vorwort

Basierend auf einem kausal-analytischen Denken und monokausalen Ketten als Erklärungsmodelle für die Entstehung und Behandlung von Krankheiten begreift die naturwissenschaftlich ausgerichtete Medizin den Menschen als Summe vieler Einzelteile. Dabei ist zu bedenken, dass in jedem lebenden Organismus die Regulationsvorgänge nicht linear, sondern mehrdimensional und damit innerhalb von Vernetzungen und nicht von Verkettungen ablaufen. Diese Vorgänge reagieren mit Lichtgeschwindigkeit und sind möglicherweise auch lichtgesteuert. In jeder einzelnen Zelle kommt es pro Sekunde zu ca. 30.000 Eiweißkontakten und zur Übertragung von etwa einer Millionen Informationsbits. Enzyme, Hormone, Signal-, Steuer- oder Botenstoffe werden letztendlich von Körperzellen aufgrund von Reizen (auch von außen) produziert, wobei Zelloberflächenrezeptoren und genetische Faktoren in den Zellkernen gemeinsam mit den Zellorganellen des Zytoplasmas zusammenarbeiten, um die 30 Billionen biochemischer Reaktionen pro Sekunde zu bewältigen und die Homöostase aufrecht zu erhalten. Dabei bewegen sich die Moleküle und Atome mit einer Rotationsfrequenz von 1011 (Hz) und einer Kollisionsfrequenz von 1010 (Hz) aufeinander zu und miteinander. Nur die elektronischen Bindungskräfte, die wie Gummizüge wirken, halten sie an ihren Plätzen. A.F. Popp hat nachgewiesen, dass der Organismus Substanzen nur an ihren differenten Strukturformeln erkennt und dass er diese mittels Lichtquanten abgreift, die aus dem Zellkern in kohärenter und polarisierter Form ausgeschickt werden (ähnlich einem Radarerfassungssystem).

Um den tatsächlichen, physiologisch-chemischen Gegebenheiten der Lebensvorgänge gerecht zu werden und Krankheit nicht als abstrakte Kategorie zu fassen, ist es aus naturheilkundlicher Sicht sinnvoll, die „genuin" naturheilkundlichen Konzepte zur Erklärung pathologischer Prozesse zugrunde zu legen: Mit dem Grundregulationssystem nach Pischinger und Heine ist der anatomische Wirkort definiert, der als den Zellen vorgeschaltetes fein abgestimmtes „molekulares Sieb" ganzheitlich reagiert. Das Verständnis der Funktionsweise von Stoffwechselvorgängen, die sowohl im intra- als auch im extrazellulären Raum stattfinden, ist als weiterer naturheilkundlicher Baustein Voraussetzung für ein ganzheitliches Verständnis von Gesundheit und Krankheit. Alle Vorgänge, die als Krankheiten bezeichnet werden, sind aus naturheilkundlicher Sicht zum Einen Ausdruck der Abwehrmaßnahmen gegen exogene und endogene Noxen oder stellen zum Anderen den biologisch-zweckmäßigen Versuch des Organismus dar, erlittene Schäden zu kompensieren, um das Leben so lange wie möglich aufrechtzuerhalten. Dies zeigt sich oft als progressive oder regressive Vikariation in der Homotoxinlehre nach Reckeweg.

Ziel des Buches ist es, dem naturheilkundlich orientierten Behandler anhand schwieriger Krankheitsverläufe Möglichkeiten anzubieten, die Ganzheitlichkeit des Krankheitsgeschehens zu begreifen. In den zahlreichen Kasuistiken gilt die Aufmerksamkeit den verschiedenen Kompartimenten, in denen sich das komplexe Krankheitsgeschehen vollzieht. Es wird jeweils aufgezeigt, in welcher Verbindung die Kompartimente zueinander stehen, wo die Störungen möglicherweise messbar sind und wie sich die therapeutischen Möglichkeiten gestalten, um eine normale Regulation wieder herzustellen. Die den zahlreichen Fallbeispielen in Kapitel 3 vorangehenden Kapitel 1 und 2 liefern das notwendige Grundlagenwissen, um konsistente Behandlungskonzepte entwickeln zu können.

Grünberg, im Juni 2008
Kay Uwe Kämmerer

Bedienungsanleitung

Als Leitfaden für die Arbeit in der Naturheilpraxis kann das Buch folgendermaßen genutzt werden (➤ unten): Leidet ein Patient an einem im Buch vorgestellten ähnlichen Krankheitsbild, kann die entsprechende Kasuistik (➤ Kap. 3) Impulse oder neue Ideen liefern. Sollte diese Vorgehensweise keinen Erfolg zeigen, können die Grundlagenkapitel aus Kapitel 1 und 2 Ideengeber sein, um folgende Fragen zu untersuchen: Liegt beispielsweise aus Sicht des Systems der Grundregulation eine Störung vor? Sind iridologische Zusammenhänge zu berücksichtigen? Stehen die beim Patienten betroffenen Organsysteme bzw. anatomischen Strukturen möglicherweise nach den Kausalketten in Beziehung zueinander?

Stößt man an scheinbare therapeutische Grenzen und ist kein deutlicher Behandlungserfolg zu erkennen, soll dieses Buch zudem Impulse für eine zusätzliche Diagnostik liefern, die dazu verhilft, das Behandlungskonzept für den Patienten zu optimieren.

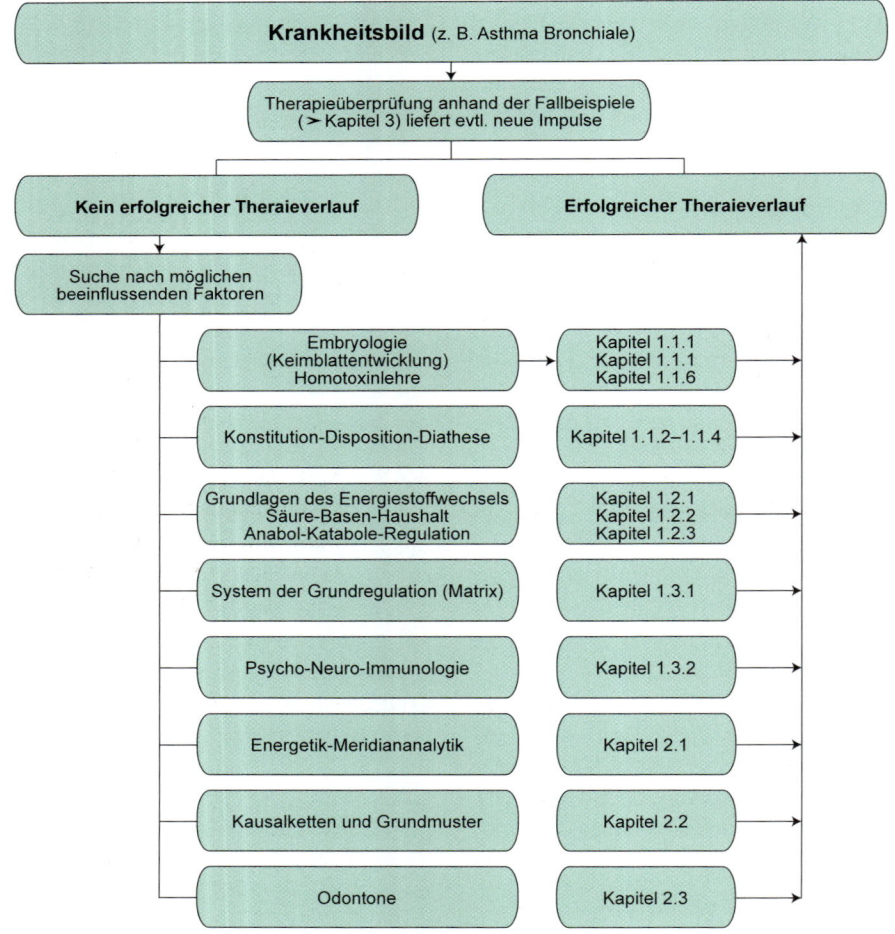

Inhaltsverzeichnis

1	**Theoretische Konzepte: von der Zelle zur Psychoneuroimmunologie**	1
1.1	Konstitutionsspezifische Aspekte	2
1.1.1	Embryologie: „Keimblattentwicklung"	2
1.1.2	Konstitution	4
1.1.3	Disposition	5
1.1.4	Diathese	6
1.1.5	Konstitutionelle Aspekte einer naturheilkundlichen Reiz- und Reaktionstherapie	9
1.1.6	Homotoxinlehre	10
1.1.7	Ausleitende Therapieverfahren	15
1.2	Biochemische Modelle: Physiologische und zelluläre Entitäten	22
1.2.1	Was ist Energie?	22
1.2.2	Säure-Basen-Haushalt	24
1.2.3	Anaboler-kataboler Stoffwechsel	37
1.3	Übergeordnete Regulationszentren	43
1.3.1	System der Grundregulation	43
1.3.2	Psychoneuroimmunologie	53
2	**Funktionelle Beziehungen und pathogenetische Muster**	61
2.1	Energetik und Energiemedizin	62
2.1.1	„Energie" und Lebenskraft in den östlichen Medizinsystemen	62
2.1.2	Diagnostische Prinzipien der östlichen Energetik	65
2.1.3	Therapeutische Prinzipen zur Energetik der TCM	69
2.1.4	Fülle und Leere	74
2.1.5	Asymmetrien	75
2.2	Pathogenetische Grundmuster und Kausalketten	78
2.2.1	Entwicklung	80
2.2.2	Pathogenetische Grundmuster	80
2.2.3	Kausalketten (Resonanzketten)	85
2.3	Zahn-Organ-Beziehungen aus Sicht der ganzheitlichen Zahnmedizin	98
3	**Kasuistiken aus der Naturheilpraxis**	101
3.1	Herz-Kreislauf-Erkrankungen	103
3.1.1	Grundlagen naturheilkundlicher Diagnostik und Therapie	103
3.1.2	Kasuistik: VES LOWN II	108
3.1.3	Kasuistik: Herzinsuffizienz (NYHA II)	110
3.1.4	Kasuistik: Hypertonie	113
3.1.5	Kasuistik: Angina pectoris	116
3.1.6	Kasuistik: pAVK	117
3.1.7	Kasuistik: Funktionelle Herzbeschwerden, Roemheld-Syndrom	119
3.2	Erkrankungen des Verdauungstrakts	121
3.2.1	Grundlagen naturheilkundlicher Diagnostik und Therapie	121
3.2.2	Kasuistik: Gastritis	126
3.2.3	Kasuistik: Ulcus ventriculi und duodeni	129
3.2.4	Kasuistik: Colon irritabile	131
3.2.5	Kasuistik: Colitis ulcerosa	134
3.3	Erkrankungen der Leber, Gallenblase und Gallenwege	136
3.3.1	Grundlagen naturheilkundlicher Diagnostik und Therapie	136
3.3.2	Kasuistik: Chronische Cholelithiasis	139
3.3.3	Kasuistik: Chronisch persistierende Hepatitis B	142
3.3.4	Kasuistik: Fettleber	144
3.4	Erkrankungen des Pankreas	146
3.4.1	Grundlagen naturheilkundlicher Diagnostik und Therapie	146
3.4.2	Kasuistik: Chronische Pankreatitis	147

3.4.3	Kasuistik: Pankreasinsuffizienz 151	3.7.5	Kasuistik: Prämenstruelles Syndrom 187
3.4.4	Kasuistik: Diabetes mellitus Typ II ... 152	3.8	Erkrankungen des Bewegungsapparats 189
3.5	**Erkrankungen der Nieren, Harnblase und Harnwege** 154	3.8.1	Grundlagen naturheilkundlicher Diagnostik und Therapie 189
3.5.1	Grundlagen naturheilkundlicher Diagnostik und Therapie 154	3.8.2	Kasuistik: Gicht 191
3.5.2	Kasuistik: Glomerulonephritis nach Streptokokkeninfekt 157	3.8.3	Kasuistik: Osteoporose 194
		3.8.4	Kasuistik: Arthrose 196
3.5.3	Kasuistik: Zystitis mit beginnender Pyelonephritis 160	3.8.5	Kasuistik: Chronische (rheumatoide) Polyarthritis 198
3.6	**Erkrankungen des Nervensystems** 162	3.8.6	Kasuistik: Ischialgie 200
3.6.1	Grundlagen naturheilkundlicher Diagnostik und Therapie 162	3.9	**Erkrankungen der Atemwege und HNO-Erkrankungen** 202
3.6.2	Kasuistik: Migräne 163	3.9.1	Grundlagen naturheilkundlicher Diagnostik und Therapie 202
3.6.3	Kasuistik: Neuralgie 166	3.9.2	Kasuistik: Sinusitis, Darmdysbiose .. 206
3.6.4	Kasuistik: Tinnitus 168	3.9.3	Kasuistik: Rhinitis allergica 208
3.6.5	Kasuistik: Schwindel 170	3.9.4	Kasuistik: Bronchitis 210
3.6.6	Kasuistik: Depression 172	3.9.5	Kasuistik: Asthma bronchiale 212
3.6.7	Kasuistik: Angstneurose 174	3.9.6	Kasuistik: Tonsillitis 214
3.6.8	Kasuistik: Vegetative Dystonie 176	3.9.7	Kasuistik: Otitis media 216
3.7	**Erkrankungen des Hormonsystems** 178	3.9.8	Kasuistik: Virale und bakterielle Infektion 218
3.7.1	Grundlagen naturheilkundlicher Diagnostik und Therapie 178		**Anhang** 221
3.7.2	Kasuistik: Hyperthyreose 181		Literaturverzeichnis 223
3.7.3	Kasuistik: Adipositas 183		Adressen 224
3.7.4	Kasuistik: Klimakterische Beschwerden 185		Sachregister 227

KAPITEL 1
Theoretische Konzepte: von der Zelle zur Psychoneuroimmunologie

1.1	**Konstitutionsspezifische Aspekte**	2
1.1.1	Embryologie: „Keimblattentwicklung"	2
1.1.2	Konstitution	4
1.1.3	Disposition	5
1.1.4	Diathese	6
1.1.5	Konstitutionelle Aspekte einer naturheilkundlichen Reiz- und Reaktionstherapie	9
1.1.6	Homotoxinlehre	10
1.1.7	Ausleitende Therapieverfahren	15
1.2	**Biochemische Modelle: Physiologische und zelluläre Entitäten:**	22
1.2.1	Was ist Energie?	22
1.2.2	Säure-Basen-Haushalt	24
1.2.3	Anaboler-kataboler Stoffwechsel	37
1.3	**Übergeordnete Regulationszentren**	43
1.3.1	System der Grundregulation	43
1.3.2	Psychoneuroimmunologie	53

1.1 Konstitutionsspezifische Aspekte

1.1.1 Embryologie: „Keimblattentwicklung"

Die Embryologie ist jenes Teilgebiet der Biologie, das sich mit der Entwicklung der befruchteten Eizelle und der daraus entstehenden Embryonalentwicklung beim Menschen und bei Tieren beschäftigt. Sie liefert Antworten auf die Frage: Warum entwickelt sich aus einer speziellen Zelle eine bzw. viele spezialisierte Zelle(n), ein Gewebe, eine Leitungsstruktur, ein Organ ein ganzes Individuum?

Da sich die Organe, Organsysteme und Gewebe ursprünglich aus den drei Keimblättern entwickeln, kann die Embryologie mit dieser speziellen Betrachtung zu einem ganzheitlichen Verständnis eines komplexen Krankheitsgeschehens beitragen.

Exkurs

Entwicklung der Embryologie

Bis zur zweiten Hälfte des 18. Jh. war die Embryologie keine Frage des Wissens, sondern der Spekulation. Allgemein anerkannt war die Präformationstheorie: Man glaubte, das fertige Tier mit allen Organen sei im Keim bereits in winzig kleiner Form enthalten, so dass es sich nur noch wie eine Blüte entfalten müsse. Demnach hätte jeder Keim die Keime all seiner zukünftigen Nachkommen in sich getragen, ineinander verschachtelt wie russische Puppen. Nach Ansicht vieler Naturforscher jener Zeit sollte sich der Keim in der Eizelle befinden. Nachdem man jedoch im Jahr 1677 die männlichen Keimzellen (Spermatozoen) entdeckt hatte, vertrat die Schule der sog. Spermisten die Auffassung, der Keim liege in der Samenzelle. Ihre Zeichnungen zeigen im Inneren des Spermatozoons eine kleine menschliche Gestalt den Homunculus. Mitte des 18. Jh. wurde dann gezeigt, dass die Organe aus undifferenzierter Substanz hervorgehen. Die späteren Eigenschaften und Strukturen aller Körperteile des Lebewesens sind durch den genetischen Aufbau der befruchteten Eizelle festgelegt.

Eine solide Basis für die neue Wissenschaft bot die Zelltheorie, die der deutsche Botaniker Matthias Jakob Schleiden 1838 formulierte. Er behauptete, alle Pflanzen und Tiere bestünden aus Zellen. Ein Jahr später konnte der Anatom und Physiologe Theodor Schwann diese Theorie bestätigen. In späteren Arbeiten zeigten die beiden, dass Gewebe und Organe durch Zellteilung entstehen.

Phasen der embryonalen Entwicklung

Die menschliche intrauterine Entwicklung lässt sich grundsätzlich in drei Hauptabschnitte unterteilen. Sie besteht aus folgenden Phasen: aus der zellulären Phase (Blastogenese), der embryonalen Phase (Embryogenese) – in diesem Zeitraum entwickeln sich die drei Keimblätter – und aus der fetalen Phase.

Blastogenese (zelluläre Phase)

Die zelluläre Phase oder Blastogenese beginnt mit dem Prozess der Ovulation und endet mit der Implantation. Nach der Ovulation kommt es innerhalb von 6 bis 12 Stunden zur Befruchtung in der Ampulle des Eileiters, danach bildet sich der weibliche Vorkern aus, gleichzeitig trennt sich der Kopf des Spermiums vom Schwanz und schwillt zum männlichen Vorkern an. Aus beiden Vorkernen wird die DNS dupliziert und somit die Mitose fortgesetzt.

Durch Furchung entstehen Blastozysten. Aus deren Zellen der inneren Zellmasse entwickelt sich der Embryoblast, aus welchem der spätere Embryo hervorgeht. Die Blastozysten haften sich an die Schleimhaut an und werden im weiteren Verlauf durch die sog. Implantation in der Gebärmutter fixiert.

Embryogenese (embryonale Phase)

Die embryonale Phase, die eigentliche Embryogenese im engeren Sinne, dauert vom 16. bis einschließlich zum 60. Gestationstag. In der präembryonalen

Phase (von der 1. bis zur 3. Woche) entstehen die drei Keimblätter, während der eigentlichen Embryonalphase (von der 4. bis zur 8. Woche) entwickeln sich die embryonalen Organanlagen (Gehirn, Augen, Herz). In der dritten Woche bildet sich ein Primitivstreifen aus, entlang dieses Primitivstreifens wandert Zellmaterial aus dem Entoderm in die Tiefe und bildet eine sog. intraembryonale Mesodermschicht. Diese breitet sich zwischen Ektoderm und Entoderm so weit nach außen aus, dass es an den Rändern der Keimscheibe das extraembryonale Mesoderm erreicht. Über den Chordafortsatz bilden sich ektodermale Schichten. Über das Chorionmesoderm dringt der Trophoblast ein und führt zur Entwicklung des Mesoderms.

- **Entoderm (inneres Keimblatt):** Aus dem Entoderm gehen in der weiteren Entwicklung der gesamte Magen- und Darmtrakt, die epitheliale Auskleidung des Atemtrakts, der Harnblase und Harnröhre sowie die Auskleidung der Paukenhöhle und der Eustachio-Röhre hervor. Ebenso entwickeln sich aus dem inneren Keimblatt das Tonsillengewebe, die Schilddrüse und Nebenschilddrüse, außerdem Thymus, Leber und Pankreas.
- **Mesoderm (mittleres Keimblatt):** Aus der mittleren Keimschicht, dem Mesoderm, entwickeln sich das Blut mit den Blutgefäßen und dem Herzmuskel sowie das Lymphsystem und das Bindegewebe, zudem die Strukturen des Stütz- und Halteapparats: Knorpel und Knochen und die gesamte Muskulatur. Aber auch Nieren und Ureter, Keimdrüsen, Milz und Nebennierenrinde sind mesodermalen Ursprungs.
- **Ektoderm (äußeres Keimblatt):** Aus dem Ektoderm differenzieren sich im weiteren Verlauf der Körperentwicklung die Haare, Nägel, Milchzähne, Zahnschmelz und die Adenohypophyse. Durch Einstülpung und Abknospung aus dieser Schicht entstehen Rückenmark und Gehirn. Das gesamte periphere Nervensystem, die Signalganglien und die Sinnesepithelien von Augen, Ohren und Nase stammen ebenfalls aus dem Ektoderm: Somit entwickeln sich Organe und Strukturen aus dem Ektoderm, die den Kontakt zur Außenwelt und Umwelt gewährleisten.

Fetale Phase

Die ab dem dritten Monat (61. Gestationstag) bis zu der Geburt stattfindende fetale Phase ist primär gekennzeichnet durch das Größenwachstum der Frucht und die Ausreifung der Organsysteme. Dabei verändern sich im Laufe der Zeit die Körperproportionen.

Naturheilkundliche Aspekte der Embryologie

Die Embryologie liefert die Grundlagen zur Zuordnung von Organen und Geweben zu den drei Keimblättern und ermöglicht die Beantwortung folgender Frage: Aus welcher embryonalen Keimschicht stammt die Erkrankung? Sie liefert Zusammenhänge, um klinisch „stummen" Organen auf die Spur zu kommen, die oft als sog. Störfeld wirken und möglicherweise als Therapiehindernisse fungieren. Erkennt man die notwendigerweise zu behandelnde Schicht, so kann auch abgeschätzt werden, ob und wo die Wirkung einer Erstreaktion oder Erstverschlimmerung zu erwarten ist. Diese Parameter dienen der Beurteilung des Behandlungsverlaufs und ermöglichen zudem ein komplexeres differenzialdiagnostisches Verständnis der Erkrankung. Beispiel: Bekannt ist, dass bei Behandlung eines atopischen Ekzems – die Neurodermitis entwickelt sich aus Sicht der Homotoxikologie (➤ Kap. 1.1.6) entweder in der Reaktionsphase als akute Dermatitis oder in der Depositionsphase als atopisches Ekzem – oftmals die Symptomatik scheinbar verschwindet, dann aber als allergisches Asthma in Sinne einer progressiven Vikariation in der Imprägnationsphase auftritt. Hier muss dann zusätzlich das Nervensystem (Ektoderm bzw. äußeres Keimblatt) mitbehandelt werden.

> Die Embryologie gibt auch Parameter an die Hand, um die Reaktionslage des Organismus einzuschätzen. Bei anerger oder hyperger Reaktionslage (➤ Kap. 1.1.5) sind Therapiekonzepte zu wählen, die den Körper wieder in die Lage versetzen, adäquat auf eine Behandlung zu reagieren. Hierbei hat sich die konstitutionelle Unterstützung des „schwächsten" Keimblatts, das iridologisch bestimmt werden kann, besonders bewährt.

1.1.2 Konstitution

Als Konstitution (Konstitution, lat.: constitutio = Beschaffenheit) wird die Summe aller ererbten und erworbenen Eigenschaften des Körpers bezeichnet. Der Begriff umfasst also anlagebedingte Schwachstellen und genetisch individuelle sowie familiäre Krankheitsdispositionen, die einen Menschen bestimmte Krankheiten entwickeln lassen.

Ob sich, in welchem Lebensalter und wie schwer sich Krankheiten entwickeln, ist abhängig von verschiedenen Faktoren, v. a. von der Lebensführung. Das Erkennen der konstitutionellen Merkmale des Patienten hilft, für ihn ungeeignete Faktoren zu erkennen und therapeutisch positiv zu beeinflussen.

Typenlehre und konstitutionelle Merkmale

Die Anfänge der zahlreichen Typenlehren finden sich bereits in der Antike bei Hippokrates. Auf die antike Typenlehre geht die auch heute noch bekannte Einteilung des Menschen in folgende vier Typen zurück: Sanguiniker (sehr sensibel), Phlegmatiker (schwer zu beeinflussen), Choleriker (neigen zu Überreaktionen), Melancholiker (in sich zurückgezogen).

Der Nervenarzt Kretschmer formulierte aufgrund der Beobachtung an seinen Patienten leib-seelische Parallelitäten zwischen der Neigung zu bestimmten Formen des Körperbaus und spezifischen Krankheitstendenzen und entwickelte folgende Typologie:

- Lang aufgeschossene, hagere Menschen, **Leptosome,** haben ein „schizothymes Temperament", das sich durch hohe Sensibilität, Kühle, Distanz nach außen hin, Ungeselligkeit, Introvertiertheit, selektive (Form-)Wahrnehmung und formales Denken auszeichnet.
- **Pykniker,** kleine, fettleibige Menschen, zeigen eher ein „zyklothymes Temperament", das durch Gemüthaftigkeit, Geselligkeit, Lebensnähe, fluktuierende Aufmerksamkeit, Farbwahrnehmung und anschauliches Denken charakterisiert ist.
- Große, muskulös-kräftige Menschen, **Athletiker,** sind in ihrem „viskösen Temperament" v. a. durch Beharrungsvermögen, Schwerfälligkeit (motorische, sprachliche und affektive) Zähigkeit, soziale Treue und Zuverlässigkeit charakterisierbar. Sie neigen eher zur mit Krämpfen und Bewusstlosigkeit einhergehenden Anfallserkrankung Epilepsie.

Die Typenlehre nach Kretschmer kann lediglich grobe Anhaltspunkte geben und ist heutzutage in der Praxis nur bedingt einzusetzen. Notwendig für die tägliche Arbeit in der Naturheilpraxis ist ein differenzierteres Diagnosesystem zur Beurteilung der Konstitution, Disposition (➤ Kap. 1.1.3) und Diathese (➤ Kap. 1.1.4), wie es die Iridologie anbietet.

Iridologische Konstitution

In der Naturheilpraxis hat sich zur Bestimmung der Konstitution die Einteilung in die drei Grundkonstitutionen – lymphatische Konstitution, hämatogene Konstitution, Mischkonstitution – bewährt.

Lymphatische Konstitution

- **Physiognomische Hinweiszeichen:** blaue Augen, helle Haut und helle Haare
- **Bevorzugte Reaktionswege und Erkrankungen:** Lymphe und Lymphbahnen; Menschen dieses Typs neigen vorwiegend zu:
  - Hauterkrankungen im Sinne einer konstitutionellen Empfindlichkeit der Haut und zu „Lymphatismus" (z. B. Vergrößerung der Mandeln, Milz und Lymphknoten). Kinder entwickeln bevorzugt vergrößerte Tonsillen und Entzündungen der Schleimhäute. Eine Neigung zu HNO-Infekten ist genauso zu beobachten wie eine Tendenz zu chronischer Blinddarmreizung oder -entzündung.
  - Nierenerkrankungen (→ Cantharis Similiaplex, Juniperus Similiaplex R)
  - Erkrankungen des Bewegungsapparats wie rheumatische Erkrankungen (→ Berberis Similiaplex R, Ledum Similiaplex), Gicht (Acidum oxalicum Similiaplex, Allya-Injektopas N) und frühzeitige Verkalkungserscheinungen (→ Ruta Similiaplex)
- **Konstitutionsmittel:** z. B. Scrophularia Similiaplex und Lymphdiaral-Basistropfen N

Hämatogene Konstitution

- **Physiognomische Hinweiszeichen:** braune Augen, braune bzw. schwarze Haare und dunkle Haut
- **Bevorzugte Reaktionswege und Erkrankungen:** Blut und Blutorgane; Menschen dieses Typs neigen vorwiegend zu:
  - Erkrankungen der Verdauungsorgane, der Leber und des Gallengangssystem (→ Cholesterinum Similiaplex R, Quassia Similiaplex, Carduus marianus Similiaplex und Lycopodium Similiaplex R)
  - Hauterkrankungen wie Furunkulose und pustulöse Erscheinungen
  - Kreislauferkrankungen, Krampfadern oder Thromboseneigung (→ Kalmia Similiaplex R, Cactus Similiaplex und Rytmopasc)
- **Konstitutionsmittel:** z. B. Quassia Similiaplex und Lycopodium Similiaplex

Mischkonstitution

- **Physiognomische Hinweiszeichen:** grüne oder gemischtfarbige Augen, helle, unreine Haut mit Pigmentflecken und dunkle bis schwarze Haare
- **Bevorzugte Reaktionswege und Erkrankungen:** Leber, Gallenblase und Gallenwege, aber auch das vegetative Nervensystem; Menschen dieses Typs neigen vorwiegend zu:
  - Gallensteinen
  - Stoffwechselstörungen wie Gicht, Diabetes mellitus und harnsaure Diathese (Präparate, die Colchicum und/oder Berberis enthalten)
  - Warzen, Polypen durch proliferatives Wachstum auf der Haut (→ Thuja D 30, Thuja Similiaplex H)
  - Verdauungsbeschwerden sowie Verstopfung oder Durchfall
  - Krebserkrankungen in der Familiengeschichte (→ Conium Similiaplex)
  - Spannungszustände (erkennbar an Krampfringen), unbegründete Angstzustände
- **Konstitutionsmittel:** z. B. Thuja Similiaplex H und Conium Similiaplex. Zusätzlich sollen vegetativ wirksame Medikamente eingesetzt werden, z. B. Neurapas balance Tabletten oder Zincum Similiaplex, Zincum valerianicum, Psychoneuroticum Ampullen

> Die Iridologie gibt die Möglichkeit, Arzneimittel nach konstitutionellen Gesichtspunkten auszuwählen, um den Patienten im Sinne einer Basistherapie langfristig in seinen anlagebedingten Schwächen zu unterstützen.

1.1.3 Disposition

Disposition (lat. dispositio = Anordnung; Anlage): Bereitschaft des Körpers, auf bestimmte Einflüsse (schädigende Noxen) mit erhöhter Krankheitsbereitschaft zu reagieren. Alle Dispositionen sind genetisch angelegt. Die Disposition kann latent bleiben oder manifest werden.

Auch zur Einschätzung der genetisch angelegten „Schwachstellen" des Patienten eignet sich die Iridologie hervorragend. Denn Dispositionen und Diathesen (➤ Kap. 1 1.4) sind Variationen der Grundkonstitutionen (➤ Kap. 1.1.2). Unterschieden werden folgende Dispositionen: der neurogene Typ, der mesenchymal-schwache, der vegetativ-spastische, der tuberkuline Dispositionstyp und der glandulär-schwache Dispositionstyp.

Neurogen-sensible Disposition

- **Iridologische Hinweiszeichen:** große bzw. kleine Pupillen, feines straffes Irisstroma sowie das sog. „Engelhaar"
- **Bevorzugte Reaktionswege und Erkrankungen:** Zentralnervensystem und das vegetative Nervensystem; Menschen dieses Typs neigen vorwiegend zu:
  - Neurologischen Erkrankungen, v. a. zu Kopfschmerzen und Migräne
  - Funktionellen Erkrankungen und Störungen, wie z. B. Herzbeschwerden ohne organischen Befund, Colon irritabile, Meteorismus
  - Verkrampfungsneigung der Gefäße
- **Dispositionsmittel:** z. B. Calcium phosphoricum Similiaplex, Zincum Similiaplex sowie Neurapas Balance und Phosphorus Similiaplex

Mesenchymale Disposition

- **Iridologische Hinweiszeichen:** Maßliebcheniris (auch „Gänseblümcheniris" genannt, da sie aussieht wie ein Gänseblümchen). Das vordere Stromablatt ist in mesenchymal-insuffizienten Iriden fast vollständig zerrissen, die Bindegewebefasern, die hier aus dem Mesoderm stammen, sind in ihrer Elastizität vermindert.

- **Bevorzugte Reaktionswege und Erkrankungen:** Matrix, und hier v. a. die Fibroblasten und das hormonelle System. Menschen dieses Typs neigen vorwiegend zur:
  - Schwäche des Bindegewebes wie Krampfadern, Hämorrhoiden und Bänderschwäche der Gelenke
  - Insuffizienz (funktionelle Schwäche) des Hormonsystems
- **Dispositionsmittel:** z. B. Silicea Similiaplex R, Arsenum jodatum Similiaplex N

Vegetativ-spastische Disposition

- **Iridologische Hinweiszeichen:** zirkumskripte und zentripital verlaufende Fältelungen des Irisstromas in Form von „Solarstrahlen" und Kongestionsfurchen oder auch Krampfringen. Ursache sind hohe Spannungen im Bereich des M. sphincter pupillae und des M. dilatator pupillae.
- **Bevorzugte Reaktionswege und Erkrankungen:** Muskulatur. Menschen dieses Typs neigen vorwiegend zu:
  - Schmerzen und Krämpfen, wie z. B. Muskelkrämpfen und zerebralen Krämpfen
  - Mikrozirkulationsstörungen
- **Dispositionsmittel:** z. B. Secale cornutum Similiaplex, Magnesium phosphoricum D6 und Zincum Similiaplex

Glandulär-pathologische Disposition

- **Iridologische Hinweiszeichen:** das vordere Stromablatt ist im Gegensatz zur mesenchymal-insuffizienten Iris nicht vollständig zerrissen, sondern nur im Bereich des Krausenfadens zerstört.
- **Bevorzugte Reaktionswege und Erkrankungen:** Endokrine als auch exokrine Drüsen. Menschen dieses Typs neigen vorwiegend zur:
  - Drüsenschwäche
  - Pankreasinsuffizienz, Diabetes mellitus
- **Dispositionsmittel:** z. B. Pancreatinum Similiaplex, Phaseolus Similiaplex und Myrthillus Similiaplex.

1.1.4 Diathese

Diathese (griech. Zustand, Verfassung): Bezeichnet die ererbte oder erworbene Bereitschaft des Organismus, an einem bestimmten Organsystem zu erkranken. Der Begriff bezeichnet den Locus minoris resistentiae (Ort des geringsten Widerstands). Auch Diathesen können latent bleiben, bis ein entsprechend starker schädigender Reiz aktivierend auftritt.

Insbesondere zur Einschätzung der Diathese eignet sich die Iridologie hervorragend. Hier kann das Erkennen des „Locus minoris resistentiae" helfen, anatomische Strukturen und Kompartimente zu identifizieren, an denen der Patient bevorzugt erkrankt. Unterschieden werden die exsudative bzw. hydrogenoide Diathese, die Übersäuerungsdiathese, die lipämische Diathese und die allergische Diathese. Auch die Diathese gibt Aufschluss über genetisch angelegte, aber auch erworbene „Schwachstellen".

Exsudative Diathese

- **Iridologische Hinweiszeichen:** klar abgegrenzte Tophiebildung, v. a. in den Randbereichen der Iris. Diese Tophie können Verbindungen in die 2. große Zone (Lymphzone) besitzen. Auch farblich können diese variieren, es finden sich oft weißliche oder gelbliche Tophie.
- **Bevorzugte Erkrankungen:** Ekzeme, Störungen im Bindegewebe, Haut- und Gelenkbeschwerden, unklare Muskelschmerzen
- **Diathesemittel:** z. B. Berberis Similiaplex R und Eupatorium Similiaplex

Übersäuerungsdiathese

- **Iridologische Hinweiszeichen:** großflächige Plaques in den Randbereichen der Iris, die wie Wolken aussehen und über ihr weißlich-helles

Erscheinungsbild die Reiz- und Entzündungsbereitschaft dieses Diathesentyps beschreiben.
- **Bevorzugte Erkrankungen:** Gelenkbeschwerden, Muskelschmerzen
- **Diathesemittel:** z. B. Ledum Similiaplex, Berberis Similiaplex R und Allya Tabletten

Lipämische Diathese

- **Iridologische Hinweiszeichen:** sog. „Arcus lipoides" oder Cholesterolring, der durch eine Gefäßdegeneration im kornealen Randgebiet entsteht
- **Bevorzugte Erkrankungen:** Sklerose (Gefäßverkalkung), Hepatopathien, Hypothyreose, Venenentzündungen
- **Diathesemittel:** z. B. Cholesterinum Similiaplex R, Quassia Similiaplex, Carduus marianus Similiaplex N und Lycopodium Similiaplex R

Allergische Diathese

- **Iridologische Hinweiszeichen:** komplett um die Iris verlaufende Gefäßstrukturen als Hinweis auf eine Gefäßreizung
- **Bevorzugte Erkrankungen:** allergische, immunologische Erkrankungen, wie z. B. chronisch entzündliche Darmerkrankungen (Colitis ulcerosa, Morbus Crohn)
- **Diathesemittel:** z. B. Lymphdiaral

Iridologie und Embryologie

Ebenso wie die anderen Organe und Organsysteme geht auch das Auge bzw. die Iris aus den Keimblättern hervor. Die einzelnen Keimblätter bringen folgende Strukturen der Iris (➤ Abb. 1-1) hervor:

Strukturen der Iris und ihr embryonaler Ursprung

- **Ektoderm:**
  – Muskelgefäßschicht (Irishinterblatt = Grundblatt): mit Musculus sphincter pupillae, Blutgefäße, Bindegewebe
  – Hinteres Stromablatt (bildet Einheit mit der Muskelgefäßschicht): mit M. dilatator iridis
  – Pigmentepithelium (retinale Epithelschicht): die doppelte Schichtung ist als kreisrunder Pupillensaum zu erkennen (zeigt sich oft bei neurogenen Dispositionen als Neurasthenikerring = rötliches Schimmern des Saums)

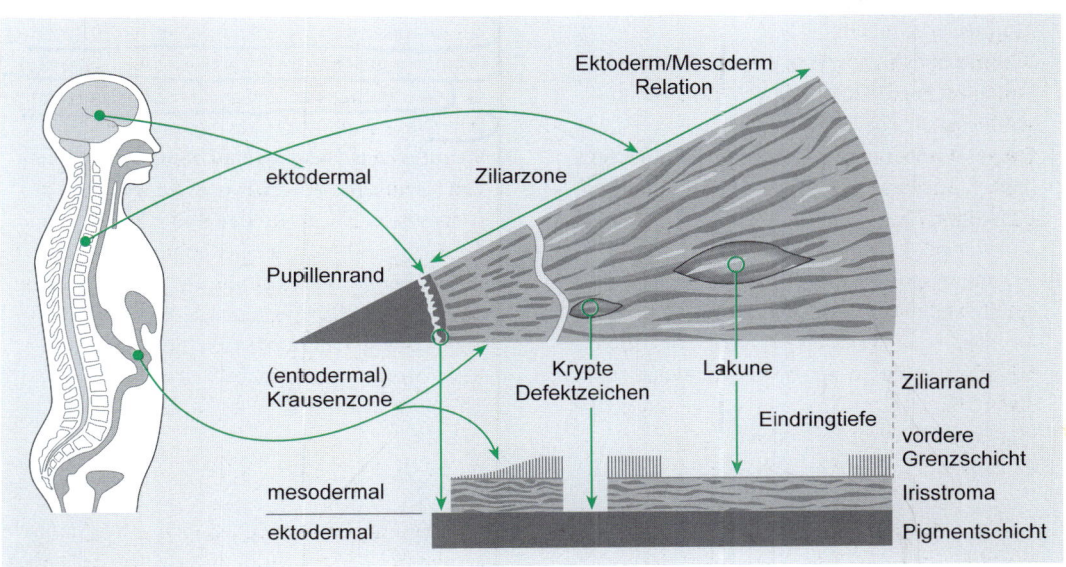

Abb. 1-1 Iris-Keimblatt

- **Mesoderm:**
  - Irisendothelschicht = vordere Grenzschicht (kann nur mit Spaltlampe als Spinnwebenschicht erkannt werden)
  - Stroma iridis mit vorderer Grenzschicht (= Irisvorderblatt oder auch als vorderes Stromablatt bezeichnet): enthält Fibrillen, obliterierte Gefäße und Trabekel, aber auch Chromatophoren, die z. B. das hämatogene Irisbild bestimmen), diese anatomische Struktur reicht nur bis zur Iriskrause
  - Fuchs-Spalte (bildet die sog. Darmkrause)
- **Entoderm:** aus diesem geht die sog. Krausenzone hervor, der Bereich zwischen Pupillensaum und Darmkrause

> Zur Vereinfachung werden im iridologischen Sprachgebrauch nur Basisblatt (= Pigmentepithelium = retinale Epithelschicht), vorderes Kryptenblatt (= Stroma iridis mit vorderer Grenzschicht) und hinteres Kryptenblatt (= hinteres Stromablatt bildet Einheit mit der Muskelgefäßschicht) benannt.

Farbbildung der Iris

Da bei der Beurteilung der Konstitution die Farbgebung der Iris als diagnostisches Instrument bewertet werden kann, ist es notwendig die unterschiedliche Farbgebung und deren konstitutionelle Zuordnung bestimmen zu können.

- **Blaue Iris:** die vordere, dem mesodermalen Keimblatt zugeordnete Schicht lässt rote und grüne Anteile des Lichts hindurch. Dieses Licht wird von der hinteren Schicht absorbiert, die dem ektodermalen Keimblatt zugeordnet ist. Das kurzwellige blaue Licht wird diffus gestreut und erzeugt die blaue Irisfarbe.
- **Braune Iris:** die vordere Schicht (mesodermal) enthält viele Melanozyten und Chromatophoren, die blaue Lichtanteile absorbieren. Die Mischung des reflektierten grünen und roten Lichts ergibt die braune Iris.
- **Mischiris:** alle drei Farbanteile werden reflektiert.

Irisdiagnostische und embryologische Zusammenhänge

Die Beurteilung von Konstitution (➤ Kap. 1.1.2), Disposition (➤ Kap. 1.1.3) und Diathese (➤ Kap. 1.1.4) erleichtert das Erstellen eines Rezepts aus dem Auge und ermöglicht so eine optimale Basisversorgung mit homöopathischen Komplexmitteln, die die konstitutionellen und dispositionellen Schwachstellen organotrop und funktionell zu stützen vermag. Die Praxisarbeit zeigt, dass Patienten mit dieser Basisversorgung optimaler auf ein Behandlungskonzept reagieren.

- **Strukturen ektodermalen Ursprungs:** Haare, Nägel, Milchzähne, Zahnschmelz, Adenohypophyse, das Rückenmark und das Gehirn, das periphere Nervensystem, die Signalganglien und die Epithelien der Sinnesorgane (Augen, Ohren und Nase). Erkrankungen dieser anatomischen Strukturen sind gehäuft bei lymphatischer Konstitution mit neurogen sensibler Disposition, oft auch mit vegetativ-spastischer Disposition zu finden.
- **Strukturen mesodermalen Ursprungs:** Blut mit Blutgefäßen, der Herzmuskel, das Lymphsystem, das Bindegewebe, Knorpel und Knochen, Muskulatur, Nieren und Ureter, die Keimdrüsen, Milz und Nebennierenrinde. Erkrankungen dieser anatomischen Strukturen treten gehäuft auf bei lymphatischer sowie bei hämatogener Konstitution mit pluriglandulär insuffizienter Disposition, oft auch mit mesenchymal-insuffizienter Disposition.
- **Strukturen entodermalen Ursprungs:** Magen- und Darmtrakt, die epitheliale Auskleidung des Atemtraktes, der Harnblase und Harnröhre und die Auskleidung der Paukenhöhle, der Eustachio-Röhre, das Tonsillengewebe, die Schilddrüse und die Nebenschilddrüse, außerdem Thymus, Leber und Pankreas. Erkrankungen dieser anatomischen Strukturen entwickeln sich gehäuft bei lymphatischer Konstitution mit allergischer Disposition.

1.1.5 Konstitutionelle Aspekte einer naturheilkundlichen Reiz- und Reaktionstherapie

Reiz- und Reaktionstherapien zielen darauf ab, durch Setzung eines Reizes natürliche Regulationsvorgänge zu aktivieren und eine Heilung oder Normalisierung gestörter Funktionen zu erreichen.

Nach Pischinger löst ein Reiz in der Matrix (> Kap. 1.3.1) immer Reaktionen aus, wobei in einer gesunden Matrix jeweils ein Teil dieser möglichen Reiz-Reaktionsenergie abgefangen werden kann. Bei vorbelasteter Matrix hingegen kann die Reiz-Reaktionsenergie nur in geringem Grade gedämpft werden. Bei höherem Belastungsgrad der Matrix durch Reize tritt möglicherweise eine Trägheit der Reizbeantwortung bis zur möglichen Regulationsstarre auf.

Exkurs

Reiz- und Regulationstherapien

Eine Grundeigenschaft des Lebens ist seine Reaktionsfähigkeit auf Reize. Der **Reiz** als Zustandsänderung im Außenmilieu oder im Körperinnern ruft bei Einwirken auf erregbare Strukturen eine Erregung oder Änderung der Erregbarkeit hervor. Dabei müssen die Veränderungen in ihrer Intensität so hoch sein, dass der Schwellenwert des Rezeptors überschritten wird. Die **Reaktion** als Antwort auf den erfolgten Reiz ist als physiologischer Schutz- oder Abwehrmechanismus zu verstehen. Dieses Geschehen machen sich viele Therapieverfahren, wie z. B. die Eigenbluttherapie, zunutze. Medikamentöse Reize können beispielsweise äußerst gering dosiert sein (klassische Homöopathie) oder als Vielstoffgemische und nicht als isolierte Reinsubstanzen synergistisch wirken (Phytotherapie).

Was ist ein adäquater Reiz?

Die in der konventionellen Medizin eingesetzten Therapeutika wirken primär auf ein Erfolgsorgan oder einen Regelkreis ein und gehen meist mit kräftigen Nebenwirkungen einher. Diese dominieren die körpereigenen Funktionen, weshalb sie als „künstliche Therapie" und die damit erzielte Heilwirkung als „Kunstheilung" bezeichnet werden können. Naturheilkundliche Pharmaka und Maßnahmen hingegen entwickeln ihre therapeutische Wirkung als Sekundärwirkung, d. h. als Reaktion des Autoregulationssystems. Dies führt zu oft schwächeren Wirkungen, aber auch zu geringeren Nebenwirkungen, da die körpereigenen Funktionen nicht dominiert, sondern stimuliert werden. Dieser Umstand erklärt auch, warum der Therapieerfolg in besonderem Maß von der individuellen und konstitutionellen Situation des Patienten abhängig ist. Aufgrund der Nutzung und Anregung der natürlichen Körperfunktionen können diese Methoden als „natürliche Therapie" und die damit erzielte Heilwirkung als „Naturheilung" bezeichnet werden. Einen weiteren Grundsatz über die adäquate Reizstärke formulierten der Psychologe R. Arndt (1835–1900) und der Pharmakologe H. Schulz (1853–1932) mit ihrer Arndt-Schulz-Regel: „Schwache Reize fachen die Lebensfähigkeit an, mittelstarke fördern sie, starke hemmen sie und stärkste heben sie auf; aber durchaus individuell ist, was sich als ein starker oder sogar stärkster Reiz wirksam zeigt." Dieses biologische Grundgesetz besagt, dass insbesondere kleine Reize den Erfolg einer Therapie garantieren, wobei insbesondere die Stärke des Reizes individuell festgelegt werden muss. Der Erfolg der naturheilkundlichen Therapie wird also wesentlich dadurch mitbestimmt, ob der Reiz in seiner Art (warm, kalt, mechanisch, chemisch) und Stärke abgestimmt ist auf den Empfänger.

> Nicht der stärkste, gerade noch auszuhaltende Reiz ist der beste, sondern der schwächste, der noch eine ausreichend gute Reaktion hervorruft.

Reaktionsbereitschaft des Organismus

Neben den reizbezogenen Determinanten spielt die Reaktionsbereitschaft und Reaktionsfähigkeit des Organismus eine entscheidende Rolle. Bereits Arndt weist darauf hin, dass bei unterschiedlichen Ausgangslagen derselbe Reiz entgegengesetzte Wirkungen zur Folge haben könnte. Aus naturheilkundlicher Sicht müssen insbesondere die verschiedenen Konstitutionstypen berücksichtigt werden. So reagiert beispielsweise der Lymphatiker auf thermische Reize z. B. Hitze deutlich empfindlicher als der hämatogene Typ. Man findet z. B. in nordischen Ländern mehr Lymphatiker, in südlichen Ländern hingegen mehr hämatogene Konstitutionen. Man sagt auch: Der Lymphatiker kommt aus der Kälte und mag die Kälte, während der Hämatogene aus der Wärme kommt und diese liebt. Weitere Faktoren, die die Richtung und Qualität der Reaktionsdynamik einer Erkrankung mitbestimmen sind:

- Aktuelle vegetative Reaktionslage
- Verschiedene Persönlichkeitsfaktoren
- Geschlecht und Alter eines Menschen

Die vegetative Reaktionstendenz ist häufig mit bestimmten Persönlichkeitsdimensionen verbunden (Intraversion, Extraversion). Die pragmatische Berücksichtigung all dieser Determinanten (➤ Tab. 1-1) kann in der klinischen Praxis oft über den Erfolg einer therapeutischen Maßnahme entscheiden.

Tab. 1-1 Determinanten des Reiz-Reaktionsprinzips (nach Melchart, Saller)

Reiz	Reaktion
• Qualität und Modalität des Reizes (taktil, thermisch, arzneilich) • Reizintensität (Größe, Reizfläche) • Reiztopographie (Ort, Verteilung) • Reizdauer (permanenter Reiz) • Reizintervall (Reizfolge) • Reizzeitpunkt (Tageszeit)	• Reaktionsausgangslage • Reaktionstyp: konstitutionell, genetische Merkmale, Persönlichkeitsfaktoren, Lebenszeit, Geschlecht • Reaktionsstruktur • Reaktionsebene

TIPP

- **Lymphatiker** zeigen häufig eine hypererge-sympathikotone Reaktionslage. Sie brauchen oft starke Reize, z. B. hohe Dosierungen (Lymphmittel statt 3 × 20 Tr. 3 × 30 Tr., bei vegetativ wirksamen Arzneimitteln wie Zincum meist 3 × 20–30 Tr.). Lymphatiker reagieren sehr gut auf starke Reize, wie Kälte und intensives Schröpfen. Bei allen ausleitenden Therapieverfahren sind kurze Behandlungsintervalle empfehlenswert. Die Reaktionen auf einen Reiz verlaufen kurz und heftig.
- Patienten mit **hämatogener Konstitution** zeigen häufig eine anerge Reaktionslage mit primär parasympathikotoner Regulation. Dies zeigt sich in häufig gastrointestinalen Beschwerden. Hier helfen schwache Reize, niedrige Dosierungen (z. B. Leber-Galle-Mittel wie Quassia Similiaplex 3 × 5–20 Tr.). Diese Patienten reagieren sehr gut auf schwache thermische Reize, wie vorsichtige Wärmeanwendungen (Unisol Heilsonne, Infrarotlampen) oder auf vorsichtige sanfte Massagen (z. B. Pneumatron).

1.1.6 Homotoxinlehre

Die von Reckeweg (1905–1985) entwickelte Homotoxinlehre betont die Wichtigkeit sog. Homotoxine (Menschengifte) für die Entstehung von Krankheiten. Der Homotoxinlehre zufolge sind Krankheiten nichts anderes als der Ausdruck der biologisch-zweckmäßigen Abwehrmaßnahmen gegen endogene und exogene Homotoxine oder der Versuch des Organismus, erlittene Toxinschäden zu kompensieren.

Reckeweg ging davon aus, dass alle Lebensäußerungen auf der Umsetzung chemisch-fassbarer Verbindungen beruhen. Chemische Wirkstoffe sind daher von entscheidender Bedeutung für Gesundheit und Krankheit. Während zuträgliche Stoffe keine Störungen des Fließgleichgewichts hervorrufen, lösen toxische Substanzen Abwehrmaßnahmen aus, die sich als Krankheit manifestieren.

Krankheit und Krankheitsentstehung aus Sicht der Homotoxikologie

Krankheiten sind Ausdruck der biologisch zweckmäßigen Abwehrmaßnahmen gegen endogene und exogene Homotoxine (Kompensation) bzw. der Ausdruck erlittener Giftschäden, die der Organismus versucht zu dekompensieren (Dekompensation). Der Körper ist bestrebt, durch ein Fließgleichgewicht seine Funktionen zu erhalten. So schaden z. B. verträgliche Stoffe dem Körper nicht, die toxischen Homotoxine können jedoch die intrazellulären Enzymsysteme beeinträchtigen oder blockieren. Wichtige Faktoren der Krankheitsentstehung sind einerseits der Zeitfaktor (Phaseneinteilung ➤ unten) und andererseits das individuelle Terrain (Manifestationsort der verschiedenen Gewebe), in dem die Homotoxine ihre krankmachende Wirkung entfalten.

System der großen Abwehr

Das System der großen Abwehr dient der Abwehr der schädigenden Noxen und besteht nach Reckeweg aus folgenden Untersystemen:

- **Retikuloendotheliales System (humorale Abwehr):** zuständig für die Giftspeicherung und Antikörperbildung. Wird therapeutisch angesprochen durch Immunstimulation und -modulation (➤ Kap. 1.3.2) und „Entgiftungskonzepte" (➤ Kap. 1.1.7).
- **Hypophysenvorderlappen-Nebennierenrinden-Mechanismus (humorale Abwehr):** gewährleistet die Steuerung der Funktion der Nebennierenrinde und des Bindegewebes und reguliert Entzündungsreaktionen. Wird therapeutisch angesprochen durch hormonelle Regulation (z. B. Phyto-C-, Phyto-L-Phytohypophysan, aber auch Arzneimittel, die Cimicifuga, Sanguinaria oder Agnus castus enthalten) und durch die Regulation des anabol-katabolen Stoffwechsels durch die Optimierung der Nahrung: So sollte bei katabolen Erkrankungen auf Kohlenhydrate und bei anabolen Erkrankungen auf Eiweiß bis auf das zur Energiebereitstellung notwendige Maß reduziert werden.
- **Nervenreflexe (neurale Abwehr):** sorgen für die Stabilisierung des zentralen und vegetativen Nervensystems. Wird therapeutisch angesprochen durch Neuraltherapie und Akupunktur sowie durch vegetativ regulierende Medikamente, wie z. B. Psychoneuroticum (s. c., i. m.) und Neurotropane (i. v.), die gute Erfolge zeigen.
- **Leberentgiftung (humorale Abwehr):** zuständig für Säurebindung (Ammonik-Bicarbonat-Kopplung = Harnstoffzyklus), Giftspeicherung und Homotoxinkoppelung. Wird therapeutisch angesprochen durch Lebermittel und Darmausleitung (➤ Kap. 1.1.7).
- **Entgiftungsfunktion der Matrix (humorale und zelluläre Abwehr):** zuständig für Giftspeicherung, Antigen-Antikörper-Reaktion und Entzündung sowie für die Bildung von Lymphozyten und Makrophagen. Wird therapeutisch angesprochen durch Vitamin-C-Hochdosistherapie und mikrobiologische Therapie, z. B. Sanumpräparate wie Utilin und Latensin (Bacillus subtiles), Symbioflor 1 (Enteroccus faecialis) und Symbioflor 2 (E. coli).

Zusätzlich zur Unterstützung einzelner Subsysteme können die Abwehrmaßnahmen durch bewährte Ausleitungs- und Umstimmungsverfahren (z. B. Blutegel, Baunscheidt-Therapie) unterstützt werden.

Sechs-Phasen-Modell

Exkretionsphase oder auch Ausscheidungsphase (Phase 1 ➤ Abb. 1-2)

In dieser Phase versucht der Organismus über die Steigerung der physiologischen Ausscheidungsmechanismen, z. B. durch vermehrtes Schwitzen, Durchfall, Erbrechen, Husten, Schnupfen und gesteigerte Schleimproduktion, eine **Noxe** zu **eliminieren.**

Inflammationsphase oder auch Reaktionsphase (Phase 2 ➤ Abb. 1-2)

Diese Phase entspricht einer akuten, **exsudativen Entzündung.** Über die Aktivierung des Gefäßbindegewebes und Endstromsystems beschleunigt der Organismus die Stoffwechselvorgänge. Es entwickeln sich lokale Entzündungen, Fieber und eine Leukozytose bzw. Lymphozytose.

Depositionsphase oder auch Isolationsphase (Phase 3 ➤ Abb. 1-2)

Infolge des Versagens von Phase 1 und 2, in der das Homotoxin (Noxe) nicht mehr eliminiert werden kann, wird das Homotoxin im Gewebe abgelagert. Das instabile Wechselspiel zwischen Schadwirkungen der Noxen und aktivierten Abwehrmaßnahmen verläuft als chronisch proliferative Entzündung mit z. B. angeschwollenen Lymphknoten, Tonsillenhyperplasien, Adenoiden, Schleimhauthypertrophie: Hauptlokalisation der Auseinandersetzung zwischen Homotoxin und Gewebe ist die **extrazelluläre Matrix.** Die Zelle selbst reagiert mit Zellvermehrung, bleibt aber in Form und Funktion intakt.

Zu diesem Zeitpunkt der Krankheitsentwicklung erfolgt nach Reckeweg der **biologische Schnitt,** die Trennung zwischen humoralen und zellulären Phasen (➤ Abb. 1-2) und infolgedessen der Krankheiten in dispositionelle und konstitutionelle Erkrankungen.

1.1 Konstitutionsspezifische Aspekte

Gewebe	Humorale Phasen – Krankheiten der Disposition				Zelluläre Phasen – Krankheiten der Konstitution		
	Exkretions-phasen	Reaktions-phasen	Depositions-phasen		Imprägna-tionsphasen	Degenera-tionsphasen	Neoplasma-phasen
1. Ektodermale epidermale	Schweiß, Zerumen, Talg	Furunkel, Erythem, Dermatitis, Ekzem, Pyodermien	Atherome, Warzen, Keratosen, Clavi	Biologischer Schnitt	Tätowierung, Pigmentierung	Dermatosen, Lupus vulgaris	Ulcus rodens, Basaliom
orodermale	Speichel, Schnupfen	Stomatitis, Rhinitis, Soor	Nasen-polypen, Zysten		Leukoplakie	Ozaena, Rhinitis atrophicans	Ca. d. Nasen- und Mundschleimhaut
neurodermale	Neurohormonale Zellabsonderung	Poliomyelitis im Fieber-Stadium, Herpes zoster	Benigne Neurome, Neuralgien		Migräne, Tics, Virusinfektion (Poliomyelitis)	Paresen, Multiple Sklerose, Opticusatrophie, Syringomyelie	Neurom, Gliosarkom
sympathiko-dermale	Neurohormonale Zellabsonderung	Neuralgien, Herpes zoster	Benigne Neurome, Neuralgien		Asthma, Ulcus ventr. et duodeni	Neurofibromatose	Gliosarkom
2. Entodermale mukodermale	Magen-Darm-Sekrete, CO$_2$, Sterkobilin, Toxine mit Fäzes	Pharyngitis, Laryngitis, Enteritis, Colitis	Schleimhaut-polypen, Obstipation, Megacolon		Asthma, Heiserkeit, Ulcus ventr. et duodeni, Karzinoid-Syndrom	Tuberkulose der Lunge u. des Darms	Ca. d. Larynx, Magens, Darms, Rektums
organodermale	Galle, Pankreassaft, Hormone	Parotitis, Pneumonie, Hepatitis, Cholangitis	Silicosis, Struma, Cholelithiasis		Toxische Leberschäden, Lungeninfiltrat, Virusinfekte	Leberzirrhose, Hyperthyreose, Myxödem	Ca. d. Leber, Gallenblase, Pankreas, Thyreoidea, Lungen
3. Mesenchymale interstitiodermale	Mesenchymale Interstitialsubstanz, Hyaluronsäuren	Abzess, Phlegmone, Karbunkel	Adipositas, Gichttophi, Ödeme	Biologischer Schnitt	Vorstadien von Elephantiasis u.a., Grippe-Virus-Infekt	Sklerodermie, Kachexie	Sarkom verschiedener Lokalisation
osteodermale	Hämopoese	Osteomyelitis	Hackensporn		Osteomalazie	Spondylitis	Osteosarkome
hämodermale	Menses, Blut- u. Antikörperbildung	Endokarditis, Typhus, Sepsis, Embolie	Varizen, Thromben, Sklerose		Angina pectoris, Mykokardose	Myokardinfarkt, Anämie	Myeloische Leukämie, Lymphosarkome
lymphodermale	Lymphe u.a., Antikörperbildung	Angina tonsillaris, Appendizitis	Lymph-drüsen-schwellung		Lymphatismus	Lymphogranulomatose	Lymphat. Leukämie, Lymphosarkome
cavodermale	Liquor, Synovia	Polyarthritis	Hydrops		Hydrocephalus	Coxarthrose	Chondrosarkome
4. Mesodermale nephrodermale	Urin mit Stoffwechsel-endprodukten	Zystitis, Pyelitis, Nephritis	Prostata-hypertophie, Nephrolithiasis	Biologischer Schnitt	Albuminurie, Hydronephrose	Nephrose, Schrumpfniere	Nieren-Karzinom, Hypernephrom
serodermale	Absonderung der serösen Häute	Pleuritis, Perikarditis, Peritonitis	Pleuraexsudat, Ascites		Vorstadien von Tumoren	Tb. der serösen Häute	Ca. der serösen Häute
germinodermale	Menses, Semen, Prostatasaft, Ovulation	Adnexitis, Metritis, Ovaritis, Salpingitis, Prostatitis	Myome, Prost. hyp., Hydrocele, Zysten, Ovarialzyste		Vorstadien von Tumoren (Adnexe, Uterus, Hoden)	Impotentia virilis, Sterilität	Ca. d. Uterus, der Ovarien, Testes
muskulodermale	Milchsäure, Laktazidogen	Muskelrheuma, Myositis	Myogelosen, Rheuma		Myositis ossificans	ALS	Myosarkome

Exkretionsprinzip. Fermente intakt. Selbstheilungstendenz. Prognose günstig.   **Kondensationsprinzip. Fermente geschädigt. Verschlimmerungstendenz. Prognose schlecht.**

Abb. 1-2 Sechs-Phasen-Modell der Homotoxikologie nach Reckeweg

- Der Organismus wird gezwungen, die Homotoxine im Gewebe abzulagern. Diese wirken meist blockierend auf die intrazellulären Fermentsysteme und manifestieren sich als zelluläre Phasen (Imprägnations-, Degenerations- und Entdifferenzierungsphase).
- Der biologische Schnitt definiert auch die Grenzlinie zwischen noch möglicher Autoregulation – der Organismus hat noch ausreichende Kompensationsmöglichkeiten, die Prognose ist somit günstiger – und nicht mehr möglicher Autoregulation aufgrund erschöpfter Kompensationsmöglichkeiten und ungünstiger Prognose.

Imprägnationsphase (Phase 4 ➤ Abb. 1-2)
Das toxische Substrat setzt sich im Gewebe fest, durchdringt die Gewebestruktur und wird Teil der Strukturierung. Durch die nachfolgende funktionelle Überforderung und materielle Überladung der extrazellulären Matrix wird die molekulare Siebfunktion der Matrix belastet und der Stofftransport behindert.
- Die Zelle wird vom Stoffwechselaustausch isoliert, es entwickeln sich z. B. Lymphabflussbehinderungen, Stoffwechselstörungen, wie z. B. Amyloidose, Mukopolysaccharidosen, Glykogenosen und Speicherkrankheiten, wie z. B. Zystinose, Hämosiderose, Silikose, Rheumaknoten, Steatose.
- Mit dem Zusammenbruch der Filterfunktion und der Zellschutzfunktion der extrazellulären Matrix gehen notwendige Regulationsmechanismen verloren, z. B. hormonelle und vegetative Kompensationsmechanismen (Cortisolfreisetzung, sympathisch-parasympathische Ausgleichregulation).

Degenerationsphase (Phase 5 ➤ Abb. 1-2)
Folge einer Dauerschädigung der molekularen Siebe ist die Funktionsminderung und **Strukturänderung der Zellen.** Das pathologische Geschehen verlagert sich von der Matrix hinaus in die Zelle. Infolge der Verhärtung und des Umbaus von Organen und Geweben entwickeln sich Fibrose, Sklerose, Zirrhose, Atheromatose, Nekrobiose, Demyelinisierung.

Dedifferenzierungsphase (Phase 6 ➤ Abb. 1-2)
Durch Sauerstoffmangel und das Einwirken vieler exogener Störfaktoren (über die extrazelluläre Matrix) findet eine Dedifferenzierung bevorzugt der Zellen statt, die genetisch eine Disposition zur **malignen Entartung** aufweisen. Diese erfolgt durch Umschalten (infolge chronischen Sauerstoffmangels) auf anaerobe, embryonale Formen der Energiegewinnung (➤ Kap 1.2.1). In der Folge kann die jeweilige Zelle die für ihren Zelltyp charakteristische Form und Funktion nicht mehr gewährleisten, durch Anstieg der intrazellulären Azidose versagt die Apoptose – bei einem pH-Wert < 6,4 sind die enzymatische Regulation und Kontrollfunktion des Kontrollgens p53 nicht mehr gewährleistet – und die Zellen entwickeln sich zu undifferenzierten, unspezialisierten Zellformen. Sie scheiden aus dem hierarchischen Ordnungssystem eines Organismus aus und verlieren ihre Zellspezifität.

Die Vikariation als Phasen- und Gewebewechsel

Durch die Skizzierung seines Sechs-Stufen-Modells hat Reckeweg die verschiedenen Stadien einer fortschreitenden pathologischen Entwicklung charakterisiert und ist im Umkehrschluss davon ausgegangen, dass Heilungsprozesse durch die Anregung von Entgiftungsmechanismen in Gang gesetzt werden. Reckewegs Sechs-Phasen-Modell (➤ Abb. 1-2) beschreibt die Stationen dorthin. Der Wechsel zwischen den Krankheiten bezeichnet Reckeweg als Vikariation (Stellvertretung).
- Bei **progressiver Vikariation** (Verschiebung einer Phase von links nach rechts und/oder von oben nach unten) **verschlimmert** sich der **Krankheitszustand.** Mögliche Ursachen sind z. B. eine exzessive Antibiotikatherapie, die natürliche Heilreaktionen unterdrückt und der Entwicklung chronischer Erkrankungen Vorschub leistet.
- Bei **regressiver Vikariation** tritt eine **Verbesserung** des **Krankheitszustands** auf. Durch Anregung der Entgiftungs- und Ausscheidungsvorgänge werden vermehrt Homotoxine ausgeschieden. Menschen mit chronisch-degenerativen Erkrankungen und Reaktionsstarre können z. B. plötzlich wieder akutes Fieber und Ausscheidungsvorgänge entwickeln. Während der Rückführung der einzelnen Phasen der Krankheitsentstehung können scheinbar neue Erkrankungen auftreten, welche aber niemals unterdrückt

werden sollten. Mit Ausleitungsverfahren oder homöopathischen Arzneimitteln kann man eine Linderung der Symptome erreichen.

> Prinzipiell entsprechen alle naturheilkundlichen Therapien dem Prinzip der regressiven Vikariation nach Reckeweg.

Die Bewertung neu auftretender Symptome, d. h. die differenzierende Betrachtung, ob die Symptomatik eine willkommene Heilreaktion anzeigt oder die Verschlechterung des Krankheitsbilds bedeutet, ist mitunter nicht leicht. Bei der antihomotoxischen Therapie treten oft kurzfristige Ausleitungsvorgänge über die Nieren, die Leber, den Darm oder die Haut auf. Auch eine kurze Fieberreaktion kann vorkommen. In aller Regel verbessert sich das Allgemeinbefinden des Patienten daraufhin schnell, während lokale Symptome noch länger bestehen bleiben können. Chronische Krankheiten bessern sich, wenn die Symptomatik in der umgekehrten Reihenfolge ihres Verlaufs wiederum kurz erscheint.

Die Erkenntnis, dass in der Homotoxinlehre alle Lebensäußerungen auf chemische Reaktionen und deren Substrat beruhen, lassen den Schluss zu, dass das Vorhandensein dieser Substrate und deren Elimination z. B. über das Lymphsystem Gesundheit und Krankheit wesentlich beeinflussen. Der Körper ist bestrebt durch ein Fließgleichgewicht seine Funktionen zu erhalten. So schaden z. B. verträgliche Stoffe dem Körper nicht, während toxische Substanzen, die Homotoxine, Beeinträchtigungen oder Blockaden der intrazellulären Enzymsysteme auslösen können.

Therapiemaßnahmen der Homotoxikologie

Betrachtet man Krankheiten als zweckmäßige, sinnvolle biologische Reaktionen zur Abwehr von Toxinen, dürfen die physiologischen Ausscheidungssysteme in keiner Weise behindert werden. Vielmehr sollen Krankheiten durch „Akutmachen" wieder in die humoralen Phasen zurückgeführt werden, die Entgiftungsleistung von Matrix (Grundsystem nach Pischinger), Lymphe, Leber, Gallenblase, Darm, Nieren, Haut und Schleimhäuten gefördert sowie metabolische Stoffwechselvorgänge aktiviert werden.

Organbezogene antihomotoxische Therapie (Ausleitungstherapie)

Auch die Medikation berücksichtigt die Veränderlichkeit der Erkrankung innerhalb der sechs Phasen und das Vikariationsphänomen. Im Mittelpunkt steht die Ausleitung über die verschiedenen Organsysteme.

- **Ausleitung über den Darm:**
  - Medikamentöse Therapie: Nux vomica-Homaccord, Gastricumeel und Lymphomyosot (N) einzeln oder in Kombination verabreicht. Diese „antihomotoxische Tripeltherapie" ist auch zur Behandlung von Helicobacter-pylori-Infektion geeignet.
  - Ergänzende Maßnahmen: Colon-Hydro-Therapie oder mikrobiologische Therapie
- **Ausleitung über die Leber:**
  - Medikamentöse Therapie: Hepar compositum N, Hepeel und Hepar suis-Injeel
  - Ergänzende Maßnahmen: Hepatoprotektiva, Blutegel am Leberrand (➤ Kap. 1.1.7)
- **Ausleitung über die Nieren:**
  - Medikamentöse Therapie: Solidago compositum SN, Cosmochema Nieren-Elixier ST, Reneel N, Ren suis-Injeel
  - Ergänzende Maßnahmen: pflanzliche Diuretika (Aquaretika), basenreiche Kost wie Gemüse, Kartoffeln, Rohkosternährung, Tiereiweißreduktion, Kochsalz-, Zuckerreduktion und die richtige Trinkmenge.
- **Ausleitung über die Haut:**
  - Medikamentöse Therapie: Cutis compositum N
  - Ergänzende Maßnahmen: hydrotherapeutische Verfahren, Luftbäder, Saunagänge.

Phasenbezogene antihomotoxische Therapie

Um das Ausmaß und den Umfang der erforderlichen Therapie zu bestimmen, werden die Hauptsymptome des Patienten in die Tabelle des Sechs-Phasen-Modells (➤ Abb. 1-2) eingeordnet und die entsprechenden antihomotoxischen Präparate verordnet.

Die Zuordnung einer Erkrankung zu einer Phase gibt Auskunft, in welchen Keimblättern die Auseinandersetzungen mit den Krankheitsnoxen stattfindet, ob es sich noch um eine konstitutionsbezogene oder bereits um eine dispositionelle Erkrankung handelt und wo der Schwerpunkt der Behandlungsmaßnahmen anzusetzen hat. Das große Ziel einer biologischen Therapie ist die Rückführung von einer zellulären Phase in eine Phase links des biologischen Schnittes („regressive Vikariation" ➤ Abb. 1-2), wie z. B. die Induktion von Entzündungsreaktionen bei Neoplasmaphasen.

- **Humorale Phasen = Phase 1 und 2:**
  - Eingesetzt werden sollten alle humoral wirksamen Therapiekonzepte, wie ausleitende und umstimmende Verfahren (z. B. Rödern, Baunscheidt-Verfahren, Blutegeltherapie, Sauna, Schüßler-Salze)
  - Medikamentöse Therapie: z. B. Eupatorium Similiaplex (Förderung der Hautausleitung), Bryonia Similiaplex (Entzündungsreaktionen beschleunigen), Kreosotum Similiaplex und Scrophularia Similiaplex (Förderung der Schleimhautexsudation v. a. der urogenitalen Schleimhäute), Kalium chloratum-Verbindungen (Förderung der Exsudation der Nasennebenhöhlen).
- **Matrix-Phasen = Phase 3 und 4:**
  - Angezeigt sind Matrix wirksame Therapiekonzepte, wie Entgiftungs- und Substitutionsverfahren als innere und äußere Anwendungen (z. B. i. m.-Injektionen, Vitamin-C-Infusionen, Lymphmittel und Lymphtherapien)
  - Medikamentöse Therapie: als sog. Entgiftungstherapien, z. B. Drei-Punkt-Therapie (Pascoe), Entgiftungsschemata (Nestmann bzw. Pascoe)
- **Zelluläre Phasen = Phase 5 und 6:**
  - Zellregenerierend wirksame Therapiekonzepte, wie Regulations- und Substitutionsverfahren (z. B. Säure-Basen-Regulation, hormonelle Regulation) sind die Therapien der Wahl.
  - Medikamentöse Therapie: Gelum Tropfen, Basenpulver oder Basentabs pH Balance Pascoe, Sanuvis Ampullen, Lactupurum Infusionen

> **TIPP**
> Entgiftungskonzepte (➤ Abb. 1-3) sind die Therapiemaßnahmen der Wahl bei den in der Naturheilpraxis sehr oft vorkommenden Störungen der Matrix-Phasen.

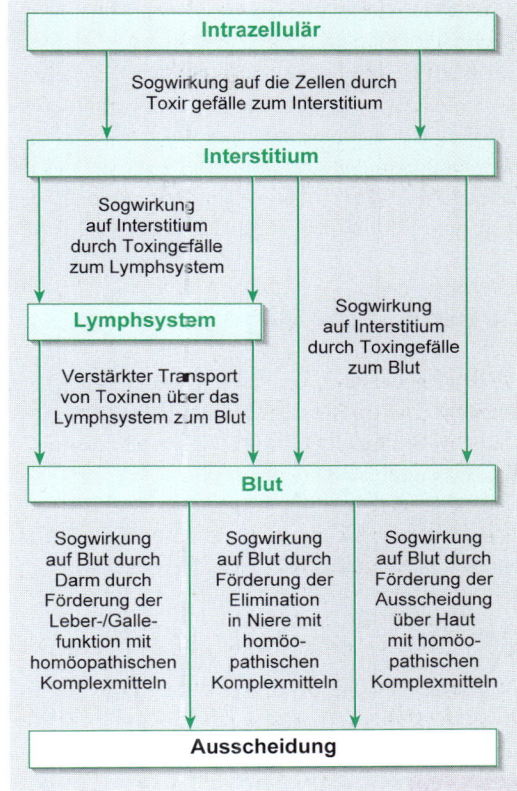

Abb. 1-3 Ausleitung durch Unterstützung der verschiedenen Ausscheidungswege

1.1.7 Ausleitende Therapieverfahren

Der österreichische Arzt Bernhard Aschner (1883–1960) stellt in seinem im Jahr 1928 veröffentlichten Lehrbuch der Konstitutionstherapie dreizehn konstitutions- bzw. humoralmedizinisch orientierte ab- und ausleitende Therapieformen dar, die vorwiegend der antiken hippokratischen Schule entnommen sind. Dieser Medizin liegt das Modell der Säftelehre zugrunde, die Krankheit als fehlerhafte Zusammensetzung (Dyskrasie ➤ oben) der vier Kardinalsäfte (Blut, Schleim, schwarze und gelbe Galle) begreift.

Aus heutiger naturheilkundlicher Sicht sollen mit den ab- und ausleitenden Therapieverfahren, die auch als Aschner-Verfahren bezeichnet werden, Ausscheidungs- und Entgiftungsvorgänge verstärkt und eine immunologische Umstimmung erzielt werden. Zudem ist das Therapieziel, Blut und Lymphe sowie die Extrazellulärflüssigkeit zu „entgiften" bzw.

zu entschlacken und bei Schmerzzuständen eine reflektorisch bedingte Schmerzlinderung zu erzielen. Diese Wirkungen basieren auf einer Normalisierung des Stoffwechsels in den Organzellen, den Endstrombahnen, den Lymphgefäßen, den Fibroblasten und dem Immunsystem. Damit wird auch die Grundsubstanz bzw. Matrix, das wesentliche Element des Stoff- und Informationsaustauschs, entlastet.

Ausleitung über Magen und Darm

Bei den ausleitenden Verfahren über den Darm sind im Vergleich zum Ausscheidungsorgan Haut tiefgreifende umstimmende Effekte zu erwarten, da dessen Schleimhautoberfläche durch die große Zahl von kleinen Drüsen und die mit den Schleimhäuten reflektorisch eng gekoppelten großen Ausscheidungsorganen Leber und Pankreas deutlich größer ist.

Basistherapeutische Maßnahmen

Die Ausleitung über den Darm kann mittels der **Kolon-Hydro-Therapie** oder durch **Klistiere** oder **Einläufe** erfolgen. Klistiere oder Einläufe gelten als antiquierte Methode, die nur noch zur Vorbereitung von Operationen verordnet wird. Sie sind jedoch das wirksamste und schnellste Mittel bei Obstipation, das zudem stark entgiftend und durchblutungsfördernd wirkt (**Cave**: Verlust an Elektrolyten, insbesondere Kalium). Es gibt verschiedenartige Klistiere, welche ihren Namen aus ihrer Wirkung beziehen z. B. das Reinigungsklistier, das Trainingsklistier, das Bleibeklistier und das Nährklistier. Am wirksamsten zur Toxinbindung ist z. B. der hohe Einlauf mit Kaffee.

Medikamentös kann mithilfe verschiedener mineralischer **Arzneimittel** eine Ausleitung über den Darm erzielt werden: Glaubersalz, FX-Passage und Ozovit wirken abführend und reinigen den Darm zugleich von Bakterien und Toxinen. Zudem können als Phytotherapeutika Laxanzien, wie z. B. Faulbaumrinde oder Senna zur Anwendung kommen (**Cave**: nicht länger als eine Woche anwenden). Gut geeignet ist z. B. Pascomucil Pulver (2–3 × 5 g/Tag) über eine Woche. Die optimale Regulierung des Darms kann fast nur über eine Ernährungsumstellung erfolgen.

Indikationsspezifische Maßnahmen

Nach Königer können schnelle **Entleerungen** von **Magen** und **Darm** auf mehrfache Weise zu Umstimmungen und Entgiftung führen, durch:
- Beseitigung des noch resorptionsfähigen Inhalts
- Entfernung von Verdauungssekreten, die bei natürlichem Verlauf teilweise zur Rückresorption bestimmt waren. So kann z. B. reichliches und wiederholtes Erbrechen eines stark säurehaltigen Mageninhalts mit einer Änderung des Säure-Basen-Haushalts einhergehen.
- Beseitigung von Bakterien und Bakteriengifte, die zu Toxikosen durch Aufsaugung bakterieller Giftstoffe und Fäulnis- und Gärungsgifte führen
- Osmotische Anlockung einer reichlichen Wasserausscheidung in den Darm durch die Gabe hypertoner Lösungen z. B. Glaubersalz
- Entzündliche Reizung der Magen-Darmschleimhaut, wie sie durch Drastika ausgelöst wird.

Das **Brechmittel** erhält seine starke Bedeutung in der Umstimmungstherapie durch seine Wirkung auf das Brechzentrum und auf das sympathische und parasympathische Nervengeflecht. Diese Methode kommt in der Naturheilpraxis sehr selten zur Anwendung, da v.a Neurotropan Infusionen (3–5 Ampullen auf 100 ml NaCl 0,9%) sich sehr effektiv erweisen für die Regulation des vegetativen Systems. Bei Patienten mit Angst vor Injektionen kann die emetische Therapie zum Einsatz kommen. Als Emetikum können beispielsweise Bittermittel oder salinische Lösungen (Glaubersalz) eingesetzt werden. Sie wirken krampflösend bei hypererger Reaktionslage und stimulierend bei hypoerger Reaktionslage. Weitere Wirkungen des Brechakts sind: Lokal werden durch den großen Druck auch Gallenblase, Leber, Pankreas und Blutgefäße des Splanchnikusgebiets ausgepresst und stimuliert; zudem wird die Sekretion der Schweißdrüsen, Speicheldrüse, Nieren und Bronchien gesteigert.

> Verschiebungen des ph-Werts durch Salzsäureverluste, eine mögliche Reizung des Ösophagus und Elektrolytverschiebungen sind ernst zu nehmende Komplikationen einer Ausleitung über den Magen und Darm.

Ausleitung durch die Tonsillen (Rödern)

Das bekannteste Therapieverfahren zur Ausleitung über die Tonsillen ist das sog. Rödern. Es wird insbesondere zur Entstauung eitriger Rachen- und Gaumenmandeln eingesetzt. Zudem zur Ableitung bakterieller Giftstoffe.

- **Wirkung:** beruht auf nervalen Reflexen zwischen den Tonsillen bzw. der Nasenschleimhaut und dem Gehirn bzw. dem Vegetativum. Zudem werden durch die örtliche Lymphdrainage bakterielle Giftstoffe abgeleitet.
- **Durchführung:** Mit einem dafür speziell gefertigten Röderschröpfglas wird der eitrige Inhalt der Rachen- und Gaumenmandeln abgesaugt. Anschließend sollte eine Ausleitung über Niere und Darm erfolgen.
- **Indikationen:** Rödern wird v. a. angewendet bei akuten und chronischen Entzündungen des Nasen-/Rachenraums sowie bei chronischer Infektneigung der oberen Atemwege. Als wichtiger Bestandteil des lymphatischen Systems und der unspezifischen Abwehr können chronische entzündetet Tonsillen als Herd fungieren und chronische Erkrankungen unterhalten.

Ausleitung über das Blut – blutentziehende Maßnahmen

Seit der Antike galten blutentziehende Verfahren über Jahrhunderte als Standardtherapie der Ärzte. Doch Mitte des 19. Jh. gerieten sie in Verruf, erst 100 Jahre später wurden die alten Verfahren durch Bernhard Aschner (➤ oben) wieder entdeckt. Die Verfahren dienen dazu, die Rheologie des Blutes zu fördern und die Fließeigenschaften des Bluts zu verbessern. Zudem wird auch auf bestimmte Risikofaktoren positiv eingewirkt.

Blutiges Schröpfen

Das blutige Schröpfen stellt wohl die älteste Form der Blutentziehungen überhaupt dar. Insbesondere bei Füllegelosen in den Rückenmarkssegmenten eingesetzt, wird eine Sedierung erzielt und über die Reflexzonen auf innere Organe eingewirkt.

- **Wirkungen:** Blutiges Schröpfen ruft hämodynamische Veränderungen hervor und verbessert die Mikrozirkulation, indem die lokale Blut- und Lymphstauung aufgelöst wird. Zudem werden eine Senkung des Hämatokrits, eine Spannungsabnahme der Gefäßwände der glatten Muskulatur sowie in den betreffenden Dermatomen alle Stoffwechselvorgänge gebessert und durch die Stimulierung verschiedener Hautrezeptortypen eine Schmerzreduktion erzielt. Durch die Verletzungen des Stiches und der Saugung sowie der im Bindegewebe liegen bleibenden Blutzellen wird zudem das Kaskadensystem der Zytokine in Gang gesetzt. Durch diesen Eingriff werden Reflexzone und Bezugsorgan gleichsam beeinflusst.
- **Durchführung:** Mit einem Skarifikator oder einer Hämolanzette werden kleine Skarifikationen in gelotische Hautstellen eingeritzt. Darüber wird eine evakuierte Glasglocke gestülpt, welche durch den bestehenden Unterdruck das aus den Verletzungen rinnende Blut absaugt (10–100 ml pro Ort). Anschließend sollte die Wunde steril abgedeckt werden und zwei Tage später auf mögliche Infektionen und den gewünschten Therapieerfolg überprüft werden.
- **Indikationen:** Blutiges Schröpfen eignet sich v. a. zur Behandlung myofaszialer Syndrome, v. a. im Schulter-Rückenbereich mit oftmals direktem Bezug zu inneren Organen infolge viszero-kutaner Beziehungen.

Aderlass

Der Aderlass gehört als klassisches „blutentziehendes Verfahren" zum uralten Therapiegut sämtlicher Kulturen. Früher oft übertrieben und mit falscher Indikationsstellung angewandt geriet er längere Zeit fast völlig in Vergessenheit. Heutzutage kommt er zunehmend im Rahmen der rheologischen Therapie als isovolämische Hämodilution zur Anwendung. Sonderformen sind die lokalen Aderlässe z. B. an großen Krampfadern oder der Japanische Mikroaderlass an Besenreiservarizen.

- **Wirkungen:** Beim Aderlass wird das Blutvolumen durch Rückresorption von Flüssigkeit aus dem Gewebe sofort ersetzt, in den kleinen Gefäßen fließt sozusagen „verdünntes Blut". Obwohl dadurch Sauerstoffträger verloren gehen, steigt nach einem

Aderlass die Sauerstoffversorgung – Stoffwechselstörungen bessern sich lokal und am Reflexort.
- **Durchführung:** Die Adern werden mit einer Wassermannkanüle, einem Vakuumflaschengerät, angestochen – beim Japanischen Aderlass werden mit einer Hämolanzette Venolen angestochen. Entnommen werden je nach Erkrankung und Therapieziel zwischen 50–250 ml Blut.
- **Indikationen:** Der große Aderlass kommt v. a. bei Patienten mit plethorischer Konstitution zur Anwendung. Hier kann er auch zur Prävention eingesetzt werden. Zudem ist er angezeigt bei folgenden Erkrankungen:
  - Erkrankungen mit einem erhöhten Anteil der roten Blutkörperchen (Hkt über 40%, Hb über ca. 14,5%)
  - Hypertonie
  - Stoffwechselerkrankungen (z. B. Adipositas, Gicht)
  - Angina-Pectoris-Beschwerden unklarer Genese
  - Migräne
  - Erkrankungen mit venöser Stase, besonders der variköse Symptomenkomplex. Hier wird bevorzugt ein lokaler Aderlass durchgeführt.

TIPP

Für den sog. Mikroaderlass – eine Besonderheit in der Aderlasstherapie – werden ca. 50–80 ml Blut entnommen. Der Vorgang wird so oft wiederholt, bis sich der Hämatokrit (Männer ca. 41%, Frauen ca. 40%) bei ausreichenden erythrozytären Zellzahlen normalisiert hat.

Blutegel

Der Einsatz an der Hautoberfläche angesetzter Blutegel dient der Behandlung von lokalen Füllezuständen sowie der reflektorischen Einflussnahme auf innere Organe. Schon Hippokrates erwähnte die Blutegel als ausgezeichnetes Heilmittel. Durch die zunehmende Kenntnis der Infektionserreger geriet die Blutegelbehandlung unberechtigterweise eine zeitlang in Misskredit. Bei dieser speziellen Form des kleinen Aderlasses wird der therapeutische Effekt nicht nur durch einen Blutverlust, sondern auch durch die Sekrete ausgelöst, die der Blutegel in die Wunde lässt.

- **Wirkungen:** Die Saugkraft des Blutegels ist sehr stark, sie entspricht dem Druck einer Wassersäule von 1 m Höhe. Der Patient verliert in dieser Zeit ca. 10–300 ml Blut je nach Anzahl der Tiere. Zudem wirken die Sekrete des Blutegels Hirudin und Eglin gerinnungshemmend und antiphlogistisch. Weiterhin liegt eine antithrombotische Wirkung vor welche das Venenendothel schützt. Durch die Vermehrung der Leukozyten führt dies zu einer Immunsteigerung. Zudem kann eine gefäßkrampflösende Wirkung erzielt werden.
- **Durchführung:** Da Blutegel bei Gewitterluft schlecht beißen, sollten Tage mit Gewitterluft vermieden werden. Blutegel reagieren außerdem ablehnend auf Salben, Seifen und Kosmetika, deshalb sollte die Haut mind. einen Tag vorher nur mit Wasser gereinigt werden. Nach Auswahl der Lokalisationsstelle werden die Blutegel nach eventueller Skarifikation der Haut in einem Becherglas über der gewählten Applikationsstelle angesetzt. Nach ca. ½–1½ Stunden fallen die voll gesogenen Egel ab (sie müssen fachgerecht entsorgt werden). Die Einstichstelle mit sterilen Kompressen und blutaufsaugenden Mullpräparaten abdecken. Die Nachversorgung erfolgt mit regelmäßigen Verbandswechseln entweder in der Praxis oder zu Hause. Nach ca. 16–24 Stunden endet die Blutung. Eine sterile Wundversorgung ist nicht mehr notwendig.
- **Komplikationen:** Juckreiz oder Rötung der Einstichstelle lassen sich über eine sterile Wundversorgung minimieren.
- **Indikationen:** Hauptindikationen sind Erkrankungen des Bewegungsapparats (schmerzhafte Gelenkarthrosen, v. a. Kniegelenksarthrosen, Sprunggelenksarthrosen, rheumatische Erkrankungen) und venöse Erkrankungen (z. B.akute Thrombophlebitis, variköser Symptomenkomplex, postthrombotisches Syndrom mit begleitenden Stauungsschmerzen). Weitere Indikationen sind: Herpes zoster, akute und chronische Otitis media, arterielle Hypertonie bei erhöhtem Hämatokrit, Hämorrhoiden und (Peri-)Analthrombose, akuter Gichtanfall, akute und chronische Osteomyelitis, Hämochromatose (als Aderlass), Wundheilungsstörungen durch postoperativen Lymph- und venösen Rückstau in der Traumatologie (z. B. Handchirurgie) und plastischen Chirurgie.

Ausleitung über die Lungen

Über die Lungen können nicht nur Kohlendioxid, Ammoniak, Alkohol, eben alle gasförmigen Stoffwechselprodukte ausgeleitet werden, es werden auch flüssige und feste Bestandteile über die Schleimhaut absorbiert. Als Behandlungsmaßnahmen eignen sich die „heiße Rolle", aber auch Brustwickel mit verschiedenartigen Zusätzen sind sehr zu empfehlen. Phytotherapeutische Zubereitungen aus Spitzwegerich, Salbei und Thymian können als Interna (Tees) oder Externa (z. B. Einreibungen, Inhalationen) eingesetzt werden, um die Sekretolyse zu fördern und so das Abhusten der Sekrete zu verbessern.

Ausleitung über die Nieren

Da die Nieren die Salz- und Wasserausscheidung des Körpers und damit die Osmolarität und das Volumen des Extrazellulärraumes kontrollieren, sind sie eines der wichtigsten Ausscheidungsorgane. Insbesondere die Nieren sind für das Gleichgewicht des Säure-Basen-Haushaltes verantwortlich.

- Ausreichende Flüssigkeitsmengen (gutes Quellwasser, wasserreiches Obst und Gemüse, aber auch basische Salze) sollen die Säureausscheidung der Nieren unterstützen. Zu empfehlen sind basische Speisen, wie z. B. Sellerie, Kartoffeln, Zucchini, aber auch basische Tees (Wermut, Schafgarbe, Wegwarte und Mädesüß).
- Zur Durchspülungstherapie eignen sich Tees mit Birkenblättern, Goldrutenkraut, Brennnesselblättern und Löwenzahnwurzeln.
- Eine Fußreflexzonentherapie der Organzonen (Nieren, Harnblase, Harnwege) unterstützt die Organfunktionen.

Ableitung über die Haut

Der Köper hat fünf verschiedene Ausleitungsventile: den Darm, die Nieren, die Lunge, die Haut und die Schleimhäute. Jedes dieser Organe hat eine bestimmte Ausscheidungskapazität. Diese Schwelle wird i.d.R. nicht überschritten, da sonst eine Selbstvergiftung der Organe auftreten würde. Der Darm und die Nieren stehen an erster Stelle der Schadstoffausscheidung. Sind diese Organe durch ein Übermaß an Säuren und Giften oder durch eine angeborene Schwäche überlastet, können sich entsprechende Störungen, z. B. Nierensteine oder Darmprobleme entwickeln. Zur Kompensation wird zunächst die Lunge verstärkt zur Ausscheidung der gasförmigen Säurebestandteile herangezogen. Aber auch sie wird durch diese Vorgänge überlastet, was sich oftmals in Form einer chronischen Bronchitis oder durch Asthma äußern kann. Sind nun auch die Ausscheidungskapazitäten der Lunge voll ausgeschöpft, verstärkt der Organismus die Ausscheidung über die Haut.

Basistherapeutische Maßnahmen dienen dazu, die Hautausleitung zu aktivieren. Hierzu eignen sich z. B. tägliche, ca. 1 Stunde andauernde Kurzwickel (hier insbesondere Unterschenkelwickel), wöchentliche Ganzkörper-Massagen, und Trockenbürstungen am ganzen Körper. Zusätzlich kann die Haut über Schwitzbäder und basische Mineralstoffbäder aktiviert werden. Insbesondere basische Bäder (z. B. mit Meine Base) mit einem pH-Wert von ca. 8,5 unterstützen die Ausscheidungsvorgänge, indem sie bei akuter Übersäuerung zunächst ein Konzentrationsgefälle von innen nach außen herstellen und durch den nachfolgenden Konzentrationsausgleich (Osmose) den Körper in die Lage versetzen, Säuren und Gifte direkt auszuscheiden. Nieren, Darm und andere Ausscheidungsorgane werden in ihren Funktionen unterstützt und zugleich entlastet.

- Für die basische Körperpflege gibt es viele Anwendungsmöglichkeiten: Fußbäder, Vollbäder, Hand-, Arm- und Teilbäder, gezielte Wickel oder Umschläge, Spülungen, Massagen, ferner basische Strümpfe, Salzhandschuhe, Salzhosen, Salzhemden, Salzstirnbänder. Als besonders wirksam haben sich basische Auslaugebäder erwiesen, die 2–6 Std. dauern können. Für diese sollte etwas mehr basisches Badesalz genommen werden als für Vollbäder mit der normalen Badezeit von 30–90 Min., um eine höhere Pufferkapazität zu schaffen.
- Auch die Durchführung von mind. drei Fußbädern pro Woche ist anzustreben. Optimal wäre ein tägliches, mind. 30 Min. dauerndes, basisches Fußbad. Denn die Füße – sie sind aus Sicht der Naturheilkunde „Hilfsnieren" – scheiden über die Fußsohlen viele Stoffwechselendprodukte aus. Jede Entschlackung sollte mit Fußbädern beginnen.

1.1 Konstitutionsspezifische Aspekte

Als **indikationsspezifische Maßnahmen** wirken verschiedene naturheilkundliche Therapieverfahren auf unterschiedliche Art und Weise auf die Haut als Organ ein: Zusätzlich zur indikationsspezifischen Wirkung bewirken alle ausleitenden Verfahren eine Anregung der Mikrozirkulation und Verbesserung des Bindegewebsstoffwechsels.

Baunscheidt-Verfahren

Die großflächige Hautreiztherapie mit einem Nadelinstrument („Lebenswecker") und anschließendem Einreiben mit sog. Baunscheidt-Öl verursacht Pustelbildung bzw. entzündliche Rötung der Haut und setzt verschiedene Reizantworten in Gang.

Schon die Urvölker kannten heilsame Hautreizbehandlungen, indem sie die Haut eines Kranken leicht verletzten. Durch diese Art der Behandlung wurden die ältesten Schutzimpfungen zur Immunisierung gegen bestimmte Infektionen und periodisch wiederkehrende Krankheiten durchgeführt.

- **Wirkungen:** Erzielt wird mit diesem flächenhaft wirkenden Reflexverfahren eine Hyperämisierung und ein Lymphdrainageeffekt, diese wiederum bewirken eine erhöhte Stoffwechseltätigkeit und Steigerung des Lymphabflusses. Durch die künstliche Entzündung wird zudem die Immunabwehr stimuliert.
- **Durchführung:** Nach Desinfektion der zu baunscheidtierenden Hautoberfläche wird mit einem Nadelinstrument („Lebenswecker") die Haut skarifiziert. Dabei sollten die Gefäße nicht verletzt und keine Punktblutungen verursacht werden. Anschließend mit einem Baunscheidt-Öl die Oberfläche einreiben und mit einer großflächig sterilen Kompresse abdecken. Nach ca. 24 Stunden Verbandswechsel und Kontrolluntersuchung vornehmen. Oft haben sich zu diesem Zeitpunkt Lymphbläschen gebildet, die z. B. mit Lymphdiaralsalbe abgedeckt werden können. Nach ca. einer Woche ist das Areal komplett abgeheilt und könnte erneut behandelt werden.
- **Indikationen:** Das Baunscheidt-Verfahren wird bevorzugt an Körperregionen eingesetzt, die durch kutiviszerale Reflexbeziehungen mit einem inneren Organ in Wechselwirkung stehen. Es ist zudem die Therapie der Wahl bei Erkrankungen des Bewegungsapparats, bei Astheniker- bzw. Leeretypen, bei allgemeiner Infektlabilität sowie bei Verdauungsbeschwerden, die auf einer Schwäche des Verdauungstrakts beruhen, z. B. bei Reizmagen, antazider Gastritis, Ptose von Magen und Dünndarm, Gallenwegsdyskinesien, exkretorische Pankreasschwäche, chronischer Obstipation, Reizkolon. Sinnvoll ist die Baunscheidt-Therapie auch bei pädiatrischen Erkrankungen, wie z. B. bei Infektanfälligkeit, chronischer Angina tonsillaris, Keuchhusten, Enuresis und Impffolgen in Form von Gelenkbeschwerden und Adynamie, sowie bei M. Menière und bei urogenitalen Erkrankungen.

Trockenes Schröpfen

Schröpfen ist eine hautreizende Therapie mit lokalen, segmentalen und reflektorischen Wirkungen. Zur Ausleitung schädlicher Körpersubstanzen oder in der Anwendung als Gegenirritationsverfahren in der Schmerztherapie werden Schröpfköpfe auf die Haut aufgebracht.

- **Wirkungen:** Trockenes (unblutiges) Schröpfen dient v. a. der Tonisierung und der Behebung eines energetischen Leere-Zustands. Der Effekt wird durch Erzeugung eines Vakuums in einem Schröpfglas erreicht, das auf den Körper aufgesetzt wird. Die Wirkung besteht in der lokalen Verbesserung der Mikrozirkulation, der Ausleitung von Entzündungsmediatoren und pathogenen Faktoren sowie der reflektorischen Wirkung auf Muskeln und Organe: Als Schröpfkopfmassage angewendet, wirkt trockenes Schröpfen tonisierend und spasmolytisch sowie lymphagog.
- **Durchführung:** Schröpfköpfe auf Reflexzonen aufbringen. Unterdruck erzeugen, indem Gläser mit Vakuumpumpen verwendet werden (z. B. Pneumatronbehandlung) oder durch Abbrennen von Watte im Glas und sofortigem Aufbringen auf die kühle Haut. Nach ca. 5 Minuten Gläser abnehmen.
- **Indikationen:** Insbesondere das trockene Schröpfen ist wirkungsvoll zur Behandlung von Leere-Zuständen (➤ Kap. 2.1.4) und wird bevorzugt bei asthenischen Patienten eingesetzt.
    - Chronische Schwächezustände, v. a. bei asthenischen Patienten (paravertebral von Nacken bis Kreuzbein schröpfen)

- Durchblutungssteigerung von Haut, Unterhaut und Bindegewebe, bei Narbennachbehandlung und zur Steigerung postoperativer Resorptionsvorgänge, an den Extremitäten und sogar bei Sudeckscher Atrophie (lokal schröpfen)
- Schmerzen an der Wirbelsäule (diffus oder umschrieben) bei lokalen oder pseudoradikulären Syndromen (an den Schmerzorten schröpfen)
- Rheumatische Erkrankungen der Wirbelsäule z. B. M. Bechterew, Osteoporose und schmerzhaft verspannte Muskulatur. Am Rücken kann lokal oder großflächig gearbeitet werden.

Moxibustion

Die Moxibustion (japan. mogusa = Brennkranz), eine Behandlungsmethode der TCM, dient der äußeren Stimulation von Akupunkturpunkten. Durch Zufuhr von Wärme wird zusätzlich ein energetischer bzw. tonisierender Reiz gesetzt, der insbesondere zur Behandlung chronischer Erkrankungen und Leere-Zuständen angezeigt ist.

- **Wirkungen:** Das langsam und gleichmäßig abbrennende Moxakraut erzeugt eine milde und zugleich tief eindringende Wärme. Es haftet gut und lässt sich in formbare Portionen bringen. Moxakraut enthält u. a. ätherische Öle (z. B. Cineol und Thujaöl), Cholin, Baumharze, die Vitamine A, B, C und D, Tannin, Kaliumchlorid, Eisen und Magnesium.
- **Durchführung:** Getrocknete Blätter der Artemisia vulgaris (Beifuß) werden in Form von Kegeln entweder direkt auf die Haut aufgebracht (direkter Moxibustion) oder auf Ingwerscheiben gelegt (indirekte Moxibustion) und abgebrannt.
- **Indikationen:** Akute und chronische Schmerzzustände, Rückschmerzen, Muskelverspannungen, Abwehrschwäche, Rheuma eigen sich für eine Moxa-Behandlung.

Cantharidenpflaster

Das Cantharidenpflaster enthält als Wirksubstanz einen Extrakt des getrockneten spanischen Käfers Lytta vesicatoria und ruft nach Applikation eine starke Exsudation mit Blasenbildung hervor. Dieses mit der hautreizenden Masse (u. a. Cantharidin) versehene Pflaster wird über einer Gelenk- oder Höhlenreflexzone angebracht.

- **Wirkungen:** Der Hautreiz des Pflasters stellt eine künstliche Verbrennung zweiten Grades dar und führt innerhalb von 8–10 Std. zur Entwicklung einer Brandblase. Zudem werden durch den intensiven Reiz auf das lymphatische System – das Cantharidenpflaster wird wegen seines Effektes auf das Lymphsystem auch weißer Aderlass genannt – verschiedene Effekte in der Grundsubstanz und den übergeordneten Regulationszentren erzielt: Das Cantharidenpflaster wirkt antiödematös, entzündungshemmend und schmerzlindernd, es hat zudem lymphagoge Eigenschaften und führt zur Aktivierung der Zytokin-Kaskaden und Hyperämie. Insgesamt erfolgt eine Zunahme der Ver- und Entsorgung in der Matrix. Es kommt v. a. zu einer raschen und wirksamen Entsäuerung; Schmerzen lassen oft schlagartig nach (insbesondere bei Gonarthrosen oder bei Daumengrundgelenksarthrosen).
- **Durchführung:** Nach 12–16 Std. sollte eine ausreichend große Brandblase entstanden sein. Die Blasenflüssigkeit wird auf vielfältige Weise weiterverwendet: Sie kann zur Resorption in der Blase belassen werden oder Blase aufstechen und Flüssigkeit ablaufen lassen oder injizieren (i. m.). Ein weiterer Lymphabfluss über mehrere Stunden oder auch Tage ist wünschenswert. Da Cantharis blasenreizende Eigenschaften hat, sollten Nieren und Blase unterstützt werden, durch ausreichende Flüssigkeitszufuhr und bei evtl. auftretenden Beschwerden durch Zubereitungen aus Kapuzinerkresse (z. B. Nephroselect).
- **Indikationen:** Sehr gute Ergebnisse zeigt das Cantharidenpflaster bei folgenden Erkrankungen:
    - Wirbelsäulenleiden: alle lokalen Wirbelsäulen-Syndrome WS-Syndrom von der HWS bis zum Schulter-Armsyndrom (nach Durchführung der Schröpftherapie), nach Hexenschuss, Interkostalneuralgie, M. Bechterew
    - Tumorschmerzen: bei isolierten Knochenmetastasen
    - Gelenkleiden: Arthrosen der verschiedenen Gelenke (z. B. Sprunggelenke Arthrosen der kleineren Gelenke), Gichtgelenke
    - Pleuraergüsse und -verschwartungen

- HNO-Erkrankungen: akute und chronische Otitis media bei Kindern, chronische Mastoiditis, Sinusitis frontalis und maxillaris
- Klimakterische Depressionen

1.2 Biochemische Modelle: Physiologische und zelluläre Entitäten

1.2.1 Was ist Energie?

Energie wird als die Fähigkeit eines Körpers oder eines Systems definiert, Arbeit zu leisten. Während Pflanzen durch die Photosynthese zur Nutzung von Licht (Strahlungsenergie) befähigt sind, muss dem menschlichen Körper chemische Energie für den Stoffwechsel durch die Nahrung (Ernährung) zugeführt und mithilfe der Atmungskette auf energiereiches Adenosintriphosphat (ATP) übertragen werden.

ATP, ein Mononucleotid aus Adenin, Ribose und drei Molekülen Phosphorsäure (davon zwei energiereich gebunden), ist als gruppenübertragendes Coenzym der Energieüberträger des Intermediärstoffwechsels. ATP entsteht bei der Atmungs- und Substratketten-Phosphorylierung (Citratzyklus, Glykolyse) sowie in grünen Pflanzen und in Photobakterien (unter Nutzung der Energie des Sonnenlichtes) aus ADP. Es wird bei allen energiebedürftigen Prozessen wie z. B. bei der Aktivierung des Fettsäure-, Eiweiß- und Nucleinsäurestoffwechsels, bei Synthesen und zellulären Abläufen verbraucht.

Exkurs

„Energiebereitstellung"

- Energiereiche Phosphate (ATP, KrP) befinden sich nur im Muskel. ATP wird direkt zur Kontraktion der Muskelfaser benötigt, indem ein Phosphatrest abgespalten wird. **ATP (AdenosinTriPhosphat) = ADP (Adenosin-DiPhosphat) + P + 30 Kilojoule** (dieser Vorgang setzt 36 kcal frei).
- Alle weiteren energieliefernden Prozesse (Abbau von KrP [Kreatinphosphat] Proteinen, Glykogen, Fettsäuren) dient nicht direkt der Muskelkontraktion, sondern wird für die ständig laufende Resynthese von ATP (aus ADP und Phosphatrest) eingesetzt.

Energieträger

Die Energie steht in unterschiedlichen Speicherformen zur Verfügung:
- **Glukose:**
  - Beim gesunden Menschen enthält das Blut eine definierte Menge an Glukose (Blutzuckerspiel). Wird diese Energie umgesetzt, kommt es zu einem fortwährenden Ersatz aus Glykogen und Fetten.
  - Glukose ist ein wichtiger Ausgangspunkt für den Intermediärstoffwechsel, da sie den Kohlenstoff für alle Verbindungen liefern kann, die der Organismus zu synthetisieren imstande ist.
- **Glykogen:**
  - Das ausschließlich aus Glukose aufgebaute Polysaccharid (besteht aus 12 000 bis 120 000 Glukosemolekülen) befindet sich in jedem Gewebe, ist aber nur in der Leber (normal 75–90 g: Konstanthaltung des Blutzuckerspiegels) und im Muskel in nennenswertem Umfang gespeichert.
  - Bei intensiver Dauerleistung (z. B. Wettkampf) reichen die Glykogenreserven des Körpers etwa 60 Min. zur Aufrechterhaltung des Glukosenachschubs.
- **Fette (Triglyzeride) – Körperfett:**
  - Körperfett kann ebenfalls in Glukose umgewandelt werden, allerdings ist die chemische Reaktion sehr langsam, so dass diese Form der Energiebereitstellung nur bei energetisch mäßigen Anforderungen (langsamen Bewegungen, geringen Krafteinsätzen) und bei bereits stark geschwundenen Glykogenreserven genutzt wird.
  - Fette gelangen über das Blut in die Muskelzelle. Auch die belastungsbedingte Freisetzung

von Adrenalin und Noradrenalin bewirkt eine Fettmobilisation.
- **Eiweiße:**
  – Eiweiße dienen in erster Linie dem Baustoffwechsel (Aufbau von Muskelproteinen) und spielen im Energiestoffwechsel kaum eine Rolle, nur bei lang andauernden Belastungen.
  – Bei Bedarf wird Energie aus Eiweißen durch die Glukoneogenese (Neubildung von Glukose aus Fetten und Aminosäuren) gewonnen.

Exkurs

Glukose, Adrenalin und Insulin
- Die Glukosekonzentration im Blut steigt auch durch die bei der stressbedingten „Fluchtreaktion" erfolgte Adrenalinfreisetzung.
- Insulin senkt den Blutzuckerspiegel durch den Aufbau von Glykogen aus Glukose somit ist Insulin als komplementäres Hormon des Adrenalins zu werten („Hypoglykämiesyndrom" = Leaky Gut ➤ Kap. 3.4.2).

Energiebereitstellung und Energiemobilisierung

Energie wird durch Verbrennungs- oder Vergärungsprozesse von Zucker, Fetten und z. T. auch Proteinen bereitgestellt. Hierbei entsteht, gewissermaßen als Zwischenprodukt ATP, das dem Bedarf entsprechend ständig neu produziert werden kann. Nur bei vollständiger Oxidation mit Sauerstoff entstehen zusätzlich zum ATP Kohlendioxid und Wasser als Endprodukte. Diese passieren problemlos die Zellmembran und werden über Urin, Schweiß und über die Lunge ausgeschieden. Wenn jedoch z. B. bei extremer sportlicher Belastung (dauerhafter anaerober Belastungsbereich) oder bei konsumierenden Krebserkrankungen – Krebszellen haben keinen funktionsfähigen aeroben Stoffwechsel, sondern stellen über eine anaerobe Glykolyse → Brenztraubensäure (= Pyruvat) und im weiteren Verstoffwechslungsweg Laktat her – mehr Energie verbraucht wird, als über die vollständige Oxidation gebildet werden kann, entstehen organische Säuren: Je nach Stoffwechsellage bilden sich Ketonsäuren (Fettsäureverbrennung) bzw. Milchsäure (Kohlenhydratstoffwechsel). Diese weisen gegenüber Kohlensäure zwei entscheidende Nachteile auf. Einerseits können sie nicht über die Lunge abgeatmet werden, da sie nicht gasförmig sind, andererseits sind sie so sauer, dass sie ihre Protonen bereits intrazellulär abgeben und als geladene Teilchen nicht durch die Zellmembran diffundieren können.

Aus den Energieträgern (➤ oben) kann Energie zur Ausführung von Muskelarbeit auf unterschiedliche Weise mobilisiert werden.

Aerober Fettstoffwechsel (+ Zitratzyklus)
- **Art der Energiebereitstellung** (vereinfacht): Fett + Sauerstoff = Wasser + Kohlendioxid + Energie
- **Merkmale:** erfolgt sehr langsam, stellt jedoch unerschöpfliche Reserven zur Verfügung. Er wird bei niedriger Intensität genutzt, z. B. bei durchschnittlicher Büroarbeit

Aerober Glykogenstoffwechsel
- **Art der Energiebereitstellung** (vereinfacht): Traubenzucker + Sauerstoff = Wasser + Kohlendioxid + Energie.
- **Merkmale:** erfolgt schneller als der Fettstoffwechsel, Glykogen (die spezifische Form des Traubenzuckers) ist im Muskel gespeichert, muss nicht erst antransportiert werden und kann schnell durch Energiedrinks nachgeführt werden. Die Reserven reichen nicht für stundenlange, schnelle Fahrt (auf etwa 60 bis 90 Min. begrenzt).

Anaerober alaktazider Stoffwechsel
- **Art der Energiebereitstellung:** Stoffwechsel, bei dem kein Sauerstoff benötigt wird, aber auch keine Milchsäure entsteht.

- **Merkmale:** die Energie reicht nur für einige Sekunden aus, da der Stoffwechsel abhängig ist vom im Muskel befindlichen Kreatinphosphat, das sich erschöpft

Anaerob laktazider Stoffwechsel

- **Art der Energiebereitstellung:** Stoffwechsel, der keinen Sauerstoff benötigt, aber zur Bildung von Milchsäure führt.
- **Merkmale:** sehr schnelle Bereitstellung, bei maximalen Belastungen nach 5 Sekunden, bei submaximalen Belastungen nach 8–9 Sekunden. Die Energie reicht bei annähernder Höchstbelastung (95%) 20–40 Sekunden, der Energiefluss/Zeiteinheit ist im Vergleich zur aeroben Energiegewinnung deutlich höher. Aus 1 mol Glukose werden aber nur 2 mol ATP gewonnen (unökonomisch). Dieser anaerob laktazide Stoffwechsel „mischt sich ungefragt ein", d. h. bereits dann, wenn die Energie noch aus den anderen drei Quellen gewonnen werden könnte. Das entstehende Pyruvat (Brenztraubensäure) muss zu Laktat (Milchsäure) abgebaut werden. Dieses reichert sich mit der Zeit an und senkt den pH-Wert (von 7,0 auf 6,6–6,4) in der Muskelzelle ab. Die Beseitigung des angefallenen Laktats nach der Belastung erfolgt sowohl in der Zelle (Wiederaufbau zu Glykogen bzw. Weiterverarbeitung mit Energiegewinn im aeroben Stoffwechsel) als auch durch oxidative Verbrennung des Laktats über den Herzmuskel. Ab einem pH-Wert von 6,3 und darunter, (entspricht etwa 40 mmol Laktat) kommt die Glykolyse zum Erliegen (Eigenhemmung), d. h. die Belastung muss abgebrochen oder die Intensität stark eingeschränkt werden.

Aerober Glukoseabbau (+ Zitratzyklus)
- **Vorteile:** es findet keine Laktatbildung statt und die bereitgestellte Gesamtenergiemenge ist relativ groß (36 mol ATP/mol aus Glukose, 130 mol ATP/mol aus Fettsäure).
- **Nachteile:** die Energiebereitstellung erfolgt relativ langsam und die pro Zeiteinheit freigesetzte Energiemenge ist relativ klein. Pyruvat und Sauerstoff müssen in die Mitochondrien transportiert werden, das gebildete ATP, H_2O und CO_2 verlassen die Mitochondrien wieder.

Anaerobe Glykolyse (laktazid)
- **Vorteile:** die Energiebereitstellung erfolgt relativ schnell und die pro Zeiteinheit freigesetzte Energiemenge ist relativ groß ist
- **Nachteile:** die Laktatbildung (hemmt Enzymaktivität) und die Gesamtenergiemenge sind relativ klein (2 mol ATP/mol Glukose)

Energiegewinnung – Energiespeicherung – Energiefreisetzung

Die ➤ Tabelle 1-2 macht deutlich, dass der menschliche Organismus entsprechend seinem Leistungsbedarf sehr individuell die benötigte Energie zu Verfügung stellen kann. Sollte aufgrund einer Erkrankung oder einer Fehlbelastung (z. B. andauernde sportliche Höchstleistungen im anaeroben Bereich, ungeeignete Nahrung), diese Regulation gestört werden, führt das zu Störungen des Gesamtsystems. So kann z. B. eine zu starke körperliche Belastung mit einer Überforderung des Myokards einhergehen: Das Myokard kann unter einem pH-Wert von 6,4 keine enzymatische Regulation durchführen und somit auch kein Laktat verbrennen, ein Myokardinfarkt kann die Folge sein.

Viele chronische Erkrankungen erfordern die Berücksichtigung der im Organismus ablaufenden Stoffwechselregulation bei allen diagnostischen und therapeutischen Überlegungen. Die Diagnose mittels EAV, Dunkelfelddiagnostik oder Laborparametern bestimmt die notwendigen Therapiemaßnahmen. Als Allgemeinmaßnahme sollte eine dem täglichem Leistungsprofil angepasste optimierte Ernährungsweise bevorzugt werden, die wenig Fette, Kohlenhydrate und tierisches Eiweiß enthält. Außerdem sollte ausreichend Flüssigkeit zugeführt werden. Eventuell ist die Gabe von Medikamenten erforderlich.

1.2.2 Säure-Basen-Haushalt

Säure-Basen-Haushalt ist die allgemeine Bezeichnung für diverse physiologische Regelmechanismen, die den Ablauf der notwendigen Stoffwechselvorgänge bei einem pH-Wert von 7,4 (± 0,05) im Blut aufrechterhalten: dazu gehören Puffereigenschaften des Bluts und der Gewebe, Gasaustausch in der Lunge und die renale

Tab. 1-2 Formen der Energiegewinnung

Substrat	Energiegewinnung	Menge in Phosphatresten (P) pro kg Muskel	Maximale Einsatzdauer
Phospatspeicher (insgesamt)		ca. 30 mmol	7s–10s
ATP	anaerob-alaktazid	ca. 6 mmol	(theoretisch) 2s–3s
KrP (Kreatinphosphat)	anaerob-alaktazid	ca. 20–25 mmol	–
Glykogen (Glukose)	anaerob-laktazid	ca. 270 mmol	(anaerob) 45s – 90s
	aerob	ca. 3000 mmol	(aerob) 45 – 90 min
Triglyzeride (Fette)	aerob	ca. 50 000 mmol	mehrere Stunden

Ausscheidung. Störungen im Säure-Basen-Haushalts führen zu Azidose (Übersäuerung) oder Alkalose (Untersäuerung) und wirken sich lebensbedrohlich aus.

Wichtige Größen, die die Funktionsfähigkeit aller Regelsysteme des menschlichen Organismus gewährleisten, sind die Körpertemperatur, der Blutzucker, der kolloidosmotische Druck der Körperflüssigkeiten, der O_2- und CO_2-Partialdruck, Redoxvorgänge sowie der Blut-pH-Wert, der streng einreguliert zwischen 7,35 und 7,45 liegen sollte.

Exkurs

pH-Wert

- Für Säuren liegt der pH-Wert zwischen 1–7 (pH = negativ dekadischer Logarithmus der Wasserstoffionen-Konzentration).
- Der pH-Wert von 7 (entspricht dem des Wassers) ist der Null- oder Neutralpunkt. Ab einem Wert von 7 aufwärts benutzt man der Begriff: „basisch".
- So genannte dissoziierte (frei gewordene) Wasserstoffionen (H^+) gelten als Träger der Säure.
  - Eine Säure ist eine Verbindung, die H^+-Ionen abgeben kann (= HA).
  - Eine Base ist eine Verbindung, die sie wiederum aufnehmen kann (= A).
- **HA ↔ H^+ + A Säure ↔ Proton + Base:** Wie sauer eine Lösung ist, wird durch die Konzentration freier Wasserstoffionen bestimmt, bezeichnet wird dies als pH-Wert.

Da der pH-Wert des Bluts eine besonders störanfällige Regelgröße ist, stehen mehrere Organsysteme, wie Leber, Nieren, Darm, Blut, Lungen und Puffersysteme (Bicarbonat- und Phosphatpuffer) zur Konstanthaltung des pH-Werts bereit. Zudem kann das Bindegewebe – hier auch als Matrix und in der Naturheilkunde auch als „Vorniere" bezeichnet – mit seinen kollagenen Fasern und proteoglykanen Strukturen überschüssige Säure deponieren. Sollten diese Puffersysteme langfristig überlastet sein, kann sich eine chronische Übersäuerung bzw. „latente Azidose" (➤ unten) entwickeln.

Exkurs

Alkalose-Azidose

Cave: Massive Verschiebungen des pH-Werts erfordern eine intensivmedizinische Therapie.

- **Azidose:**
  - **Metabolische Azidose:** verstärkte, tiefe und beschleunigte Atmung (Kußmaul-Atmung), evtl. fruchtartiger Acetongeruch in der Atemluft (Diabetiker). Weitere Kennzeichen sind eine verringerte Bicarbonatkonzentration mit nachfolgender sinkender Pufferkapazität des Bluts und geringerem Sauerstoffgehalt. Kompensation: Blutdruck ↑ und Herzfrequenz ↑
  - **Respiratorische Azidose:** In ausgeprägten Fällen ist der Patient zyanotisch und hat Atemnot. Weitere Kennzeichen sind eine

steigende CO$_2$-Konzentration mit nachfolgender sinkender Pufferkapazität des Blutes und geringerem Sauerstoffgehalt. Dies tritt oft als Begleiterscheinung einer Emphysembronchitis auf. Kompensation: Blutdruck ↑ und Herzfrequenz ↑
- **Alkalose:**
  - **Metabolische Alkalose:** Verschiebung des pH-Werts in den alkalischen Bereich. Ursache hierfür kann langes anhaltendes Erbrechen sein. Maßnahme ist eine Normalisierung des Säure-Basen-Haushaltes, durch Stabilisieren der gastrointestinalen Funktionsstörung.
  - **Respiratorische Alkalose:** pH-Verschiebung in den sauren Bereich aufgrund der Verminderung der CO$_2$-Mengen. Ursache hierfür kann eine Hyperventilation sein. Cave: Hyperventilationstetanie: Maßnahme ist Rückatmung der notwendigen CO$_2$-Mengen.

Bei hypertonen Blutdruckwerten sollte eine Normalisierung des Säure-Basen-Haushalts angestrebt werden.

Regulationssysteme des Säure-Basen-Haushalts

Der Körper stellt aus der Nahrung ständig fixe organischen Säuren (z. B. Milchsäure, Acetessigsäure oder Salzsäure) und anorganische Säuren her. Da diese teilweise nicht abgeatmet werden können, müssen sie z. B. über die Nieren aber auch über die Leber eliminiert werden. Das Blut hat auch die Aufgabe, wichtige Puffersysteme für den Säure-Basen-Haushalt bereitzustellen, so z. B. das Bicarbonat-Kohlendioxid-System (ca. 53% der Pufferkapazität), Hämoglobin (ca. 35%), Phosphat (ca. 5%) und Anteile von Proteinpuffern.

Puffermöglichkeiten der Lunge

Für die Abgabe gasförmiger Metaboliten (CO$_2$) zuständig, ist die Lunge, das wichtigste Organ im Säure-Basen-Haushalt. In den Zellen gebildete Kohlensäure wird zunächst an das Puffersystem des Blutes gebunden und kann nun in der Lunge abgeatmet werden.

Puffermöglichkeiten der Nieren

Die Niere ist das zentrale Organ für die Elimination anorganischer Säuren. Protonen werden in den Primärharn sezerniert, umso übermäßige Bicarbonatverluste zu verhindern. Die Protonen verbinden sich mit Bicarbonat zu Wasser und Kohlendioxid, das per Diffusion rückresorbiert werden kann.

$$H^+ + H^+CO_3^- \leftrightarrow H_2O + CO_2 \text{ über } H_2CO^3 \text{ (Kohlensäure)}$$

Die Kapazität der Nieren ist sehr groß, aber auch sie dürfen nicht überlastet werden. Die zunehmende Zahl chronischer Nierenerkrankungen spricht für eine permanente Überforderung des Organs. Bei einer beginnenden Niereninsuffizienz sollte immer auch eine umfassende Säure-Basen-Diagnostik durchgeführt werden.

TIPP
- Bei intakter Nierenfunktion können die dissoziierten H$^+$-Ionen mithilfe von Indikatorpapier im Urin gemessen werden.
- Die Serumkaliumkonzentration gibt Aufschluss über die Funktionsfähigkeit der Niere bei der Elimination von Säuren. Normbereich: 3,6–5,5 mmol/l (➤ Abb. 1-4).

Puffermöglichkeiten der Leber

Die Leber ist am Säure-Basen-Haushalt nur indirekt beteiligt: Die Ammoniakentgiftung und Glutaminsynthetase regulieren den Säure-Basen-Haushalt.
- **Stickstoffentgiftung:** Bei der Stickstoffentgiftung wird Ammoniak (2 Moleküle; ➤ Kasten) mit Bicarbonat (1 Molekül) zu neutralem Harnstoff verbunden und über die Nieren ausgeschieden. Liegt jedoch bei Übersäuerung ein Bicarbonatmangel vor, wird Ammoniak an Ketosäure gebunden, die nicht ausgeschieden werden kann. Da Ammoniak schon in geringen Konzentrationen neurotoxisch wirkt, kann es zu Symptomen am Nervensystem kommen (besonders häufig treten Kopfschmerzen auf).

1.2.2 Säure-Basen-Haushalt

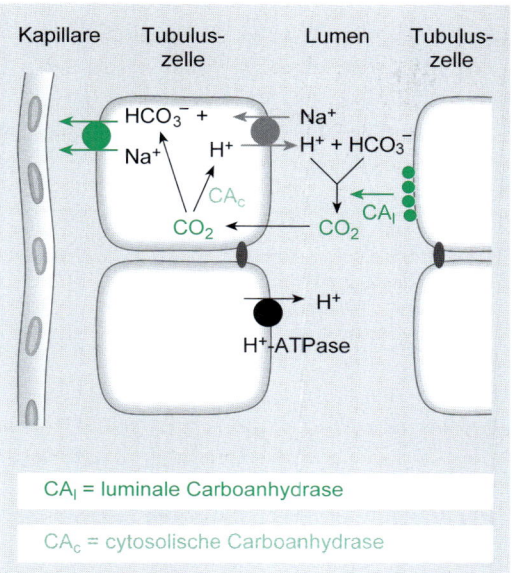

CA_l = luminale Carboanhydrase

CA_c = cytosolische Carboanhydrase

Abb. 1-4 Resorption von HCO_3^- und Sekretion von H^+ in den Nieren. Da der pH-Wert kritisch auf die Fülle von Enzymen und Transportproteinen reagiert, scheidet die Niere bei Azidose weniger H^+-Ionen aus, zudem strömen H^+-Ionen in die Zelle und wegen der Elektroneutralität K^+-Ionen aus der Zelle.

- **Glutaminsynthetase:** Wenn zu viel Ammoniak (➤ Kasten) transportiert wird, kommt es zu Ammoniakfixierung z. B. im Gehirn durch Glutaminsynthetase. Dieses entstandene Glutamin gelangt in die Nieren und dort wird das aus Glutamin (durch die Glutaminase) gebildete Ammoniak in die saure tubuläre Flüssigkeit sezerniert, wo Ammonium (NH_4^+) entsteht, das anschließend ausgeschieden wird. Durch diesen Entzug von Protonen wird das Blut ebenfalls alkalisiert.

Bei dem wichtigen physiologischen Umsatz organischer Säuren zu Kohlendioxid werden die entstandenen Protonen verbraucht und mit dem Kohlendioxid über die Lunge eliminiert. Im Normfall kann die Leber so 10 000 bis 20 000 mmol Protonen pro Tag entsorgen.

Exkurs

Ammoniak-Entgiftung

- Eine gut funktionierende Darmflora setzt ein stabiles pH-Milieu voraus. Durch verstärkte Fäulnisprozesse beim Eiweißabbau im Darm (z. B. durch Überwuchern mit Clostridien) entsteht sehr viel Ammoniak (eine Base) und der pH-Wert steigt unter Umständen stark an.
- Das Ammonium-Ion NH_4^+ ist die konjugierte Säure zur Base Ammoniak NH_3. Ein Ammoniak-/Ammonium-Gleichgewicht in angesäuerter Lösung zeigt sich als:

$$NH_3 + H_3O^+ \Longleftrightarrow NH_4^+ + H_2O$$

- Wenn Ammoniak gebildet wird, kann es nur teilweise und auch nur unter bestimmten pH-Bedingungen ausgeschieden werden – andernfalls würde der Stuhl stechend riechen.
- Bei stabiler pH-Situation, ausgewogenem Verhältnis von saccharolytischen und proteolytischen Keimen kann Ammoniak im Darm von Lactobazillen und Bifidobakterien verstoffwechselt und damit eliminiert werden (➤ Abb. 1-5).
- Wenn durch Milieuverschiebungen, z. B. durch Antibiotikagaben, nicht induzierte Basengaben, zu hohe Eiweißzufuhr, die Ammoniakkonzentrationen ansteigen, gelangt das giftige Ammoniak über das Blut in die Leber, dabei bringt ein zu hoher Ammoniakspiegel Gefahren für das Gehirn- und Nervengewebe mit sich.
- Falls NH_3 im Blut ist, wird es in der Leber sofort durch Ornithin abgebaut. Dieser Abbau hat Vorrang vor dem Abbau der ständig anfallenden organischen Säuren. Diese werden in den Blutstrom zurückgeschickt, dort an Ketonsäuren angebunden und können so die Bluthirnschranke passieren, statt nach ihrem Abbau über die Galle eliminiert zu werden. Alternativ werden sie ersatzweise im Bindegewebe zwischengelagert und belasten (übersäuern) damit die Matrix. Meist wird daraus eine Endlagerung.

Häufig entwickeln sich bei nicht korrekter Entgiftung permanente Kopfschmerzen, die fehlinterpretiert werden könnten. Liegt eine Leberschädigung beispielsweise durch Alkohol, vor, kann dieses Entgiftungssystem völlig überlastet sein und die Entwicklung einer Enzephalopathie begünstigen. Die Leber spielt also bei der echten Übersäuerung des Gewebes wegen der notwendigen Entgiftung ständig anfallender organischer Fettsäuren eine Hauptrolle. Dazu werden 2 Entgiftungssysteme aktiviert (➤ oben).

TIPP
Bei eingeschränkter Leberfunktion muss auf den verstärkten Abbau saurer Valenzen durch folgende Maßnahmen geachtet werden:
- Verminderung der anaeroben Glykolyse, z. B. Gelum Tropfen (enthalten rechtsdrehende Milchsäure und einen Eisen-Kalium-Citrat-Triphosphatkomplex)
- Substitution von Basenpulver (Basenpulver Fa. Pascoe)
- Basenbildende Ernährung

Intrazelluläre Pufferung

Wenn innerhalb von Körperzellen z. B. aufgrund einer anaeroben Glykolyse (➤oben) hohe Laktatkonzentrationen entstehen, führt das zu starker Zellübersäuerung. Die intrazellulären Protonen (H^+ + R = Rest der chemischen Verbindung) werden durch Zell-Proteine und Phosphat (NaH_2PO_4) abgepuffert, sie ändern ihre physiologischen Eigenschaften und stören somit den Zellstoffwechsel. Eine deutliche Verminderung der biologischen Leistungsfähigkeit ist die Folge. Damit der pH-Wert wieder steigen kann, müssen die Protonen, die jetzt an die Phosphatpuffer angebunden sind, gegen Natrium-Ionen aus dem extrazellulären Raum eingeschleust und ausgetauscht werden (aus NaH_2PO_4 wird Na_2HPO_4 intrazellulär). Die zeitweilige Überlastung der Zelle mit Natrium, die mit einer osmotischen Quellung im Zytoplasma einhergeht, macht es erforderlich, dass Natrium wieder gegen Kalium ausgetauscht wird. Dieser Vorgang verbraucht ATP, welches bei der anaeroben Glykolyse oft nicht ausreichend zur Verfügung gestellt werden kann. Drei Natrium-Ionen werden unter ATP-Verbrauch gegen zwei Kalium-Ionen ausgetauscht.

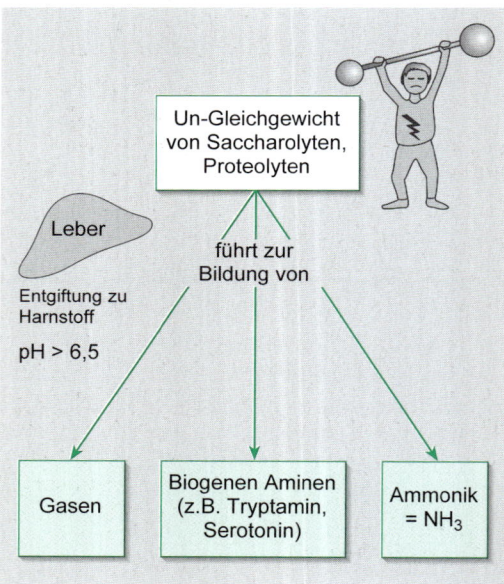

Der bei hoher Laktatkonzentration erforderliche Austausch von drei Natrium-Ionen gegen zwei Kalium-Ionen lässt erkennen, wie wichtig ein ausreichendes Kaliumangebot für eine Normalisierung des Säure-Basen-Haushalts ist.

Abb. 1-5 Bei stabiler pH-Situation, ausgewogenem Verhältnis von saccharolytischen und proteolytischen Keimen kann Ammoniak im Darm von Lactobazillen und Bifidobakterien verstoffwechselt und damit eliminiert werden. Die pH-Werte im Darm unterscheiden sich je nach Darmabschnitt: Ileum (7,6), Jejunum (6,3–7,3), Kolon (7,9–8,0), und Rektum (7,8). Bei pH-Werten unter 6,5 kann Ammoniak nicht in Harnstoff umgewandelt werden.

Beeinflussende Faktoren des Säure-Basen-Haushalts

Kohlenhydrate

Kohlenhydrate verbrennen aerob vollständig zu ATP + CO_2 und H_2O. Anaerob – jeder Sportler weiß das – hinterlassen sie Milchsäure, die die Leistung limitiert (z. B. Muskelkater). Milchsäure wird durch das

manganhaltige Enzym Pyruvatcarboxylase aus der Stoffwechselsackgasse befreit und wieder zu verbrennungsfähiger Glukose verstoffwechselt. Zur Entsäuerung ist also auch Mangan notwendig. Der Glukosemetabolismus im Körper findet statt:
- Aerob: unter Bildung des Energieträgers ATP: Glukose + O_2 entwickelt 38 ATP + CO_2 und H_2O.
- Anaerob: Unter Bildung von D(-)Laktat Glukose entwickelt 2 ATP + 2 D(-)Laktat

Dieser Vorgang zeigt die niedrige Energieausbeute bei der anaeroben Glykolyse und macht deutlich, dass hierbei große Mengen von linksdrehender Milchsäure entstehen.

--- **Exkurs** ---

Milchsäure

Milchsäure liegt in zwei optisch aktiven Formen vor: Die OH-Gruppe ist entweder auf der „rechten Seite" oder auf der „linken Seite" des mittleren C-Atoms gebunden:
- Rechtsdrehende Milchsäure = laevus = L(+) Laktat bzw. (= OH-Gruppe auf der „linken Seite")
- Linksdrehende Milchsäure = dexter = D(-)Laktat (= OH-Gruppe auf der „rechten Seite")

Der Drehsinn sagt allerdings nichts über die räumliche Anordnung der Atome/Atomgruppen eines Stoffes aus. Milchsäure kommt oft als Gemisch aus beiden Formen vor – dieses auch als Racemat bezeichnete Gemisch ist optisch inaktiv.
- In Pflanzen und Bakterien kommt die Milchsäure in Form eines **Racemats** beider Formen vor.
- Bei Sauerkraut und anderem milchsauer vergorenem Gemüse (z. B. Gurken, Bohnen) überwiegt die rechtsdrehende Milchsäure. Für Menschen ist die rechtsdrehende Form die physiologische. Sie wird normal abgebaut.
- Die linksdrehende D(-)Milchsäure wird langsamer vom Organismus eliminiert, sie kann sich im Blut anreichern. Bei Säuglingen ist, nach Verzehr von Sauermilchprodukten z. T. eine Azidose beschrieben worden. D(-)Milchsäure sollte daher in Säuglingsnahrung auch nicht enthalten sein. Auch bei Patienten mit Dünndarmresektion kann es zu einer Erhöhung der D(-)Milchsäure im Serum kommen. Mögliche Konsequenzen einer Intoxikation sind z. B. neurologische Symptome, Bewusstseinseintrübungen und Verhaltensänderungen.

Eiweiße

Bei einer Ernährung mit 70 g Protein/Tag fallen bis zu 80 mmol H^+-Ionen als Schwefelsäure aus den Aminosäuren und als Phosphorsäure aus dem Phospholipidstoffwechsel an. Diese Mengen an Eiweiß sind für den gesunden Organismus gut zu verstoffwechseln.

Mitteleuropäer verzehren im statistischen Mittel jedoch weitaus mehr Eiweiß. Der größte Säuerungsfaktor in unserer Ernährung ist der tierische Eiweißüberschuss. Wendt (Universität Frankfurt) zeigte in Untersuchungen, dass eine zu hohe Eiweißzufuhr zu einer Speicherung der überschüssigen, im Moment nicht verwertbaren Eiweiße führt.

> Formel zu Berechnung des ungefähren Eiweißbedarfs eines Menschen pro Tag: 0,8 bis 1 Gramm Eiweiß pro Kilogramm Körpergewicht pro 24 Stunden.

1.2 Biochemische Modelle: Physiologische und zelluläre Entitäten

---

Exkurs

Eiweiße

- Der physiologische maximale Umsatz beträgt ca. 0,8–1,0 g Eiweiß /Kilogramm Körpergewicht /Tag. Die ideale Zufuhr liegt somit bei 50–80 g/d. Im Durchschnitt nehmen Mitteleuropäer täglich 120–150 g/Tag Eiweiß zu sich. Dieser Eiweißüberschuss muss unbedingt abgebaut und ausgeschieden werden.
- Während des Eiweißstoffwechsels wird Eiweiß in Zellen und Muskeln eingebaut – dort werden ca. 40 g Enzyme aufgebaut – und zu Proteinen, Aminosäuren, Purinen und danach durch Harnsäuren abgebaut.
- Bei einer pathologischen Störung des Eiweißstoffwechsels wird verstärkt Harnsäure produziert, die in den Gelenken abgelagert (Gicht) werden kann, Aminosäurenablagerungen können Verkalkungen und Weichteilrheumatismus auslösen.

---

pH-Wert in welchen Kompartimenten?

Der pH-Wert, die Kennziffer des Säure-Basen-Haushalts, bezieht sich auf den Extrazellulärraum. Dissoziierte Wasserstoff-Ionen z. B. H^+-Ionen und Elektrolyte, z. B. Kalium-Ionen, halten sich jedoch in drei verschiedenen Kompartimenten auf: im Intrazellulärraum, Extrazellulärraum sowie im Urin. So werden z. B. intrazelluläre H^+-Ionen, die bei der anaeroben Glykolyse (Pyruvat-Laktat-Entstehung) freigesetzt werden, bei Urin-pH-Wert-Messungen nicht erfasst. Sowohl bei intrazellulärem als auch bei extrazellulärem Kaliummangel (z. B. bei Diuretika- oder Laxanzienabusus) wandern zur Aufrechterhaltung der Elektroneutralität statt der extrazellulär fehlenden K^+-Ionen extrazellulär „geparkte" H^+-Ionen in den Intrazellulärraum ein. Auch diese, im Zellinneren versteckten H^+-Ionen werden bei Urin-pH-Wert-Messungen nicht erfasst. Im Plasma sind die H^+-Ionen verschwunden. Da aber nur im Plasma gemessen werden kann, diagnostiziert man als Folge des Kaliummangels eine Alkalose (Urin pH-Messungen: permanent basischer Urin). Stattdessen liegt bei einem Kaliummangel-Patienten häufig eine intrazelluläre Azidose vor. Diese intrazelluläre Azidose ist deswegen so fatal, weil sich die hinter der Zellmembran verschanzten H^+-Ionen nicht nur den Messungen entziehen, sondern auch nicht mehr von den Messfühlern der Nieren zur Kenntnis genommen werden. Die Kontroll- und Eliminationsmechanismen des Körpers versagen. Die intrazelluläre Säure wird weder erkannt noch ausgeschieden. Obwohl der Patient gefährlich übersäuert ist, wird der Urin alkalisch. Die Carboanhydrase und Kalium sind wichtige Parameter zur Entsäuerung.

- Die Säureausscheidung wird an der Niere durch das zinkhaltige Enzym Carboanhydrase gesteuert. Ist dieses inaktiv, z. B. durch Zinkmangel oder Diuretika vom Typ Carboanhydrasehemmer, bleibt die Säure im Plasma und gelangt nicht in den Urin.
- Auch Zink gehört also zu einer wirksamen Entsäuerung.
- Kalium ist im Intrazellulärraum etwa 35-mal höher konzentriert als im Interstitium. Über dieses Konzentrationsgefälle hält es unter anderem das Ruhepotential der Nervenzellen aufrecht, und gewährleistet eine stabile Zellfunktion. Bei intrazellulärem Kaliummangel wird das Missverhältnis der Ionenkonzentration kompensiert, indem H-Ionen in die Zelle eingeschleust werden. Die nachfolgende intrazelluläre Übersäuerung lässt erkennen, wie wichtig ein ausreichendes Kaliumangebot für eine Normalisierung des Säure-Basen-Haushaltes ist.
- Kaliumgaben setzen eine wirksame Entsäuerung in Gang, was dann zunächst den Urin sauer werden lässt, aber eine notwendige und richtig zu bewertende Behandlung darstellt.

Spezielle Messverfahren zur Beurteilung des Säure-Basen-Haushalts

In der Naturheilkunde wird oft formuliert, dass überschüssige Säuren aus dem Blut ins Gewebe abgeschoben würden, die durch pH-regulierende Elektrolyte kompensiert werden können, z. B. indem intrazelluläre Phosphatpuffer durch Verschiebung von intra- und extrazellulärem Kalium und Natrium eine Zellazidose durch Laktat ausgleichen. Doch in die Beurteilung der Ionenverteilung muss zwischen intra- und extrazellulären Kompartimenten unterschieden werden, weil Säurestörungen in Gefäßen oder Erythrozyten Auswirkungen haben können. Eine Ausnahme kann das kollagene Bindegewebe bilden, das eine große Säure-Bindungskapazität hat und sich ähnlich wie der Intrazellulärraum verhält. Es wird auch als so genannte „Vorniere" bezeichnet.

> **TIPP**
> - Für die Beurteilung des Säure-Basen-Haushalts ist die intra- und extrazelluläre Elektrolytkonzentration von immenser Bedeutung. Durch Urin-pH-Messungen alleine kann der Säure-Basen-Haushalt nicht eingeschätzt werden.
> - Sollte bei den möglichen Messungen, die Hinweise auf Störungen der Säure-Basen-Regulation geben können, kein Hinweis auf eine Störung zu finden sein, dann bietet sich der folgende Suchtest für die Praxis an, den van Slyke schon 1902 beschrieben hat: Morgens eine hohe Basengabe einnehmen. Im Laufe der nächsten Stunden muss der Urin einen deutlichen Schub ins Alkalische machen. Ansonsten liegt eine Übersäuerung vor: Das Blut gibt den dringend benötigten Bicarbonatstoß um keinen Preis wieder her.

Es gibt verschiedene Messmethoden zur Beurteilung des Säure-Basen-Haushalts, die zu unterschiedlichen Zwecken eingesetzt werden können
- Urin-pH-Streifen-Methode nach Sanders
- Azidiätsquotientenbestimmung nach Sanders
- Pufferkapazitätsmessmethode nach Jörgensen
- Bioelektronik nach Vincent
- Beurteilung der Na-K-Ca-Verhältnisse (➤ unten: Kasten „Anwendungsbeobachtung")

BEV = Bioelektronik nach Vincent

Bei der BEV (MedTronik) oder BTA (Biol. Terrain Analyse Fa. VEGA) wird durch ein sog. Bioelektronigramm das Milieu („Die Mikrobe ist nichts, das Milieu ist alles") des Körpers bestimmt. Hierzu werden pH-Wert, Redoxpotenzial und der elektrische Widerstand von Blut, Speichel und Urin gemessen. Mit Hilfe der Messparameter lassen sich für das Blut vier Quadranten des biologischen Milieus angeben, die nach einem bestimmten Muster bewertet werden (weiterführende Literatur: ➤ Anhang).

Pufferkapazität nach Jörgensen

- Ohne vorangegangene körperliche Anstrengung und ohne Stauung (Tropfblut) nüchtern 10 ml Venenblut in ein heparinisiertes Röhrchen entnehmen.
- 1 ml Blut in ein spitzes Zentrifugenglas geben, den Rest zur Plasmagewinnung zentrifugieren. Mit einem pH-Meter und einer Halbmikroeinstaubglaselektrode ist sofort der aktuelle pH-Wert des Vollbluts zu messen (Geräte ➤ Anhang).
- Danach mit einer Mikroliterpipette 5–6-mal nacheinander 0,1 ml der Titrierlösung (0,1 n HCl) hinzugeben. Die nach jeder Zugabe gemessenen pH-Werte in ein Nomogramm eintragen. Am Schnittpunkt der darauf entstehenden Messkurve mit der Abszisse bei pH 6,1 lässt sich die Pufferkapazität in mmol/l ablesen. Unter Berücksichtigung des Abzugs für die ursprünglich vorhandenen Säurevalenzen und des Zuschlags für desoxygeniertes Hämoglobin ergibt sich der Normalwert für die Pufferkapazität des Bluts.
- Die gleiche Messreihe wird mit 1 ml Plasma wiederholt. Der Ausgangs-pH-Wert ist ohne Bedeutung, weil zwischenzeitlich erhebliche CO_2-Mengen entwichen sind. Der Unterschied zwischen Vollblut und Plasma sollte nicht weniger als 20 mmol/Liter betragen.

Ein Vergleich dieser beiden Werte lässt bei hoher Plasma- und niedriger Vollblutkapazität eine vorwiegend **intrazellulär verlaufende Azidose** erkennen, wie sie bei Kaliummangel auftritt. Da bei diesem Verfahren stellvertretend für den gesamten Intrazellulärraum die Erythrozyten gemessen werden, kann ein Hämoglobinmangel ein ähnliches Bild ergeben, was sich durch eine Hb-Bestimmung schnell abklären lässt.

Bestimmung des Azidiätskoeffizienten nach Sanders

Sander hat in seinem 1953 veröffentlichten Buch *Der Säure-Basen-Haushalt des menschlichen Organismus* eine Urinmessmethode dargestellt.
- An einem Testtag sammelt der Patient 5 Harnproben um 6, 9, 12, 15 und 18 Uhr. Die Mahlzeiten sind jeweils nach der 6-Uhr-, der 12-Uhr- und der 18-Uhr-Urinabnahme einzunehmen.

- Diese Urinproben werden in ein mit einem Stabilisator versetztes Versandröhrchen gegeben und an ein spezielles Labor versandt (Adresse ➤ Anhang) gesandt. Dort erfolgt auch die Bestimmung der Pufferkapazitäten der Harnproben.
- **Kurvenverlauf bei Gesunden:**
  - Im 6-Uhr-Morgen-Urin werden die normalen, im Stoffwechsel angefallenen (sauren) Stoffwechselschlacken der Nacht ausgeschieden.
  - Beim Gesunden erfolgt etwa 2–3 Stunden nach jeder Mahlzeit zur Einleitung der normalen Verdauung eine so genannte Basenflut. Diese ist im 9-Uhr-Urin zu beobachten.
  - Die später wieder im Gesamtstoffwechsel des Körpers anfallenden Säuren scheidet der Körper im Mittagessen aus.
  - Um 15 Uhr geschieht das Gleiche, wie etwa um 9 Uhr, d. h. die durch das Mittagessen erzeugte Basenflut wird normalerweise ausgeschieden, abends um 18 Uhr ist wieder der Säure-Überschuss vorhanden, der durch Stoffwechselprozesse entsteht und der normal ist.
- **Kurvenverlauf bei kranken Patienten:** Bei Patienten, deren Säuren-Basen-Haushalt nicht in Ordnung ist, fehlt die Ausgleichsfähigkeit des Organismus, wobei der rhythmische Wechsel der Säure-Basen-Fluten kaum mehr angedeutet ist. Die Kurven lassen sich durch einen errechenbaren Mittelwert, den so genannten mittleren Azidtätsquotienten, charakterisieren und dieser wird folgendermaßen eingeteilt:
  - Bei der überwiegenden Zahl der Patienten ist die Kurve in Richtung „zu sauer" gestört, und dabei meist auch noch in der Regulation blockiert, d. h. eine wellenförmige Bewegung der Säure-Basen-Fluten ist nicht möglich.
  - Dies ist ein deutlicher Hinweis für eine latente bis manifeste Azidose, die nicht selten alleinige Krankheitsursache sein kann, bzw. die Begleiterscheinung vieler Krankheiten darstellt, wie im nächsten Kapitel ausgeführt wird.

Der Aziditätskoeffizient zeigt sehr effizient die Kompensationsfähigkeit des Organismus bei Säure-Basen-Störungen auf. Die Untersuchung ist jedoch durch die Laborabhängigkeit in der Praxis etwas schwieriger zu handhaben.

Urin-pH-Streifen-Methode nach Sanders

Über mehrere Tage werden beim Urinlassen die pH-Werte des Urins bestimmt. In Verbindung mit anderen Laborwerten kann eine grob orientierende Einschätzung der Säureregulation des Organismus vorgenommen werden. Die Urin-pH-Streifen-Methode gibt Auskunft über die so genannten Säure- und Basenfluten, die im Laufe des Tages entstehen sollten.

In der Praxis finden sich überwiegend bei chronisch kranken Patienten permanent niedrige pH-Werte, d. h. es liegt ein Basenmangel vor und der Patient benötigt eine Basenunterstützung. Auch bei Schwankungen im Tagesverlauf und gleichzeitigem Nicht-Erreichen des optimalen pH-Werts – dies wäre ein aus der Nahrungsaufnahme erklärender zwei- bis dreimaliger Anstieg der pH-Werte über 7,4 – ist eine Basenunterstützung angezeigt.

Exkurs

Anwendungsbeobachtung (Teil I)

Urin-Teststreifen nach Sanders

In einer selbst durchgeführten Anwendungsbeobachtung wurde der Frage nachgegangen, ob eine Säure-Basen-Untersuchung mit Urin-pH-Teststreifen therapeutisch zu verwerten ist. Individuell ausgesuchte Patienten mit unterschiedlichen chronischen Erkrankungen wurden gebeten, an einer drei Monate dauernden Testreihe teilzunehmen. Bei diesem Test wurden an fünf (nicht unbedingt auf aneinanderfolgenden) Tagen Urin-pH-Bestimmungen durchgeführt, und es wurden die Konzentrationen von Natrium, Kalium und Kalzium im Nüchternserum nach Tropfblutabnahme geprüft. Weiterhin wurden die Patienten aufgefordert ihr Ess- und Trinkverhalten, sowie ihre Körpergröße- und Gewichtssituation darzulegen. Insgesamt wurden 350 Patienten mit einem Testset ausgestattet. Nach ca. zwei Monaten, mit einem Rücklauf von 239 Patienten (68%) zeigten sich folgende Ergebnisse:

- Nur 31 Patienten (13%) zeigten ein normal regulierendes Urin-pH-Profil.
- 208 Patienten (87%) zeigten auffällige Urin-pH-Profile, die sich zum Teil durch Säurestarren bzw. ständige permanente Basenfluten zu erkennen gaben. Bei Säurestarren reichen die Basenkapazitäten der aufgenommenen Nahrung nicht aus, den pH-Wert postprandial über 7 anzuheben. Basenfluten werden häufig verursacht durch eine kompensatorische Ammoniakproduktion, z. B. bei eiweißbedingten Dysbiosen.

Bei den auffälligen Patienten wurde – je nach Verlauf der Basen- und Säurefluten als orale Nahrungsergänzung Basentabs pH-balance verordnet (4–8 Tbl.). Diese wurden individuell auf mehrere Tagesportionen aufgeteilt.

- Es zeigte sich, dass die Gabe von 3 × 2–3 Basentabs pH-balance die optimale Einnahmesituation schaffte.
- Auch bei Kindern – unter den Probanden waren sechs Kinder im Alter von 6–9 Jahren, und 13 Kinder im Alter von 10–14 Jahren – konnten die veränderten Urin-pH-Profile durch Basentabs pH-balance in einer Dosierung von 2–6 Tabs/Tag positiv beeinflusst werden.

Nach Überprüfung der Behandlungsverläufe durch 3-tägige Urin-pH-Messungen, zeigte sich bei 78% der vorher auffälligen Patienten eine signifikante Veränderung im Sinne einer Normalisierung des pH-Werts. Da begleitend ebenfalls eine Optimierung der Trinkmenge (Erwachsene 30 ml Wasser pro Kilogramm Körpergewicht pro 24 Stunden, und Kinder 50 ml Wasser pro Kilogramm Körpergewicht pro 24 Stunden) und eine Ernährungsberatung erfolgte, lässt sich schlussfolgern, dass durch Optimierung und Normalisierung des Trink- und Essverhaltens und die gleichzeitige Gabe von Basentabs pH-balance eine Veränderung der Urin-pH-Profile zu erkennen war. Ebenfalls zeigten sich signifikante Verbesserungen der Symptomatik.

Ausgegebene Testsets: 350 Sets
Auswertbare Testsets: 239 Sets = 68%
Davon:
- Unauffälliger pH-Wert: 31 Pat. = 13%, K-Na-Ca-Verhältnis auffällig = 0 Pat.
- Auffälliger pH-Wert: 208 Pat. = 87%, K-Na-Ca-Verhältnis auffällig = 123 Pat.

Im Behandlungsverlauf zeigten sich bei ca. 78% der Patienten eine Stabilisierung der Urin-pH-Profile und eine Verbesserung der Symptomatik.

Untersuchung der Mineralstoffverhältnisse

Da die Säureeliminierung in den Nieren weiteren physiologischen Mechanismen unterliegt (➤ oben), ist die alleinige Bewertung der Urin-pH Untersuchung im Praxisalltag als kritisch anzusehen und dient lediglich als Hinweisdiagnostik, die durch weitere Untersuchungen (Kalium im Serum – das die Säureelimination über die Niere steuert, Zink im Serum – das die Carboanhydrase in der Niere reguliert und damit die Produktion von Bicarbonat in der Niere reguliert und die Verhältnisse von Kalium, Kalzium und Natrium im Intra- wie Extrazellulären Raum) verifiziert werden sollten. Die Verhältnisberechnung von Natrium, Kalium und Kalzium wurde nachfolgend als Säure-Basen-Berechnung = SBH-Messung durchgeführt.

Die Untersuchung sollte zeigen, ob diese empirisch zu bewertende Messmethode zur eventuellen Bewertung der intra- und extrazellulären pH-Situation verwertbar ist. Da bis zum jetzigen Zeitpunkt kein wissenschaftliches Grundlagenwissen zur Verfügung steht, ist diese Methode empirisch zu bewerten.

Parallel wurden die Natrium-Kalium-Kalziumwerte im Nüchtern-Serum nach Tropfblutabnahme bestimmt und nach nachfolgender Berechnung verwertet: (K dividiert durch Na) multipliziert (K dividiert durch Ca).

- **Beurteilung der Werte:**
  - $> 0{,}06$ = mögliche Gewebeazidose
  - $< 0{,}045$ = mögliche Zellazidose
- **Normbereich:**
  - Ca: 2,20–2,65 mmol/l
  - K: 3,6–5,2 mmol/l
  - Na: 135–145 mmol/l

Beispielberechnung

K 3,6 - Ca 2,4 - Na 136 = SBH 0,0397 = mögliche intrazellulärer Azidose

K 5,2 - Ca 2,2 - Na 145 = SBH 0,0846 = mögliche Gewebeazidose

Exkurs

Anwendungsbeobachtung (Teil II)

Untersuchung der Na-K-Ca-Verhältnisse

Es konnte festgestellt werden, dass von 208 Urin-pH auffälligen Patienten bei 123 Patienten eine Veränderung der Verhältnisse nach oben angegebener Formel zu erkennen war.
- Bei 70 Patienten konnte eine mögliche Gewebeazidose, und bei 53 Patienten eine mögliche Zellazidose aufgezeigt werden: Zusätzlich durchgeführte Vitalblutuntersuchungen im Dunkelfeld zeigten passende Auffälligkeiten – Filitbildung, Geldrollenbildung, hochvalente Entwicklungen von Mucor racemosus und Aspergillus niger, Eiweißspeicherung in den Basalmembranen der Erythrozyten).
- Bei 85 Patienten mit auffälligen Urin-pH-Profilen wurden keine Auffälligkeiten bzw. Verschiebungen in den Mineralstoffkonzentrationen beobachtet.
- In der Gesamtzahl der Urin-pH unauffälligen 31 Patienten zeigte sich bei allen Patienten ein optimales Verhältnis von Natrium-Kalium-Kalzium. Im Verlauf der Behandlung konnte eine Normalisierung der Natrium-, Kalium-, Kalziumverhältnisse und der Urin-pH-Messwerte beobachtet werden. Aus diesen Erfahrungen lässt sich schließen, dass die Verhältnisse von Natrium-Kalium-Kalzium im extrazellulären Raum respektive im intrazellulären Raum Aussagen in Bezug auf Gewebeazidose bzw. zellazidotische Vorgänge ermöglichen. Die wissenschaftlichen Grundlagen für die Bewertung der Parameter liegen zurzeit noch nicht vor. Diese Erfahrungen beruhen auf empirischen Beobachtungen an ca. 1400 Patienten im Verlauf von sechs Jahren in der Naturheilpraxis des Autors.

Dunkelfeldmikroskopie

Die Dunkelfeldmikroskopie hat sich als sehr effektiv für eine zuverlässige Diagnosestellung erwiesen, da sie aussagekräftige Parameter zur Verfügung stellt, um die Zellstoffwechselleistung und Regulationsfähigkeit der Patienten zu beurteilen. Mithilfe der dunkelfeldmikroskopischen Vitalblutuntersuchung lassen sich keine spezifische Organdiagnosen erstellen, sondern krankmachende Belastungen und Erkrankungstendenzen erkennen und Hinweise auf dynamische Vorgänge und Abläufe im kranken Organismus geben. Sie eignet sich auch dazu, den Therapieverlauf zu beurteilen und zu dokumentieren.

Durchführung
- Bei der Dunkelfelduntersuchung wird ein Tropfen Kapillarblut ohne Färbung unter dem Mikroskop untersucht. Das dem Patienten entnommene Blut wird direkt auf einen Objektträger gegeben und mit einem Deckglas abgedeckt. Die anschließende Untersuchung erfolgt mit 1200facher Vergrößerung.
- Das zu untersuchende Blut wird Sauerstoffmangel und Licht ausgesetzt.
- Das sich nach dieser Stressbelastung unter dem Mikroskop zeigende Bild erlaubt Aussagen über die Widerstandsfähigkeit der Zellen auf Redox- und Sauerstoffveränderungen. Es kann im Sinne eines Zeitraffers den Grad einer Degenerationstendenz des Blutes und seiner Zellen aufzeigen.

Die dunkelfeldmikroskopische Untersuchung des Vitalblutes gibt frühzeitig zuverlässige Aufschlüsse über Krankheitstendenzen verschiedener Art, z. B. über Tendenzen zu zirkulatorischen, dysbiotischen und degenerativ-malignen Leiden.

Phänomene der Dunkelfelddiagnostik
Unter dem Mikroskop lassen sich folgende Merkmale erkennen:
- Verschiebungen im Säure-Basen-Haushalt
- Geldrollen: zeigen Eiweißverwertungsstörungen an, ebenso gleißende Wandverdickungen der Erythrozyten
- Filitbildung: verweist auf Ausfällung von Fibrin im Blut
- Mögliche Hinweise auf Zell- und Degenerationstendenzen

- Stechapfelformen: als Hinweis auf beschleunigte Zellschrumpfung
- Mögliche pathogene Aufwärtsentwicklung endobiontischer Hochvalenzen in den Entwicklungsreihen Mucor racemosus fresen und Aspergillus niger
• Zitronenförmige Erythrozyten: zeigen eine Leberbelastung und generell eine auf Darmdysbiose an

Störungen des Säure-Basen-Haushalts: Ursachen und Symptome

Da durch die verschiedenen Stoffwechselvorgänge im Körper bereits Säuren gebildet werden, z. B. während der Atmung (Verwandlung des Sauerstoffs in Kohlensäure), liegt physiologischerweise ein ständiger Säureüberschuss vor. Durch die starke Zufuhr von tierischem Eiweiß, Zucker und Teigwaren oder aber durch Rohkost-Überkonsum, ebenso durch überhöhten Konsum von Genussmitteln, Nikotin und Alkohol entwickelt sich eine stärkere Säurebelastung. Diese kann ebenso durch Medikamenteneinnahme (säurespendende allopathische Medikamente) bedingt sein. Um eine Entgleisung des pH-Werts zu vermeiden, „schiebt" das Blut die im Gefäßsystem überschüssig vorhandenen Säuren ins Interstitium. Dadurch wird die Transitstrecke der Grundregulation (> Kap. 1.3.1) mit Stoffwechselschlacken belastet. Informationsübertragungsstörungen in der Transitstrecke, mit nachfolgendem Lymphstau, Elastizitätsverlust und Strukturstarre sind die Folge. Die weitere Verschlackung der Proteoglykane führt dazu, dass die Moleküle der Matrix immer weniger Wasser binden, was eine Funktionsbehinderung von Knorpel, Sehnen und Bändern nach sich zieht.

Symptome der Übersäuerung

Ein Säureüberschuss bzw. eine lang andauernde Säureüberlastung durch eine zu geringe Zufuhr von Mineralstoffen und durch Zufuhr von Kalziumräubern mit nachfolgendem Aufbrauchen der pufferwirksamen Mineralien geht mit folgenden Veränderungen einher:

• **Entmineralisierung:**
  - Symptome, wie z. B. Zahnkaries, Altersknochenbrüche, Leistenbrüche sowie Bandscheibenschäden und zur Schädigung der Blutgefäßwandungen (z. B. Krampfadern, Hämorrhoiden, offene Beine) bedingt durch Abbauvorgänge der Kalziumvorräte aus den Venenwandungen, die dadurch ihre Elastizität verlieren, sich ausdehnen und brüchig werden.
  - Cholesterinablagerung in den Gefäßwänden: Sollte zum Schutz der Gefäßwände kein Kalzium mehr vorhanden sein, wird der Ersatzstoff Cholesterin in die Blutgefäße eingebaut. Cholesterin wird von den Säuren nicht attackiert. Durch den Einbau von Cholesterin erhöhen sich jedoch die Risikofaktoren für die Entwicklung von Herz- und Kreislauferkrankungen (Hypertonie, Myokardinfarkt, Apoplex).
• **Einlagerung** von **Harnsäurekristallen** mit harnsauren Salzen in gelenknahes Gewebe (Gicht). Zudem können sich durch die eingeschränkte Filtrationsfähigkeit der Nieren auch verschiedene Krankheiten entwickeln: Kreislaufstörungen, Schädigungen des Seh- und Hörvermögens, Starkrankheiten.
• **Verlust** der **Chemotaxis** und **Phagozytoseleistung** der Leukozyten, was zum Verlust der natürlichen Immunität gegen alle Infektionskrankheiten führt.

Abschließend werden säurehaltige Schlackenstoffe in die Matrix eingelagert.

> Die Entwicklung einer Tumorerkrankung kann durch folgende Faktoren des Säure-Basen-Haushalts beeinflusst werden:
> • Die Mutationskaskade einer Zelllinie kann durch sauren pH-Wert ausgelöst werden.
> • Die ebenfalls durch einen sauren pH-Wert ausgelöste Mutation des Kontroll-Gens p53 lässt Reparaturmechanismen und Apoptose versagen.
> • Immunkompetenz und Phagozytose werden durch die Azidose gehemmt.
> • Eine Hypoxämie regt die Angiogenese und damit das Tumorwachstum an und führt zur selektiven Teilung aggressiver Zellen.
> • Die Zelladhäsion wird unter einem Kalziummangel vermindert, wodurch das Metastasierungsrisiko steigt.
> • Die Migration maligner Zellen durch Gefäßwände ist im Kalziummangel (Membranstabilität) begünstigt.

> Bei der ganzheitlichen Betrachtungsweise einer sich entwickelnden oder schon abgelaufenen Krebserkrankung muss in jedem Fall eine Analyse des Säure-Basen-Haushalts stattfinden, so dass gegebenenfalls die oben angesprochenen Mechanismen im Sinne einer regressiven Vikariation nach Reckeweg beeinflusst werden.

Latente Azidose

Der in die Naturheilkunde von Friedrich F. Sanders bereits in den 50er-Jahren des 20 Jh. eingeführte Begriff der latenten Azidose umschreibt eine vermehrte Säurebelastung als häufig auftretenden und unter Umständen gesundheitlichen Belastungsfaktor. Die latente Azidose kann durch verschiedene Faktoren verursacht werden und ist charakterisiert durch:
- **Vermehrte Säureaufnahme** über die Ernährung, z. B. durch den häufigen Konsum „saurer", bzw. säurebildender Lebensmittel, wie z. B. Fleisch, Wurst, Käse, Eier, Süßigkeiten, Alkohol und spät aufgenommene Mahlzeiten. Für die Einschätzung des Einflusses von Lebensmitteln auf den Säure-Basen-Haushalt eignet sich die „PRAL-Berechnung" (= potential renal acid load).
- **Verminderte Basenaufnahme** durch mangelnden Konsum von basischen oder neutralen Lebensmitteln, wie Gemüse-, Obst- und Getreidesorten und Kartoffeln
- **Verminderte Säureausscheidung** bei Bewegungsmangel, Flüssigkeitsdefiziten und Störungen der Schweißregulation

Der aus dem Gleichgewicht geratene Säure-Basen-Haushalt kann Befindlichkeitsstörungen wie z. B. Müdigkeit, Konzentrationsstörungen, Stimmungsschwankungen und chronische Erkrankungen mitverursachen, wie z. B. Kopfschmerzen, Muskel- und Gelenkbeschwerden, aber auch Gicht, Rheuma und Osteoporose. Allergien, Haar- und Nagelwachstumsstörungen und Ekzeme sowie gastrointestinale Beschwerden wie Sodbrennen können ebenfalls durch eine latente Azidose bedingt sein. Auch bei Tumorerkrankungen spielt unter Umständen die „latente Azidose" eine Rolle. Störungen der Säureregulation im Bindegewebe können dort einen so starken Reiz setzen, dass Erkrankungen wie das Fibromyalgie-Syndrom, das chronische Erschöpfungssyndrom (CFS) und das vielgestaltige chemische Sensibilitätssyndrom (MCS) damit in Verbindung gebracht werden.

Eiweißspeicherkrankheiten

Auf eine fortschreitende Verschlackung der Proteoglykane verweisen Erkrankungen, die der Imprägnationsphase nach Reckeweg zuzuordnen sind (➤ Kap. 1.1.6). Wendt bezeichnete diese Erkrankungen als Eiweißspeichererkrankungen. Es kann sich auch eine latente Azidose (➤ oben) entwickeln: Diese wird verursacht durch eine hohe extrazelluläre Wasserstoffionen-Konzentration, die z. B. durch Einlagerung von überschüssigem Eiweiß in der Basalmembran, aber auch durch zu hohe Säurekonzentrationen im Blutgefäßsystem bedingt ist.
- Einlagerung der Eiweiße in das Blut → erniedrigte Sauerstoffaufnahme, Geldrollenbildung im Dunkelfeld, Thrombose und Hypertonie
- Einlagerung der Eiweiße in die Gefäße → Gefäßstarre und Arteriosklerose
- Einlagerung der Eiweiße ins Gewebe → Übersäuerung, Myome, Myogelosen, Kollagenosen
- Einlagerung der Eiweiße ins Interstitium → Entgiftung und der Stofftransport werden erniedrigt

Störungen des Säure-Basen-Haushalts: Therapiemaßnahmen

Für die Praxis eignen sich folgende Therapiemethoden zur Entsäuerung:
- **Ernährungsumstellung** auf eine basisch betonte Vollwertkost.
    - Zu meidende Nahrungsmittel: säurebildende und basenraubende Kost, wie Fleisch, Wurst, Käse, Eier, Süßigkeiten, Alkohol und Kaffee, sollten deutlich reduziert werden
    - Empfehlenswerte Nahrungsmittel: Gemüse, Obst, Kartoffeln und Getreide „PRAL-Berechnung" (= potential renal acid load).
- Weitere **naturheilkundliche Maßnahmen** zur **Säure-** und **Toxinausleitung:**
    - Trinkkuren z. B. mit „Blutreinigungstee"
    - Überwärmungsbäder, Basenbäder, Sauna, Kneipp
    - Symbioselenkung (= Wiederaufbau einer funktionstüchtigen Darmflora)
    - Störfeldbehandlungen.

Oft lassen sich bei der Therapie des Säure-Basen-Haushaltes **gewünschte Heilreaktionen** beobachten:

Dies sind oft weiche Stühle, die ein oder zwei Tage auftreten, da durch die Basenzufuhr die basenliebenden Organe (Leber, Gallenblase, Bauchspeicheldrüse und Dünndarmdrüsen) biochemisch belebt werden und eine Darmsäuberung eintritt.

> **TIPP**
> - **Basenbildende Gemüsebrühe:**
>   – Zutaten: 500 g Gemüse (z. B. Karotten, Sellerie, Kartoffeln, Kohlrabi), 1 Zwiebel, Lorbeerblätter, Meersalz.
>   – Gemüse reinigen und zerkleinern, in den Kochtopf geben, mit Wasser aufgießen und ca. 20 Minuten mehr ziehen als kochen lassen. Durch ein Sieb passieren.
>   – Gründliches Kauen und Einspeicheln sowie nicht zu viel und nicht zu spät am Abend essen entlasten die Verdauungsorgane und die Basen produzierenden Drüsen, wie Mundspeicheldrüsen, Leber, Bauchspeichel- und Dünndarmdrüsen.
> - **„Blutreinigungstee":**
>   – Queckenwurzel 20 g, Löwenzahnkraut 20 g, Fenchelfrüchte 20 g, Stiefmütterchen 20 g, Brennnesselwurzel 20 g, Hagebuttenblätter 20 g, Birkenblätter 20 g, Schafgarbenkraut 20 g
>   – Dosierung: 2 × täglich einen gehäuften Teelöffel auf eine Tasse Wasser, 10 Minuten ziehen lassen.

1.2.3 Anaboler-kataboler Stoffwechsel

Der anabole Stoffwechsel umfasst alle Synthesevorgänge, die für das Wachstum der Zellen und ihre Erhaltung erforderlich sind. Der katabole Stoffwechsel hingegen sorgt durch den Abbau von energieliefernden Nährstoffen für die kontinuierliche Energieproduktion und den ausreichenden Vorrat an einfachen organischen Molekülen. Die anabolen und katabolen Reaktionen laufen über verschiedene Reaktionswege ab, sind aber über zentrale Metaboliten wie das Acetyl-CoA oder Pyruvat und die freie Enthalpie miteinander verknüpft. Die katabol gewonnene Enthalpie wird durch die Synthese von ATP und die Reduktion der Elektronencarrier zu NADPH, NADH oder $FADH_2$ gespeichert und für die anabolen und energieverbrauchenden Prozesse eingesetzt.

Dreikomponenten-Theorie

Eine gesunde Matrix (➤ Kap. 1.3.1) setzt eine funktionsfähige Stoffwechselregulation voraus. Diese wird nach Scholes Dreikomponenten-Theorie und nach Arbeiten von Köhler durch die Basisregulation des anabolen Synthesestoff- und katabolen Energiestoffwechsels gewährleistet. Schole hat mit der Darstellung der Gesetze der Regulation des Zellstoffwechsels wegweisende Zusammenhänge für die Medizin entdeckt. Ihm zufolge lässt sich der Zellstoffwechsel nämlich nur dann in ein anabol-kataboles Gleichgewicht einregulieren – und das muss jede Minute neu geschehen, also 1440 × am Tag –, wenn die Hormone Cortisol, die Schilddrüsenhormone Tetrajodthyronin und Trijodthyronin sowie das Wachstumshormon STH (Somatotropin) gemeinsam in Zelle und Zellkern anwesend sind. STH kann durch zellspezifische anabole Peptide, die sozusagen als Zellreserven fungieren, ersetzt werden.

Exkurs

Wachstumshormon
- Das Wachstumshormon STH (somatotropes Hormon, Somatotropin) wird in der Hypophyse gebildet. Dort werden auch andere Hormone produziert, die Signale an die Schilddrüse oder die Nebennierenrinde weiterleiten. Die Bildung und Ausscheidung von STH wird durch SRH (somatotropin releasing hormone) und Somatostatin (somatotropin release inhibiting hormone) vom Gehirn gesteuert.
- Bei Abgabe von STH in die Blutbahn setzt insbesondere die Leber wachstumsfördernde Stoffe (Somatomedine = IGF = Insulin-like growth factor) frei.
- Ein STH-Mangel kann verursacht werden durch eine zu geringe Abgabe von SRH aus der Hypophyse oder von IGF aus der Leber. Doch auch die Rezeptoren, die in den Zellen die Informationen der Hormone zum Wachstum entgegennehmen, können fehlerhaft arbeiten.

Anaboler Synthese- und kataboler Energiestoffwechsel

Der anabole Synthesestoffwechsel und der katabole Energiestoffwechsel sind, wie auch die Prinzipien von Yin und Yang, miteinander verknüpft und aufeinander angewiesen. Im Ruhezustand ist ihre Aktivität gleich. Während dieser so genannten **Basisregulation,** steuern Oxidations- und Reduktionsvorgänge durch den ständigen Austausch von Elektronen (Elektronendonator-Akzeptor-Reaktionen) den Energiestoffwechsel der Zellen. Das Redox-Potenzial bestimmt die physiologischen Vorgänge.

Wird der Organismus, z. B. durch Stress, durch Toxine, Bakterien, Viren belastet, entwickelt sich das „**Syndrom der chronischen Belastung**", und es treten übergeordnete hormonelle Regulationssysteme in Kraft, um schnellstmöglich eine Anpassung an die Belastung herbeizuführen. Dabei werden nicht beide Stoffwechselanteile gleichzeitig „hochgefahren", sondern nacheinander. In der Zeitverzögerung, dem „Hinterherhinken" liegt der Krankheitswert. Im ausgeruhten Zustand – mit entsprechenden Reserven an Cortisol und anabolen Peptiden – ist der Ausgleich auf höherem energetischen Niveau bereits nach 1 Std. (!) erfolgt. In anderen Fällen erfolgt die Reaktion nach 4–5 Tagen, sie läuft meist mit den Symptomen einer akuten Erkrankung nach der „Alarmreaktion" nach Selye ab. Diese muss als Heilreaktion verstanden werden.

Exkurs

Alarmreaktion nach Selye

Unabhängig von ihrer Qualität lösen Stressoren ein Syndrom körperlicher Anpassungsreaktionen aus, das allgemeine Adaptationssyndrom. Drei Phasen werden unterschieden: die Alarmphase, die Widerstandsphase und die Erschöpfungsphase. Das sich anschließende Finalstadium entspricht dem Vollbild der Alarmreaktion nach Selye mit im Vordergrund stehender Dekompensation multipler Funktionen.

- **Phase 1 (Alarmreaktion):**
  - Während der Alarmreaktionsphase entleeren z. B. die Zellen der Nebennierenrinde ihre sekretorischen Granula in das Blut und werden somit frei von kortikoidhaltigen Lipidspeicherstoffen. Dabei steigt die Blutkonzentration (Hämokonzentration), sinkt der Chlorgehalt (Hypochlorämie) und es liegt ein allgemeiner Zellabbaustoffwechsel (Katabolismus) vor.
  - Die Reizantwort kann infolge vegetativer Reaktionen vorübergehend gedämpft sein.
- **Phase 2 (Stadium der Anpassung oder des Widerstands):**
  - Diese Phase ist gekennzeichnet durch eine besonders starke Anreicherung der Nebennierenrinde mit sekretorischem Granula, gleichzeitig kommt es zur Blutverdünnung (Hämodilution), Hyperchlorämie und zu anabolen Stoffwechselregulation.
  - Zu Beginn des Widerstandsstadiums ist mit verstärkten vegetativen Reaktionen mit verstärkter Reizbeantwortung zu rechnen. Durch Verbrauch und Erschöpfung wird, gekoppelt mit den Zeichen der Trägheit, die Reizbeantwortung geringer.
- **Phase 3 (Erschöpfungsstadium):**
  - Das Erschöpfungsstadium folgt, wenn die stressauslösenden Faktoren stark genug sind und über eine nicht kompensierbare, zu lange Zeit einwirken.
  - Wenn das Einwirken des gleichen Stressors, an den sich der Organismus angepasst hat, über längere Zeit anhält, erschöpft sich schließlich die Anpassungsenergie (z. B. Erschöpfung der Nebenniere mit nachfolgendem Cortisolmangel). Die Symptome der Alarmreaktion kehren zurück, sind aber nun nicht mehr rückgängig zu machen, mit der Folge, dass der Organismus stirbt.
  - Im Stadium der Erschöpfung ist in Abhängigkeit von Dauer und Stärke der Belastung die Beantwortung von Reizen träge bis aufgehoben.
- **Finalstadium:**
  - Es kommt zu allgemeinen Abbauerscheinungen und zur Abwehrschwäche, genauso wie zu Antriebsschwäche und allgemeiner Leistungsminderung, wobei auch hier noch Schwerpunkte der Symptomatik festgestellt werden,

die durch spezielle, lang dauernde Zusatzbelastungen bedingt sind. Es droht die Arbeitsunfähigkeit.
- Bei diesem Anpassungsvorgang werden anabole und katabole Stoffwechselanteile nicht gleichzeitig „hochgefahren", sondern nacheinander. In der Dauer dieser Zeitverzögerung liegt der Krankheitswert. Im ausgeruhten Zustand – mit entsprechenden Reserven an Cortisol und anabolen Peptiden – ist der Ausgleich auf höherem energetischem Niveau bereits nach 1 Stunde (!) erfolgt. Sonst dauert es 4–5 Tage und läuft meist mit den Symptomen einer akuten Erkrankung (die als Heilreaktion verstanden werden muss!) nach der „Alarmreaktion" nach Selye ab.
- Regulationstherapie: Bei geringer Chance immer noch angezeigt.

Basisregulation des Stoffwechsels

Nach Schole kann nur dann eine Stoffwechselregulation erfolgen, wenn drei Komponenten als sog. „Basisregulatoren" gleichzeitig im Einsatz sind:
- **Schilddrüsenhormone** und **Cortisol:** aktivieren die Enzyme in den Mitochondrien und wirken deshalb katabol
- **STH,** bzw. die **anabolen Zellpeptide:** hemmen enzymatische Regulationen im Bereich des Cytosols und Zellkerns

Das Verhältnis der einzelnen Komponenten zueinander, d. h. die Höhe der einzelnen Regulatorspiegel diktiert die vorherrschende Stoffwechsellage. Diese wird vom schwächsten Partner bestimmt. Das, was vorherrscht, ist also immer aus einem Mangel entstanden.

Ein weiteres System, das – mit dem Endokrinum eng verknüpft – zur Modulation dieser Basisregulation eingesetzt wird, besteht aus Acetylcholin (anabol), sowie Noradrenalin (katabol). Das optimale, aufeinander abgestimmte Verhältnis der einzelnen Komponenten gewährleistet einen optimalen und ausreichend stabilen Zustand zwischen Energie- und Synthesestoffwechsel und garantiert damit einen für die verschiedenen Zellkompartimente idealen Redox-Status (➤ unten). Köhler beschreibt weitere Vernetzungen mit den Sexualhormonen:
- Östradiol (anabol)/Progesteron (katabol)
- Testosterol (anabol)/kortikosteroid (katabol)

Somit wirken sich auftretende Insuffizienzen der Hormondrüsen (Klimakterium des Mannes oder der Frau) entsprechend auf die anabolen-katabolen Regulationsvorgänge des Zellstoffwechsels aus.

Entwicklung von Krankheiten

Ein gesunder, gut regulierender Organismus liegt genau in der Mitte zwischen anabol und katabol. Die Merkmale einer chronischen Erkrankung zeigen sich in einem Verlust der Steuerungsfähigkeit und Stabilisierung dieser Rhythmik – durch die nach Heine die Homöostase hergestellt wird – sowie in der Unfähigkeit, von selbst in den Ausgleich zu kommen. Sinnvollerweise sollten Krankheiten danach benannt werden wo der Mangel liegt, weil dort auch therapeutisch angesetzt werden muss. Die Zuordnung „anabol" heißt, dass dieser Zustand vorherrscht (z. B. Asthma bronchiale) und verleitet dazu, ein „Anti"-Mittel einzusetzen. Die Blockade liegt jedoch auf der katabolen Seite und müsste primär dort gelöst werden!

Bei der **positiven Belastungsadaptation** werden die Hauptstoffwechselhormone innerhalb einer Stunde aus den Depots bereitgestellt. Dies geschieht unter hochsignifikanter Steigerung der Funktionstüchtigkeit des Organismus. Bei längerer Belastung erfolgt unter Beteiligung des Zellkerns eine Anpassung der Enzymmuster, Mitochondrienzahlen an die neue Situation. Wenn vermehrt Dauerstressfaktoren vorliegen (z. B. Herde, Toxin), zeigt sich insbesondere eine Verstärkung der katabol-adrenergen Reaktion. Liegen dagegen starke psychische Belastungen vor (dies führt zur Hemmung der Wachstumshormonbildung), verstärken sich anabol-acetylcholinerge Reaktionen: Bei starken psychischen Belastungen ist die Somatotropinbereitstellung gestört (Adaptationssyndrom), beim Schock die Bereitstellung der Kortikoide.

Bei bevorzugter Bereitstellung einer Komponente kommt es zu regulativen Entgleisungen, die als Regulationskrankheiten bekannt geworden sind (**negative Belastungsadaptation;** entspricht dem Begriff der „chronischen Krankheit").

Negative Belastungsadaption

Die Entwicklung chronischer Erkrankungen verläuft in mehreren Phasen:
- **Subklinische Vorphase:**
  - Lebensqualität und Leistungsfähigkeit werden nur geringfügig in Form von Befindensstörungen, wie z. B. muskulären Verspannungen und vegetativen Störungen beeinträchtigt.
  - Regulationstherapie: optimale Chancen auf Heilung
- **Dysregulatorische Phase:**
  - Manifestation der Regulationsstörungen in verschiedenen Regionen, Systemen und Organen. Es entwickeln sich multiforme, passagere Krankheitsbilder, deren Leitsymptome durch Interaktion mit Risikofaktoren (hier z. B. Rauchen, das mit dem Leitsymptom der vegetativen Fehlregulation) geprägt sind.
  - Regulationstherapie: zeigt eine gute Prognose
- **Phase des Strukturumbaus:**
  - Führungssymptome werden geprägt durch regionale Degenerationen. Die Laborbefunde sind meist von sekundär reaktiven Vorgängen geprägt (Reizergüsse, Überlastungssyndrome, Intoxikationsfolgen = Veränderungen im Differenzialblutbild, Entzündungswerte). Rezidivierende Schmerzen treten in bestimmten Regionen auf, sie bestehen weitgehend unabhängig von Befunden bildgebender Verfahren.
  - Es kommt zu einer Rückkoppelung zwischen inneren Organen und Bewegungsapparat über viszero-kutane-Verbindungen.
  - Passagere Schmerzen an anderen Stellen treten vermehrt auf.
  - Regulationstherapie: Unter Berücksichtigung der sekundären Veränderungen und Minimierung der Beschwerden und Schmerzen kann die Erhaltung der Arbeitsfähigkeit und Verbesserung der Lebensqualität erreicht werden.

Akute und chronische Erkrankungen

- **Akute Erkrankungen** entstehen nur dann, wenn die Cortisolspeicher bzw. anabolen Peptide durch Stress erschöpft sind und dadurch eine Belastungsadaptation nach der Sofortreaktion (Dauer 1 Stunde) nicht mehr möglich ist. In diesem Fall wird die „Stufe 2" der Alarmreaktion nach Selye in Gang gesetzt, welche sieben Tage dauert. Die hier auftretenden Symptome (z. B. Fieber, Schwitzen) müssen als Heilreaktion verstanden und dürfen nicht unterdrückt werden.
- **Chronische Erkrankungen** können aufgrund ihrer Symptomatik in anabole und katabole Stoffwechselstörungen eingeteilt werden. Die Ursache ist in jedem Fall jedoch das Versagen der polaren Stoffwechselaktivität (Energie- oder Synthesestoffwechsel). Ein wesentlicher Faktor, der diese Situation beeinflusst, ist das Ernährungsverhalten und als speziell regulierender Faktor die Kohlenhydratzufuhr. Weil Kohlenhydrate „schnelle Verbrenner" sind, kurbeln sie grundsätzlich den katabolen Stoffwechsel an und hemmen zusätzlich die Ausschüttung des anabol wirkenden STH, was zu einer Verstärkung der katabolen Symptomatik führen wird. Damit tritt gleichzeitig eine Immunsuppression ein, da sich die Aktivität der Nebennieren erschöpft.

> Bei allen katabolen Entgleisungen sollte eine Kohlenhydratrestriktion erfolgen.

Beispiel Arteriosklerose: Arteriosklerose entsteht unter anderem durch die permanent katabole Stoffwechsellage des Endothels aufgrund eines zu hohen Konsums an Kohlenhydraten, bei gleichzeitiger Anabolie von Leber und Fettgewebe. Der Blutfettspiegel (Gesamtcholesterin) spielt dabei nicht die entscheidende Rolle! Es können keine endothelialen Plaques entstehen, ohne eine katabole (saure) Stoffwechsellage. Dabei ist in erster Linie der Triglyzeridspiegel in Verbindung mit dem HbA_{1c}-Wert zu beurteilen – er deutet auf eine mögliche Störung des Kohlenhydratstoffwechsels hin! Die katabole Entgleisung infolge der anabolen Hemmung verursacht einen Anstieg des Cholesterins. Eine kausale Behandlung ist hier die Kohlenhydratrestriktion und nicht der Fettverzicht.

1.2.3 Anaboler-kataboler Stoffwechsel

Exkurs

Cholesterin

- Cholesterin wird zu 80% in der Darmschleimhaut und in der Leber gebildet. Es ist ein bedeutender Schutzfaktor für die Zellen bei entzündlichen Prozessen. Während Entzündungsphasen wird es verstärkt synthetisiert.
- Als Ausgangsstoff für alle Steroidhormone (damit auch Cortisol) muss es unter Stress – er stellt eine katabole Stoffwechsellage dar – vermehrt gebildet werden. Die chronische Cholesterinerhöhung ist somit unter Umständen ein Stressparameter und kann auf eine Herdbelastung hindeuten. Die medikamentöse Senkung einer erworbenen Hypercholesterinämie ohne Abklärung der inneren oder äußeren Dauerstressursache muss genau betrachtet werden.
- Cholesterol ist ein notwendiges Ausgangsprodukt für die Bildung nachfolgend aufgeführter Hormone (dargestellt sind die Synthesewege):
  – Cholesterol → Pregnenolon → Progesteron → Aldosterol
  – Cholesterol → Pregnenolon → Progesteron → Cortisol
  – Cholesterol → Pregnenolon → Progesteron → Testosterol
  – Cholesterol → Pregnenolon → DHEA → Androstendion → Testosterol → Östrogene

---

Symptome bei kataboler Entgleisung

Eine verminderte anabole Aktivität zeichnet sich aus durch die Merkmale der Katabolie – starke Hitze, Mangel an Kühle und innerer Feuchte:
- Hagere hochgewachsene Körperstatur, faltige Haut, deutlich vorgealtert
- Ruhelosigkeit, Nervosität
- Schneller Ruhepuls, Obstipationsneigung, Osteoporose, Arthrose, Arteriosklerose
- Nachtschweiß, heiße Fußsohlen nachts, Schlafstörungen (Durchschlafstörung)
- Innere Hitze, Durst, trockener Mund
- Schreckhaftigkeit, schnelle hastige Sprache, Vergesslichkeit, Stressanfälligkeit, Neigung zu Zorn, wenig Reserven
- Schwindel, Kopfschmerzen, Gewichtsprobleme (sowohl Zunahme als auch Abnahme)

TIPP
Eine **Katabolie** lässt sich an folgenden körperlichen Zeichen und Befunden erkennen:
- Charakteristika: Körpertemperatur ↑, Kapillarperfusion ↑, Puls und Blutdruck ↑, Dermographismus
- Laborparameter:
  – Retikulozyten, Leukozyten und Myelozyten ↑
  – Eosinophile und Lymphozyten ↓
  – Serum-Kalium ↓, Kalzium ↑
  – Gesamtcholesterin und Triglyzeride ↓, Gesamteiweißspiegel und Adrenalin ↑
  – Insulinspiegel und Blutzucker ↓

Symptome bei anaboler Entgleisung

Eine verminderte katabole Aktivität zeichnet sich aus durch die Merkmale der Anabolie – ausgeprägte Feuchtigkeit und Kühle sowie durch einen Mangel an Hitze:
- Neigung zu rundlicher, kompakter Körperstatur, glatte Haut, relativ junges Aussehen
- Müdigkeit und Antriebslosigkeit, Schweregefühl und Frieren, Stressresistenz und Konzentrationsprobleme, langsame Bewegung und Sprache, Ängste, Resignation, keine Erholung durch Schlaf
- Langsamer Ruhepuls, häufiges Frieren, kalte Gliedmaßen, Wassereinlagerung
- Völlegefühl, Blähungen, weicher Stuhlgang, Heißhunger auf Süßes und Genussmittel, Abneigung gegen kalte Speisen oder Getränke, veränderte Stuhlkonsistenz
- Rheumatoide Weichteilschmerzen, Rückenschmerzen, die sich unter Bewegung bessern, Infektanfälligkeit, Frigidität oder Impotenz, Menstruationsstörungen

TIPP
Eine **Anabolie** lässt sich an folgenden körperlichen Zeichen und Befunden erkennen:
- Charakteristika: Körpertemperatur ↓, Kapillarperfusion ↓, Puls und Blutdruck ↓, latenter Dermographismus
- Laborparameter:
  – Retikulozyten, Leukozyten und Myelozyten ↓
  – Eosinophile und Lymphozyten ↑
  – Serum-Kalium ↑, Kalzium ↓

- Gesamtcholesterin und Triglyzeride ↑, Gesamteiweißspiegel und Adrenalin ↓
- Insulinspiegel und Blutzucker ↑

Therapiemaßnahmen

Die wichtigste Frage ist: Was fehlt dem Organismus, damit eine normale Stoffwechselregulation stattfinden kann? Zur Beurteilung, ob eine anabole oder katabole Erkrankung vorliegt, müssen Informationen und Befunde aus der Anamnese und körperlichen Untersuchung vorliegen, um einschätzen zu können, ob der Metabolismus des Patienten von der Norm abweicht. Zur Diagnose sind geeignet die Elektroakupunktur als schnelles diagnostisches Untersuchungsinstrument und die Laboranalytik (TSH, fT_3, fT_4, Cholesterin, HbA_{1c}, BZ, Hormonprofile).

> Um chronische Erkrankungen erfolgreich zu behandeln, sollte ein möglicher Hormonmangel ausgeschlossen werden und bei positivem Befund substituiert werden. Die Produktion von Antikörpern ist ein anaboler Vorgang, sie kann nur stabil funktionieren, wenn kaum psychischer Dauerstress besteht und keine übermäßige Kohlenhydratzufuhr erfolgt.

In einem gesunden Organismus liegt ein ausgewogenes Verhältnis der anabolen (= energieaufbauenden) und katabolen (= energieverbrauchenden) Stoffwechselregulation vor. Bei chronischen Erkrankungen hingegen liegt eine anabole oder katabole Stoffwechselentgleisung vor. Grundsätzlich müssen Therapiekonzepte nach ihren Auswirkungen auf die jeder Erkrankung zugrunde liegende Stoffwechselstörung angewendet werden. Hier zeigt das Therapieverfahren, sei es eine medikamentöse, physikalische oder injektive Therapie die effektivste Wirkung, das den geschwächten Part wirkungsvoll unterstützen kann. Dies bezieht sich auf alle Therapiemaßnahmen, technisch, manuell oder medikamentös.

- Wie auch sonst bei naturheilkundlichen Therapien gilt bei der Behandlung kataboler bzw. anaboler Zustände: Nicht die vorherrschenden Symptome behandeln, sondern den Mangel ausgleichen, indem der schwächere Anteil gestärkt wird.
  - Verminderte katabole Aktivität führt zu anaboler Entgleisung → also: katabol stärken
  - Verminderte anabole Aktivität führt zu kataboler Entgleisung → also: anabol stärken
  - STH könnte einen überwiegend katabolen Stoffwechsel (z. B. bei Herz-Kreislauferkrankungen, Krebs) in die Norm überführen, es wird aber nicht freigesetzt, wenn der Insulinspiegel hoch ist (durch zu viele Kohlenhydrate) oder Psychodauerstress herrscht (Hemmung des STH-Releasinghormons).
  - Bei überwiegend anabolen Stoffwechsellage, z. B. bedingt durch Cortisolmangel, ein Versagen der Nebennieren (meist durch chronische Entzündungsreaktionen) oder durch eine Dysthyreose mit unzureichender Ausschüttung der Schilddrüsenhormone, wird eine Regulation des Stoffwechsels ebenfalls unmöglich.
  - Sollte eine anabole Schwäche (z. B. Leberschwäche mit IGF-Mangel) als Ursache für eine katabole Entgleisung (z. B. Herz-Kreislauferkrankungen oder Krebserkrankungen) vorliegen, darf nicht katabol schwächend, sondern es muss anabol stärkend vorgegangen werden: Es muss z. B. eine Kohlenhydratreduktion zur Entlastung der IGF-Situation und eine Vermeidung von Dauerstress (= Hemmung der STH-Freisetzung) erfolgen.
- Bei Abwehrschwächen und chronischen konsumierenden Erkrankungen (im Sinne einer katabolen Entgleisung), sollten alle hemmenden Einflüsse auf die Ausschüttung von STH untersucht werden. Dazu gehört psychischer Dauerstress ebenso wie der Genuss zu vieler Kohlenhydrate.
- Untersuchungen von Pischinger über das Grundregulationssystem haben gezeigt, dass die vier Hauptelektrolyte (Na, K, Ca, Mg) das polare Reiz-Antwort-Verhalten der Matrix beeinflussen. Die Verabreichung einzelner Fraktionen wirkt sich deshalb direkt auf die Stoffwechselregulation aus. Hierbei wirken: Natrium und Magnesium anabol regulierend und Kalium und Kalzium katabol regulierend.

> **TIPP**
> - Magnesium sollte bei (katabolen) Herzerkrankungen zur Stabilisierung einer anabolen Hemmung eingesetzt werden.
> - Kalzium sollte angewendet werden bei einer (anabolen) akut allergischen Reaktion, hierbei wird die katabole Hemmung positiv beeinflusst.

- Da **anabole Erkrankungen** einen Mangel an freien Ladungsträgern aufweisen, kann hier eine Therapie mit Radikalen sehr hilfreich sein, hierzu eignet sich besonders gut die Große Ozon-Eigenbluttherapie (GEB).
- Bei **katabolen Erkrankungen** sollte Ozon nur unter dem Schutz von Antioxidanzien (Selen, Zink, Mangan, Kupfer, Eisen) angewendet werden. Enzymatische Redoxschutzsysteme können „Freie Radikale" abfangen und benötigen für ihre Aktivität Spurenelemente:
  - Glutathion-Peroxidase: Selen
  - Superoxid-Dismutasen: Zink, Mangan, Kupfer
  - Katalasen: Eisen

SOD wandelt SOD-Radikale in aggressives H_2O_2 um, dieses wird von der Glutathionperoxidase und Katalase unschädlich gemacht

> Eine antioxidative Therapie oder eine Ozontherapie sollte bei katabolen Erkrankungen, die sich durch einen Überschuss an freien Radikalen auszeichnen, nur vorsichtig eingesetzt werden. Bei sich einsetzender Verschlechterung der Symptome ist die Behandlung zu unterbrechen.

1.3 Übergeordnete Regulationszentren

1.3.1 System der Grundregulation

Pischinger beschrieb 1953 erstmals ein Grundregulationssystem des Körpers, in dem der „Grundsubstanz", welche die einzelnen Zellen umgibt, ein wichtiger Stellenwert zukommt: Ein intaktes „Zelle-Milieu-System" ist Voraussetzung für die Funktionsfähigkeit aller Zellen und Regulationssysteme. Dieses Modell der Grundsubstanz – von Heine auch als „extrazelluläre Matrix" bezeichnet – ist bedeutsam für die Funktion des gesamten Organismus. Sie umfasst als Trias: Endstrombahn (Kapillaren, Lymphgefäße), Molekularsieb, nachgeschaltete Zellen.

Aufgrund seiner humoralpathologischen Dimension und seines deutlichen Bezugs zu allen Stoffwechsel- und Entzündungsprozessen kann das Grundregulationssystem als Erklärungsmodell nahezu aller naturheilkundlicher Therapie- und Diagnostikverfahren herangezogen werden.

Merkmale und Aufgaben des Grundregulationssystems

Das Grundregulationssystem nach Pischinger bezeichnet die Funktionseinheit aus Gefäßendstrombahn (Kapillaren), Bindegewebszellen (Fibroblasten), extrazellulärer Gewebsflüssigkeit (Grundsubstanz) und der vegetativ-nervalen Endformation. Angeschlossen sind die Lymphgefäße und Lymphorgane. Dieses größte, den Organismus ganzheitlich durchziehende System, sorgt für die Ernährung der Zellen (innerer Kreislauf) und für deren Entsorgung. Es erhält die Homöostase aufrecht durch Regulation des Zelle-Milieu-Systems und ist gleichzeitig Gegenstand aller Entzündungs- und Abwehrvorgänge. Zuständig für alle Lebensgrundfunktionen garantiert eine intakte Grundregulation Gesundheit und Gesunderhaltung. Die wichtigste Rolle fällt der extrazellulären Grundsubstanz zu, denn über diese treten die einzelnen Zellen mit der Umgebung in Wechselwirkung.

> Das Grundregulationssystem besteht aus der Trias Endstrombahn (Kapillaren und Lymphsystem) – Molekularsieb der Grundsubstanz (Transitstrecke) – Zellen (Fibroblasten): Das primäre Informationssystem aller sauerstoffabhängigen Organismen reagiert stets ganzheitlich, aber nicht einheitlich.

Grundsubstanz – extrazelluläre Matrix

Die Grundsubstanz (> Abb. 1-4) ist unter anderem ein für den Stofftransport und die Informationsspeicherung entscheidend wichtiges Gewebe, in das alle zellulären Elemente eingebettet sind. Die Stoffwechselbalance ist an die funktionelle Einheit von Kapillaren, Transitstrecke und Zellen gebunden. Die Kapillaren ermöglichen den Durchtritt von Stoffwechselprodukten aus dem Blut in das Gewebe und umgekehrt. Den Weg, den die Stoffwechselprodukte sowie Sauerstoff und Kohlendioxid von den Kapillaren bis zu den ver- und entsorgenden Zellen zurücklegen müssen, nennt man Transitstrecke. Da sich dort neben der Grundsubstanz auch Abwehrzellen, vegetative Nervenfasern und Fibroblasten befinden, dient die Transitstrecke als ein Molekularsieb. Hier beginnen auch die Lymphgefäße.

1.3 Übergeordnete Regulationszentren

Exkurs

Humoralpathologie

Die ursprüngliche Säftelehre beschrieb die vier Säfte Blut (Element: Luft; Hauptorgan: Herz), Schleim (Element: Wasser; Hauptorgan: Gehirn), gelbe Galle (Element: Feuer; Hauptorgan: Leber) und schwarze Galle (Element: Erde; Hauptorgan: Milz). Gesundheit entsprach dem Zustand der Eukrasie, während die Dyskrasie – die fehlerhafte Zusammensetzung bzw. Mischung der Körpersäfte – als Ursache aller Krankheiten galt.

Bereits im 18. Jh. wurde von sog. Bindegewebs- und Stütz- und Filtersubstanzen ausgegangen und Regulationsaufgaben beschrieben. Das Bindegewebe wurde als organisches Medium dargestellt, in dem Gefäße und Nerven freiliegen und Reaktionen vermitteln. Ende des 18. Jh. entwickelte sich die Humorallehre weiter. Im Laufe der Jahre wird immer deutlicher, dass das Bindegewebsorgan nicht als Einzelorgan zu sehen ist, sondern sich aufgrund seiner Komplexität bestehend aus Nervenbahnen, Gefäßen, Flüssigkeiten die über den gesamten Organismus erstreckt und eine wichtige Funktionseinheit in der Regulation des menschlichen Organismus darstellt.

Schade bezeichnet das sog. kolloidale Bindegewebsorgan – das Bindegewebsorgan ist kein streng isoliertes Einzelorgan, sondern es erstreckt sich mit Nerven und Gefäßen über den ganzen Organismus – zwischen Gefäßsystem und Parenchymzelle als Dreikammersystem: Die Grenzflächen zwischen den einzelnen Kammern sind ihrer Funktion nach sehr verschieden: Die Grenzfläche zwischen Blut und Bindegewebe stellt das Endothel der Gefäßwände dar. Diese dialytische Membran ermöglicht die Trennung gelöster Teilchen in Abhängigkeit von ihrer molekularen Größe und elektrischen Ladung. Es findet v. a. eine Selektion der Eiweiße statt. Auch an der osmotischen Membran, der Grenzfläche zwischen dem Zellinnern und dem extrazellulären Bindegewebsraum werden Eiweißkörper selektiert, so dass nach Schade jede „Kammer" ihr spezifisches Eiweiß in sich trägt.

Seit 1945 beschäftigt sich der Wiener Pischinger sehr intensiv mit der Humorallehre und dem System der Grundregulation. Er konnte durch seine Forschungen die Vorgänge und Reaktionen im Bindegewebe wissenschaftlich erklärbar machen. Er stellte aber auch klar, dass solche biologischen Systeme hochvernetzt sind und als biologische Fließsysteme aufzufassen sind, die wie alle offenen Systeme mit ihrer Umgebung Energie und Materie austauschen. Das Grundsystem reagiert in der zu diesem Zeitpunkt unter diesen Umständen angepassten Art und Weise und eine Rückkehr zur Ausgangssituation ist oftmals ohne gezielte therapeutische Steuerung nicht möglich.

Biochemie und Funktionen

Biochemisch ist die Grundsubstanz ein Netzwerk aus hochpolymeren Zucker-Protein-Komplexen (➤ Abb. 1-6). Dabei überwiegen die an Protein gebundenen Polysaccharide, die **Proteoglykane** (PG) und die nicht proteingebundenen **Glykosaminoglykane** (GAG), gefolgt von **Strukturglykoproteinen** (Kollagenen, Elastin) und **Vernetzungsglykoproteinen** (Fibronektin, Laminin). Die Grundsubstanz durchzieht den gesamten Extrazellularraum und bildet funktionell ein Molekularsieb, das den Parenchymzellen vorgeschaltet ist. Durch dieses Molekularsieb muss der gesamte Stoffwechsel von der Kapillare bis zur Zelle und umgekehrt hindurch.

Die aus Ionen bestehende Flüssigkeit erreicht somit alle intra- sowie extrazellulären Räume des Organismus und fungiert als Verbindungssystem zwischen einzelnen Zellen und Organverbänden. In einigen Gewebestrukturen ist sehr viel dieser Grundsubstanz zu finden (z. B. im Bindegewebe), in anderen Bereichen beschränkt sich die Grundsubstanz lediglich auf die Basalmembran der Zellen (z. B. im Erythrozyt).

> **TIPP**
> • Patienten mit Lymphabflussbehinderung, die durch Schwächen im Lymphsystem bedingt sind, lassen sich iridologisch oft der lymphatischen Konstitution zuordnen.

Patienten, bei denen ein Ungleichgewicht der Kollagen- und Proteoglykanbildung durch die Fibroblasten (➤ unten) vorliegt, haben aus iridologischer Sicht oft eine mesenchymal-insuffiziente Konstitution.
In beiden Fällen ist zusätzlich zur konstitutionellen Basisversorgung mit Komplexmitteln (➤ Kap. 1.1.2 Iridologie → Identifizierung der genetischen Schwachstelle) auch eine Behandlung der Matrix mit z. B. Entgiftungstherapien erforderlich.
- Nur wenn gewährleistet ist, dass eine optimale Matrixregulation vorliegt, die genetischen Schwachstellen des Menschen identifiziert und unterstützend behandelt werden, ist eine optimale anabol-katabole Zellregulation zu erreichen und die Ausgangssituation für Gesundheit geschaffen.

Synthesefunktion der Fibroblasten

Das aktive Regulationszentrum in der Grundsubstanz (extrazelluläre Matrix, ECM) ist der Fibroblast bzw. seine Verwandten die Chondro-, Osteo- und Myoblasten. Im ZNS ist es die Gliazelle, die bis auf Kollagen und Elastin, zur Synthese der Grundsubstanz befähigt ist. Auf jeden Informationseingang reagieren diese Zellen mit einer situationsgerechten Synthese von Grundsubstanz. Zudem bestehen die Zellen der Grundsubstanz aus Makrophagen.

Die Zellen des Grundgewebes, die Fibrozyten und die Makrophagen, sind entwicklungsgeschichtlich die ältesten Zellen des menschlichen Organismus. Die Fibrozyten dienen dem Aufbau der Grundsubstanz, während die Makrophagen zusätzlich zu ihrer

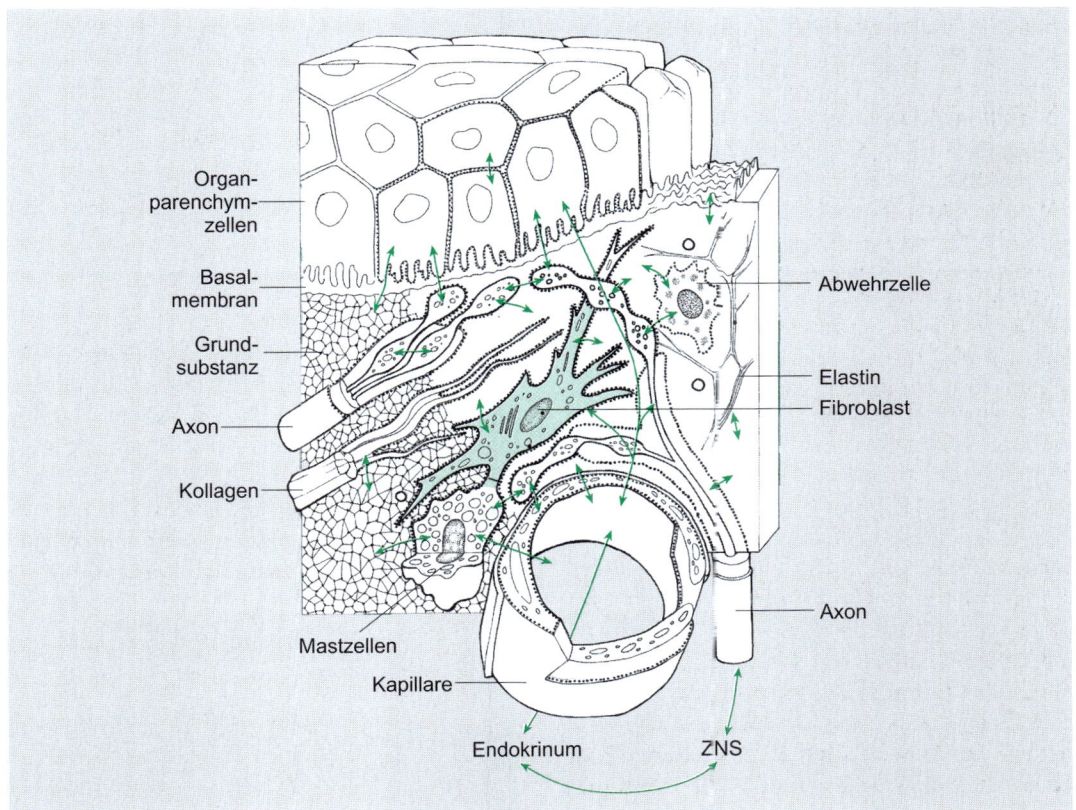

Abb. 1-6 Beziehungssystem der Grundsubstanz. Die Pfeile kennzeichnen die wechselseitigen Beziehungen zwischen Grundsubstanz (netzförmige PG/GAGs, Kollagen und Elastin), Bindegewebszellen (Fibroblast, Abwehrzellen, Mastzellen) terminalen vegetativen Nervenfasern und Organparenchymzellen. Zwischen diesen und der Grundsubstanz vermittelt die Basalmembran. Der Fibroblast stellt das Regelzentrum der Grundsubstanz dar. Der Zellzuckeroberflächenfilm (Glykokalyx) sowie die Zucker auf den Strukturglykoproteinen (Kollagen, Elastin) sind punktiert dargestellt.

Fähigkeit – phagozytierend und wandernd Informationen aufzunehmen, um diese zur gegenseitigen Beeinflussung von Zellen, Enzymen und Botenstoffen weiter zu tragen – in der Lage sind, die Grundsubstanz wieder abzubauen. Beide Zellarten sorgen also schnell und effektiv für ein physiologisches Gleichgewicht in der Matrix: So erfolgt z. B. bei einer Säure-Basenverschiebung eine Anpassung an das Molekularsieb, indem die Fibroblasten sofort eine Synthese der Grundsubstanzkomponenten hervorrufen. Dies setzt wiederum voraus, dass die in der Transitstrecke blind endenden vegetativen sympathischen und parasympathischen Nervenfasern Neurotransmitter und Neuropeptide sowie Zellstoffboten (Zytokine) freisetzen. Diese wiederum aktivieren die Abwehrzellen oder regulieren die Kapillaren.

Exkurs

PGA und GAG

Die PG/GAGs sind elektronegativ geladen und damit zur Wasserbindung, aber auch zum Ionenaustausch befähigt. Als Garanten für **Isoionie**, **Isoosmie** und **Isotonie** in der extrazellulären Matrix ermöglichen sie die physiologische Regelfähigkeit, die Homöostase. Einwirkungen auf die Grundsubstanz werden mit Potenzialschwankungen beantwortet.

- Kommt es zu Störungen dieser Tonuslage (z. B. bei „latenter Azidose"), werden diese elektrischen Schwankungen über die Zellmembran (Glycocalyx), die ebenfalls aus besonderen Bestandteilen der Grundsubstanz gebildet wird, in das Zellinnere weitergegeben und können dort schließlich den genetischen Code erreichen.
- Um Schäden, z. B. in Form einer Depolarisation der Zellmembran auszulösen, muss der Reiz eine bestimmte Stärke aufweisen.
- Die Konzentration der Proteoglykane und ihre molekularen Größe bestimmen, welche Stoffe passieren können. Die in der Grundsubstanz enthaltenen Elektrolyte und der daraus resultierende pH-Wert sind zudem entscheidend für die Beschaffenheit der Grundsubstanz (Sol- und Gelzustand) und damit ebenfalls für die Passierbarkeit der „Transitstrecke".

Netzstruktur

Die Grundsubstanzkomponenten PG/GAGs sind netzartig aufgebaut und bestehen aus einer Vielzahl sich ähnlicher polygoner Strukturelemente. Diese polygone Struktur garantiert, dass Moleküle ab einer bestimmten Größe und/oder Ladung in der Grundsubstanz zurückgehalten werden.

Die Proteinkomponenten sind variabel vorübergehend gebunden und beeinflussen z. B. durch Hormone, Zytokine die Funktion der Grundsubstanz und Zellen. Man bezeichnet diese Strukturelemente auch als Matrisome. Versucht man diese Matrisome mithilfe von Computerrastern zusammenzufügen, erhält man energetische Minimalflächen. Im Körper finden wir diese z. B. in Nerven und Sehnen, in den Gefäßwänden sowie im Knochen, aber auch in der Zellmembran und in der DNS. Räumlich rekonstruiert stellt das Netzwerk einen ständig wechselnden Aufbau von tunnelartigen Strukturen (geschraubten Hyperboloiden) im Nanometerbereich dar. Sie bewegen sich sehr schnell durch die Grundsubstanz, entstehen und vergehen in Sekundenbruchteilen, entsprechend den Konzentrationsgefällen und Konvektionsströmungen und dem pH-Wert. Die Krümmung dieser hyperboloiden ähnlichen Strukturen kann die biochemischen Wechselwirkungen (transmembranösen Transport, Antigen-Antikörper-Wechselwirkungen) im Körper beeinflussen, indem sie eine Nichtbindungs-Wechselwirkung hervorruft.

> Der Schlüssel vieler biologischer Therapieverfahren liegt nicht in der Dosierung und Anwendungshäufigkeit des Arzneimittels oder therapeutischen Reizes, sondern in der hervorgerufenen energetischen Verschiebung. Die Energiebewegung bestimmt die Therapie.

Über die Hyperboloide können aber auch hydrophobe und hydrophile Komplexe in der Grundsubstanz befördert werden, da Proteoglykane und Glucosaminoglykane über ihre Zuckerbestandteile Tunnelstrukturen bilden können, die an der Außenseite Wasser anziehen und an den Innenseiten Wasser abweisen. Diese Kanälchen sind von grundsätzlicher Bedeutung für den Stofftransport in der Grundsubstanz, da sie in ihr Inneres fettlösliche Substanzen (z. B. Steroide), an ihre Außenwände wasserlösliche Substanzen binden können und auf diese Weise beide Substanzgruppen gleichzeitig transportieren können. Die in der Grundsubstanz verlaufenden Kapillaren transportieren die Hormone des Endokrinums in die extrazelluläre Matrix. Dort enden die Axone des Nervensystems frei im Gewebe und werden direkt durch das Endokrinum beeinflusst. Durch Rückmeldungen und Verschaltungen über das ZNS können diese beiden Systeme in direkte Beziehung zueinander treten, dies erklärt auch die psycho-neuro-immunologischen Vernetzungen.

Speicherfunktion der Grundsubstanz

Zum Transport von Materie durch den Extrazellularraum oder zum Abfangen bei in der Grundsubstanz entstandener Radikale (➤ unten), aber auch zum Transport von Informationen, ist die Kombination von negativ geladenen Zuckerpolymeren mit Wasser hervorragend. Durch die Proteoglykane können alle Nährstoffe in der Grundsubstanz gespeichert werden.
- **Wasser:** Der wichtigste Nährstoff ist das Wasser, das in der Struktur des PGs gelagert wird und so die Proteoglykane entfaltet. Bei ungenügender Zufuhr kann der Molekularsiebcharakter der Grundsubstanz erheblich gestört werden bzw. zum Erliegen kommen
- **Fette** als Kohlenhydrate mit Säureresten (Fettsäuren)
- **Proteine** in Form der Aminogruppen
- **Kohlenhydrate** als Glukose und Galaktose

Der Körper versucht ein Überangebot an Eiweißen und an Kohlenhydraten durch Komplexbildung zu entgiften. Ist ein Um- und Abbau oder eine Verbrennung dieser Komplexe nicht möglich, kommt es zu einer Einlagerung in die Grundsubstanz, in den PG/GAGs. Dies kann im Grundgewebe aber auch in den Basalmembranen von Epithelien geschehen. Kollagen dient ebenfalls als Proteinspeicher, wie es die Zunahme von Kollagen bei Adipösen zeigt. Die gesamte Grundsubstanz ist daher, mit Bevorzugung einzelner Organe (z. B. Haut), zur Proteinspeicherung befähigt. Überschüssige Kohlenhydrate werden zwar in Muskel- und Leberzellen als Glykogen gespeichert, führen aber zusätzlich zur vermehrten Bildung von PG/GAGs in der Grundsubstanz. Eine Regulation im Hinblick auf die Homöostase ist nur dadurch möglich, dass das Bindegewebe und die Abwehrzellen die Fähigkeit haben Vesikel abzuschnüren und in die Grundsubstanz zu entlassen. So können viele biologisch aktive Stoffe wie proteolytische und hydrolytische Enzyme mit dem Vesikelinhalt freigesetzt werden. Zytokine wie Prostaglandine und Leukotriene entstehen beim Zerfall der Vesikelwände. Weiterhin haben die Leukozyten laut Pischinger einen großen Einfluss in der Regulation der Grundsubstanz. Ihre Fähigkeit sich physiobiologisch aufzulösen, um in Abhängigkeit vom pH- und rH-Wert eine Homöostase im Gewebe und Blutserum wiederherzustellen, spielt bei der Entwicklung chronischer Krankheiten eine große Rolle.

Normale und gestörte Reaktionsweisen der Grundsubstanz

Grundsätzlich wird jeder Reiz und jedes Stoffwechselgeschehen, das sich zwischen den Organzellen untereinander und/oder den Zellen und der Blut-Lymphbahn vollzieht über die Grundsubstanz moduliert. Somit ist jede neurale, endokrine, vaskuläre oder immunologische Reaktion also von der Übertragungs- und Filterfähigkeit des Grundsystems abhängig.

Dabei reagiert der Fibroblast als stoffwechselregulierendes Zentrum der Grundsubstanz auf jeden Informationseingang (z. B. Hormone, Neurotransmitter, Metaboliten, Kataboliten, pH-Wert-Änderungen) mit der situationsgerechten Synthese von Matrixkomponenten. Er unterscheidet nicht zwischen guter oder schlechter Information. Werden „falsche" Informationen (z. B. Stress) zu lange in die Matrix eingespeist, kommt es zu Anpassungsprozessen mit Aufschaukeln falscher Informationen im Organismus.

> Weil das Grundsystem unspezifisch und als Ganzes reagiert, können sich (kleinste und kleine) Reize und Belastungen so summieren, dass die Homöostase auf Dauer gestört werden kann.

Adaptation

Minimale Dauerbelastungen, die z. B. von Herden, depotbildenden Umweltgiften, Narben oder zahnmedizinischen Prozessen ausgehen, können die physiologischen Prozesse des Grundsystems überlagern, lange bevor ein klinisches Krankheitsbild erkennbar wird. Dadurch ändern sich z. B. die Wasserkonzentration sowie der Ionenaustausch in der Grundsubstanz und somit die elektrische Ladung. Die Grundregulation, wie auch alle anderen damit verbundenen Regelsysteme (zellulär, histologisch, humoral, neural, endokrin) geraten dadurch unter eine energetisch anspruchsvollere „Vorspannung" (Adaptationsphänomen). Der Organismus kann sich viele Jahre an ungünstige Bedingungen anpassen und seine Funktionen aufrechterhalten, ohne sichtbare Erkrankungen zu zeigen. Wie lange die Adaptationsphase dauert, ist aufgrund großer Schwankungen der individuellen Toleranz sehr verschieden.

Reaktionsstarre

In den Frühphasen der Grundregulationsstörung ist diese meist noch auf die von einem Spinalnerv versorgte Haut, Muskulatur und über vegetative Äste zugeschaltete innere Organe beschränkt. Die Grundsubstanz wird durch eine minimale Syntheseumstellung der Fibrozyten den Verhältnissen weitestgehend angepasst. Hierdurch ändern sich die Ver- und Entsorgung der nachgeschalteten Zellen, was jedoch nicht akut in Erscheinung tritt, also subsymptomatisch bleibt. Später im Verlauf der Grundregulationsstörung bleibt das Geschehen auf die belastete Körperseite beschränkt. Bei Ausbreitung über den Ort der Belastung hinaus beginnen zunehmend die vegetativ-nervösen Zentren an Einfluss zu gewinnen. Normalerweise setzt eine pathogene oder therapeutische Reizung der Grundsubstanz, z. B. durch Kälte, einen heißen Wickel oder eine Akupunkturnadel, über Adrenalin- und Noradrenalinausschüttung eine Schockphase (Pulsbeschleunigung) in Gang, wobei das System innerhalb kurzer Zeit auf den Ausgangswert zurückgeht (Gegenschockreaktion). Chronischen Belastungen liegt aber meist eine jahrzehntelange minimale Dauerbelastung zugrunde, welche in der Summation verschiedenster Reize und Belastungen dann letztendlich zu einer Reaktionsstarre führen.

Azidose

Durch eine dauerhaft gestörte Regulation kann über Mikroödem (Lymphabflussstörung), Mikrotrauma und Mikroentzündung eine Gewebsazidose entstehen. Auch eine Verschiebung des Säure-Basen-Gleichgewichts in Richtung Azidose kann in der Grundsubstanz (Matrix) zu einer – anfänglich lokalen – Azidose führen, also zu einer gelartigen Veränderung (Gelose), der meist eine subakute lokale Entzündungsreaktion folgt. Liegt jedoch eine Veränderung oder „Verschlackung" der Matrix vor, kann der Organismus die Funktionsfähigkeit der Regelkreise aller Organsysteme nicht mehr aufrechterhalten. So werden z. B. bei Fehlernährung (z. B. übermäßige Eiweißzufuhr, zu hohe Zufuhr von Kohlenhydraten) vermehrt Kollagen und Zuckerprotein-Komplexe gebildet, wodurch die Transitstrecken verbreitert und schwerer passierbar werden. Dadurch können sich Abfallprodukte des Stoffwechsels, sog. „Schlacken" im Molekularsieb festsetzen, wodurch dieses nicht nur in seiner Funktion beeinträchtigt, sondern auch angesäuert wird. Derartige Gewebsazidosen stören etliche Regelvorgänge, weil dabei u. a. die normalerweise im Stoffwechsel anfallenden, elektrisch ungesättigten Ionen, sog. Radikale, nicht „entschärft" werden können. Freie Radikale sind in der Lage, jedes biologische Material anzugreifen (durch Entreißen von Elektronen). Lässt sich das System – evtl. auch aufgrund einer Regulationsstarre – nicht mehr in eine regulierbare Situation zurückführen, sind chronische Erkrankungen bis hin zu Tumorbildungen die Folge.

Oxidativer Stress und antioxidative Schutzsysteme

Bei vielen biochemischen Reaktionen entstehen Radikale – kurzlebige Stoffwechselprodukte, die ein oder mehrere ungepaarte Elektronen enthalten. Vor allem Sauerstoffradikale, wie z. B. das Superoxidanion,

Hydroperoxid-Radikal und Hydroxyl-Radikal sind bei der biologischen Oxidation von besonderer Bedeutung: Sie oxidieren die DNS, RNS, Proteine, Kohlenhydrate, PG/GAGs und Lipide. Zusätzlich zur körpereigenen Bildung entstehen Radikale vermehrt durch die wachsende Umweltbelastung (z. B. Smog, hochreaktive Chemikalien), unzulängliche Ernährungsweisen sowie erhöhten Distress. Kennzeichen solcher oxidativen Schäden sind: Antriebsmangel, Vergesslichkeit, Müdigkeit und Konzentrationsschwäche, welche oft mit Begleitsymptomen wie Kopf-, Muskel- und Gelenkschmerzen, Herzklopfen, Schweißausbrüchen und Blässe einhergehen. Die zunehmende „Verschlackung" der Grundsubstanz wird oft erst im Laufe von Jahrzehnten bemerkt.

Demgegenüber stehen antioxidative Schutzsysteme, die in der Lage sind freie Radikale effizient zu entgiften bzw. ihre Entstehung zu verhindern oder zu hemmen. Unterschieden werden endogene Antioxidanzien und exogene Antioxidanzien:

- **Endogene Antioxidanzien** wie die kupfer- und zinkhängige Superoxiddismutase (Entgiftung der Superoxidanionen im Zytoplasma und Extrazellulärraum), die manganabhängige Superoxiddismutase (Entgiftung der Superoxidanionen in den Mitochondrien) und die selenabhängige Glutathionperoxidase – eines der wichtigsten endogenen Schutzsysteme, das die Bildung inflammatorischer Prostaglandine und Leukotriene aus Arachidonsäure hemmt.
- Als **exogene Antioxidanzien** fungieren z. B. Vitamin E (hemmt die LDL-Oxidation, Oxidation ungesättigter Fettsäuren und der Membranlipide), Vitamin C (Antioxidans im wässrigen Milieu) und die Karotinoide (v. a. Inaktivierung von Singulettsauerstoff). Sie sind in der Lage Radikalionen Elektronen zuzuführen (Reduktion) und sie damit zu entschärfen.

> Für die Grundregulation ist von ganz besonderer Bedeutung, dass die Grundsubstanz in der Lage ist speziell ihre Zuckerpolymere, Radikale zu fangen und eine ausreichende antioxidative Wirkung für alle Organfunktionen bereitzustellen.

Diagnostik „System der Grundregulation"

Die Diagnostik einer Störung der Grundregulation erfordert zusätzlich zur Anamnese und Befunderhebung spezielle naturheilkundliche diagnostische Verfahren. Während des ersten Kontakts mit dem Patienten ist v. a. auf Schonhaltungen (Gangbild, Körpersprache, Händedruck) zu achten, da hier z. B. anerge oder hypererge Reaktionslagen, muskuläre Tonuslagen erkannt werden können. Hinweis auf eine Matrixstörung können folgende Störungen und Reaktionsweisen geben:

- Befindlichkeitsstörungen: Antriebsmangel, Müdigkeit, Konzentrationsschwäche, Vergesslichkeit, Kopf-, Muskel- oder Gelenksschmerzen, Herzklopfen, Schweißausbrüche, Blässe, allgemeines Schwächegefühl
- Lymphstauungen
- Herz-Kreislauf-Störungen
- Thyreoidale Reaktionen
- Magen-Darm-Geschwüre
- Entwicklung einer latenten Azidose (➤ oben)

Zudem sind mögliche frühere Dauerbelastungen der Grundregulation zu erfragen, insbesondere:

- Frühere Erkrankungen und ihr Krankheitsverlauf
- Impfreaktionen, Operationsnarben (z. B. Tonsillektomie), Antibiotikabehandlungen (Infekte)
- Allergien, Zeckenbisse, chronisch virale Infekte (EBV, Hepatitis, Herpes)
- Probleme im sozialen Umfeld (Beziehungen, Arbeitsplatz); es ist wichtig, Dauerstressoren zu erfragen, um die psycho-neuroimmunologisch und die vegetative Situation sowie die hormonelle Regulation einzuschätzen.

Körperliche Untersuchung, Labor und apparative Diagnostik

- Zahnstatus (OPG), Hautzustand (auch Dermographismus), Hautfeuchtegrad, Rachen
- Störherde oder Störfelder: durch gestörte Sensibilität, veränderter Hautturgor, abnormer Muskeltonus, mit oder ohne Schmerzen, Myelogelosen an den Orten der austretenden Gefäß-Nervenbündel zeigen sich mögliche Hinweise auf bereits vorhandene Störherde
- Puls und RR-Seitendifferenzen

- Klopfschmerzhafte Nierenlager, Schilddrüsenveränderungen, insbesondere Schilddrüsenentzündungen und ggf. Adnexitiden
    - Labor: Blut- und Urinstatus
    - Basophile Zellen meist ↓, Kortikoid-Ausscheidung ↑
    - Verarmung an Cholesterin (unterer Grenzwert 200 mg/100 ml), Verarmung an Triglyzeriden (unterer Grenzwert 80 mg/100 ml)
    - Hyperthyreose mit Absinken des Cholesterinwerts im Blut
    - Veganer mit Vitamin-B_{12}-Mangel haben möglicherweise HbA_{1c} ↑
    - Leukozyturie oder Nitritbelastung
- Apparative Diagnostik zur Klärung möglicher Entzündungsbereiche oder Organveränderungen: evtl. Sonographie und Röntgen
- Beurteilung der Druckempfindlichkeit des Mc-Burney-Punkts zum Ausschluss von Infektionen des Bauchraums

Besteht der Verdacht auf Änderungen in der Matrix, muss stets ein individuelles, diagnostisches Konzept erarbeitet und nicht nur eine Anzahl von einzelnen Laborparametern bestimmt werden, um die Ganzheitlichkeit zu erfassen.

Naturheilkundliche diagnostische Verfahren

Die Lokalisation der Störung entspricht dem „Locus minoris resistentia", d. h. dem Projektionsfeld, aber nicht unbedingt der Ursache der Störung. Die ursprünglich störende und damit somatisch-psychische Ursache lässt sich oft erst durch naturheilkundliche diagnostische Verfahren finden. Zudem hilft eine Bewertung des Krankheitsbilds aus Sicht der Homotoxikologie (➤ Kap. 1.1.6) hinsichtlich der Einschätzung, ob das Krankheitsgeschehen schon oder noch im Sinne einer Matrixregulationsstörung zu werten ist.

In der Naturheilkunde werden folgende diagnostischen Verfahren eingesetzt:
- **Elektroakupunktur nach Voll:** diese Messmethode dient der Einschätzung der energetischen Regulationsfähigkeit des Organismus
- **Regulationsthermographie:** diese gibt Einblick in die Funktionsfähigkeit des Grundregulationssystems und Hinweise auf Störfelder. Eine Messung der Wärmeregulation erfordert exakte Messareale sowie geeignete Messprogramme. Im Rahmen der Überprüfung der Wärmeregulation wird ein adäquater Reiz stets gleich und in einem bestimmten Rahmen beantwortet. Die Regulationsthermographie im Bereich der Matrix ordnet verschiedenen Schweregraden der Regulationsstörung entsprechende Muster von Thermogrammen zu, beginnend mit der Hyporegulation, der Hyperregulation bis zur chaotischen Regulation.
- Messung des **Säure-Basen-Haushalts** (➤ Kap. 1.2.2): zur Erkennung einer latenten Azidose
- **Spenglersan-Kolloide:** Die mikrobiologischen Immunmodulatoren – homöopathisch aufgearbeitete Antigene und Antitoxine verschiedener Bakterienstämme werden mit einem Tropfen Patientenblut angesetzt. Sind im Blut entsprechende Antikörper vorhanden, gibt es eine deutlich sichtbare Agglutinations-Reaktion. Der Blut-Test gibt z. B. Aufschluss über sog. Tuberkulotoxikosen, d. h. über eine über mehrere Generationen vererbte Erbschwäche, die durch Tuberkulose bedingt ist. Mit dem Spenglersan® Kolloid-Herd-Test lassen sich Störfelder an den Zähnen, Narben, Nasennebenhöhlen und Tonsillen feststellen. Die Therapie dauert im Durchschnitt 4–6 Wochen.

TIPP
Es wird ein ermitteltes Spenglersan Kolloid in die Haut eingerieben. In den nächsten zwei Tagen treten möglicherweise Schmerzen, Klopfen oder Ziehen auf. Sollte sich ein Herd „bemerkbar machen", kann dieser nun gezielt behandelt werden.

- **Störfelder:** Narbengewebe ist anders aufgebaut, als „normales" Bindegewebe. Es ist nicht so gut durchblutet, nicht mit Nervenfasern durchsetzt und auch bei weitem nicht so elastisch. Narben können Meridiane durchtrennen und damit den Energiefluss im Körper behindern. Somit kann eine Narbe zum Störfeld werden und Krankheiten unterhalten. Allerdings muss nicht jede Narbe zum Störfeld werden. Narben, die älter als ein Jahr sind und ein Störfeld darstellen können, lassen sich z. B. durch neuraltherapeutische Störfeldinjektionen – die Narbe wird mit einem Lokalanästhetikum unterflutet – Bindegewebsmassage,

Von der latenten Azidose zur chronischen Erkrankung

Abhängig von der Konstitution (➤ Kap. 1.1.2), Disposition (➤ Kap. 1.1.3) und Diathese (➤ Kap. 1.1.4) des Patienten sowie von der Intensität der Dauerbelastungen entwickelt sich eine „latente Azidose" (➤ Kap. 1.2.2), die einhergeht mit einem Anstieg von Radikalen, der Aktivierung des proteolytischen Systems mit nachfolgender proinflammatorischer Situation. Diese Störungen, oft nur als geringe Missempfindungen registriert, werden jahrelang von den Patienten ignoriert, wobei sich aber schon sehr bald ein Kreislauf von Dysregulation und sich gegenseitig verstärkenden Symptomen entwickelt, der in einen Circulus vitiosus mündet.

Im weiteren Verlauf der Krankheitsentwicklung verstärkt die altersbedingte Verlangsamung der Strukturglykoproteinsynthese durch Fibroblasten eine zunehmende Verschlackung der Proteoglykane. Diese Verlegung der Transitstrecke wird meist durch Störungen des Redox-Potenzials, Übereiweißung, Verschlackung und Übersäuerung hervorgerufen. Dies führt zu einem Energiemangel im Bindegewebe, das Grundgewebe erstarrt und kann seine Aufgaben nicht mehr erfüllen. Laut des Sechs-Phasen-Schemas der Homotoxikologie nach Reckeweg (➤ Kap. 1.1.6), kommt es durch diese unzureichende Zell- und Organversorgung zu chronischen Erkrankungen und Degenerationserscheinungen. Durch entsprechende Behandlungen ist es aber auch möglich, die Selbstheilungskräfte so anzuregen, dass eine regressive Vikariation aus den humoralen in die zellulären Phasen erfolgt. Maßgeblich für den Therapieerfolg aber auch für die Beseitigung schädlicher Noxen sind die Ausleitungsverfahren (➤ Kap. 1.1.7).

Ausleitende Therapiemaßnahmen bei Störungen der Grundregulation

Eine naturheilkundliche Therapie soll das Fließgleichgewicht zwischen Gefäßkapillargebiet, Organzellen und Lymphsystem wiederherstellen. Dazu ist eine sinnvolle Ausleitung zu betreiben, bei der festgelegt werden muss, wohin, was, wann, ausgeleitet werden soll: Denn die Information muss dorthin gelangen können, wo sich das Auszuleitende befindet. Zudem müssen der gesetzte Reiz oder die Information adäquat sein und entsprechend der Arndt-Schulz-Regel (➤ Kap. 1.1.5) beantwortet werden können.

> Die Behandlung ist umso schwieriger, je stärker die Chronizität der Krankheit ausgeprägt ist, d. h. je weiter der Patient sich nach Reckeweg im Bereich rechts vom biologischen Schnitt befindet (➤ Abb. 1-2).

Ort und Zeitpunkt der Ausleitung

Mögliche Ausscheidungswege sind die Haut, der Darm, die Lunge, die Niere und die Harnwege aber auch der Geschlechtsapparat und alle Körperöffnungen.

- **Ort der Ausleitung:** Wohin ausgeleitet werden kann, lässt sich anatomisch-energetisch über die Kausalkettenzusammengehörigkeit (➤ Kap. 2.2.3) erklären. Handelt es sich um gestaute Energie, Informationen, Materie? Entsprechend muss der Reiz sein und ein ausscheidungsfähiges Organ gesucht werden. Um z. B. gestaute Eiweißmengen im Körper auszuleiten, ist es nötig, die Zufuhr zu stoppen und einen Mikroaderlass (ca. 40–80 ml Blut mit Vermeidung einer Erythropoese) durchzuführen. Gleichzeitig müssen die Ausleitungsorgane (Leber, Darm und Niere) angeregt und unterstützt werden.
- **Zeitpunkt der Ausleitung:** Auch der Zeitpunkt für eine Ausleitung ist wichtig. Hier gibt die chinesische Organuhr vor, wann die Organe ihr Funktionsoptimum erreicht haben.
    - Der Nieren-Meridian hat seine Zeit von 5–7 Uhr, der 3-Erwärmer von 9–11 Uhr. Da beide Meridiane für die Stoffelimination verantwortlich sind, sollten Ausleitungstherapien insbesondere morgens ausgeführt werden.
    - Das Leber-Galle-System hat seine Minimalzeit von 13–15 Uhr, leberunterstützende Maßnahmen sollten deshalb nachmittags zur Anwendung kommen.

1.3 Übergeordnete Regulationszentren

Ausleitungsorgan Haut

Zur Ausleitung ist die Haut als größtes Ausscheidungsorgan am besten geeignet. Erzielt wird eine verstärkte Durchblutung der Haut und des darunterliegenden Bindegewebes. Dabei werden Schlackenstoffe entsorgt, welche die Versorgung der Grundvoraussetzung negativ beeinflussen könnten. Zur Anwendung kommen folgende Maßnahmen:

- **Wickel und Einreibungen:** kalte oder heiße Wickel nur mit Wasser oder mit Basen, Retterspitz, Quark, Kohl, Thymian u. a. ätherische Ölen, Packungen (Moor, Fango); heiße Rolle
- **Bäder und Güsse:** Kneipp Waschungen und Güsse, Basenvollbäder, Teilbäder (Fuß-, Arm-, Sitzbad)
- **Ab- und Ausleitungsverfahren:** Schröpfen (blutig oder unblutig je nach Energielage) und Schröpfmassagen (klassisch und Pneumatron), Baunscheidtieren, Cantharidenpflaster, Blutegel
- Akupunktur, Akupressur

Die hyperboliden Strukturen der Matrix (➤ Kap. 1.3.1) bringen es mit sich, dass eine direkte Verbindung zwischen Hautoberfläche und dem darunterliegendem Bindegewebe besteht: Diese zylindrischen Gebilde umschließen membranartig die aus der Tiefe des Grundsystems an die Hautoberfläche dringenden Gefäß- und Nervenbündel, sie gewährleisten eine geringere Leitfähigkeit als aus dem umliegenden Gewebe. Dadurch wird verständlich wie die verschiedenen Therapiemethoden wie z. B. Massage, Laser und Akupunktur aber auch Anwendungen im Sinne Kneipps dieselbe Reaktion hervorrufen können. Die in das Grundgewebe geleitete Energie kann sich dort über den gesamten Körper ausbreiten und Organsysteme ansprechen.

Ausleitungsorgane Darm, Leber, Pankreas

Auch der Darm und die Drüsen des Verdauungssystems sind geeignete Organe zur Ausleitung: Verabreicht wird Flüssigkeit in Form von Wasser und Tees sowie Salzlösungen (Glaubersalz, FX-Passagesalz, Ozovit Pulver). Zusätzlich können Basensuppen, Säfte, Heilerde, Leinsamen und Flohsamen sowie gerbsäurehaltige Flüssigkeiten (Eichenrindenabsud, schwarzer Tee) gegeben werden, um die Toxine im Darm zu binden. Beim Fasten wird die Resorptionstätigkeit zugunsten der Ausscheidungsfunktion zurückgestellt.

> **TIPP**
> - Cervikehl wirkt tonisierend und ausleitend bei entzündlichen Schleimhautveränderungen in Magen und Darm.
> - Okubasan KD2 bindet Darmtoxine und leitet sie aus.
> - Ozovit reduziert durch Sauerstoffabspaltung die pathologische anaerobe Darmbekeimung
> - Hohe Schwenkeinläufe mit Wasser, Kaffee unter Zusatz von z. B. Fortakehl und Notakehl sorgen für eine Reinigung von distal.
> - Die Colonmassage nach Vogler bewirkt eine mechanische Durchmischung und Fortbewegung des Darminhalts bei gleichzeitiger Verbesserung des Lymphstroms.
> - Obst- und Gemüsefasten regt die Enzymtätigkeit der Organe vermehrt an und sorgt bei gleichzeitigem Meiden aller Nahrungsmittel tierischer Herkunft für die Entgiftung und Entschlackung des Körpers. Gleichzeitig gewährleisten die Ballaststoffe der pflanzlichen Nahrung eine verbesserte Bindungskapazität für Darmtoxine und Gallensäuren.
> - Die Leberfunktion und -entgiftung sollte durch die Gabe von Choleretika, z. B. pflanzliche Zubereitungen aus Mariendistel und Schöllkraut, und durch Bitterstoffe angeregt werden (Tees aus Wermut, Schafgarbe, Salbei, Faulbaumrinde, Löwenzahnwurzeln, Tausendgüldenkraut und Wegwarte).
> - Die Bauchspeicheldrüse sollte durch Pinikehl und Zinkokehl gestützt werden.

Ausleitungsorgane Lunge, Nieren, Geschlechtsorgane

- Über die **Lunge** können nicht nur gasförmige Stoffwechselprodukte (Kohlendioxid, Ammoniak, Alkohol) ausgeleitet werden, es werden auch flüssige und feste Bestandteile über die Schleimhaut absorbiert.
- Da die **Nieren** die Salz- und Wasserausscheidung des Körpers und damit die Osmolarität und das Volumen des Extrazellulärraumes kontrollieren, sind sie eines der wichtigsten Ausscheidungsorgane. Sie sind insbesondere für das Gleichgewicht des Säure-Basen-Haushalts verantwortlich (➤ Kap. 1.2.2).
- **Weibliche Geschlechtsorgane:** Der monatliche Blutverlust von ca. 250 ml Blut verbessert durch Absenkung des Hämatokrits die Fließfähigkeit

des Blutes. Durch den Eiweißverlust entsteht ein Sog im fließenden Blut, welcher ein Nachfließen der Eiweißreserven aus den Basalmembranen und damit eine Enteiweißung des Körpers zur Folge hat. Treten im Klimakterium durch das Ausbleiben der Entgiftung Beschwerden auf, kann eine Retentionstoxikose vorliegen.

Weitere Therapiemaßnahmen bei Störungen der Grundregulation

Aktivierung der Körpervorgänge

Eine mangelnde Wasseraufnahme kann zu einer schädlichen Konzentration von Schad- und Giftstoffen im Körper führen. Die Symptome bei Abnahme des Körperwassers sind:
- Rückgang der Speichel- und Harnproduktion um ca. 3%
- Beschleunigte Herztätigkeit, erhöhter Puls und Temperaturanstieg um ca. 5%
- Beeinträchtigung der Kognition um ca. 10%

Als Trinkwasser sollten möglichst keine kohlensäurehaltigen Wässer verwendet werden, da Kohlensäure die Schleimhautoberfläche des Verdauungstraktes schädigt und dadurch die Resorption behindert.

> **TIPP**
> - Bevorzugt stilles Quellwasser mit wenig Mineralstoffen verwenden: Wasser mit einem Ohm-Widerstand von ca. 7700 Ohm (z. B. Volvic) und ca. 60 000 Ohm (z. B. Lauretana) ist verträglich und gut verstoffwechselbar. Untersuchungen haben gezeigt, dass für eine Matrixspülung verwendetes Wasser mind. 3000 Ohm besitzen sollte.
> - Die tägliche Matrixspülmenge sollte bei Erwachsenen 30 ml Wasser pro Kilogramm Körpergewicht betragen, bei Kindern 50 ml Wasser pro Kilogramm Körpergewicht.
> - Täglich werden ca. neun Liter Flüssigkeit im Verdauungstrakt umgesetzt. Davon machen sieben Liter die Körpersäfte (Sekrete) aus.

9% des im Körper umgesetzten Wassers werden im Dünndarm und 3% im Dickdarm in den Körperkreislauf zurückgeführt. Nur ca. 2% (ca. 150 ml) des Wassers kommen im Stuhl zur Ausscheidung.

Bewegung

Förderlich ist auch körperliche Bewegung unter gewisser Anstrengung mit einer Wasserabgabe über die Haut durch das Schwitzen und über die Lunge, Sauna, Dampfbäder und alle Arten von Schwitzbädern.

1.3.2 Psychoneuroimmunologie

Die Psychoneuroimmunologie beschäftigt sich als interdisziplinäres Forschungsgebiet, mit den Wechselwirkungen zwischen dem Nerven-, Hormon- und Immunsystem. Die Erkenntnisse der Neuroimmunologie zeigen die engen Beziehungen zwischen dem ZNS und dem Immunsystem; Fühlen und Denken können krankmachend oder krankheitsverstärkend, aber auch heilend wirken. Die Basis dieser Erkenntnis ist, dass Botenstoffe des Nervensystems auf das Immunsystem und Botenstoffe des Immunsystems auf das Nervensystem wirken. Schnittstellen der Regelkreise sind das Gehirn mit der Hypophyse, die Nebennieren und die Immunzellen. Zudem gibt es potenzielle „Schnittstellen" zwischen dem Immun- und Nervensystem. So können Neuropeptide an Immunzellen andocken und z. B. die Geschwindigkeit wie Bewegungsrichtung von Makrophagen beeinflussen.

Wechselseitige Beeinflussung der Systeme

Wechselwirkungen zwischen Immun- und Hormonsystem

- Zellen des Immunsystems (z. B. Makrophagen, Lymphozyten, Granulozyten) haben Rezeptoren sowohl für Hormone als auch für Neuropeptide und Transmitter.
- Lymphozyten können β-Endorphine ausschütten.
- ZNS und Immunsystem beeinflussen sich wechselseitig, z. B. durch die sympathische Innervation von Lymphknoten und Thymus.
- Eine Cortisolerhöhung bremst die Immunreaktionen (wichtig für Hemmung der Produktion

von proinflammatorischen Zytokinen bei systemischen Entzündungsreaktionen).
- Bei Angst steigt der Cortisolspiegel (führt zu verminderter Funktion der NK-Killerlymphozyten). Bei Ratten zeigt sich ein Anstieg von injizierten Tumorzellen.
- Unterdrückter Ärger geht mit Veränderungen der β-Endorphin-Ausschüttung einher.
- Das Absinken der Konzentration von sekretorischem Immunglobulin A im Speichel und die vermehrte Ausschüttung von Glukokortikoiden (wirken als Immunsuppressiva) sind die Folge von chronischem Stress.
- Kortikosteroide hemmen die Zytokin-Produktion und mindern die Reaktivität von T- und B-Lymphozyten und die Aktivität der natürlichen Killerzellen.

Wechselwirkungen zwischen Nerven- und Immunsystem

Das ZNS reagiert auf die Aktivierung des Immunsystems mit einer erhöhten Entladungsrate von Neuronen im Hypothalamus nach Belastung mit Antigenen.

Psychosomatische Einflüsse

Das Immunsystem wird auch vom Empfinden, Fühlen und Denken beeinflusst – fördernd oder hemmend. So schwächen Depressionen, Versagensängste oder auch Einsamkeit das Immunsystem, während die Immunfunktionen von Lebensfreude, Gelassenheit, Fröhlichkeit und Zufriedenheit gestärkt werden. Dass eine erhöhte körperliche oder psychische Belastung mit einem erhöhten Krankheitsrisiko einhergeht, wird in der Psychoneuroimmunologie als sog. **Open-Window-Phänomen** beschrieben – die immunologische Lücke nach sportlichen Belastungen. Es gilt als erwiesen, dass Infektionskrankheiten nach intensiven Belastungen vermehrt auftreten. Das erhöhte Erkrankungsrisiko (überwiegend grippale Infekte, Infektionen der Harnwege und Durchfälle) infolge körperlicher oder psychischer Belastungen lässt sich labormedizinisch objektivieren: Immunparameter, d. h. Zahl der Granulozyten, natürlichen Killerzellen sowie der B- und T-Lymphozyten steigen unter Belastung zunächst, um in der Abspannphase steil unter das Ausgangsniveau zu fallen. Krankheitserregern wird damit praktisch ein „Fenster zum Körper" geöffnet.

Physiologische Reaktionsmuster

Anatomisch-physiologische Grundlagen

Die regulierende Funktion des Immunsystems lässt sich an verschiedenen Fakten beobachten: Helfer- und Suppressorzellen (T4- bzw. T8-Lymphozyten) sind vielfältig mit anderen Zellreihen (z. B. Makrophagen, B-Zellen und Killerzellen) durch ihre aktivierenden bzw. dämpfenden Aktivitäten vernetzt. Zudem dienen von immunologisch aktiven Zellen selbst gebildete Interleukine (Zytokine) als Botenstoffe für einen Informationsaustausch zwischen den Zelllinien, indem sie sog. „Befehle" bilden. Doch erst die Vernetzung einzelner Befehle auf einer übergeordneten Ebene bewirkt eine ganzkörperlich integrierte Regulation des Immunsystems. Diese Vernetzung der einzelnen Informationen erfolgt durch den Hypothalamus. Das limbische System als das Zentrum für Emotionen wirkt mit gefühlsbestimmten Impulse auf den Hypothalamus ein. Aber auch die Neurotransmitter, Adrenalin, Noradrenalin, Serotonin, γ-Aminobuttersäure übertragen Informationen im ZNS. Genauso wie das Gehirn Informationen der Zytokine aus dem Immunsystem empfangen kann, so kann das Gehirn auch Informationen durch Botenstoffe in das Immunsystem senden, da das Immunsystem über Rezeptoren für Neurotransmitter verfügt.

Sympathikotone und parasympathikotone Reaktionswege

Wie Immun-, Hormon-, und Nervensystem bei Reaktionen auf äußere Belastungen ineinandergreifen, hat Seyle bereits in den 50er-Jahren des 20. Jh. beschrieben. Er postulierte, dass es sich beim Adaptationssyndrom um eine unspezifische Anpassung handelt, die als typisches Reaktionsmuster auf unterschiedliche Stressoren erfolgt. Er unterschied drei Phasen:
- Die **Alarmreaktion,** die durch sympathische Erregung im Sinne einer Defensiv-Reaktion mit er-

höhten Blutwerten von Noradrenalin, Adrenalin, ACTH und Cortisol gekennzeichnet ist. In der Alarmreaktion werden die Immunfunktionen durch Adrenalineinfluss gedämpft.
- Eine **Widerstandsphase/Phase der Gegenregulation,** in der sich der Organismus auf die längere Dauer der Belastung unter anderem durch Erhöhung des Zuckerstoffwechsels und einer Steigerung der Empfindlichkeit der Gefäßmuskulatur für Katecholamine einstellt. Diese Phase ist von gesteigerter Corticoidausschüttung der Nebennierenrinde gekennzeichnet.
- In der **Erschöpfungsphase** werden nur noch Mechanismen gefördert, die eine kurzfristige Energiemobilisierung ermöglichen. Sexualität, Wachstum und Infektionsabwehr sind extrem reduziert.

Vegetative Dauerspannung

Wenn der Ausgleich nicht gelingt, kommt es zur vegetativen Dauerspannung mit möglichen Folgeerkrankungen wie:
- **Somatoforme Erkrankungen:** Hypertonie, Migräne, Neurodermitis, Fettstoffwechselstörungen, Ulkuskrankheit, Asthma bronchiale, Allergien bei parasympathikotoner Reaktion, reaktive (exogene) depressive Zustände, Leberparenchymschäden, zerebrale Durchblutungsstörungen verschiedener Ursache, kochleäre Prozesse wie Morbus Menière und Tinnitus, Migräne, hartnäckige Neuralgien (Herpes zoster, Ischias, Trigeminusneuralgie), periphere Durchblutungsstörungen, labile Hypertonie, benigne Prostatahypertrophie
- **Funktionelle Störungen:** Herzangstsyndrom, Darmatonie, Blasenfunktionsstörungen, Colon irritabile, Potenzstörungen, orthostatische Dysregulation

---
Exkurs

Vegetatives Nervensystem

Das vegetative Nervensystem dient der „automatischen" Steuerung lebenswichtiger Organfunktionen; reguliert werden: Kreislauf, Atmung, Stoffwechsel, Verdauung, Wasserhaushalt und teilweise auch die Sexualfunktionen (➤ Tab. 1-3).
- Das vegetative Nervensystem beeinflussende Störfaktoren können sein: körperliche und psychische Stressoren (z. B. soziale Probleme und familiäre Sorgen, erhöhte Leistungsanforderungen), fehlende Muskelstabilität verursacht durch Bewegungsmangel, Genuss- und Arzneimittel-Missbrauch, Umweltgifte, Elektrosmog.
- Das Vegetativum und somit Acetylcholin (anabol) sowie Noradrenalin (katabol) ist mit folgenden Systemen verknüpft:
  - Zellstoffwechsel: optimale Regulation des anabol-katabolem-Gleichgewicht
  - Sexualhormonen: Östradiol (anabol)/Progesteron (katabol) und Testosterol (anabol)/Corticosteroid (katabol).
- Kommt es an einer Stelle zu einer Fehlregulation, versuchen die anderen, übergeordneten Systeme den Defekt zu kompensieren. Misslingt diese Kompensation, entsteht eine Krankheit. Therapie bedeutet: Stabilisierung aller irritierten Systeme!

Naturheilkundliche Einflussnahme auf das Vegetativum

Bei einseitiger Belastung (hier anabol-kataboler Stoffwechsel) können Störungen auftreten, die sich im Krankheitsverlauf als Wechselspiel zwischen einseitigen Reaktionen (Angst und Depressionen, bzw. Flucht und Kampf und Rückzug und Voranschreiten) darstellen. Der Ausgleich gelingt primär dann nicht, wenn Abwehr (= Verweigerung, oft als neurotisches Muster erkennbar) vorliegt oder die Situation nicht bewusst wahrgenommen wird. Da das Fühlen und Denken von den gestörten Heilungskräften des Immunsystems destabilisiert wird, beginnt ein Teufelskreislauf, der nur mit genügend Ich-Stärke durchbrochen werden kann. Gelingt die Adaptation nicht, ist die Erschöpfungsphase die Folge: Angst, Vermeidung, Depression, Rückzug oder Zwangs-

Tab. 1-3 Funktionen des Sympathikus und Parasympathikus an den verschiedenen Organsystemen

Erfolgsorgan	Funktion des Sympathikus	Funktion des Parasympathikus
Auge	Pupillenerweiterung, Kontraktion des Ziliarmuskels für Nahsicht	Pupillenverengung
Herz	Zunahme von Schlagfrequenz und Schlagstärke, Erweiterung der Koronargefäße, Verkürzung der Überleitungszeit	Schlagverlangsamung, Kontraktion der Koronargefäße, Verlängerung der Überleitungszeit
Lunge	Bronchodilatation, Hemmung der Sekretion	Bronchokonstriktion, Stimulation der Sekretion
Verdauungstrakt	Peristaltikhemmung, Vasokonstriktion	Stimulation von Peristaltik u. Sekretion
Nebennierenmark	Sekretion von Adrenalin	keine Verbindung
periphere Blutgefäße	Konstriktion	außer Dilatation im Genitalbereich keine Verbindung
Skelettmuskelgefäße	Konstriktion	Dilatation

handlungen reaktiviert bzw. verstärkt, ebenso die körperlichen Fehl-Adaptationskrankheiten.

Eine naturheilkundliche Diagnostik und Therapie sollte auch immer den Zusammenhang zwischen Vegetativum und Grundsubstanz (➤ Kap. 1.3.1) berücksichtigen. Da die vegetativen Nervenfasern in der Grundsubstanz blind enden, kann durch die Regulierung der Beziehungen zwischen Zelle und extrazellulärer Matrix (EZM) beispielsweise durch Förderung der Ab- und Ausleitung (➤ Kap. 1.3.1) das Vegetativum beeinflusst werden. Ein multimodales Therapiekonzept sollte sowohl die körperliche Ebene durch immunstärkende und stabilisierende Maßnahmen ansprechen als auch die psychisch-seelische Ebene berücksichtigen:

- **Einflussnahme auf die Psyche:**
  – Bewusstmachen der eigenen Reaktionsmuster (evtl. neurotisches Fehlverhalten) und Entwicklung neuer Verhaltensweisen zur Bewältigung der Belastungssituation. Wichtig ist hierbei das bewusste Abschiednehmen von krankmachenden Mustern.
  – Atemtherapie
- **Tonisierende Maßnahmen:**
  – Bewegungstherapie, Licht, Luft, Wärme, Kälte
  – Phytotherapeutische Zubereitungen aus Bitterstoffen (Tausendgüldenkraut, Artischockensaft), immunmodulierenden Pflanzen (Echinacea-Saft, Eleutherokokkuspräparate), ferner Johanniskraut zur neurovegetativen Regulation und Ginseng als wichtigstes Adaptogen
- **Regulierung der Grundsubstanz:**
  – Rohkosttherapie, Vitamintherapie
  – Ausleitende Therapie (heißes Wasser trinken)
  – Mineralstoffpräparate, u. a. Magnesium, Kalzium, Zink, Symbioselenkung (wichtig!)

TIPP
- Eines der Erfolg versprechenden Medikamente, das bei Störungen des vegetativen Nervensystems sofort einen positiven, und damit einen Patientencompliance fördernden Effekt hat, ist das intravenös zu verabreichende „Neurotropan".
- Es kann über einen primär parasympathikotonen Anstoß mit anschließender Gegenreaktion des Sympathikus das vegetative Nervensystem schonend regulieren (➤ Abb. 1-7).

Naturheilkundliche Einflussnahme auf das Immunsystem

Eine Immunmodulation – die Beeinflussung des Immunsystems durch pharmazeutisch wirksame Stoffe – kann durchgeführt werden, um eine Immunsuppression, die Dämpfung des Immunsystems, z. B. nach Transplantationen oder bei Tumorerkrankungen zu erzielen oder als Immunstimulation eine Aktivierung des Immunsystems zu erzielen. Phytotherapeutika, Pilzextrakte, Bakterienlysate, virale Antigene oder Organextrakte (Thymus, Milz) werden eingesetzt zur Dämpfung des Immunsystems (**Immunsuppression**) z. B. nach Transplantationen zur Vermeidung einer Abstoßungsreaktion oder zur Modulation der Immunabwehr bei Tumoren. Zur **Immunstimulation** können sowohl naturheilkundliche Arzneimittel als auch verschiedne Therapieverfahren eingesetzt werden.

1.3.2 Psychoneuroimmunologie

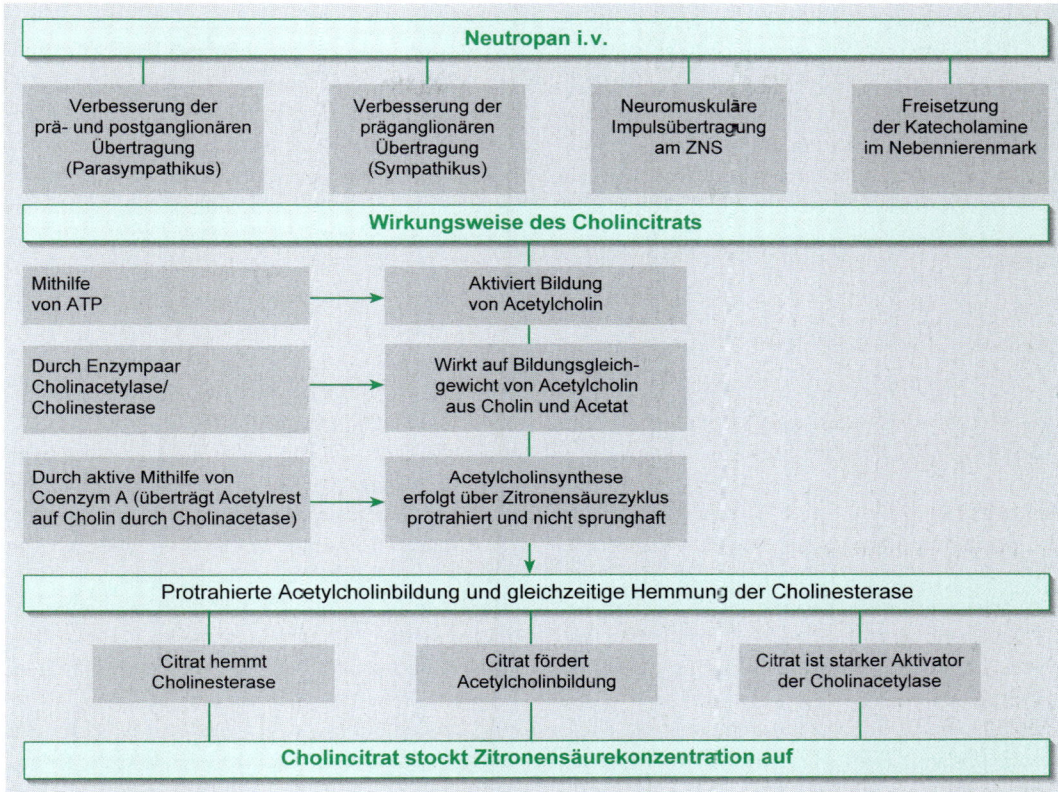

Abb. 1-7 Wirkung des Präparats Neurotropan auf das Vegetativum. Neutropan kann primär über einen primär parasympathikotonen Anstoß mit anschließender Gegenreaktion des Sympathikus schonend regulieren.

Immunstimulierende Pharmaka und Methoden

Immunstimulanzien werden angewendet zur Förderung der Immunabwehr. Als Immunstimulanzien dienen pflanzliche Mittel (z. B. Echinacea, Mistel), körpereigene Substanzen (Eigenblut) sowie Organpräparate (z. B. Thymuspräparate); sie sollen die Aktivität und Anzahl der körpereigenen Abwehrzellen steigern. Die direkte Beeinflussung immunkompetenter Strukturen wird auch durch die intravenöse Vitamin-C-Hochdosistherapie erzielt, die dazu beiträgt, die Lymphoyzytenblastogenese zu steigern.

> **TIPP**
> - B-Lymphozyten entwickeln sich nach Antigenkontakt über einen komplizierten Differenzierungsweg (Lymphozytenblastogenese) zu einer antikörperproduzierenden Plasmazelle. Ihre „Knospung" – Synthese einer Vielzahl an Antikörper produzierenden Zellen und Gedächtniszellen – verbraucht Vitamin C.
> - Da ca. 50% der Immundefekte B-Lymphozytendefekte sind, sollte bei Erkrankungen, wie Mononucleose, HIV-Infektionen, Herpes simplex, Herpes zoster, bei Zytomegalie- und Hepatitisviren eine 6-wöchige Vitamin-C-Hochdosistherapie (2 ×/Wo. 7,5 g Vitamin-C-Injektopas) durchgeführt werden.

Immuntoxikologie/Biokompatibilität

Ein wesentlicher Faktor für die biologische Verträglichkeit eines Fremdmaterials im Organismus ist seine Immuntoxizität, d. h. das Potenzial pathogene Immunreaktionen (Allergien, Entzündungsprozesse,

Autoimmunreaktionen, Immunschwäche) auszulösen. Das Immunsystem erkennt Fremdstoffe in niedrigsten Konzentrationen, weit unter den toxischen Belastungsgrenzen. Hier eignet sich besonders die Elektroakupunktur nach Voll, um das immuntoxische Potenzial eines körperfremden Stoffes zu charakterisieren. Zusätzlich ist es möglich, auf individueller Ebene Reaktionen zu bestätigen oder auszuschließen.

Immunstimulierende Basistherapie

Eine naturheilkundliche Basistherapie zur Steigerung der körpereigenen Abwehr hat zum Ziel, das lymphatische System gezielt zu beeinflussen.

Phytotherapie

Als „Lymphmittel" haben sich folgende Pflanzen bewährt:
- Walnuss (Juglans regia): eine der wichtigsten Pflanzen zur konstitutionellen Stabilisierung des Lymphsystems, sie verbessert die Qualität der Lymphe und tonisiert die Lymphgefäße.
- Knotige Braunwurz (Scrophularia nodosa): ein hochwirksames Mittel bei lymphatischer Konstitution, insbesondere bei chronischer Infektanfälligkeit und Hauterkrankungen.
- Augentrost (Euphrasia officinalis): mit gutem Erfolg auch als allgemeine „Lymphpflanze" bei katarrhalischen Erkrankungen der Kopfschleimhäute einzusetzen (chron. Rhinitis, Sinusitis, Tubenkatarrh, Otitis media).

Zudem können sog. **Adaptogene** eingesetzt werden, die den Organismus widerstandsfähiger und anpassungsfähiger gegenüber von außen wirkenden Stressoren machen: Ginsengwurzel (z. B. Ardey-aktiv Pastillen, Ginseng-forte Kapseln) und die Taigawurzel (z. B. Eleu-Kokk) wirken zentral aktivierend und steigern somit die körperliche und geistige Aktivität. Bei Neigung zu Infektanfälligkeit eignen sich pflanzliche Immunmodulatoren, wie z. B. Echinacea pupurea, Thuja und Baptitisa, wie sie in Esberitox® N vorliegt. Durch die Einnahme steigen die Zahl der Granulozyten und ihre Phagozytoseleistung, zudem wird die Aktivität der Makrophagen angehoben und die Bildung spezifischer Immunglobuline gefördert.

Orthomolekulare Therapie

Bei Patienten mit rezidivierenden Infekten der oberen Atemwege sind immunmodulierende Maßnahmen durch orale Immunonutrition ebenfalls indiziert. In solchen Fällen wird die Supplementierung mit Aminosäuren in Kombination mit Spurenelementen und Vitaminen empfohlen. Zur Immunmodulation bei rekurrierender Infektneigung können u. a. die Aminosäuren Arginin, Glutamin, Lysin sowie Cystein, eingesetzt werden (z.B: Orthomol immun, Orthomol immun pro).

Physikalische Therapie

Untersuchungen amerikanischer Forschergruppen haben gezeigt, dass die in der Oberhaut sitzenden Hautzellen vom Typ Keratinozyten innerhalb des Immunsystems eine besonders wichtige, sehr aktive Rolle spielen. Nachdem die sog. T-Lymphozyten in der Thymusdrüse ihre erste Grundausbildung hinter sich haben und sozusagen „scharf gemacht" sind, erfolgt die weitere Stimulation in den sog. Hautzellen, die deshalb so wichtig ist, weil die Thymusfunktion nach der Pubertät bezüglich der Abwehrkraftleistung deutlich nachlässt. Das jetzt in den Hautzellen gefundene Thymushormon beweist, dass die Keratinozyten als Lymphzellenaktivatoren einen bisher unbekannten, lebenswichtigen Beitrag zur allgemeinen Stärkung der Widerstandskraft leisten. Interessant ist, dass die Keratinozyten gegen UV-Licht sehr empfindlich sind, wobei das UVA-Licht deutlich nachteiliger wirkt. Die alte Forderung der Naturheilkunde, Sonnenbäder nur am frühen Vormittag zu nehmen, wenn die Sonne aufbauend wirkt, und die Zeit auf maximal 30 Minuten zu beschränken – im Schatten bestehen keine Bedenken – erhält damit eine zusätzliche Bedeutung und die diversen Hautableitungsmethoden und Hautpflegemaßnahmen der Volksheilkunde finden damit in jüngster Zeit eine erfreuliche Bestätigung.

> **TIPP**
> Insbesondere der zu Infektanfälligkeit mit katarrhalischer Symptomatik neigende Patient mit lymphatischer Konstitution profitiert von einer Immunstimulation. Phytotherapeutika (z. B. Echinacea, Mistel), körpereigene Substanzen (Eigenblut) sowie Organpräparate (z. B. Thymuspräparate) sowie die intravenöse Vitamin-C-Hochdosistherapie sollen die Aktivität und Anzahl der körpereigenen Abwehrzellen steigern.

Säure-Basen-Therapie

Chronische bzw. Systemerkrankungen bedingen häufig eine „Säurestarre", in seltenen Fällen eine „Basenstarre". Chemo-/Strahlen- und Antihormontherapie können die Fehlregulation verstärken. Um ein optimales Funktionieren des Körpermilieus und eine Konstanz der pH-Puffersysteme zu gewährleisten, werden ernährungstherapeutische Ansätze mit spezifischen medikamentösen Maßnahmen kombiniert (➤ Kap. 1.2.2).

Mikrobiologische Therapie

Eine Regeneration einer geschädigten Darmflora und des darmassoziierten Immunsystems kann durch Ernährungsumstellung, milchsäurehaltige Lebensmittel oder gezielte Symbioselenkung durch Stoffwechselprodukte von E. coli, Lactobacillus oder Acidophilus (z. B. Dasym, Colibiogen, Hylak, Probifido, Symbioflor, Mutaflor, Lactovit) erzielt werden. Insbesondere Chemo- bzw. Strahlentherapien bedingen ein Ungleichgewicht der Darmflora. Daher sollte nach Abschluss dieser Therapien eine mikrobiologische Therapie unter Bestimmung des individuellen Stuhlbefundes erfolgen.

KAPITEL 2

Funktionelle Beziehungen und pathogenetische Muster

2.1	Energetik und Energiemedizin	62
2.1.1	„Energie" und Lebenskraft in den östlichen Medizinsystemen	62
2.1.2	Diagnostische Prinzipien der östlichen Energetik	65
2.1.3	Therapeutische Prinzipen zur Energetik der TCM	69
2.1.4	Fülle und Leere	74
2.1.5	Asymmetrien	75
2.2	Pathogenetische Grundmuster und Kausalketten	78
2.2.1	Entwicklung	80
2.2.2	Pathogenetische Grundmuster	80
2.2.3	Kausalketten (Resonanzketten)	85
2.3	Zahn-Organ-Beziehungen aus Sicht der ganzheitlichen Zahnmedizin	98

2.1 Energetik und Energiemedizin

Viele v. a. östliche Medizinsysteme wie die Traditionelle Chinesische Medizin (TCM), die tibetische oder ayurvedische Medizin formulieren die Existenz einer universellen Lebenskraft, die sowohl auf die Natur als auch auf den Menschen einwirkt. Diese eher feinstofflichen Energien sind demnach als Kräfte wirksam und beeinflussen nicht nur die seelisch-emotionale Befindlichkeit, sondern auch das physiologische Geschehen.

In den traditionellen Medizinsystemen Chinas und Indiens wird die universelle Lebenskraft als Qi bzw. Prana bezeichnet: Ihr ungehindertes Fließen garantiert Gesundheit, liegen hingegen ein Qi-Mangel oder eine Qi-Stase vor, oder wird der Qi-Fluss in seiner physiologischen Bewegungen des Hinab- oder Aufsteigens behindert, können sich folgende Störungen und Erkrankungen entwickeln: Funktionsschwäche (Qi-Mangel), Schmerzen, Druckgefühl (Qi-Stase), Senkungen von Organen, Depressionen (Behinderung des Hinabsteigens), Schluckauf, Erbrechen (z. B. bei Behinderung des Aufsteigen). Für das Qi gibt es je nach Kulturkreis andere Bezeichnungen: in Ägypten ka (ga-ilama), in Tibet lung, in Hawai mana, im jüdischen Kulturkreis cheim, im islamischen Kulturkreis ruh und in der hinduistischen Kultur akasha genannt. Die griechische Philosophie kannte dafür den Begriff apeiron, Hippokrates nannte es enormon, Galen physis (pneuma), Paracelsus vis medicatrix naturae, Galvani Lebenskraft, Driesch Entelechie, Littlefield vitaler Magnetismus, Mesmer animalischer Magnetismus, Reich Orgon und Grischenko Bioplasma.

Auch Hahnemann, der Begründer der Homöopathie, orientierte sich in seinem Verständnis von Krankheit und Gesundheit an einem, die Lebensäußerungen umfassenden Lebensprinzip. Er postulierte das Vorhandensein einer „dynamischen Lebenskraft" (syn: „Lebensprincip", „Lebens-Energie", „Dynamis" und „Autokratie"), die im Zustand der Gesundheit im Körper unumschränkt waltet und „alle seine Theile in bewundernswürdig harmonischem Lebensgange in Gefühlen und Tätigkeiten (zusammenhält), so daß unser inwohnende, vernünftige Geist sich dieses lebendigen, gesunden Werkzeugs frei zu dem höhern Zwecke unsers Daseins bedienen kann." Krankheit ist die dynamische Verstimmung der Lebenskraft.

2.1.1 „Energie" und Lebenskraft in den östlichen Medizinsystemen

Energie durchdringt alles, kontrolliert jedes lebendige Geschöpf, alles Nichtlebendige und jedes Phänomen. Energie ist die Voraussetzung für Wandlung, Gefühl, Reproduktion, Geburt, Wachstum und Tod. Nach den Vorstellungen der TCM setzt sich die gesamte uns zur Verfügung stehende Energie (Lebensenergie) zusammen aus angeborener und erworbener Energie. Die angeborene Energie (Yuan-Qi) besitzen wir bei Geburt, sie wird u. a. durch die Essenz jing der Eltern bestimmt. Sie wird im Laufe des Lebens verbraucht, sie kann nicht ersetzt oder wieder aufgefüllt werden. Die erworbene Energie erwerben wir durch Nahrung (Nahrungs-Qi) und Atmung (Atmungs-Qi).

Quellen des Qi

Für die Gewinnung und die Zirkulation von Qi im Körper sind verschiedene Organe von Bedeutung:
- Die **Niere** speichert das Ursprungs- oder Yuan-Qi (auch als Qi originale bzw. das Struktivpotenzial (jing) bezeichnet:
  - Das Ursprungs-Qi ist das angeborene Qi, das Yin renale, aus dem der Mensch die Lebenskraft und die Fähigkeit zur Fortpflanzung erhält.
  - Die Porta fortunae (Pforte des Lebensloses) oder Ming men. Die Porta fortunae ist das Yang renale, der Ort, an dem die Lebensenergie angehäuft ist. Als „Quelle des Feuers" für alle anderen Funktionskreise sorgt sie dafür, dass die Wärme, die Kraft und die Dynamik an die übrigen Funktionskreise weitergeleitet werden.
- Die **Lunge** nimmt das Atmungs- oder Qing-Qi mit der Luft auf.
  - Aus Luft, Licht und Sonnenstrahlen bildet sich das kosmische Qi (Qi celeste), aus dem der Orbis pulmonalis das Ta-Qi (Qi magnum) formt. Aus der Vereinigung von Ta-Qi und Ku-Qi

(Nahrungsenergie) entsteht das Zentrale Qi, das Zong-Qi (Qi genuinum), das schließlich das Qi für den Orbis pulmonalis bereitstellt, welches den Atemrhythmus hervorbringt und den Herzschlag steuert.

- Das Zong-Qi bildet zusammen, mit dem aus dem Orbis renalis stammenden angeborenen Qi (Yuan-Qi oder Qi originale), das Zheng-Qi (Qi merum), welches dann die Wehrenergie (Wei-Qi oder Qi defensivum) bildet und zusammen mit den Ye-Säften, die in der „Mitte" (Orbis lienalis und Orbis stomachi) gebildet werden, die Bauenergie (Ying-Qi oder Qi constructivum) bereitstellt.

- Aus der Interaktion des Atmungs-Qi mit dem Körper- oder Gu-Qi, das von der **Milz** aus den klaren Nahrungsbestandteilen destilliert wurde, entsteht dann das Mitte- oder Zong-Qi, das auch die Basis für das Qi in den Gefäßen und Sinnesorganen sowie auf der Oberfläche ist. In der „Mitte", also im Orbis lienalis und im Orbis stomachi, wird aus der Nahrung das Ku-Qi oder Qi frumentarium gebildet und an den Orbis pulmonalis weitergeleitet, wo es zusammen mit dem Ta-Qi das zentrale Zong-Qi bildet.

Die **Leber** hat die Aufgaben, den geschmeidigen Qi-Fluss im Körper zu gewährleisten.

Aufgaben und Formen des Qi

Das Qi übernimmt vielfältige Aufgaben: Qi schützt den Körper vor krankheitsverursachenden Faktoren (Agentien), Qi wandelt die Nahrung in andere Substanzen um (z. B. Blut, Schweiß, Urin), Qi hält die Substanzen (z. B. Blut, Körperflüssigkeiten) und die Organe an ihrem Platz. Qi wärmt den Körper und hält die normale Körpertemperatur konstant.

Ursprungs-Qi (Yuan-Qi)

Das Ursprungs-Qi wird auch als Wahres Qi oder Zhen-Qi bezeichnet. Es entstammt der Niere, wird aber ständig aus der Nahrung erneuert und ergänzt und vom Dreifachen Erwärmer überall im Körper verteilt. Aus dem Yuan-Qi stammen das Jing luo-Qi (Leitbahn-Qi) und das Zang fu-Qi (Organ-Qi).

- Aufgaben: entscheidend für alle Organfunktionen sowie für Stärke und Abwehrkraft des Körpers
- Therapeutische Beeinflussung: v. a. durch Yuan-Qi- oder Quellpunkte (Steuerungspunkte und antike Punkte)

Basis-Qi (Zong-Qi)

Es stammt aus der Atemluft (Qing-Qi) und den aufgenommenen Nahrungsessenzen (Ku-Qi).
- Aufgaben: verantwortlich für Atmung, Herzfunktion und Blutzirkulation
- Therapeutische Beeinflussung: v. a. über Ren Mai 17

Nähr-Qi (Ying-Qi)

Das Nähr-Qi wird aus den „nutritiven" oder klaren Anteilen der Nahrung gebildet und zirkuliert mit dem Blut in den Gefäßen.
- Aufgaben: nährt Organe und Gewebe
- Therapeutische Beeinflussung: Mu-(Alarm)-, Shu-(Zustimmungs)- sowie He-Punkte ferner durch Nahrung, Atmen, Schlaf, Übungen, Arzneien

Abwehr-Qi (Wei-Qi)

Das Abwehr-Qi wird aus den trüben Teilen der Nahrung, der „Nahrungsessenz", destilliert.
- Aufgaben: befindet sich zwischen Haut und Muskeln und in den oberflächlichen Leitbahnen. Sie schützt den Körper vor äußeren pathogenen Faktoren und anderen Einflüssen an der Körperoberfläche.
- Therapeutische Beeinflussung: Lu 7 und 3E 5 sowie durch Punkte auf dem Lenkergefäß, z. B. Du Mai 14.

Yin und Yang

Das Prinzip von Yin und Yang stammt aus der taoistischen Naturphilosophie: „Das Tao als Nichtgreifbares, Unbeschreibliches, spendet den Lebensatem, die Lebenskraft, welche sich aufteilt in die Energiepotentiale Yang und Yin."

- Ursprünglich bedeutet **Yin** die im Schatten liegende Seite des Hügels. Daraus abgeleitet ist Yin z. B. das Dunklere, das Innere, das Tiefergelegene, das Kühlere, das Passivere, das Ruhigere, das Bewahrende, die kalte Jahreszeit, die Nacht.
- **Yang** hingegen, ursprünglich die von der Sonne beschienene Seite des Hügels ist assoziiert mit das Hellere, das Äußere, das Höhergelegene, das Heißere, das Aktivere, das Beweglichere, das Wachsende, die warme Jahreszeit, der Tag.

Symbolhaft werden Yang und Yin als Kreis dargestellt, welcher das Tao als Urkraft symbolisiert, wobei Yang und Yin durch eine Sinuskurve getrennt sind: Yang enthält auch einen Anteil von Yin und umgekehrt: Yin und Yang sind also voneinander abhängig und gehen ineinander über, so wie die Nacht in den Tag und der Tag in die Nacht übergeht. Tag oder Nacht, Sommer oder Winter, Yin und Yang- jedes ist jeweils nur ein Aspekt des Ganzen (➤ Tab. 2-1).

Ziel der TCM-Behandlung ist die Harmonisierung der beiden Polaritäten Yin und Yang nach den 5 Wandlungsphasen (5 Elemente). **Yin- und Yang-Organe** sind auf Verbindungswegen (Passagen = Meridiane) von innen nach außen oder umgekehrt miteinander verbunden. Diese Meridiane gewährleisten die wechselseitige Kommunikation zwischen innen und außen, oben und unten, rechts und links, vorn und hinten und hinsichtlich zirkadianer Rhythmen eine funktionelle Einheit. Der harmonische Umlauf der „Lebensenergie" in den Meridianen garantiert die Funktion aller zentralen und peripheren Mechanismen. Meridiane sind jedoch auch „Kanäle", die all krankmachende Reize, die von außen oder von innen den Organismus treffen, weiterleiten. Aus diesen Zusammenhängen ergeben sich Störmuster, die als „Yin-Fülle" oder „Yin-Leere" bzw. „Yang-Fülle" oder „Yang-Leere" gedeutet werden.

Fünf Wandlungsphasen oder 5 Elemente

Neben Yin und Yang gibt es die fünf Wandlungsphasen oder Grundmuster des Seins als Ordnungssystem für alles Bestehende. Holz, Feuer, Erde, Metall und Wasser. Diesen auch als 5 Elemente bezeichneten Kategorien – sie entstanden als Denksystem

Tab. 2-1 Prinzipien von Yin und Yang

Yang	Yin
Positiv	Negativ
Männliches, zeugendes Prinzip	Weibliches, empfangendes Prinzip
Himmel	Macht
Sonne	Mond
Helligkeit	Dunkelheit
Licht	Schatten
Stärke	Schwäche
Geist, Wille	Gefühl
Bewusstes	Unbewusstes
Bewegung	Ruhe
Außen	Innen
Spannung	Entspannung
Fülle	Leere
Freude	Trauer
Wärme	Kälte
Oberkörper	Unterkörper
Körperoberfläche	Körperinneres
Oberflächliches	Tiefes
Rückseite	Vorderseite
Rot, Orange, Gelb	Blau, Grün, Schwarz
Trockenheit	Nässe
Oberflächlicher Puls	Tiefer Puls
Überfunktion	Unterfunktion
Fleisch-Nahrung	Pflanzen-Nahrung
Oberflächlicher Schmerz	Tiefer Schmerz
Kolik	Dauerschmerz
Fülle (Polyglobulie, Hypertonie)	Leere (Anämie, Hypotonie)
Noradrenalin	Serotonin
Entzündung	Degeneration

400 v. Chr. – wurden später auch die Organe (und ihre Funktionskreise), Emotionen, Nahrungsmittel, Geschmacksrichtungen, Jahreszeiten, Farben zugeordnet (➤ Tab. 2-2). Auch hier steht alles mit allem in Wechselwirkung. So wirkt z. B. die jeweilige dem Element zugeordnete Emotion schädigend auf die dem Element zugeordneten Organe: Der Frühling ist die beste Zeit, das Holzelement zu stärken – durch Entgiftung von Leber und Gallenblase. Für krankmachende Umwelteinflüsse (bioklimatische

Faktoren) wie etwa Wind und Kälte sind wir besonders anfällig in den Jahreszeiten, denen sie zugeordnet werden.

2.1.2 Diagnostische Prinzipien der östlichen Energetik

Die TCM kennt sechs Hohlorgane (Fu-Organe ➤ Tab. 2-2), die dem Yang zugeordnet werden sowie fünf dem Yin zugeordnete Speicherorgane (Zang-Organe ➤ Tab. 2-2). Jedes Organ ist mit einem Meridian gekoppelt, in dem die Gesamtenergie – die Summe aller vorher genannten Energien (➤ oben) und die von den Organen produzierte Energie – beständig zirkuliert.

Die von dem Organ erzeugte Energie wird über den Meridian den Körperzonen im Verlauf des Meridians zugeführt, der Rest der Energie dringt in den nächstfolgenden Meridian ein und führt die Energie seinem Organ zu, wodurch dieses Organ ernährt wird und seinerseits Energie für das nächstfolgende Organ erzeugt, speichert oder abgibt. Beispiel: Stenokardische Beschwerden werden in der TCM als Symptom „energetischer Fülle der Herzenergie" angesehen. Die Ursache kann „Leber-Fülle" oder „Nieren-Leere" sein. Bei „Leber-Fülle" muss die Leber sediert werden, bei „Nieren-Leere" und Stenokardie muss die Niere tonisiert werden.

Tab. 2-2 Entsprechungssystem der fünf Wandlungsphasen

Element	Feuer	Wasser	Holz	Metall	Erde
Meridianpaar (Yin – Yang bzw. Zang – Fu)	He – Dü	Ni – Bl	Le – Gb	Lu – Di	Mi – Ma
Mikrokosmos, Innenleben					
Funktion Zang/Fu	Zang: Gefäßsystem, Kreislauf, Stofftransport Fu: Sammeln der aufbereiteten Nahrung zum Weitertransport durch Kreislauf (Herz)	Zang: Ausscheidung Fu: Sammeln der Niere	Zang: Stoffwechsel Fu: Sammeln des Lebersekrets (Galle)	Zang: Atmung, Trennung von „guter" – „schlechter" Luft Fu: Trennung von Verwertbarem und nicht Verwertbarem	Zang: Aufnahme und Aufbereitung von Energie/Nährstoffen Fu: Sammeln der Nahrung
Gewebe	Subcutis	Knochen	Sehnen, Muskeln als Bewegung	Haut, Haar	Bindegewebe, Muskeln als Masse
Wandlungsphasen	wachsen	bewahren	entstehen	aufnehmen	umwandeln
Öffner	Zunge	Ohr	Auge	Nase	Mund
Innere Faktoren (Modalitäten)	Freude, Hektik	Angst	Zorn	Trauer	Sorge
Makrokosmos, Umwelt					
Klimatische Faktoren	Hitze	Kälte	Wind	Trockenheit	Feuchtigkeit
Jahreszeit	Frühsommer	Winter	Frühling	Herbst	Spätsommer
Tageszeit	11–13 und 13–15 Uhr	15–17 und 17–19 Uhr	23–1 und 1–3 Uhr	3–5 und 5–7 Uhr	7–9 und 9–11 Uhr
Himmelsrichtung	Süden	Norden	Osten	Westen	Mitte
Farbe	rot	schwarz	blaugrün	weiß	gelb
Aroma	bitter	salzig	sauer	herb	süß

Physiologie der Hohl- und Speicherorgane

Hohl- bzw. **Fu-Organe** sind Magen (Ma), Gallenblase (Gb), Dickdarm (Di), Dünndarm (Dü), „Dreifacher Erwärmer" (3 E), Blase (B). Sie haben die Aufgabe, alles Aufgenommene (Nahrungsenergie, Verteidigungsenergie) zu zerkleinern, umzuwandeln und auszuscheiden.

Die **Zang-Organe** bzw. Speicherorgane Milz-(Pankreas) (MP), Leber (Le), Herz (He), Niere (Ni), Lunge (Lu) und das Sonderorgan des JIN Perikard (Pe) haben die Aufgabe, Energie zu erzeugen und zu speichern.

Physiologie des Magens

Der Magen nimmt Energie der Nahrung (Ku-Qi) auf, diese wird zur Yong-Energie, zur Nahrungsenergie, umgewandelt. Zugleich ist der Magen das größte Zentrum des Yang, erkrankt er ernstlich, so kommt es zur Störung des ganzen Körpers durch Verlust der Yong-Energie im Körper.

- **Symptome des Organs:** Magendruck, Völle, Übelkeit, Magenkrampf, Sodbrennen
- **Symptome im Meridianverlauf:**
  - Gesicht und Hals: Trigeminusneuralgie, Facialislähmung, Angina, Lähmungsgefühl im Hals, Globus, Husten
  - Thorax und Abdomen: Schmerzen im Brustkorb, Husten, Mastopathien, Bauch: Blähsucht, Völle, Krämpfe, Meteorismus
  - Extremitäten: Schmerz auf der Vorderseite des Oberschenkels, Schmerz in der 2. Zehe, Knieschmerz, etwa Arthritis, Arthrose

> **TIPP**
> - Symptome durch Yong-Verlust: Inappetenz, Gewichtsverlust, Schwäche.
> - Störungen werden mit dem Hauptpunkt Ma 36 behandelt.

Physiologie der Gallenblase

Die Gallenblase bewahrt Nahrungsenergie und wandelt sie um und scheidet sie aus, wenn sie verbraucht ist.

- **Symptome des Organs:** Schmerz und Brennen, Kolik in der rechten oberen Bauchhälfte, Übelkeit, Blähsucht.
- **Symptome im Meridianverlauf:**
  - Gesicht und Thorax: Kopfschmerz, Migräne, Schulterschmerz
  - Abdomen: Leber und Galle Funktionsstörungen, aber auch Lumboischialgien
  - Extremitäten: Knieschmerz, bedingt durch Arthritis, Arthrose

> **TIPP**
> - Störungen werden mit dem Hauptpunkt Gb 34 behandelt.

Physiologie des Dickdarms

Der Dickdarm baut die Ye-Säfte auf, die im Weiteren für unterschiedliche Aufbaufunktionen im Körper verantwortlich sind (z. B. Bildung von Abwehrenergie), scheidet außerdem „unreine Energien" aus. Daraus resultiert auch ihre Bedeutung in der Behandlung von Toxikosen, Stoffwechselkrankheiten, Hautkrankheiten (➤ auch Dünndarm).

- **Symptome des Organs:** Blähsucht und Völle, Krampf, Obstipation und Diarrhoe
- **Symptome im Meridianverlauf:**
  - Extremitäten: Arthritis des Zeigefingers, Handgelenkarthritis, Neuralgie und Neuritis und Lähmung der Arme und Schultern, Periarthritis der Schulter.
  - Gesicht und Hals: Lymphknotenschwellung und Trigeminus-Lähmung, Zahnschmerz, Trigeminusneuralgie, Rhinitis, Nasenbluten, Angina

> **TIPP**
> - Störungen werden mit dem Hauptpunkt Di 4 behandelt.

Physiologie des Dünndarms

Der Dünndarm hat aus Sicht der TCM die gleichen Aufgaben wie der Dickdarm und führt zusätzlich wie auch der Magen die Yong-Energie dem Dreifachen Erwärmer zu. Dünn- und Dickdarm scheiden außerdem „unreine Energien" aus. Daraus resultiert

auch ihre Bedeutung in der Behandlung von Toxikosen, Stoffwechselkrankheiten, Hautkrankheiten.
- **Symptome des Organs:** ➤ Dickdarm
- **Symptome im Meridianverlauf:**
  - Extremitäten und Schulter: Erkrankungen des Hand-, Ellbogen- und Schultergelenks, v. a. auch HWS-Syndrom, Schultersteifigkeit, Nackensteifigkeit
  - Gesicht: okzipitale Migräne, Okzipitalneuralgie, Tinnitus, M. Meniére.

> **TIPP**
> - Störungen werden mit dem Hauptpunkt Dü 3 behandelt.

Physiologie des Dreifachen Erwärmers

Der Dreifache Erwärmer ist ein dreigeteiltes Organ, der dem Körper Wärme im weitesten Sinne vermittelt. In der TCM ein Organ in der Mitte des Magens, am Eingang und am Ausgang des Magens gelegen.

Der Mittlere Erwärmer hat die Aufgabe, die vom Magen aufgenommene Nahrung aufzunehmen und zu verteilen. Der Obere Erwärmer führt die „reinen Energien" aus dem Yong der Lunge zu, hier wird die Nahrung also oxidiert, dies entspricht der Synthese von Nahrungssubstanzen und Sauerstoff, die durch Oxidation die Bewegungsenergie der Muskulatur erzeugen, wobei Wärme frei wird. Der Untere Erwärmer führt die vom Mittleren Erwärmer abgetrennten „unreinen" Energien den Nieren zu.

- **Symptome des Organs:** Fettsucht, Magersucht, Inappetenz, Anämie, Diabetes, Eisenmangel, Eiweißmangel, Muskelschwund
- **Symptome im Meridianverlauf:**
  - Extremitäten und Schulter: Schmerz und Steifigkeit des Ringfingers, Schmerzen an der Außenseite des Arms und Ellenbogens, Steifigkeit und Schmerz der Schulter (z. B. Periarthritis humeroscapularis)
  - Gesicht: Schmerzen am Unterkieferwinkel und inneren Augenwinkel (Arthritis mandibularis, Trigeminusneuralgie), Taubheit, Ohrenrauschen

> **TIPP**
> - Störungen werden mit dem Hauptpunkt 3 E 3 behandelt.

Physiologie der Blase

Die Blase hat eine starke Ausscheidungsfunktion und ist ein wichtiges Yang-Zentrum. Yang-Verlust bedeutet also nicht nur Schwächung der Blasenfunktion, sondern des ganzen Körpers. Aus Sicht der TCM zirkuliert die Verteidigungsenergie Wei-Qi vorwiegend im Blasen-Meridian.

- **Symptome des Organs:**
  - Nykturie, Pollakisurie, Dysurie, Inkontinenz
  - Bei Wei-Qi-Verlust: Infektanfälligkeit, rheumatoide Beschwerden, sowie Schwäche und muskuläre Adynamie
- **Symptome im Meridianverlauf:**
  - Augenerkrankungen aller Art, Kopfschmerzen, Schwindel
  - Wirbelsäule und Gelenke: HWS-Syndrom, alle Wirbelsäulenerkrankungen wie z. B. Spondylarthritis, Discopathien, M. Bechterew, Fußgelenkarthritis

> **TIPP**
> Störungen werden mit dem Hauptpunkt Bl 60 behandelt.

Physiologie der Milz-(Pankreas)

Die Funktion der Milz wird in der chinesischen Medizin als ein Speicher der Energie des Yin verstanden, erzeugt zugleich Subcutis und die Muskulatur.

- **Symptome des Organs:**
  - Symptome der Bindegewebsschwäche (Varikosis, Senkungen), Muskelschwäche
  - Durst, Brennen und Schmerzen im linken Oberbauch sowie Diarrhoe (hier z. B. MP 4).
- **Symptome im Meridianverlauf:**
  - Abdomen: „Leberschmerz", vermutlich als Gallenwegserkrankungen zu deuten, Blähsucht und Völle, Diarrhoe, Leistenschmerzen
  - Extremitäten: Muskelschwäche der Beine
  - Gefäße: Venenerkrankungen, Venenstauungen und -entzündungen, auch Thrombosen, Gichtzehe

> **TIPP**
> - Störungen werden mit dem Hauptpunkt MP 6 behandelt.

Physiologie der Leber

Die Leber ist das wichtigste „Substanzaufbauorgan", z. B. für die Eiweißsynthese. Es besteht eine starke Beziehungen zur Depression und Melancholie aber auch eine Beziehung zur Energie der Sehnen und der Nerven.
- **Symptome des Organs:** Übelkeit, Brechneigung, Druck und Schwere im rechten Oberbauch, Aszites, Sehnen-, Muskel- und Nervenerkrankungen, Ikterus
- **Symptome im Meridianverlauf:**
  - Extremitäten: Gichtzehen, Zehenarthritis, Sehnenerkrankungen
  - Genitalien: z. B. Adnexitis
  - Abdomen: Erkrankungen des Pankreas (linksseitige lokale Punkte des Meridians).

TIPP
- Störungen werden mit dem Hauptpunkt Le 3 behandelt.

Physiologie des Herzens

Das Herz dient als Blutspeicher und ist Sitz der seelischen Empfindungen. Es nimmt auch eine zentrale Stellung in der übergeordneten Regulierung aller anderen Organe ein. Es ist „Lenker" der 5 Speicherorgane und 6 Hohlorgane. Wenn das Herz in Ordnung ist, können Speicherorgane und Hohlorgane und alle anderen Teile des Körpers einwandfrei arbeiten. Die Augen des Menschen sehen dann gut, seine Ohren hören scharf. Aus der zentralen Stellung resultiert, dass vielfach eine Behandlung mit Akupunktur besonders beim alternden oder herzgeschädigten Patienten mit einer Behandlung des Herzens beginnen.
- **Symptome des Organs:** Angst, Beklemmung, Herzklopfen, Depressionen, Apathie. Dyspnoe, Ödeme, Adynamie
- **Symptome im Meridianverlauf:**
  - Extremitäten: Handgelenkarthritis, Tendovaginitis der Unterarme, Epicondylitis
  - Thorax: Myalgien der Brustmuskulatur

TIPP
Störungen werden mit dem Hauptpunkt He 7 behandelt.

Physiologie der Nieren

Die „Wasserniere" wird als Yin-Niere bezeichnet. Sie ist zuständig für die Speicherung von Flüssigkeiten, und die Selektion in „unreine" Energien, also Stoffwechselendprodukten, und „reine" Energien (Rückresorption nicht harnpflichtiger Stoffe). Die Nebenniere wird als Yang-Niere bezeichnet. Sie dient als Speicher für die Erbenergie und sie hat cortisonähnliche Eigenschaften (antirheumatische und antientzündliche Wirkung).
- **Symptome des Organs:** Gesichts- und Unterschenkelödeme, Nierenschmerzen, Polyurie, Oligurie
- **Symptome im Meridianverlauf:**
  - Extremitäten: Arthritis der Füße und Knie
  - Genitalien: Impotenz, entzündliche und degenerative Erkrankungen der Geschlechtsorgane

TIPP
Störungen werden mit dem Hauptpunkt für die Yin-Niere (Ausscheidungsstörungen) Ni 3 behandelt, Störungen der Yang-Niere (Störungen der hormonellen Regulation) mit dem Zustimmungspunkt der Niere Bl 23 behandelt.

Physiologie der Lungen

Die Lungen stehen in enger Beziehung zur Haut, so dass eine Akupunkturtherapie bei Hautkrankheiten ohne Einbeziehung der Lungenpunkte undenkbar ist. Dabei wirkt die Haut als Ventil bei Lungenkrankheiten. Lungenkranke, also z. B. an Tuberkulose Erkrankte schwitzen stark, Lungenkarzinom-Patienten hingegen haben eine trockene Haut.
- **Symptome des Organs:**
  - Atemnot, Husten, fieberhafte Bronchitis (die Bronchien werden im Meridiansystem der Lunge zugerechnet, ebenso wie Trachea und Kehlkopf)
  - Schwindel, einseitiger Kopfschmerz (Lu 7 auf der Gegenseite stechen)
  - Juckreiz, Allergie, Hauterkrankungen aller Art
- **Symptome im Meridianverlauf:**
  - Extremitäten: Handgelenkarthritis, Schwitzen der Hände, Tendovaginitis der Unterarme, Epicondylitis
  - Thorax: Myalgien der Brustmuskulatur

> **TIPP**
> - Störungen werden mit dem Hauptpunkt Lu 9 behandelt.

> **TIPP**
> - Störungen, die im Zusammenhang stehen mit dem Sonderorgan Gehirn, werden mit den Hauptpunkten Ni 7 und Du Mai 19 behandelt.

Physiologie des Kreislauf-(Sexus-) Meridians

- **Energetische Situation:** Das Perikard wird als aktiver Teil des Herzens bezeichnet, während das Herz selbst ein Blutspeicher sein sollte. Dieser Meridian bezieht sich sowohl auf Arterien (Herz und Kreislauf-Sexus) als auch auf die Venen (Milz-Pankreas und Kreislauf-Sexus).
- **Symptome des Organs:** Schwindel, Schwäche, Kopfschmerz, Hypotonie, Hypertonie, diverse Herzbeschwerden etc.
- **Symptome im Meridianverlauf:** Kreislauf- und Herzerkrankungen sowie Erkrankungen, die mit Sauerstoffmangel einhergehen.

> **TIPP**
> - Störungen werden mit dem Hauptpunkt Pe 6 behandelt.

Physiologie der Sonderorgane

Sonderorgane werden durch sog. Sondermeridiane, durch Luo-Gefäße = Verbindungspunkte mit den Hauptmeridianen und der Energie der Hauptorgane verbunden.

- Das **Genitalsystem** wird von der Erbenergie und den Nieren erzeugt und produziert die sexuelle Energie (Samenproduktion, Potenz der Fortpflanzung, die Möglichkeit der Weitervererbung von Eigenschaften).
- Das **Gehirn** hat nach Vorstellungen der TCM einen engen Zusammenhang zum Knochenmark, der Gehirnsubstanz und zu den Nieren. Schwindel, Ohrensausen, Schmerzen in den Knochen und Augenflimmern treten auf. Der Kranke will sich hinlegen und kann nicht mehr denken, Denkmüdigkeit, Konzentrationsstörungen.

> **TIPP**
> - Störungen des Genitalsystems werden mit den Hauptpunkten MP 6 und Ni 7 behandelt.

2.1.3 Therapeutische Prinzipen zur Energetik der TCM

Mithilfe der 5-Elementen-Lehre (> Kap. 2.1.1) lassen sich Krankheitsprozesse ganzheitlich erklären und Therapiekonzepte entwickeln, um aus Sicht der TCM eine „energetische Harmonie" oder aus naturheilkundlicher Sicht den Zustand der Homöostase mit folgenden therapeutischen Grundsätzen herzustellen:

- **Tonisierung** (Stärkung) des geschwächten Teiles im Yin- oder Yang-Bereich
- **Entlastung** (Sedierung) von pathologischer Energie-Fülle im Yin- und Yang-Bereich
- **Beseitigung** störender Faktoren als Ursache von Blockierungen des Energieumlaufs, um eine optimale Tonisierung und Sedierung zu erreichen.

Beeinflussung der äußeren pathogenen Faktoren

Bioklimatische Faktoren nehmen als pathogene Faktoren in der TCM einen bedeutenden Platz ein, die es therapeutisch zu beeinflussen gilt. Äußere pathogene Faktoren wie Kälte, Hitze oder Wind befallen zunächst die Körperoberfläche und verursachen ein Außen-Syndrom. Mit Fortschreiten der Erkrankung und bei starkem pathogenen Faktor können auch die inneren Organe erkranken (Innen-Syndrom). Unmittelbar im Zusammenhang damit können sich das Kälte- und das Hitze-Syndrom entwickeln.

Außen-Syndrom und Kälte-Syndrom

Außen-Syndrom
- **Manifestation und Charakteristika:** meist Haut und Muskulatur, der plötzliche Erkrankungsbeginn ist meist durch Witterungseinflüsse bedingt. Der Verlauf ist komplikationslos (z. B. grippaler Infekt).

- **Symptome:** mäßiges Fieber, Kopfschmerz, verstopfte Nase, Husten, Schweißmangel, Hitze im Körper, dünner weißer Zungenbelag und Abneigung gegen Kälte.
- **Therapiemaßnahmen:** Hautausleitung fördern z. B. durch Schwitzen, Moxibustion ist indiziert.

Kälte (Wasser)

- **Energetische Prinzipien:** Kälte als Yin-Faktor kann die Oberfläche befallen, aber auch die Lunge („Erkältung"), die Milz oder den Magen (Diarrhö, Erbrechen). Kälte beeinträchtigt v. a. das Yang mit Schmerzen, Wärmebedürfnis, Frösteln, psychischer Verlangsamung, Gehemmtsein, Ängstlichkeit. Degenerative und chronische Krankheiten sind typische „Kälte"-bedingte Yin-Erkrankungen. Die Niere, als Ursprung aller Yang-Energie, wird durch „Kälte" geschädigt.
- **Charakteristika:** Intoleranz gegen Kälte (wie beim Außen-Syndrom). Wärme bewirkt Besserung. Kälte hat v. a. zusammenziehende Wirkung; sie verlangsamt den Qi- und Blut-Fluss; Kälte verursacht v. a. starke, tief empfundene, lokalisierte, bohrende Schmerzen, wasserklare, helle geruchlose Sekrete, kalte Extremitäten, es besteht eine Polyurie oft auch eine Pollakisurie mit klarem, durchsichtigem Urin, ohne dass der Patient zusätzlichen Durst verspürt. Das Bronchialsekret ist dünn und weißlich. Abdominelle Beschwerden mit breiig dünnem Stuhlgang, zusammengekrümmte Lage und Ruhe bessern.
- **Therapeutische Beeinflussung:** Moxibustion ist indiziert. Evtl. antike Punkte (Feuer-Punkte) auffüllen, Wasser-Punkte ableitend nadeln.

Innen-Syndrom und Hitze-Syndrom

Innen-Syndrom

- **Charakteristika:** meist Erkrankung der Hohlorgane (Dickdarm, Magen, Blase, Gallenblase Dünndarm, Dreifacher Erwärmer)
- **Symptome:** hohes Fieber und Abneigung gegen Wärme und gleichzeitigem Verlangen nach kalten Getränken. Physiognomische Zeichen sind eine rote Gesichtsfarbe und ein gelber Zungenbelag, Mundtrockenheit und Stuhlverstopfung. Im Extremfall kann es durch Exsikkose zu Bewusstseinstrübungen kommen.
- **Therapeutische Beeinflussung:** kühlen durch Wickel, ausreichend trinken, Hauptpunkt Di 4 nadeln.

Hitze (Feuer)

- **Energetische Prinzipien:** Hitze (Feuer) beinhaltet alle bekannten Entzündungszeichen wie auch die „innere Hitze" bei Fieber, Yin-Leere-Syndrom und Yang-Fülle-Syndrom (Durst, Unruhe, Hitzschlag, Diarrhoe infolge von Infektion). Gerötete Augen, dickes, gelbes Bronchialsekret, eine dunkelrote Zunge mit violetter Zungenspitze und gelbem trockenem Belag, zeigen sich hier genauso wie eine Oligurie mit konzentriertem Urin sowie trockener, verknoteter Stuhl. Die Sprache ist verwirrt.
- **Charakteristika:** die Hitze kann sich manifestieren als zentralnervöse Komplikationen (Delir, Krampfanfälle), Flüssigkeitsverlust, ebenso an der Haut z. B. als Abszesse, Furunkel.
- **Therapeutische Beeinflussung** (Hitze ausleitende Punkte):
  – Ying-Quellenpunkte: Di 10, Di 11, Mi 10, Ma 40, Ma 44, Le 8, 3E 5, 3E 6, Bl 40, Du Mai 14
  – Leitbahnenendpunkte

Wind (Holz)

- **Energetische Prinzipien:** Wind (Holz) zählt zu den gefährlichsten exogenen Energien und wird mit Muskel- und Sehnenschmerz mit Paresen, Tics, Lähmungen, Bewegungseinschränkung in Verbindung gebracht. Als Yang-Faktor sind v. a. die Körperoberfläche und der obere Teil des Körpers betroffen.
- **Charakteristika:**
  – Typisch für Wind-Störungen ist das plötzliche Auftreten der Beschwerden, wechselnde Lokalisation und Symptomatik, helle, elektrisierende Schmerzen, bevorzugt treten neurologische Störungen auf.
  – Typische Kombinationen mit anderen pathogenen Faktoren sind z. B. Wind-Kälte- (Grippe im Frühstadium) und Wind-Hitze-Erkrankungen (Urticaria).

2.1.3 Therapeutische Prinzipen zur Energetik der TCM

- **Therapeutische Beeinflussung** (Wind ausleitende Punkte):
  - Di 4, Le 3 („vier Türen des Windes")
  - 3E 17, Di 11, Gb 12, Gb 20, Gb 21 und andere am Schädel lokalisierte Punkte des Gallenblasen-Meridians, Du Mai 14, Du Mai 16, Bl 10, Bl 12 (Kopf, Nacken, ZNS)
  - Gb 30, Gb 31, Gb 34, Bl 60 (untere Extremität, LWS)

Feuchtigkeit (Erde)

- **Energetische Prinzipien:** Feuchtigkeit verursacht typische Spätsommer-Erkrankungen. Assimilations- und Integrationsprozesse werden gehemmt oder sind überlastet (Lähmungen, Schwellungen, Abgeschlagenheit, Gefühl der Schwere, Hauterkrankungen), schwere und feuchte Luft bewirken eine Zirkulationshemmung der Lebensenergie (Qi). Feuchtigkeit steht dem Yin nahe und kann sowohl im Körperinneren entstehen als auch von außen in den Körper eindringen.
- **Charakteristika:** zäh, beschwerend; Schwellungen; Benommenheitsgefühl (wie in Watte gehüllt oder wie bandagiert), dumpfe, schlecht lokalisierbare Schmerzen, Taubheitsgefühl
- **Therapeutische Beeinflussung** (Feuchtigkeit und Schleim ausleitende Punkte):
  - Mi 6, Ren Mai 9, Ren Mai 12
  - Ma 36, Ma 40, Bl 20, Bl 21, Gb 34
  - Ren Mai 22 (obere Luftwege und Thorax)

Trockenheit (Metall)

- **Energetische Qualität:** Trockenheit tritt in Kombination mit Wind und Hitze auf und erzeugen entsprechende Krankheitsbilder mit besonderer Beziehung zum Atemsystem. Trockenheit (Yin-Faktor) ist als äußerer pathogener Faktor in unseren Breitengraden vergleichsweise selten.
- **Charakteristika:** Lungenerkrankungen (trockener Husten)
- **Therapeutische Beeinflussung:** Trockenheit wird bevorzugt im Rahmen eines Yin-Mangels phytotherapeutisch behandelt

Beeinflussung der inneren pathogenen Faktoren

Emotionale Faktoren werden in Abgrenzung zu den bioklimatischen Faktoren als innere Krankheitsursachen bezeichnet. Theoretisch werden allen fünf Zang-fu-Organen (➤ Tab. 2-2) verschiedene Emotionen zugeordnet, doch sind die Milz, die Leber sowie das Herz als Zentrum der affektiven und intellektuellen Wahrnehmung besonders häufig betroffen.

Ärger beeinträchtigt v. a. die Leber und lässt das Leber-Qi steigen (Rötung des Gesichts und der Augen, Kopfschmerzen, Blutdruckanstieg)

- **Übererregung** und **Stress** beeinträchtigen besonders das Qi des Herzens, in leichten Fällen sind Konzentrationsstörungen, in schwereren Fällen Unruhezustände, Schlafstörungen und sogar Geisteskrankheiten die Folge
- **Sorge** und **übermäßiges (Nach-)Denken** über Probleme betreffen die Milz, eine Qi-Schwäche äußert sich in folgenden Symptomen: Müdigkeit, Schlafstörungen oder Vergesslichkeit, Leistungsknick, dyspeptische Beschwerden, möglicherweise kann ein Blut-Mangel und Störungen des Herzens (z. B. Palpitationen) auftreten.
- **Kummer** und **Sorge** betreffen v. a. die Lunge; Infektlabilität, Depressionen, Kurzatmigkeit oder sogar Asthma können die Folge sein.

Beeinflussung der Qi-Störungen

Störungen des Qi können generalisiert auftreten oder sich auf bestimmte Funktionskreise beziehen. Während der TCM die Vorstellung fremd ist, dass es im Körper zu viel aufrechtes, gesundes Qi geben könnte, kommt ein Mangel an Qi – generalisiert oder auf einzelne Organe beschränkt – relativ häufig vor.

Qi-Schwäche

- **Unspezifische Allgemeinsymptome:** Müdigkeit, Blässe, spontanes Schwitzen am Tag, Schwächegefühl, schwacher Puls.
- **Spezifische Symptome:** je nach Organbeteiligung zusätzlich z. B. Palpitationen (Herz), Kurzatmig-

keit (Lunge), Dyspepsie (Milz) oder Rückenschmerzen (Niere)

Qi-Stagnation

Eine Qi-Stagnation unterbricht den natürlichen Fluss des Qi:
- **Lokale Störung** (im Meridian oder Organ): kolikartig an- und abschwellende Schmerzen mit Druck und Spannungsgefühl sorgt (Nierenkolik, Gallenkolik)
- **Systemische Störung:** Kopfschmerzen (Migräne) sowie unspezifische Allgemeinsymptome, zusätzlich Symptome an verschiedenen Organen

Störungen der Qi-Ausbreitungsrichtung

Qi-Störungen treten auch auf bei **gegenläufigem** oder **rebellierendem Qi** sowie bei **sinkenden Qi**, d. h. bei Ausbreitungsrichtung, die der physiologischen Bewegungsrichtung entgegenlaufen (➤ Tab. 2-3):
- Das Milz-Qi steigt auf und hält die Organe an ihrem Platz.
- Das Magen-Qi steigt ab und sorgt für die Verdauung des Speisebreis.
- Das Lungen-Qi hat ebenfalls eine absteigende Ausbreitungsrichtung.

Akupunkturpunkte mit Einfluss auf das Qi

Störungen in der Ausbreitungsrichtung des Qi können durch Nadelung folgender Punkte therapeutisch beeinflusst werden (➤ Tab. 2-4).

Tab. 2-3 Störungen der Qi-Ausbreitungsrichtung

Pathologische Qi-Ausbreitung	Symptomatik
Sinkendes Milz-Qi	Prolaps innerer Organe, Bindegewebsschwäche
Rebellierendes Magen-Qi	Sodbrennen, Erbrechen, Schluckauf
Rebellierendes Lungen-Qi	Husten
Abnorme Aufwärtsbewegung des Leber-Qi	Kopfschmerzen, rote Augen, Wutanfälle, Blutdruck-Entgleisungen

Tab. 2-4 Akupunkturpunkte zur Einflussnahme auf Störungen des Qi

Sog. Hui-Punkte des Qi	Qi-bewegende Punkte	Qi-auffüllende Punkte
• 3E 5 • Ma 36 • Ren Mai 6 • Mi 6 • Ren Mai 17	• Pe 6 • Du Mai 20 • 3E 5 • Gb 41 • Le 3	• Du Mai 12, Ren Mai 17 ➤ Lunge, Thorax • Ren Mai 4, Bl 23, Ni 7 ➤ Niere • Ren Mai 6, Ma 36 ➤ Milz • Ren Mai 12 ➤ Fu-Organe • 3E 5 ➤ Wei-Qi

Beeinflussung der fünf Wandlungsphasen

Um eventuelle Ursachen einer Erkrankung behandeln zu können, müssen entsprechend der fünf Wandlungsphasen die beeinflussenden Faktoren ausgemacht werden. Es gibt ursprünglich drei (nach anderer Betrachtung auch vier) verschiedene Wechselbeziehungen im System der fünf Wandlungsphasen (➤ Abb. 2-1):
- Tonisierungszyklus (Sheng-Zyklus) und hemmender Zyklus (He-Zyklus): Diese beiden ersten Zyklen entsprechen dem natürlichen Gleichgewicht von Regulation und Gegenregulation.
- Überwältigungszyklus (Wu-Zyklus) und Unterdrückungszyklus (Cheng-Zyklus), die pathologische Wechselbeziehungen wiedergeben.

Tonisierungszyklus (Sheng-Zyklus)

Aus Sicht der TCM gibt es folgende Zusammenhänge zwischen den Organen: Ein fördernder Einfluss besteht zwischen
- **Leber und Herz:**
  - z. B. über Stoffwechselprozesse wie Synthese von Glykogen, Eiweißen, Triglyzeriden
  - Tonisierend auf Leber-Meridian einwirken: Tonisierungspunkt Le 8 und Quellpunkt Le 3 alle 3 Tage nadeln
- **Herz und Milz:**
  - z. B. blutabbauende und regulierende Wirkung, Auftreten von Milztumor bei Herzerkrankungen sowie Thrombozytopenie oder Leukosen

2.1.3 Therapeutische Prinzipen zur Energetik der TCM

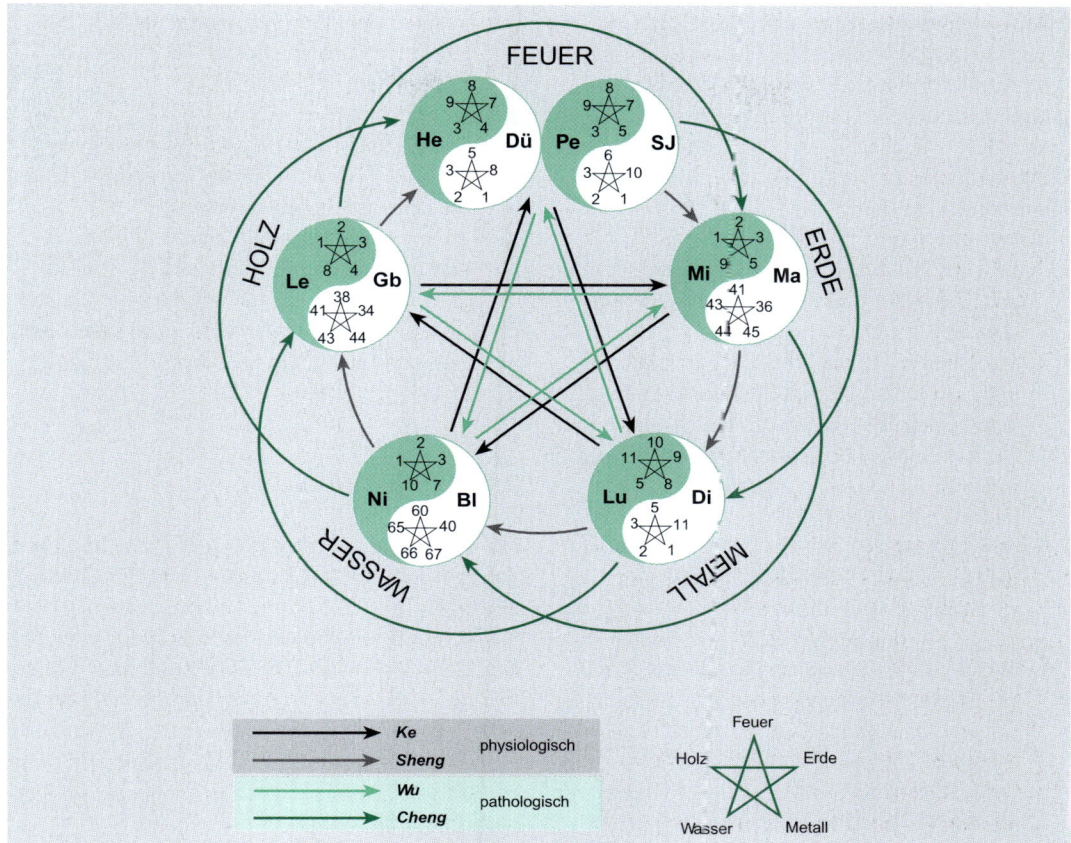

Abb. 2-1 Dynamische Beziehungen zwischen den fünf Elementen

- Tonisierend auf Herz-Meridian einwirken: Tonisierungspunkt He 9 und Quellpunkt He 7 alle 3 Tage nadeln
- **Milz und Lunge:**
  - Einfluss auf Gerinnungsfaktoren, Regulierung der Knochenmarkfunktion, Verhinderung embolischer Prozesse, welche die Lunge schädigen können.
  - Tonisierend auf Milz-Meridian einwirken: Tonisierungspunkt MP 2 und Quellpunkt MP 3 alle 3 Tage nadeln
- **Lunge und Niere:**
  - Regulierung des pH-Werts (Azidose/Alkalose) optimiert Nierenfunktion für Wasser- und Elektrolythaushalt
  - Tonisierend auf Lungen-Meridian einwirken: Tonisierungspunkt und Quellpunkt Lu 9 alle 3 Tage nadeln

- **Niere und Leber:**
  - Bei Nierenerkrankungen können die Transaminasen ansteigen, es folgt Hyperlipämie, bei Proteinurie erfolgt vermehrte Ausscheidung von α- und β-Globulinen
  - Tonisierend auf Nieren-Meridian einwirken: Tonisierungspunkt Ni 7 und Quellpunkt Ni 3 alle 3 Tage nadeln

Hemmender Zyklus oder Überwältigungszyklus

Dem hemmenden Zyklus (= Überwältigungszyklus) zufolge kontrolliert das Element Holz das Element Erde (gräbt sie um), Feuer (Herz) schmilzt Metall (Lungen), Erde (Magen) bedeckt Wasser (Nieren), Metall (-Axt, Lungen) fällt Holz (Leber), Wasser (Nieren) löscht Feuer (Herz). Mit dem hemmenden

Zyklus werden Störungen diagnostisch erfasst, bei denen die zu kontrollierende Phase gegen ihre zu schwache Kontrollphase „revoltiert". Im Überwältigungszyklus bestehen Beziehungen zwischen Leber und Niere, zwischen Niere und Lunge, zwischen Lunge und Milz, zwischen Milz und Herz sowie zwischen Herz und Leber.

- **Leber und Niere:**
  - Lebererkrankungen (Hepatitis), Pilzvergiftungen, Gelbfieber und Gicht bedingen Nierenbelastung.
  - Sedierend auf Leber-Meridian einwirken: Sedierungspunkt Le 2 und Quellpunkt Le 3 nadeln (1-mal pro Woche), zusätzlich tonisierend auf Nieren-Meridian einwirken: Tonisierungspunkt Ni 7 und Quellpunkt Ni 3 ebenfalls nadeln (1-mal pro Woche)
- **Niere und Lunge:**
  - Bei Urämie oder Niereninsuffizienz kommt es zur Schädigung des Antiatelektase-Systems der Lunge, Störung der Druckbilanz zwischen kapillaren und pulmonalem Parenchym (Verlängerung der Diffusionsstrecken), interstitiellem Ödem und Spontanatelektase mit Infektanfälligkeit der Lunge
  - Sedierend auf Nieren-Meridian einwirken: Sedierungspunkt Ni 1 (schmerzhafter Einstich – Patient vorwarnen) und Quellpunkt Ni 3 nadeln (1-mal pro Woche), zusätzlich tonisierend auf Lungen-Meridian einwirken: Tonisierungspunkt und Quellpunkt Lu 9 ebenfalls nadeln (1-mal pro Woche)
- **Lunge und Milz:**
  - Bronchiektasien und Lungentuberkulose können zur Mikrothrombenbildung und Milz-Amyloidose führen.
  - Sedierend auf Lungen-Meridian einwirken: Sedierungspunkt Lu 5 nadeln (1-mal pro Woche), zusätzlich tonisierend auf Milz-Meridian einwirken: Tonisierungspunkt MP 2 und Quellpunkt MP 3 ebenfalls nadeln (1-mal pro Woche)
- **Milz und Herz:**
  - Bei Milztumoren kommt es infolge Pfortaderstaues, Zytopenien oder myeloischer Leukosen zu Herz-Kreislauf-Belastungen.
  - Sedierend auf Milz-Meridian einwirken: Sedierungspunkt MP 5 und Quellpunkt MP 3 nadeln (1-mal pro Woche), zusätzlich tonisierend auf Herz-Meridian einwirken: Tonisierungspunkt He 9 und Quellpunkt He 7 ebenfalls nadeln(1-mal pro Woche)
- **Herz und Leber:**
  - Eine Rechtsherzinsuffizienz führt zur Belastung der V. cava und damit zum Rückstau in die Leber mit Leberschwellung.
  - Sedierend auf Herz-Meridian einwirken: Sedierungspunkt und Quellpunkt He 7 nadeln (1-mal pro Woche), zusätzlich tonisierend auf Leber-Meridian einwirken: Tonisierungspunkt Le 8 und Quellpunkt Le 3 ebenfalls nadeln (1-mal pro Woche)

2.1.4 Fülle und Leere

Die TCM unterscheidet Fülle- und Leere-Störungen, die sich als Folge einer Störung der Umwandlung, Zirkulation oder Zufuhr bzw. Ausscheidung von Stoffen und Stoffwechselprodukten (z. B. Nahrungsmittel, Sauerstoff) entwickeln. Bei Fülle-Zuständen befindet sich ein Aspekt (Yin oder Yang) im Übermaß, der andere (Yang oder Yin) im Normalzustand. Bei einem Leere-Zustand liegt bei einem Aspekt (Yin oder Yang) eine Schwäche vor, während der Gegenpol im Normalzustand ist.

Verschiedene Krankheitssymptome lassen sich nach Yin- bzw. Yang-Eigenschaften klassifizieren: demnach sind Anzeichen von Hitze (Fieber) oder Erregung Ausdruck einer Yang-Dominanz, während sich ein Überwiegen von Yin in Frösteln, Schläfrigkeit oder starker Sekretion äußern können. Die folgenden Leitkriterien lassen sich aufstellen:

- **Yang:** Feuer, heiß, rastlos, unruhig, trocken, hart, Erregung, schnell, nicht-substanziell, Transformation, Wandel
- **Yin:** Wasser, kalt, ruhig, feucht, weich, Hemmung, langsam, substantiell, Bewahrung, Speicherung

Auch der Verlauf einer Krankheit lässt Rückschlüsse auf seine tiefere Ursache zu: Akute Krankheiten, solche die sich schnell verändern oder plötzlich beginnen, deuten auf ein Dominieren des Yang hin, während chronische, schleichende oder langsam beginnende Krankheiten ein Überwiegen des Yin anzeigen. Letztlich zielt jede Behandlungsmaßnahme auf eine der vier folgenden Strategien ab:

- **Yang stärken** insbesondere durch roborierende Maßnahmen, wie z. B. Aufbauspritzen als i.m.-Injektionen (Calycast-Injektopas + Ginseng-Injektopas + 1 Vitamin B_{12}) 2-mal pro Woche, zusätzlich Gelum Tropfen (3 × 20 Tr.)
- **Yin stärken** durch regenerierende Maßnahmen, z. B. Infifer Tropfen (4 × 20 Tr., ca. 4 Wo.)
- **Yang-Fülle** beseitigen durch kühlende Maßnahmen, wie Wickelanwendungen
- **Yin-Fülle** beseitigen durch kohlenhydratarme Ernährung

Fülle-Störungen

Yang-Fülle

- **Ursachen:** äußere pathogene Faktoren (Hitze, Wind, Kälte)
- **Charakteristische Zeichen:**
  - Die Yang-Fülle äußert sich in Hektik und Hyperaktivität. Auch akute Entzündungen mit den Zeichen von Rubor, Tumor, Calor, Dolor sind Zeichen einer solchen Störung.
  - Druck und Wärme – in manchen Fällen auch Bewegung – wirken sich auf die betroffene Region ungünstig aus.
  - Verquellungszonen, verkürzte Muskulatur, rote Gesichtsfarbe oder lauter, rascher Atem
- **Therapie:** Kälteanwendung (Wickel), Sedierungspunkte nadeln.

Yin-Fülle

- **Ursachen:** äußere pathogene Faktoren (Kälte), kalte Nahrungsmitteln, zu wenig Warmes
- **Charakteristische Zeichen:**
  - Krankhafte Gewichtszunahme und/oder Lymphstau, bzw. venöser Rückstau
  - Blaurotes, aufgedunsenes Gesicht, reichlich Schleimbildung und dicker Zungenbelag
- Therapie: Aderlass (Mikroaderlass ➤ Kap. 1.1.7), Kälteanwendung (Wickel), Sedierungspunkte nadeln

Leere-Störungen

Yang-Leere

- **Ursachen:** Lebensweise, Raubbau, längere akute Erkrankung
- **Charakteristische Zeichen:**
  - Funktionseinschränkungen, wie beispielsweise bei einer versteiften Arthrose, Paresen nach Apoplexie
  - Kalte Extremitäten und kalter Schweiß sowie Müdigkeit am Tag
- **Therapie:** Moxa-Behandlung (als Yang-Zuführung) ist indiziert, Tonisierungspunkte nadeln, Aufbauspritze

Yin-Leere

- **Ursachen:** innere pathogene Faktoren, längere Allgemeinerkrankung
- **Charakteristische Zeichen:** allgemeine körperliche Erschöpfung. Zeichen sind anämische Hautfarbe, livide Verfärbung von Lippen und Fingernägeln, Gewebserschlaffung, z. B. infolge von Mangelernährung oder konsumierenden Krankheiten und eine Exsikkose.
- **Therapie:** Tonisierungspunkte nadeln, Infifer (3 × 30 Tr.)

> **TIPP**
> - Zuerst den geschwächten Meridian tonisieren. Erfolgt kein Ausgleich, wird der in Fülle befindliche Meridian sediert („Ableitung von Energie").
> - Bei einem Übermaß an Yin (Yin-Fülle, beispielsweise lymphatische oder venöse Stase, Zyanose) das geschwächte Yang tonisieren.
> - Die Akupunktur-Therapie ist immer am wirkungsvollsten, wenn sie zu jener Tageszeit erfolgt, in der das Yang oder Yin in energetischer Zunahme begriffen ist. Für Yang ist das der Morgen, für Yin der Abend.

2.1.5 Asymmetrien

Zusätzlich zu den Fülle- und Leere-Zuständen benennt die TCM weitere Energiebalancestörungen, die zum einen die Entwicklung der Pathologie klassifizieren und sich zum anderen als topographische oder energetische Asymmetrien auswirken können.

Topographische Asymmetrien

Rechts-links-Regel

In der Rechts-links-Regel ist die Beziehung von rechts und links unter dem Aspekt der Fülle- und Leere-Zustände zu betrachten. Bei akuten Schmerzen hat es sich bewährt, beim kontralateralen Meridian den korrespondierenden Punkt des maximalen Schmerzes zu nadeln.

> **TIPP**
> - Bei akuten Schmerzen im Schultergelenk (z. B. im Gebiet des Punktes 3E 14) wird kontralateral am Punkt Gb 34 behandelt.
> - Bei chronischen Erkrankungen ist eine ipsilaterale Behandlung zu empfehlen. Bei begrenzten Arealen, wie z. B. Schulter, sind allerdings auch mit kontralateraler Nadelung Erfolge zu erzielen.
> - Bei akuter Epikondylopathie werden Di 10 und Di 11 auf der Seite der Hypofunktion (Leere) akupunktiert.
> - Bei akuter Gonalgie und akuter Coxalgie werden Gb 37 kontralateral angewendet.

Außen-Innen-Regel

Entsprechend der Regel, dass Yin-Meridiane an der Körperinnenseite und Yang-Meridiane an der Außenseite verlaufen, gehen die als Funktionskreis gekoppelten Meridiane an den Extremitäten ineinander über und manifestieren jeweils an deren Außenseite (Streckseite) den Yang- und an der Innenseite (Beugeseite) den Yin-Aspekt.

Es gibt folgende **„gekoppelten" Meridiane**:
- Lunge – Dickdarm = Yin – Yang
- Magen – Milz = Yang – Yin
- Herz – Dünndarm = Yin – Yang
- Blase – Niere = Yang – Yin
- Perikard – 3-Erwärmer = Yin – Yang
- Galle – Leber = Yang – Yin

Ein Ausgleich zwischen den gekoppelten Meridianen ist in beiden Richtungen nach dem Prinzip der reziproken Innervation der Antagonisten über den jeweiligen **Durchgangspunkt (= Luo-Punkt)** möglich. Diese Regel hilft besonders bei der Behandlung von Yin- und Yang-Balancestörungen in den Kopplungsmeridianen.

- Handelt es sich um einen Hypertonus der Muskulatur unter einem Yang-Meridian (Streckseite), kann durch Nadelung des Luo-Punkts des Yin-Partners der Tonus der Muskulatur unter dem Yin-Meridian (Beugeseite) zunehmen.
- Der Tonus des Yang-Meridians nimmt in gleichem Maße ab. Die Wirkung lässt sich, durch Mitbehandlung des Quellpunkts des in Hyperfunktion befindlichen Meridians, verbessern.

Durch diese Behandlung kann eine Balance zwischen agonistischer und antagonistischer Muskulatur hergestellt und eine Dysbalance in den Kopplungsmeridianen ausgeglichen werden – z. B. kann eine Yang-Fülle im Blasen-Meridian als hochakute Zystitis durch eine Nadelung des Luo-Punkts des Nieren-Meridians Ni 4 beeinflusst werden.

> **TIPP**
> - Optimale Behandlungsergebnisse können erzielt werden durch die Nadelung von Luo-Gruppenpunkten, in diesem Fall kann auf die Nadelung der Luo-Punkte der Meridiane (> oben) verzichtet werden.
>   – Pe 5 = für die Arm-Yin-Gruppe (Lu, Pe, He)
>   – 3E 8 = für die Arm-Yang-Gruppe (Dü, 3E, Di)
>   – Gb 39 = für die Bein-Yang-Gruppe (Bl, Gb, Ma)
>   – MP 6 = für die Bein-Yin-Gruppe (Mi, Le, Ni)
> - Ein Ausgleich kann auch geschaffen werden durch den Luo-Punkt des in Hyperfunktion („Fülle") befindlichen Meridians und den Quellpunkt des in Hypofunktion („Leere") befindlichen Meridians.

Energetische Asymmetrien

Mutter-Sohn-Regel (Sheng-Zyklus)

Die Mutter-Sohn-Regel oder der **Sheng-Zyklus** innerhalb der fünf Wandlungsphasen veranschaulicht, wie sich die Elemente und Organe gegenseitig ernähren. Jede Phase im Zyklus fördert die folgende.
- Das Feuer bildet Asche und nährt somit die Erde.
- Die Erde bringt Erze und Mineralien hervor und nährt damit das Metallelement.
- Das Metall dient zum Graben von Brunnen und kann zu Flüssigkeit geschmolzen werden und nährt somit das Wasserelement.
- Das Wasser nährt die Pflanzen und damit das Holzelement.
- Das Holz wiederum nährt das Feuer.

Auf die Meridiane bezogen bedeutet der Shen-Zyklus, dass ein Meridian bzw. Organ dem nachfolgenden Organ Energie gibt. Diese Regel wird erfahrungsgemäß bei chronischen Erkrankungen angewendet. Sie ist auch bei den Umläufen anwendbar. Der sich im Hypofunktionszustand befindliche Meridian und der im Umlauf vorausgehende Meridian wird **tonisiert** bzw. bei Hyperfunktion **sediert** (➤ Tab. 2-5).

- Durch Nadelung der Mutterpunkte und Sohnpunkte auf den Meridianen, kann der Energiefluss von der Mutter zum Sohn gefördert werden.
- Hat eine Mutter selbst zu wenig Energie oder ist in einem Zustand von Dominanz egoistisch, wird das Kind/der Sohn nicht ausreichend ernährt und es kommt zu Mangel- und Schwächesymptomen. Bei Symptomen, die mit einem hypotonen Zustand des Meridians assoziiert sind, muss der im Sheng-Zyklus vorangehende Meridian durch Nadelung des Tonisierungspunkts tonisiert werden (➤ Tab. 2-5). Die Wirkung wird verstärkt durch Nadelung der Anfangs- und Endpunkte des Meridians.
- Beispiel zur Tonisierung: Der Blasen-Meridian sei in Hypofunktion (z. B. Blaseninsuffizienz) und soll „angefüllt" werden. Dieser Meridian ist der „Sohn", des vorangehenden Dünndarm-Meridian der „Mutter". Zunächst wird die „Mutter tonisiert" (Tonisierungspunkt Dü 3). Die Wirkung wird verstärkt durch Hinzunahme der Anfangs- und Endpunkte des Dünndarm-Meridians (Dü 1 und Dü 19 = Harmonisierungspunkte). Anschließend werden der Tonisierungspunkt Bl 67, der ebenfalls Endpunkt ist, sowie die Anfangspunkte B 1 und B 2 punktiert.
- Beispiel zur Sedierung: Bei Frontalkopfschmerz ist die sedierende Wirkung von Ma 45 durch die zusätzliche Verwendung von Mi 5 zu verstärken.

Ehemann-Ehefrau-Regel

Diese Regel – es handelt sich um eine Oppositions- wie auch Harmonisierungsregel – wird zur Behandlung akuter Störungen und zur Pro- und Metaphylaxe innerer Krankheiten angewendet. Eine Sedierung eines Organs wird erreicht, indem man den Meridian des durch diese Regel in Beziehung stehenden Partners zugeordneten Funktionskreis tonisiert. Umgekehrt wird eine Tonisierung durch die Sedierung des Partner-Meridians erzielt.

> **TIPP**
> - Bei funktioneller Stenokardie oder hyperkinetischem Herzsyndrom kann zusätzlich zur Nadelung von He 7 (Quell- und Sedierungspunkt) sedierend auf das Herz eingewirkt werden, indem der Lungen-Meridian über Lu 9 (Quell- und Tonisierungspunkt) tonisiert wird.
> - Bei Asthma bronchiale kann die Wirkung des Sedierungspunkts Lu 5 durch Tonisierung des Herz-Meridians über He 9 verstärkt werden.
> - Wenn die sedierende Wirkung von Le 2 bei Hepatopathie verstärkt werden soll, wird Mi 2 zur Tonisierung des Milz-Meridians genadelt.
> - Ist die sedierende Wirkung von Ni 1 und/oder Ni 2 zu verstärken (z. B. bei einer Nierenkolik), ist der Tonisierungspunkt Pe 9 einzubeziehen.

Mittag-Mitternacht-Regel

Alle Meridiane unterliegen einem chronobiologischen Rhythmus. Jeder Meridian hat eine bestimmte Uhrzeit (24-Stunden-Rhythmus, ein Meridian besetzt zwei Stunden), zu der er maximal stimulierbar ist und am meisten Energie aufnehmen kann. Sich 12 Stunden gegenüberliegende Meridiane ergänzen sich in einer bestimmten Wirkung. Die Mittag-Mitternacht-Regel ist eine Oppositionsregel, sie wird bei akuten Störungen angewendet. Über den Mitternachts- bzw. Mittags-Meridian (auch Oppositions-Meridian genannt) können Füllezustände abgebaut werden. Insbesondere bei therapieresistenten Fällen ist die Beachtung dieser Regel vorteilhaft (➤ Tab. 2-6).

Tab. 2-5 Tonisierungs- und Sedierungspunkte der Meridiane

Meridiane	Tonisierungspunkt	Sedierungspunkt
Lunge	Lu 9	Lu 5
Perikard	Pe 9	Pe 7
Herz	He 9	He 7
Milz	Mi 2	Mi 5
Leber	Le 8	Le 2
Niere	Ni 7	Ni 1
Dickdarm	Di 11	Di 2
3 E	Sj 3	Sj 10
Dünndarm	Dü 3	Dü 8
Magen	Ma 41	Ma 45
Gallenblase	Gb 43	Gb 38
Blase	Bl 67	Bl 65

- Während der zweistündigen Maximalzeit des Meridians kann auf diesen über den Tonisierungs- und/oder Luo-Punkt des Oppositionsmeridians, der sich zu dieser Zeit in Hypofunktion befindet, auf den Meridian, der seine Maximalzeit hat, eingewirkt werden.
- Der Mitternacht-Mittag-Durchgang wird auch als Yang-Zeit (stabilere Reaktionslage), der Mittag-Mitternacht-Durchgang als Yin-Zeit (schwächere Reaktionslage) betrachtet. Man kann aber auch zu jeder Tag- und Nachtzeit über den Oppositions-Meridian Hyper-Funktionszustände („Fülle") abbauen.

Tab. 2-6 Maximalzeit der Meridiane und entsprechende Tonisierungspunkte

	Meridiane	Maximalzeit	Tonisierungspunkt
Hand-Yin	Lunge	3–5 Uhr	Lu 9
	Perikard	19–21 Uhr	Pe 9
	Herz	11–13 Uhr	He 9
Fuß-Yin	Milz	9–11 Uhr	Mi 2
	Leber	1–3 Uhr	Le 8
	Niere	17–19 Uhr	Ni 7
Hand-Yang	Dickdarm	5–7 Uhr	Di 11
	3 E	21–23 Uhr	Sj 3
	Dünndarm	13–15 Uhr	Dü 3
Fuß-Yang	Magen	7–9 Uhr	Ma 41
	Gallenblase	23–1 Uhr	Gb 43
	Blase	15–17 Uhr	Bl 67

TIPP
- Bei Hüftgelenkserkrankungen können die Schmerzen im Hüftgelenk (Gallenblasen-Meridian) über den Herz-Meridian – He 9 (Tonisierungspunkt) und/oder He 5 (Luo-Punkt) – durch das Einwirken auf den Gallenblasen-Meridian beseitigt werden.
- Bei Hyper-Funktionszuständen („Fülle") der Rückenmuskulatur im Gebiet des Blasen-Meridians können die Schmerzzustände über den Luo-Punkt des Lungen-Meridians, Lu 7 und/oder den Tonisierungspunkt Lu 9, beeinflusst werden.
- Bei Kreuzschmerzen kann diese Kombination zur Routinetherapie werden.
- Bei **akuten Erkrankungen** bevorzugt Punkte in der Peripherie des erkrankten Gebietes, z. B. Grenzpunkte (= Xi-Punkte) wählen – Xi steht für Zwischenraum oder Spalt, wo sich nach Vorstellungen der TCM die Sammelstelle des Qi des Meridians befindet. Die Xi-Punkte geben bei der Nadelung „blockierte" in den Sammelstellen fixierte Energie frei.
- Die Alarmpunkte (Mu-Punkte) können insbesondere bei akuten inneren Erkrankungen zusätzlich zu den Grenzpunkten mitgenadelt werden, da sie aufgrund der viszero-kutanen Reflexe oft druckempfindlich sind.
- Bei **chronischen Erkrankungen** kommen bevorzugt Punkte infrage, die in Beziehung zum Zentrum des erkrankten Gebietes stehen. Diese sind:
  – Quellpunkte (= Yuan-Punkte): wirken vegetativ ausgleichend und sind geeignet zur Tonisierung und Sedierung. Sie sind auch angezeigt bei Erkrankungen parenchymatöser Organe.
  – Durchgangspunkte (= Luo-Punkte): dienen der Regulation von Funktionsstörungen innerer Organe. Bei Beschwerden, die durch extreme Wetterverhältnisse ausgelöst werden, sollte der Durchgangspunkt nicht genadelt werden (Verschlimmerung der Beschwerden).
  – Zustimmungspunkte (= Shu-Punkte): stellen eine segmentale Beziehung zu zugeordneten inneren Organen dar. Die entsprechenden Reaktionspunkte am Rücken verwendet man nach segmentalen Gesichtspunkten entsprechend den Head-Zonen.
- Pyknische und athletische Konstitutionen, die auch als Shi-Typen bezeichnet werden, sollten bevorzugt mit Fernpunkten behandelt werden.
- Leptosome und asthenische Typen, auch als Xu-Typen bezeichnet, werden überwiegend mit Nahpunkten behandelt. Auch bei älteren Patienten sind vornehmlich Nahpunkte angezeigt.
- Bei Patienten, deren Beschwerden längere Zeit bestehen und die in akutem Zustand zur Behandlung kommen, sind sowohl Fern- als auch Nahpunkte zu nadeln, unabhängig vom Konstitutionstyp.

2.2 Pathogenetische Grundmuster und Kausalketten

Nicht selten hat eine Erkrankung eine multifaktorielle Genese und erfordert eine ebenso vielschichtige Therapie. Insbesondere bei Patienten, die an chronischen Erkrankungen leiden, ist die Bestimmung der Krankheitsursachen und beeinflussenden Faktoren nicht immer einfach. Will zudem eine kausale Therapie durchgeführt werden, gilt es die hochkomplexen Beziehungen zwischen den vordergründigen Beschwerden und den diese verursachenden Faktoren aufzuspüren.

2.1.5 Asymmetrien

Exkurs

Stellenwert der pathogenetischen Grundmuster

Der folgende Exkurs dient dazu, die Praxisrelevanz der pathogenetischen Grundmuster und Kausalketten aufzuzeigen, so dass diese als Arbeitsinstrument für die Suche nach der ursächlichen Störung verwendet werden können. Am Beispiel einer Gallenfunktionsstörung lässt sich deutlich machen, wie mit pathogenetischen Grundmustern zu arbeiten ist. Funktionsstörungen im Gallenabflusssystem, die durch eine Toxinbelastung infolge von Ernährungsfehlern, Medikamenten, toxischer Belastung und unter Umständen durch eine insuffiziente Gallenfunktion mit verursacht wurden, sind eine häufige Diagnose in der naturheilkundlichen Praxis. Hier muss berücksichtigt werden, dass Leber- und Pankreasfunktionen einen engen Zusammenhang im exkretorischen und inkretorischen Netzsystem zu dem Organ Galle darstellt. Sollte eines dieser Systeme ursächlich belastet sein, kommt es häufig zu einer Mitbeteiligung der anderen Systeme. Dies zeigt sich in der EAV häufig durch eine rechts- bzw. linksseitige Messwertveränderung, so dass z. B. bei Auffälligkeiten im linken Oberbauchquadranten auf einen Toxinschub z. B. aus dem linken Teil des Colon transversus zu schließen ist. Auch Störungen des gesamten absteigenden Kolons können über die V. mesenterica caudalis eine Reizsituation hervorrufen. Eine Pankreas-Leber-Gallenfunktionsstörung kann also induziert werden durch exokrine Insuffizienzen von Pankreas und Leber, durch inkretorische Funktionsstörungen, z. B. Diabetes mellitus, Störungen der neurohormonellen Achse können exkretorische Funktionsstörungen des Pankreas, aber auch durch Störungen des Dünn- und Dickdarms (z. B. bei Dyspepsien oder Dysbiosen) eine Pankreas-Leber-Gallenfunktionsstörung induzieren. Bei den häufig auftretenden Motilitätsstörungen, Schleimhautreizungen oder bei sich einer evtl. entwickelnden Obstipation oder Diarrhö muss also immer auch an eine Dysbiose gedacht werden. Ursache hierfür ist eine sehr starke toxische Resorption die z. B. durch eine Verschiebung der physiologischen Darmflora entsteht.

Die Vernetzungen machen deutlich, dass oft im Sinne eines spiralförmigen Krankheitsgeschehens die Leber-, Galle- und Pankreasfunktionsstörungen vernetzt mit Funktionsstörungen im Bereich Dünn- und Dickdarm-Regulation und ursächlich oft eine Vernetzung in die neurohormonelle Achse zu finden sind. Dies zeigt sich diagnostisch sehr häufig iridologisch durch Auffälligkeiten im Sinne einer hämatogenen Konstitution bzw. Mischkonstitutionsform. Häufig bestehen auch neurohormonelle Achsenzeichen (Hypophysen-Nebennierenachsenzeichen, thyreokardiale Achsenzeichen). Iridologisch lassen sich auch Auffälligkeiten in der ersten großen Zone und im Krausenverlauf (Zeichen für oft im Sinne Roemheld-Syndrom) erkennen.

Aus diesen Ausführungen wird deutlich, dass die ursächlichen gastrointestinalen Funktionsstörungen häufig zu Diaphragmareizungen und nachfolgend anderen Störungen führen können: Z. B. zu Störungen der Lymphabflussbehinderung durch Irritationen des Ductus thoracicus aber auch durch eine verstärkte Fäulnis- und Gasbildung (Roemheld-Syndrom). Auch unklare hypotone Kreislaufregulationsstörungen und Schwindelzustände können durch gastrointestinale Beschwerden bedingt sein (Verlauf des N. phrenicus). Zu berücksichtigen bei einem „gastrointestinalen Belastungsschwerpunkt" sind auch energetische Meridianbeziehungen zwischen den Kopfschleimhäuten und dem Gastrointestinaltrakt. Diese energetischen Beziehungen werden über den Milz-Pankreas-Meridian und seine Verbindungen zu weiteren Meridianen benutzt. Zahnärztlicherseits zeigen sich immer wieder Zusammenhänge zwischen Parodontose und gastrointestinalen Auffälligkeiten. Genauso ist zu beobachten, dass sich unklare Schmerzen im Mund-Zahn-Kieferbereich therapeutisch über die Behandlung des Gastrointestinalsystems verbessern. Diese Erfahrungen lassen das pathogenetische Grundmuster Oberbauch-Becken-Thorax und Kopfbereich verständlich werden. Am Beispiel einer Sinusitis wird deutlich, dass eine mögliche chronische Belastung von Pankreas und Leber für diese Prozesse verantwortlich sein kann, im weiteren Behandlungsweg wird über die energetische Störung des Blasen-Meridians der Zusammenhang zu möglichen Prostatitiden und rezidivierende Lumboischialgien deutlich. Da zwischen Pankreas und Prostata keine direkte energetische Beziehung besteht, muss geschlussfolgert werden, dass insbesondere Störungen im Blasen-Meridian vorliegen.

Eigene Praxiserfahrungen bestätigen die Zusammenhänge der pathogenetischen Grundmuster und Kausalketten eindrucksvoll und reproduzierbar. In der täglichen Arbeit fällt auf, dass auch bei verschiedenen Erkrankungen bestimmte Kausalketten immer wieder auftreten, d. h., dass verschiedene Krankheiten oft von nur einer einzigen Kausalkette verursacht werden. Nachfolgend sind die in der Praxis häufig vorkommenden Kausalketten und damit oft zu findende Erkrankungen dargestellt.

- Pankreas ↔ Prostata ↔ Ureter ↔ Niere → Hypertonie
- Pankreas ↔ Schilddrüse ↔ Hyperthyreose → Tachyarrhythmien
- Pankreas ↔ Galle u. Gallengänge ↔ Leber ↔ Dysbiose → Hauterkrankungen
- Pankreas ↔ Leber ↔ Magen ↔ Nasennebenhöhlen → Polyarthritis

Bei der Betrachtung solcher Kausalkettenmöglichkeiten, welche von nur einem belasteten Organ ausgehen, wird klar, dass der ätiologische Hintergrund sehr unterschiedlicher und terminologisch vielfältig bezeichneter Syndrome oft ein und derselbe sein kann und bei Benutzung solcher Modelle auch die Therapie erheblich erleichtert wird.

Da die Kausalketten nicht immer linear verlaufen, sondern vielfältige, netzartige Verknüpfungen darstellen, zeigt sich hier der Weg von dem linearen Kausalitätsdenken zu einem mehrdimensionalen, ganzheitlichen Denken in der Medizin.

2.2.1 Entwicklung

Das Konzept der pathogenetischen Grundmuster und Kausalketten wurde von dem Arzt und Zahnarzt Helmut Schimmel entwickelt. Ihm war bereits in den 70er-Jahren des 20. Jh. aufgefallen, dass viele chronische Erkrankungen gemeinsame pathogenetische Muster hatten. Davon ausgehend, dass der Organismus einem engen Kommunikationsgesetz folgt, das zwischen den Organen und den Meridianen auf energetischer Ebene besteht, beeinflussen Schwächen oder Krankheiten in einem Gebiet des Körpers andere Gebiete des Körpers durch Störungen oder Blockaden des Meridiansystems. Daher ist es mitunter schwierig, die eigentlichen Krankheitsursachen zu finden. In eine wirklich kausale Therapie müssen diese krankheitsverursachenden Faktoren jedoch in jedem Fall einbezogen werden.

Nach Schimmel erkrankt nicht nur ein Organ, sondern mehrere Organe können kausalkettenartig erkranken und so miteinander verbunden sein, wobei ein einziges Organ der aktuelle Symptomträger ist. So können z. B. bedrohliche Herzbeschwerden – auch mit infarktverdächtigen Hinweisen – durch eine toxische Pankreasbelastung bedingt sein. Wird, wie meist üblich ausschließlich Herz und Kreislauf behandelt, können Infarktrezidive die Folge sein.

2.2.2 Pathogenetische Grundmuster

Schimmels langjährige Erfahrungen haben gezeigt, dass die meisten Kausalketten und somit viele Erkrankungen kausal vom Bauch- und im Beckenraum ausgehen. Störungen und Erkrankungen an Leber, Gallengangssystem, Pankreas, Magen und Darm sowie an den Nieren können über vielfältige vegetativ-nervöse, aber auch über enzymatische und hormonelle und schließlich energetische Verbindungen mit anderen Organen und Organsystemen zu weiteren vielfältigen Störungen und Erkrankungen führen, insbesondere über das große Kommunikationsorgan, der „Matrix" (> Kap. 1.3.1). Sicherlich haben hier Aussagen wie: „Der Tod sitzt im Darm" ihren sinnhaften Ursprung. Wenn man die anderen Körperetagen bezüglich ihrer vom Bauch abhängigen Beschwerdehäufigkeit einteilt, so wäre als erstes der Kopf, dann Thorax und schließlich das Becken und die Extremitäten zu nennen.

Gallenwege, Leber und Harnwege/Nieren

Das **Grundmuster 1** nach Schimmel (➤ Abb. 2-2) formuliert Zusammenhänge zwischen dem Stoffwechselorgan Leber, der Gallenblase, den Gallenwegen, dem Pankreas und den für die Ausscheidung zuständigen Organen Ureter und Nieren.

- **Wechselseitige, lineare Beeinflussung** von **Leber/Galle-Pankreas:** Störungen in den intrahepatischen Gallenwegen führen zu Störungen im Pankreas oder umgekehrt.
- **Tonisierender bzw. hemmender Zyklus** von **Leber/Galle** und **Ureter/Nieren:** Zwischen dem intrahepatischen Gallengangssystem und den Uretern bestehen energetische Beziehungen (Mutter-Sohn-Beziehung über die Elemente Holz und Wasser), diese Beziehung ist durch Untersuchungen mit bioelektrischen Messverfahren z. B. die Elektroakupunktur nach Voll kontrollierbar. Klinisch lässt sich häufig ein hepato-renales Syndrom finden, wobei funktionelle Störungen der Nieren häufig die Folge sind. Ebenso findet sich z. B. die Entwicklung von Gallensteinen bei reduzierter Trinkmenge.

Meridianverbindungen:
- **NNH und Kopfschleimhäute** und **Ureter/Nieren:** Irritationen und Entzündungen der im Kopfbereich lokalisierten Schleimhäute, insbesondere der Nebenhöhlen, beeinträchtigen häufig über den Blasen-Meridian das urogenitale System.
- **Leber/Galle** und **Nasennebenhöhlen** und **Kopfschleimhäute:** Bei allen chronischen Oberbaucherkrankungen kann man dieses Grundmuster wiederfinden, da über den Gallenblasen-Meridian eine Verbindung in den Kopfhöhlenbereich hergestellt wird.

Leber, Gallenwege, Dünndarm und Dickdarm

Das **Grundmuster 2** nach Schimmel (➤ Abb. 2-3) bezieht zusätzlich zu Grundmuster 1 den Dünn- und Dickdarm ein, der durch Dysbiosen sowie durch Pankresfunktionsstörungen das System von Leber und Gallenwegen beeinflussen kann.

- **Wechselseitige, lineare Beeinflussung** von **Leber/Galle-Pankreas:** Störungen in den intrahepatischen Gallenwegen führen zu Störungen im Pankreas oder umgekehrt.
- **Tonisierender bzw. hemmender Zyklus:**
  - **Leber/Galle** und **Ureter/Nieren:** Zwischen dem intrahepatischen Gallengangssystem und den Uretern bestehen energetische Beziehungen (Mutter-Sohn-Beziehung über die Elemente Holz und Wasser), diese Beziehung ist durch Untersuchungen mit bioelektrischen Messverfahren z. B. durch die Elektroakupunktur nach

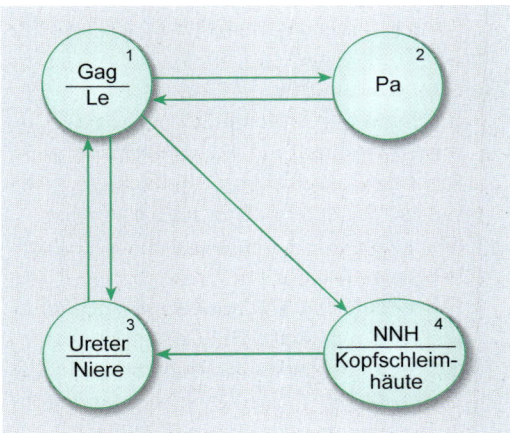

Abb. 2-2 Grundmuster 1 (nach Schimmel). Die Zahlen 1–4 geben die Häufigkeit der Muster in der Praxis an.

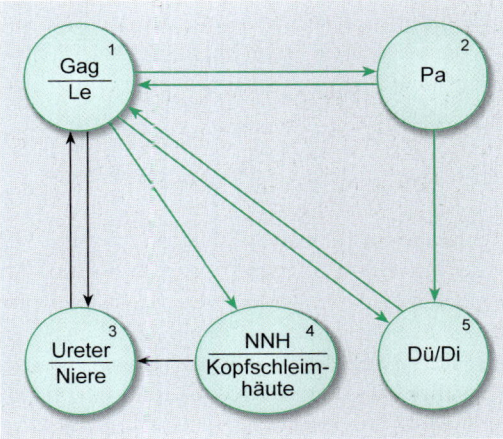

Abb. 2-3 Grundmuster 2 (nach Schimmel). Die Zahlen 1–5 geben die Häufigkeit der Muster in der Praxis an, die schwarzen Linien kennzeichnen ebenfalls die häufigen Verbindungen.

Voll kontrollierbar. Klinisch lässt sich häufig ein hepato-renales Syndrom finden, wobei funktionelle Störungen der Nieren häufig die Folge sind. Ebenso findet sich z. B. die Entwicklung von Gallensteinen bei reduzierter Trinkmenge.
– **Pankreas** und **Dünndarm/Dickdarm:** Pankreasfunktionsstörungen führen zu Störungen im Dünn- und Dickdarm. Dünn- und Dickdarmstörungen treten häufig als Dysbiosen auf und führen wiederum zu Leber-Galle-Belastungen und umgekehrt. Ursache hierfür sind häufig Eiweißfäulnisprozesse aufgrund zu hoher Nahrungsaufnahme sowie Fuselalkoholbildung durch Gärungsvorgänge. Als Folge davon wiederum ist die Leber mit zusätzlichen Toxinen belastet und die Schleimhäute im Kopfbereich werden über die Meridiane von Dick- und Dünndarm irritiert.
- **Tonisierender bzw. hemmender Zyklus** von **Leber/Galle** und **Ureter/Nieren:** ➤ Grundmuster 1
- **Meridianverbindungen:**
  – **NNH und Kopfschleimhäute** und **Ureter/Nieren:** Irritationen und Entzündungen der im Kopfbereich lokalisierten Schleimhäute, insbesondere der Nebenhöhlen, beeinträchtigen häufig über den Blasen-Meridian das urogenitale System.
  – **Leber/Galle** und **NNH und Kopfschleimhäute:** Bei allen chronischen Oberbaucherkrankungen kann man dieses Grundmuster wiederfinden, da über den Gallenblasen-Meridian eine Verbindung in den Kopfhöhlenbereich hergestellt wird.

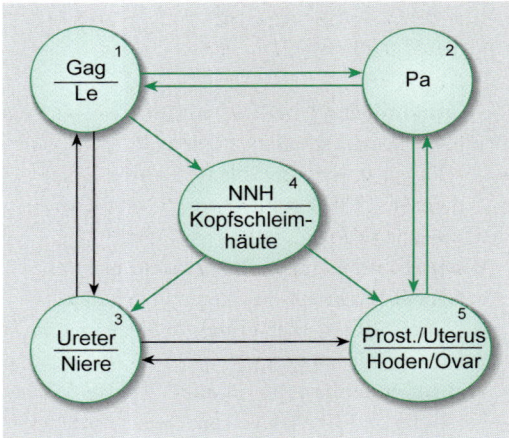

Abb. 2-4 Grundmuster 3 (nach Schimmel). Die Zahlen 1–5 geben die Häufigkeit der Muster in der Praxis an, die schwarzen Linien kennzeichnen ebenfalls die häufigen Verbindungen.

Leber/Galle und Urogenitalsystem

Das **Grundmuster 3** nach Schimmel (➤ Abb. 2-4) bezieht zusätzlich zu Grundmuster 2 (➤ oben) das genitale System ein. Störungen der Geschlechtsorgane können über spezielle Meridianverbindungen Verdauungsvorgänge (Pankreas) beeinflussen, zudem scheint über die embryonale Beziehung (Ektoderm) ein Zusammenhang zu bestehen zwischen Geschlechtsorganen und Nasennebenhöhlen.
- **Wechselseitige, lineare Beeinflussung** von **Leber/Galle-Pankreas:** Störungen in den intrahepatischen Gallenwegen führen zu Störungen im Pankreas oder umgekehrt.
- **Tonisierender bzw. hemmender Zyklus: Leber/Galle** und **Ureter/Nieren:** Zwischen dem intrahepatischen Gallengangssystem und den Uretern bestehen energetische Beziehungen (Mutter-Sohn-Beziehung über die Elemente Holz und Wasser), diese Beziehung ist durch Untersuchungen mit bioelektischen Messverfahren z. B. durch die Elektroakupunktur nach Voll kontrollierbar. Klinisch lässt sich häufig ein hepato-renales Syndrom finden, wobei funktionelle Störungen der Nieren häufig die Folge sind. Ebenso findet sich z. B. die Entwicklung von Gallensteinen bei reduzierter Trinkmenge.

Meridianverbindungen:
  – **NNH und Kopfschleimhäute** und **Ureter/Nieren:** Irritationen und Entzündungen der im Kopfbereich lokalisierten Schleimhäute, insbesondere der Nebenhöhlen, beeinträchtigen häufig über den Blasen-Meridian das urogenitale System.
  – **Leber/Galle** und **NNH und Kopfschleimhäute:** Bei allen chronischen Oberbaucherkrankungen kann man dieses Grundmuster wiederfinden, da über den Gallenblasen-Meridian eine Verbindung in den Kopfhöhlenbereich hergestellt wird.
  – **Pankreas** und **Geschlechtsorgane:** Diese Verbindung erklärt sich in erster Linie über die

energetische Verbindung zwischen dem Meridianverlauf Milz-Pankreas.
- **Nebenhöhlen** und **Geschlechtsorgane:** Chronische bakterielle Infektionen im Sinne von fokalen Belastungserscheinungen (Störherde) stellen über dieselbe Keimblattzugehörigkeit (entodermales Keimblatt) und die Streuung über die Schleimhäute eine Verbindung her zwischen Nebenhöhlen ↔ Prostata oder Nebenhöhlen ↔ Adnexen.
- **Ureter/Nieren** und **Geschlechtsorgane:** Diese Verbindungen erklären sich aus ihren Meridianverbindungen.

Leber, Gallenwege und Gallenblase, Darm und Urogenitalsystem

Das pathogenetische **Grundmuster 4** nach Schimmel (➤ Abb. 2-5) bezieht zusätzlich zu Grundmuster 3 (➤ oben) den Dünn- und Dickdarm mit ein. So können durch eine Darmdysbiose Infektionen und Pilzerkrankungen der Geschlechtsorgane hervorgerufen werden.
- **Wechselseitige, lineare Beeinflussung** von **Leber/Galle-Pankreas:** Störungen in den intrahepatischen Gallenwegen führen zu Störungen im Pankreas oder umgekehrt
- **Tonisierender bzw. hemmender Zyklus:**
  - **Leber/Galle** und **Ureter/Nieren:** Zwischen dem intrahepatischen Gallengangssystem und den Uretern bestehen energetische Beziehungen (Mutter-Sohn-Beziehung über die Elemente Holz und Wasser), diese Beziehung ist durch Untersuchungen mit bioelektischen Messverfahren z. B. durch die Elektroakupunktur nach Voll kontrollierbar. Klinisch lässt sich häufig ein hepato-renales Syndrom finden, wobei funktionelle Störungen der Nieren häufig die Folge sind. Ebenso findet sich z. B. die Entwicklung von Gallensteinen bei reduzierter Trinkmenge.
  - **Pankreas** und **Dünndarm/Dickdarm:** Pankreasfunktionsstörungen führen zu Störungen im Dünn- und Dickdarm. Dünn- und Dickdarmstörungen treten häufig als Dysbiosen auf und führen wiederum zu Leber-Galle-Belastungen und umgekehrt. Ursache hierfür sind

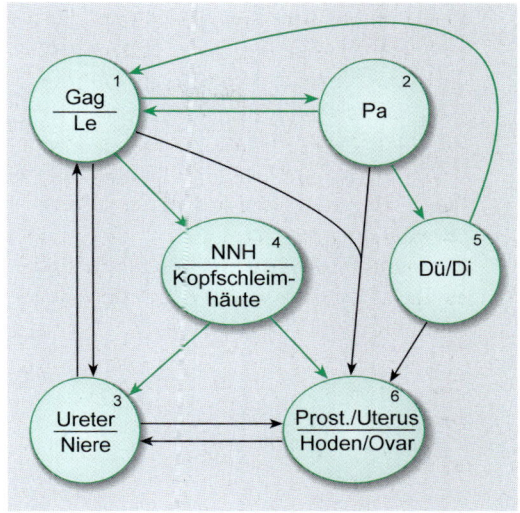

Abb. 2-5 Grundmuster 4 (nach Schimmel). Die Zahlen 1–6 geben die Häufigkeit der Muster in der Praxis an, die schwarzen Linien kennzeichnen ebenfalls die häufigen Verbindungen.

häufig Eiweißfäulnisprozesse aufgrund zu hoher Nahrungsaufnahme sowie Fuselalkoholbildung durch Gärungsvorgänge. Als Folge davon wiederum ist die Leber mit zusätzlichen Toxinen belastet und die Schleimhäute im Kopfbereich werden über die Meridiane von Dick- und Dünndarm irritiert.
- **Meridianverbindungen:**
  - **NNH und Kopfschleimhäute** und **Ureter/Nieren:** Irritationen und Entzündungen der im Kopfbereich lokalisierten Schleimhäute, insbesondere der Nebenhöhlen, beeinträchtigen häufig über den Blasen-Meridian das urogenitale System.
  - **Leber/Galle** und **NNH und Kopfschleimhäute:** Bei allen chronischen Oberbaucherkrankungen kann man dieses Grundmuster wiederfinden, da über den Gallenblasen-Meridian eine Verbindung in den Kopfhöhlenbereich hergestellt wird.
  - **Pankreas** und **Geschlechtsorgane:** Diese Verbindung erklärt sich in erster Linie über die energetische Verbindung zwischen dem Meridianverlauf Milz-Pankreas.
  - **Nebenhöhlen** und **Geschlechtsorgane:** Chronische bakterielle Infektionen im Sinne von fokalen Belastungserscheinungen (Störherde)

stellen über dieselbe Keimblattzugehörigkeit (entodermales Keimblatt) und die Streuung über die Schleimhäute eine Verbindung her zwischen Nebenhöhlen ↔ Prostata oder Nebenhöhlen ↔ Adnexen.
- **Ureter/Nieren** und **Geschlechtsorgane:** Diese Verbindungen erklären sich aus ihren Meridianverbindungen.
- **Dick- und Dünndarm und Geschlechtsorgane:** Durch Dysbiose verursachte rezidivierende Infektionen und Pilzerkrankungen.

Verdauungstrakt und Herz-Kreislaufstörungen

Das pathogenetische **Grundmuster 5** nach Schimmel besteht aus dem Grundmuster 4 (➤ oben) und diaphragmainduzierten Herz- und Kreislaufstörungen (➤ Abb. 2-6).
- **Wechselseitige, lineare Beeinflussung** von **Leber/Galle-Pankreas:** Störungen in den intrahepatischen Gallenwegen führen zu Störungen im Pankreas oder umgekehrt.
- **Tonisierender bzw. hemmender Zyklus:**
  - **Leber/Galle** und **Ureter/Nieren:** Zwischen dem intrahepatischen Gallengangssystem und den Uretern bestehen energetische Beziehungen (Mutter-Sohn-Beziehung über die Elemente Holz und Wasser), diese Beziehung ist durch Untersuchungen mit bioelektischen Messverfahren z. B. durch die Elektroakupunktur nach Voll kontrollierbar. Klinisch lässt sich häufig ein hepato-renales Syndrom finden, wobei funktionelle Störungen der Nieren häufig die Folge sind. Ebenso findet sich z. B. die Entwicklung von Gallensteinen bei reduzierter Trinkmenge.
  - **Pankreas** und **Dünndarm/Dickdarm:** Pankreasfunktionsstörungen führen zu Störungen im Dünn- und Dickdarm. Dünn- und Dickdarmstörungen treten häufig als Dysbiosen auf und führen wiederum zu Leber-Galle-Belastungen und umgekehrt. Ursache hierfür sind häufig Eiweißfäulnisprozesse aufgrund zu hoher Nahrungsaufnahme sowie Fuselalkoholbildung durch Gärungsvorgänge. Als Folge davon ist die Leber mit zusätzlichen Toxinen belastet

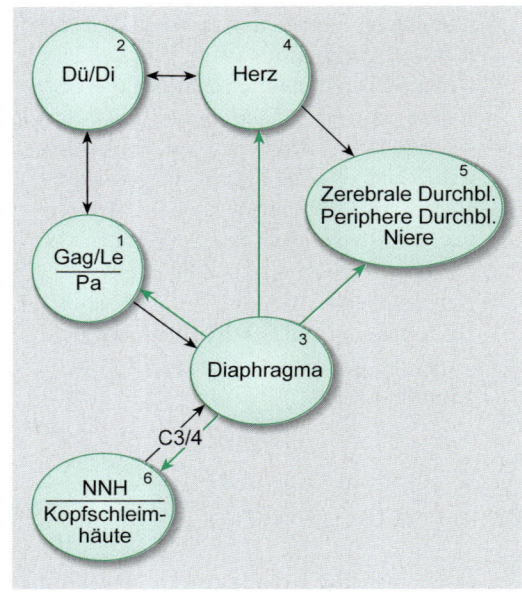

Abb. 2-6 Grundmuster 5 (nach Schimmel). Die Zahlen 1–6 geben die Häufigkeit der Muster in der Praxis an, die schwarzen Linien kennzeichnen ebenfalls die häufigen Verbindungen.

und die Schleimhäute im Kopfbereich werden über die Meridiane von Dick- und Dünndarm irritiert.
- **Meridianverbindungen:**
  - **NNH und Kopfschleimhäute** und **Ureter/Nieren:** Irritationen und Entzündungen der im Kopfbereich lokalisierten Schleimhäute, insbesondere der Nebenhöhlen, beeinträchtigen häufig über den Blasen-Meridian das urogenitale System.
  - **Leber/Galle** und **NNH und Kopfschleimhäute:** Bei allen chronischen Oberbaucherkrankungen kann man dieses Grundmuster wiederfinden, da über den Gallenblasen-Meridian eine Verbindung in den Kopfhöhlenbereich hergestellt wird.
  - **Pankreas** und **Geschlechtsorgane:** Diese Verbindung erklärt sich in erster Linie über die energetische Verbindung zwischen dem Meridianverlauf Milz-Pankreas.
  - **Nebenhöhlen** und **Geschlechtsorgane:** Chronische bakterielle Infektionen im Sinne von fokalen Belastungserscheinungen (Störherde) stellen über dieselbe Keimblattzugehörigkeit (entodermales Keimblatt) und die Streuung

über die Schleimhäute eine Verbindung her zwischen Nebenhöhlen ↔ Prostata oder Nebenhöhlen ↔ Adnexen.
- **Ureter/Nieren** und **Geschlechtsorgane:** Diese Verbindungen erklären sich aus ihren Meridianverbindungen.
- **Dick- und Dünndarm und Geschlechtsorgane:** Durch Dysbiose verursachte rezidivierende Infektionen und Pilzerkrankungen.

Infolge Diaphragmareizungen, ausgelöst durch gastrointestinale Irritationen (Meteorismus, Fäulnisdyspepsien), werden über den Nervus phrenicus beiderseits HWS-Syndrome an C3/C4 ausgelöst. Diese wiederum können Durchblutungsstörungen an der Arteria vertebralis und in der Arteria basilaris verursachen. Reduzierte Herz- und Diaphragmafunktionen resultieren schließlich in einer gestörten peripheren und zerebralen Durchblutung, die auch die Nieren mit einbeziehen (zirkulatorische Dysfunktion).

2.2.3 Kausalketten (Resonanzketten)

Die Beobachtung, dass sich bestimmte pathogenetische Muster immer wiederholen, hat schließlich zur Entwicklung der Kausalketten geführt, die wiederum kompliziert erscheinende Syndrome erklären können. So kann z. B. eine chronische Entzündung von Pankreas und oder Leber eine chronische Sinusitis verursachen, welche wiederum zu einer Herdbelastung an der Prostata führen und diese – infolge einer energetischen Störung des Blasen-Meridians – eine Migräne oder ein Lumbosakralsyndrom induzieren kann. Bei den Kausalketten (Resonanzketten) handelt es sich nach Schimmel um naturgesetzliche Abläufe, die es schon immer gab, und die bisher zu wenig beachtet wurden. Deren Symptome sind nicht irgendeine harmlose funktionelle Störung, die mit Hausmitteln zu behandeln ist, sondern es handelt es sich um weit verbreitete Symptome mit chronischem Krankheitscharakter.

Kausalkette: Gallenblase

Die Gallenblase wird als eines der „wundersamen" Organe angesehen, weil sie in ihrer Form – sie ist hohl – einem Yang-Organ gleicht, in ihrer Funktion aber einem Yin-Organ entspricht, da sie Flüssigkeit enthält. Sie ist einbezogen in den Prozess der Aufnahme von fester und flüssiger Nahrung und deren Umwandlung und in die Ausscheidung der Abfallprodukte. Störungen der Gallenblase und Gallengänge sind häufig die primäre Ursache chronischer Beschwerden, wie z. B. von Kopfschmerzen, Sinusitis, Migräne, Sehstörungen und Erkrankungen der Ohren. Da die Gallenblase zudem eine Entgiftungsfunktion hat, können dort angesammelte Toxine (Schwermetalle, Chemikalien, Medikamente, Viren, z. B. Epstein-Barr-Virus, CMV, Hepatitis- und Herpesviren) Gallengangstörungen verursachen.

Hauptsymptome und Kausalketten (nach Schimmel)

Symptome: Schläfenkopfschmerz/Migräne, Ohrprobleme (Geräusche, Hörstörungen, Schwindel), Sehstörungen, HWS-Probleme, depressive Stimmungslage, Oberbauchbeschwerden.

Kausalketten – primäre (sekundäre) Resonanzkette (➤ Abb. 2-7):
- Galle/Gallengänge – Auge, Zerebrum, Ohr
- Galle/Gallengänge – HWS
- Galle/Gallengänge – Nieren/Ureter (Prostata/Ovar, äußeres Genitale, LWS-Sakralbereich)
- Galle/Gallengänge – Leber, Milz, Pankreas, Magen, Dünn-, Dickdarm (Herz)
- Galle/Gallengänge – (Schulter)

Topographische Beziehungen

Der Gallenblasen-Meridian beginnt am äußeren Augenwinkel Gb 1, von dort steigen zwei Äste auf.

Meridianverlauf
- Der erste Ast steigt lateral zwischen **Auge** und **Ohr** aufwärts zum Stirnwinkel, wo er auf Gb 4 trifft, verläuft dann zickzackförmig auf der **Lateralfläche des Kopfes**, um dann hinter dem Ohr wieder abzusteigen zu Gb 20. Von Gb 20 steigt der Meridian seitlich am Hals ab, wo er am **Schulter-Hals-Winkel** Gb 21 erreicht. Er steigt weiter ab, über die Supraklavikulargrube, am **Thorax** entlang abwärts lateral der mittleren Klavikularlinie und erreicht auf Höhe der fünften

2.2 Pathogenetische Grundmuster und Kausalketten

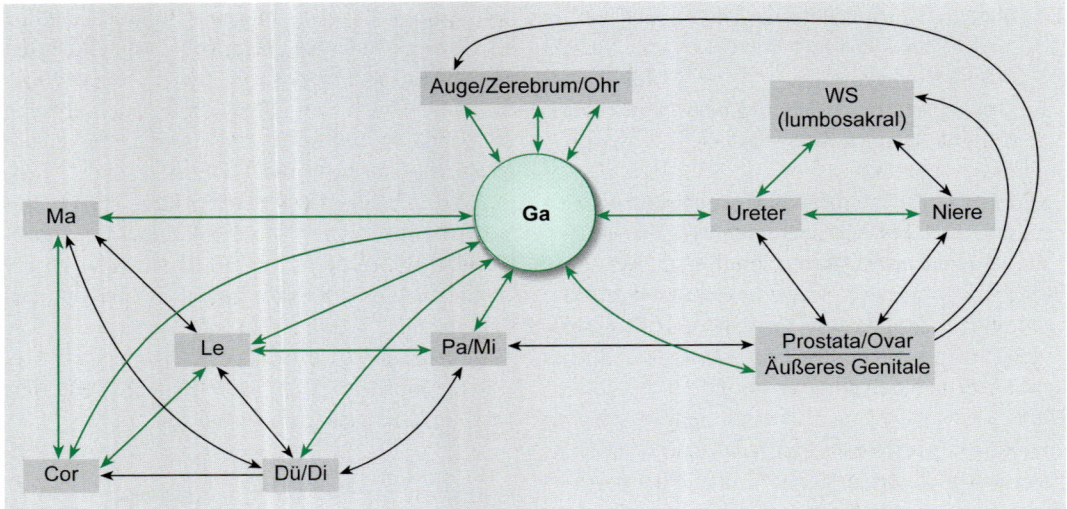

Abb. 2-7 Kausalkette Nr. 1 (nach Schimmel). Die schwarzen Linien kennzeichnen die häufig vorkommenden Verbindungen.

Rippe **Gb 23** und auf Höhe der siebten Rippe den Punkt Gb 24.

> Da der Gallenblasen-Meridian zwischen Gb 21 und Gb 24 durch die Thoraxorgane oder in ihrer unmittelbaren Nähe verläuft, beeinflusst die Gallenblasen-Kausalkette die thorakalen Organe Herz, Lungen, Bronchien und Zwerchfell.

- **Der zweite Ast** zieht innen über die **Wange**, verläuft durch den **Hals** und die Brust hindurch zur Leber, dem mit der **Gallenblase** gepaarten Organ, entsprechend der Regel von Ehemann (Leber) und Ehefrau (Gallenblase). Er tritt dann an der Lateralseite des Abdomens an die Oberfläche und schließt sich dem anderen Meridian-Ast in der **Hüftregion** in Gb **30** an. Von Gb 30 in der Hüftregion verläuft der Meridian abwärts an der Lateralseite des Oberschenkels zum Knie, über Gb 34 und weiter abwärts bis zur Überquerung des Fußgelenks lateral, vor den Malleolus lateralis. Er überzieht dann den Fußrücken und endet lateral an der vierten Zehe in Gb 44. Ein Ast, der von Gb 41 ausgeht, verläuft zur Großzehe, um in Le 1 die Verbindung zum Leber-Meridian herzustellen.

> Eine Disharmonie innerhalb der Gallenblasen-Kausalkette betrifft in der Regel auch die abdominellen Organe Leber, Gallenblase und Pankreas.

Hervorbringungszyklus
Über die enge Beziehung zwischen **Gallenblase** und **Nieren** (5 Wandlungsphasen ➤ Kap. 2.1.1), zeigt sich, dass bei überaktivem Sohn (Leber, Gallenblase) der Mutter (Niere, Blase) Qi entzogen wird: Nieren und Blase verhalten sich in diesem Fall zur Leber und Gallenblase wie Mutter und Sohn.

> Die Nieren kontrollieren das urogenitale und reproduktive System, so auch Prostata und Ovarien. Sie werden auch als das „Meer des Marks" (Knochenmark) beschrieben. Dies erklärt die Verbindung der Gallenblase zu den Nieren und der lumbosakralen Region und zur Wirbelsäule.

Therapeutische Strategie:
- Bei rezidivierenden **Lumboischialgien** müssen zusätzlich Galle und Nieren mit geeigneten Ausleitungsmitteln behandelt werden, wie z. B. Juniperus Similiaplex + Quassia Similiaplex, zusätzlich Petadolex i. m.
- Bei **Schulterbeschwerden** ist unbedingt der Gb 34 (Meisterpunkt der Sehnen und Bänder und Hauptpunkt für die Behandlung von Rotatorenmanschettenstörungen der Schulter) in die Behandlung einzubeziehen.

Kausalkette: Milz-Pankreas

Nach den Vorstellungen der TCM hat die Milz die Aufgabe der Umwandlung und der Ausrichtung von Energie: Da Nahrung in unverdauter Form vom Körper nicht genutzt werden kann, wird sowohl die chemische als auch energetische Struktur der Nahrung von der Milz geändert und als „Essenz der Nahrung" verwertet. Alte chinesische Lehren sagen:
- Wenn die Nahrung in den Magen gelangt, wird ihr die Essenz entzogen und durch die Milz geleitet. Die Milzenergie verwandelt die Essenz, die dann zu den Lungen aufsteigt.
- Die Milz regiert auch über den Magen und die Verdauungssäfte. Sie unterscheidet und trennt wertvolle und wertlose Nahrung. Somit kontrolliert die Milz die Nahrung und die Energie für den ganzen Körper.

Aus diesem Grund zählt die Milz zur Wandlungsphase Erde – von ihr geht alle Ernährung aus – und zählt neben dem Magen zu den Organen der Mitte. Die Wandlungsphase Erde ist die Mutter aller Dinge.

Hauptsymptome und Kausalketten (nach Schimmel)

Symptome: Funktionelle Herzbeschwerden (Arrhythmien, Tachykardien, Schmerzen im li. Arm, Angstgefühle, Schlafstörungen, Präinfarktsymptome), chronische Rhinitis/Sinusitis, Haut-Schleimhaut-Symptome (z. B. Palmarekzem), pseudorheumatische Gelenkbeschwerden, Oberbauchbeschwerden (Meteorismus, Pilzbefall), Prostata/Ovar, Schwellung der Mamma.

Kausalketten – primäre (sekundäre) Resonanzkette (> Abb. 2-8):
- Milz/Pankreas – Kopfschleimhäute/NNH/Tonsillen(Niere/Nebennieren/Hypophyse/Schilddrüse)
- Milz/Pankreas – Gelenke
- Milz/Pankreas – Herz (wichtiger, von Schimmel entdeckter Bezug)
- Milz/Pankreas – Prostata/Ovar (Schilddrüse/Hypophyse/Schilddrüse)
- Milz/Pankreas – Dünn-/Dickdarm, Leber/Galle (Magen)
- Milz/Pankreas – (Parotis)
- Milz/Pankreas – (Mamma)
- Milz/Pankreas – (Schulter)

Topographische Beziehungen

- Der Milz-Pankreas-Meridian beginnt auf der Medialseite der **Großzehe** bei dem Punkt **MP 1**, er verläuft weiter entlang der Grenzlinie zwischen weißer und roter Haut auf der Medialseite des Fußes und ändert seine Richtung aufwärts vor

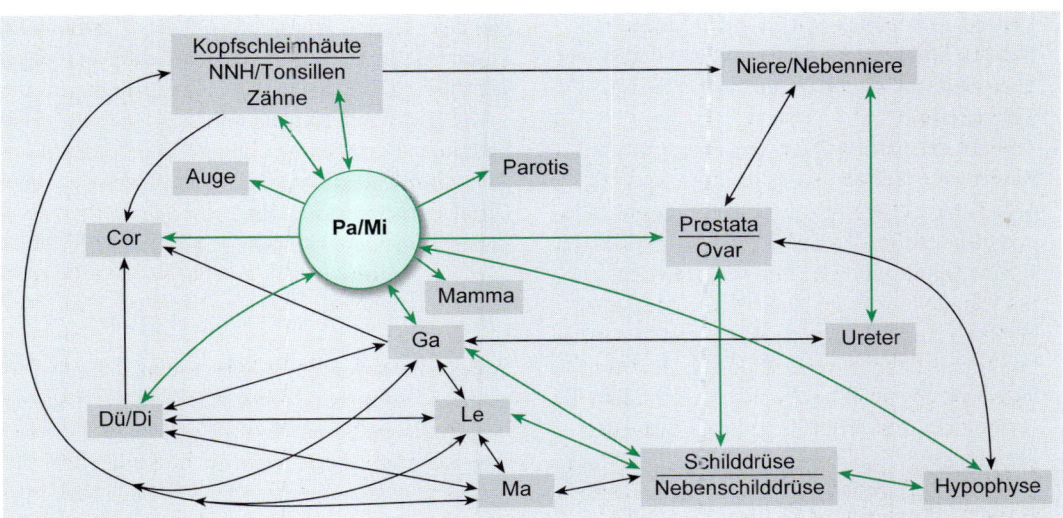

Abb. 2-8 Kausalkette Nr. 2 (nach Schimmel). Die schwarzen Linien kennzeichnen die häufig vorkommenden Verbindungen.

dem medialen Malleolus MP 5, verläuft dann entlang der Rückseite des **Schienbeinknochens** und trifft auf MP **6** (dem Reunionspunkt = Vereinigungspunkt der drei unteren Meridiane: **Milz, Leber und Niere**), steigt dann weiter auf zur Medialseite des Knies, um auf MP 9, und weiter oben auf MP 10, zu treffen, zwei Abstandsmaße oberhalb der **Kniescheibenoberkante.**
- Der Milz-Pankreas-Meridian steigt vom Knie aus auf, tritt in MP 12 in den **Bauchraum** ein, oberhalb des lateralen Endes der Leistengrube, lateral der Femoralarterie, auf der oberen Symphysenkante. Er verläuft dann zur Milz und weiter zum Magen (seinem Partnerorgan).
- Der Milz-Pankreas-Meridian steigt über das **Zwerchfell** und den **Ösophagus** weiter nach oben, und endet über den Rachen an der Zungenwurzel, wo er Blut und Qi verteilt.

Therapeutische Konsequenz

Schimmel spricht vom Pankreas als dem **„Herz-Killer"**, weil ein innerer Ast vom Magen durchs Zwerchfell ins Herz aufsteigt.
- Kardiale Probleme lassen sich gut behandeln, indem die Meridiane, die über und durch die Brust ziehen, energetisch ausgeglichen werden, hier besonders der **Milz-Pankreas-Meridian,** der **Leber-** und der **Gallenblasen-Meridian.**
- Die Beziehung des Milz-Pankreas-Meridians zu Herden im Kopf **(Tonsillen), Schilddrüse** und **Nebenschilddrüse** sind ebenfalls von Bedeutung. Milz-Pankreas-Meridian verläuft durch diese Körperregion.
- Schimmel hat auch auf die Vernetzung von Störungen des **Abdomens**, des Pankreas und des Milz-Pankreas-Meridians mit den **Extremitäten** hingewiesen. Der Verlauf des Milz-Pankreas-Meridians könnte eine Erklärung dafür liefern, warum Fehlfunktionen im Abdomen, in Milz oder Pankreas Auswirkungen auf die Extremitäten haben können, hierbei verliert die Milz ihre Kraft, feste Nahrung und Flüssigkeiten in Nährstoffe zu verwandeln, was zur Folge hat, dass das in den Extremitäten zirkulierende Blut ohne Nährstoffe ist und die Extremitäten müde und schwer werden könnten. Somit sollten die Kausalketten von Milz und Pankreas zusammen betrachtet werden, weil sie ähnliche energetische Funktionen haben.
- Milz- und Pankreas-Dysfunktion können die **Nebenhöhlen** negativ beeinflussen. Auch hier zeigt sich wieder, dass Erkrankungen der Nebenhöhlen häufig auch Disharmonie im Abdomen, im Pankreas, der Leber, der Gallenblase und den Gallengängen als Ursache haben.
- Diese häufig in der Praxis wiederzufindenden Krankheitsbeziehungen erklären sich aus der Tatsache, dass die **Milz** mit dem **Magen** verbunden ist. Der Magen-Meridian beginnt auf der Lateralseite der Nase im gleichen Punkt, in dem der Dickdarm-Meridian endet, nämlich am Di 20, und steigt von dort zum Nasenrücken auf. Er trifft auf den Blasen-Meridian am Bl 1, am inneren Augenwinkel, um verläuft dann weiter der Nase entlang abwärts zum Punkt Ma 1.

> Da Nebenhöhlen gewöhnlich von einer Dysbiose begleitet werden, kann der Zustand einer chronischen Sinusitis möglicherweise nicht behoben werden, solange nicht Milz/Pankreas, Leber, Gallengänge und/oder der Darm angemessen behandelt werden.

Kausalkette: Dünndarm – Dickdarm

Der **Dünndarm** empfängt den vorverdauten Nahrungsbrei aus dem Magen. Er trennt die „trüben" von den „klaren" Flüssigkeiten. Diese Funktion des Trennens von Wichtigem und Unwichtigem spiegelt sich auch auf der psychischen Ebene wider.

Der **Dickdarm** empfängt die flüssigen und festen Bestandteile des „Trüben" und scheidet sie als Stuhlgang aus. Die Resorption toxischer Prozesse aus dem Dickdarm ist häufig für die Disharmonie von Leber, Gallengängen und Pankreas verantwortlich.

Hauptsymptome und Kausalketten

Symptome: Kolondysbakterie (Fäulnis, Pilze), allergische Symptome (Unverträglichkeiten), Trigeminusneuralgie 2. Ast, Schulterbeschwerden, Tennisarm, toxische Leberparenchymüberlastung, chronische Gingivitis, rezidivierende LWS-Beschwerden.
Kausalketten – primäre (sekundäre) Resonanzkette (➤ Abb. 2-9):

2.2.3 Kausalketten (Resonanzketten)

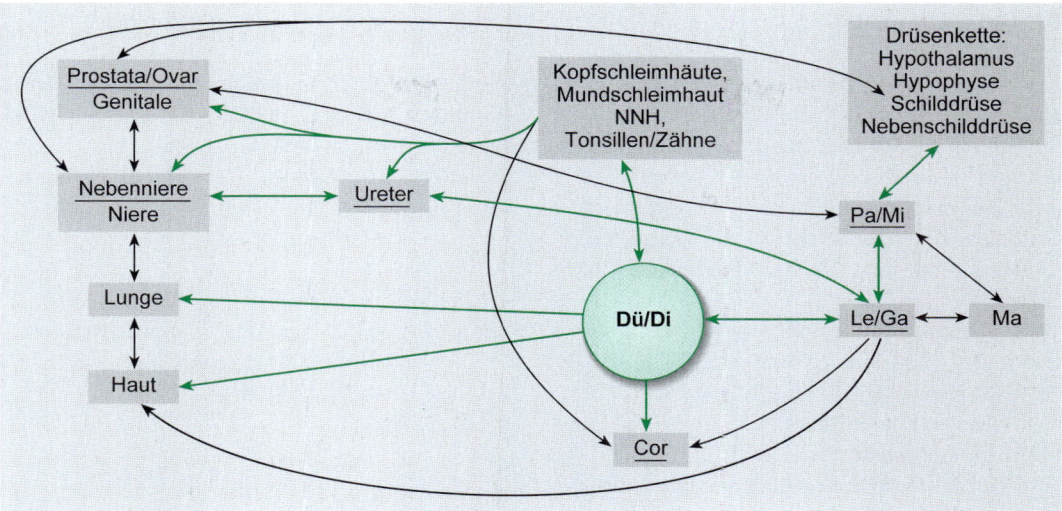

Abb. 2-9 Kausalkette Nr. 3 (nach Schimmel). Die schwarzen Linien kennzeichnen die häufig vorkommenden Verbindungen.

- Dünndarm/Dickdarm – Mundschleimhaut/NNH/Tonsillen/Zähne/Trigeminus (Prostata/Ovar)
- Dünndarm/Dickdarm – Niere/Nebenniere (Prostata/Ovar, Schilddrüse/Nebenschilddrüse/Hypophyse/Hypothalamus, Ureter)
- Dünndarm/Dickdarm – Milz/Pankreas (Magen)
- Dünn-/Dickdarm – Leber/Galle (Magen)
- Dünndarm/Dickdarm – Haut
- Dünndarm/Dickdarm – Lunge
- Dünndarm/Dickdarm – LWS

Topographische Beziehung

Der Verlauf des Dünn- und Dickdarm-Meridians über die Arme, die Schulter bis ins Gesicht, zeigt, dass eine Störung in jedem der beiden Organe Störungen im **Arm-** und **Schulterbereich** verursachen kann. Eine Dickdarmdysbiose ist ein ziemlich gewöhnliches Problem, das aber einen sehr schädlichen Effekt auf das Gleichgewicht im ganzen Körper haben kann. Nicht richtig behandelt, kann eine Dickdarmdysbiose möglicherweise zu pathologischen Störungen führen.
- Eine chronische Bursitis des Schultergelenks oder ein Tennisellenbogen bleiben bestehen, wenn eine Dysfunktion in Dünn- oder Dickdarm vorliegt. Schulterschmerzen werden häufig von Verstopfung oder anderen gastrointestinalen Störungen begleitet.
- Ein Störungsherd in jedem dieser beiden Organe kann einen tiefgreifenden Effekt auf die Ohren, die Nase, den Hals und die Zähne haben, was der Verlauf der Meridiane beider dieser Organe zeigt, die an den Fingern beginnen und im Gesicht enden.

Therapeutische Konsequenz

- Die Dysbiose erfordert zusätzlich zur Gabe von mikrobiologischen Präparaten, z. B. Dasym, Mutaflor, Paidoflor, eine zuckerfreie und weißmehlfreie Diät sowie eine Normalisierung der Funktionsfähigkeit der Exkretionsorgane (Behandlung mit homöopathischen Drainagemitteln für Pankreas, Leber, Darmlymphabfluss, ferner eine Regulation des pH-Werts und der Magensäureproduktion).
- Akupunktur alleine kann eine Dysbiose nicht heilen, aber sie kann die am Verdauungsprozess beteiligten Organe (Milz-Pankreas, Leber, Gallenblase, Nieren, Dünn- und Dickdarm) stärken und harmonisieren und ist in der Lage, die energetischen Ventile im Kopf-Nasennebenhöhlenbereich zu öffnen. Dadurch kann eine Schädigung der Bauch- und Beckenorgane durch Herde im Kopf vermieden werden. Hier eignen sich besonders Tonisierungs- bzw. Sedierungspunkte zur Behandlung

Kausalkette: Leber

Aus Sicht der TCM garantiert die Leber das ungehinderte Fließen von Qi und Blut. Die Leber ist außerdem für die **Speicherung** des **Bluts** verantwortlich und sie produziert die Galle. Wenn die Leber diese Fähigkeiten einbüßt, kann der Patient unter Gelbsucht, bitterem Geschmack im Mund, Erbrechen und Schmerz auf der Seite des rechten Thorax leiden.

Die Leber kann zudem Milz und Pankreas stören und in den Verdauungsprozess eingreifen. Die Leber-Galle spielt ebenfalls eine Rolle bei der Verdauung. Die Leber kontrolliert das untere Abdomen, v. a. in der Gegend der Ovarien.

Die Leber kontrolliert **Sehnen** und **Bänder**. Wenn das Leber-Yin nicht ausreicht, kann es die Sehnen, Bänder und Gelenke nicht feucht halten. Der Patient, der die Hände nicht ohne Schwierigkeiten öffnen kann (besonders morgens, hat oft Mangel an Leber-Blut). Krämpfe, Gefühllosigkeit und schmerzhafte Sehnen hängen in der Regel mit einer Leberstörung zusammen.

Die **Augen** sind die Öffner der Leber und die **Nägel** werden vom Blut der Leber ernährt. Wenn die Sehkraft gut ist, reicht das Leber-Blut aus. Wenn die Nägel brüchig, schuppig, trocken, blass oder rau sind oder Rillen haben, ist eine Leberstörung wahrscheinlich vorhanden.

Hauptsymptome und Kausalketten

Symptome: Beschwerden im rechten Oberbauch, chronische Sinusitis, schlechte Alkoholverträglichkeit, Allergien (Unverträglichkeiten).

Kausalketten – primäre (sekundäre) Resonanzkette (➤ Abb. 2-10):
- Leber – Kopfschleimhäute/Nasennebenhöhlen/Tonsillen, Zähne
- Leber – Galle (Niere/Urether, Prostata/Ovar), Pankreas/Milz (Magen, Herz), Dünn-, Dickdarm (Tonsillen, NNH, Kopfschleimhäute)
- Leber – Durchblutung/Auge
- Leber – (Haut)

Topographische Beziehungen

Der Leber-Meridian verläuft über zahlreiche Organe und Körperregionen und entleert sich in diese, nicht nur seinem Hauptast folgend, sondern auch mittels seiner inneren Verläufe und Nebenäste. Diese inneren Verläufe und Nebenäste lassen den Zusammenhang der zur Kausalkette gehörenden Organen und den Herden im Kopf (Nebenhöhlen, Mandeln und Zähne) erkennen. Was hier jedoch in dieser Gruppe von Kopfherden fehlt, sind die Augen, die „Öffner" der Leber (➤ oben). Die Verbindung der Leber zu den Augen besteht über einen inneren Ast, der über Kehle und Nasopharynx die Augen erreicht. Die Au-

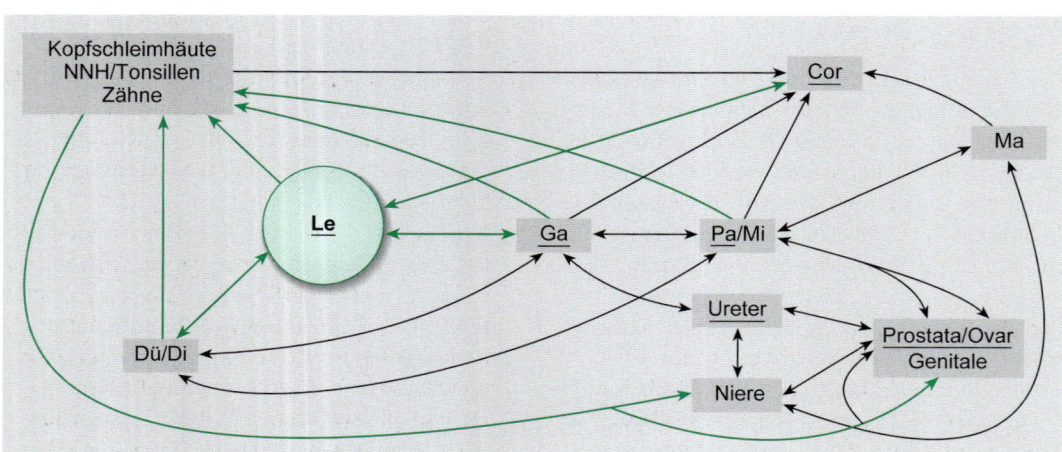

Abb. 2-10 Kausalkette Nr. 4 (nach Schimmel). Die schwarzen Linien kennzeichnen die häufig vorkommenden Verbindungen.

gen dienen als energetische Ventile, welche das Entweichen eines Überflusses schädlicher Toxine von der Leber gestatten. Das Leber-Qi geht zu den Augen. Die Leber ist für die Speicherung des Blutes verantwortlich. Bei intakter Speicherung ist das Sehvermögen gut.

Therapeutische Konsequenz

- Wenn man das Herz als den König ansieht, der über die Tätigkeit der Organe herrscht, dann ist die Leber der General, der für die Strategie und die Verteidigung verantwortlich ist. **Sehstörungen** erfordern eine Bewertung des Lebermeridians, der möglicherweise nicht genug Nahrung (Blut) und Feuchtigkeit für die Augen bereitstellt. In der Folge kann der Patient unter verschwommenen Sehen und Flecken im Gesichtsfeld leiden, und es mag ihm erscheinen, als wenn er Sand in den Augen habe. Die meisten Augenprobleme werden über den Leber- und Gallenblasen-Meridian behandelt.
- Die Leber schützt den Körper vor äußeren Angriffen durch das Speichern und Mobilisieren der Abwehrenergien, und somit führen Erkrankungen der Leber oftmals zu einem Zusammenbruch der **Abwehrmechanismen** des Körpers. Dies äußert sich in einer Müdigkeit und zeigt, dass die Leberenergie gering ist und durch Nahrung und Ruhe wieder aufgebaut werden muss.
- Die Leber und das **Herz** sind die beiden Organe, die am meisten unter unsachgemäßem Denken leiden. Das Herz unter ständiger Traurigkeit, die Leber unter Ärger, Frustration, Depression, Reizbarkeit und Aggressivität. Diese Emotionen können die Leber überwältigen und ihre frei fließende Funktion behindern. Falls dies eintritt, kann der Patient unter Depressionen, **Meteorismus** und Schmerzen auf der rechten **Thoraxseite** leiden.
- Bei Frauen kann sich eine **Mastodynie** entwickeln, ebenso spärliche und unregelmäßige Monatsblutungen, Amenorrhoe, Dysmenorrhoe und das prämenstruelle Syndrom. Da die Leber sanft fließende Zustände mag, hängen viele Probleme, die im Zusammenhang mit der Periode einer Frau auftreten, mit einer maximal gestörten Leber zusammen.

Kausalkette: Magen

In der TCM werden dem Magen folgende Eigenschaften zugeordnet: Der Magen als Meer der Ernährung beherrscht die Verdauung. Milz und das Pankreas haben die Aufgabe der Verteilung und der Unterhaltung des Kreislaufes des Ku-Qi (= Nahrungsenergie). Wenn der Magen die Nahrung nicht halten kann, z. B. bei Erbrechen, kann die Milz die Essenz nicht zu allen Extremitäten verteilen. Bei ausreichender Versorgung mit Qi durch eine gesunde Mitte fühlt sich der Mensch kräftig und fit.

Der Magen bewegt Qi nach unten (Erbrechen wird als aufsteigendes Magen-Qi charakterisiert). Zudem ist der Magen Ursprung aller Flüssigkeiten.

Hauptsymptome und Kausalketten

Symptome: Sinusitis max., Trigeminusneuralgie 2. Ast, Oberbauchbeschwerden Magengegend.
Kausalketten – primäre (sekundäre) Resonanzkette (> Abb. 2-11):
- Magen – Kopfschleimhäute/NNH/Tonsillen/N. trigeminus (Niere/Nebennieren)
- Magen – Leber/Galle, Pankreas/Milz (Herz), Dünn-, Dickdarm
- Magen – Niere/Nebenniere (Prostata/Ovar, Ureter)
- Magen – (Mamma)
- Magen – (Schulter)

Topographische Beziehungen

Da der Magen-Meridian auch über den Kopf verläuft, können dort auftretende Störungen oder Herde, die in anderen Regionen Störungen unterhalten, durch Störungen des Magens oder eine Unausgeglichenheit im Magen-Meridian bedingt sein.
- Der Magen-Meridian beginnt neben der **Nase,** steigt auf zu Bl 1, steigt dann wieder ab, um in das Zahnfleisch des **Oberkiefers** einzutreten. Er windet sich entlang der Lippen, verläuft bis zum seitlichen **Kinn** und trifft dort auf den KG 24. Posterolateral verläuft er weiter bis zum Punkt Ma 16.
- Der Magen-Meridian steigt vor dem Ohr über den Stirnwinkel, um dann wieder zum Unterkiefer abzufallen. In der Supraklavikulargrube entleert er sich in das **Zwerchfell.** Er tritt in den Magen ein und verbindet sich mit der **Milz.**

2.2 Pathogenetische Grundmuster und Kausalketten

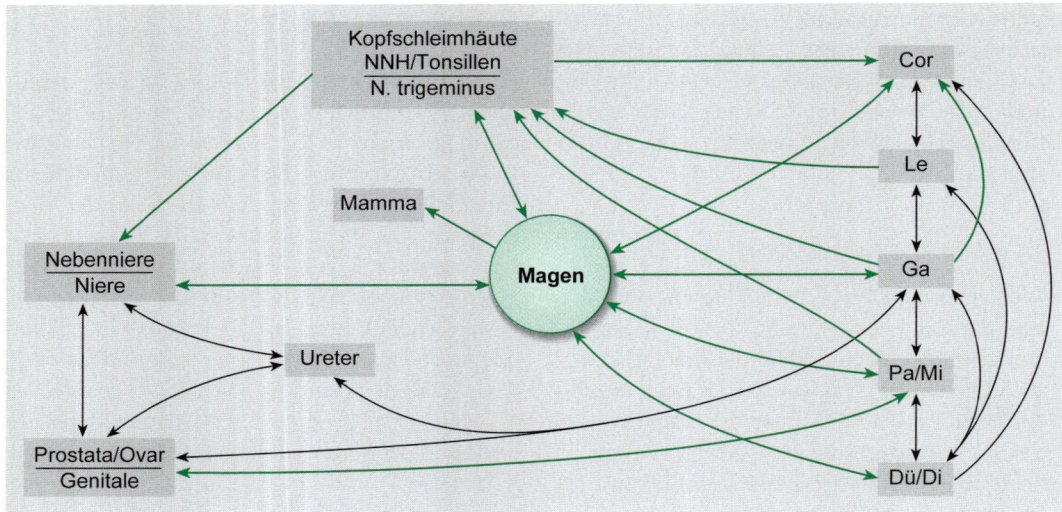

Abb. 2-11 Kausalkette Nr. 5 (nach Schimmel). Die schwarzen Linien kennzeichnen die häufig vorkommenden Verbindungen.

Kausalkette: Prostata – Ovar – Uterus – Hoden

In der TCM wird der Uterus als „Palast des Kindes" beschrieben und ist vom Nieren-Yin abhängig. Der Fetus kann sich optimal entwickeln, wenn die Nieren stark sind. Aufgrund der engen Verbindung zwischen Blase und Nieren – Nieren und Blase sind Kopplungsmeridiane als Yin-Yang-Paar – sind z. B. bei einer Störung der Prostata, Ovarien, Uterus und Tuben auch die Nieren betroffen (➤ Abb. 2-12).

Hauptsymptome und Kausalketten

Symptome: hormonelle Dysfunktion, Erkrankungen der Retina/Chorioidea, Achillessehne, Gelenke, Ischias, Wirbelsäulenbeschwerden, Stirn- und Kieferhöhlen

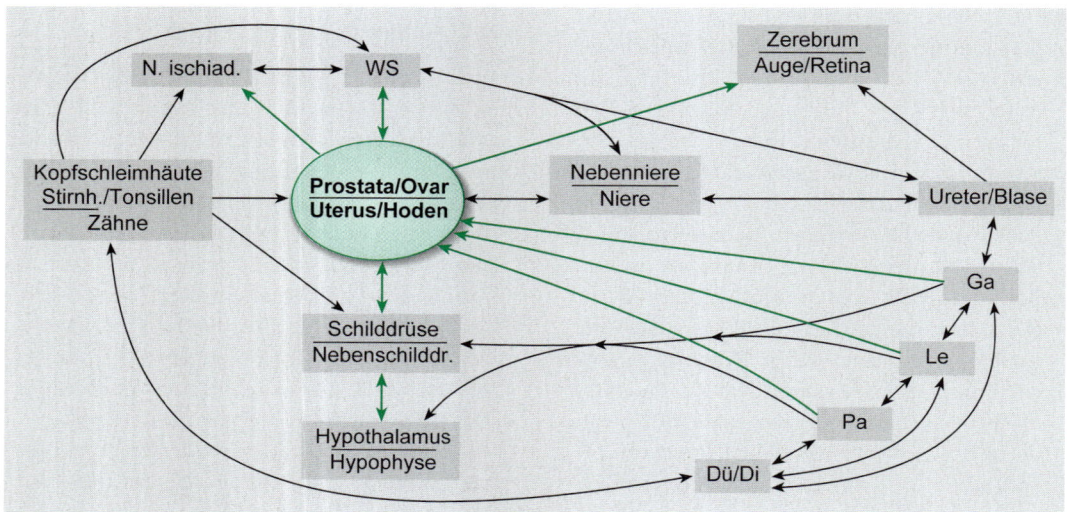

Abb. 2-12 Kausalkette Nr. 6 (nach Schimmel). Die schwarzen Linien kennzeichnen die häufig vorkommenden Verbindungen.

2.2.3 Kausalketten (Resonanzketten)

Kausalketten – primäre (sekundäre) Resonanzkette (➤ Abb. 2-12):
- Prostata/Uterus/Ovar/Hoden – Zerebrum, Auge, Retina
- Prostata/Uterus/Ovar/Hoden – Nieren/Nebennieren, Ureter, Blase (Leber/Galle, Pankreas, Dünn-, Dickdarm, Schilddrüse/Nebenschilddrüse)
- Prostata/Uterus/Ovar/Hoden – Wirbelsäule, Ischias
- Prostata/Uterus/Ovar/Hoden – Kopfschleimhäute, Zähne (Hypophyse/Hypothalamus)

Topographische Beziehungen

- Der Verlauf des Blasen-Meridians zeigt die Verbindung zwischen **Unterbauch** und **Kopf**; so können z. B. Blasendysfunktionen durch im Kopfbereich lokalisierte Herde, besonders in den Stirnhöhlen (Bl 2) und Augen (Bl 1) bedingt sein. Häufig lässt sich bei Patienten in der Anamnese eine Kombination von rezidivierenden Augeninfektionen und chronischer Zystitis beobachten – beide Beschwerden sprechen auf eine optimale Behandlung der Blase an.
- In der TCM haben Nieren und Blase eine tiefgreifende Wirkung auf **reproduktive System** (Ovarien und Uterus). Demzufolge können Blasen- und Nierenaffektionen für lange Zeit symptomlos verlaufen und später im reproduktiven System wieder aufflammen.
- Der Blasen-Meridian beginnt am inneren **Augenwinkel** am Punkt Bl 1 und zieht aufwärts über die Stirn, wobei er die Stirnhöhlen überquert. Nicht selten kann eine Dysfunktion des reproduktiven Systems (beim Mann oder der Frau) oder eine Unausgeglichenheit in Nieren oder Blase bedingt sein durch eine herdbedingte Störung im Kopf infolge einer Nebenhöhlenaffektion, Augen-Probleme oder Kopfschmerzen.

Kausalkette: Kopfschleimhäute – Nasennebenhöhlen – Tonsillen – Zähne

Da über Meridianverbindungen kaudal-kraniale und kranio-kaudale Beziehungen zwischen Organen bestehen, gibt es Verbindungen zwischen den großflächigen Schleimhäuten des Verdauungstrakts und den Kopfschleimhäuten (➤ Abb. 2-13). Diese Verbindung scheint jedoch bevorzugt kaudal-kranial oft im Sinne einer „Einbahnstraße" zu verlaufen. Doch kommt es immer auf die Größe des „Energieschubs" von Seiten eines erkrankten Organs an, in welcher Richtung überschüssige oder auch „störende" Energie abgegeben wird. So können im Anfangsstadium Nasennebenhöhlen oder Tonsillen oder Zähne ver-

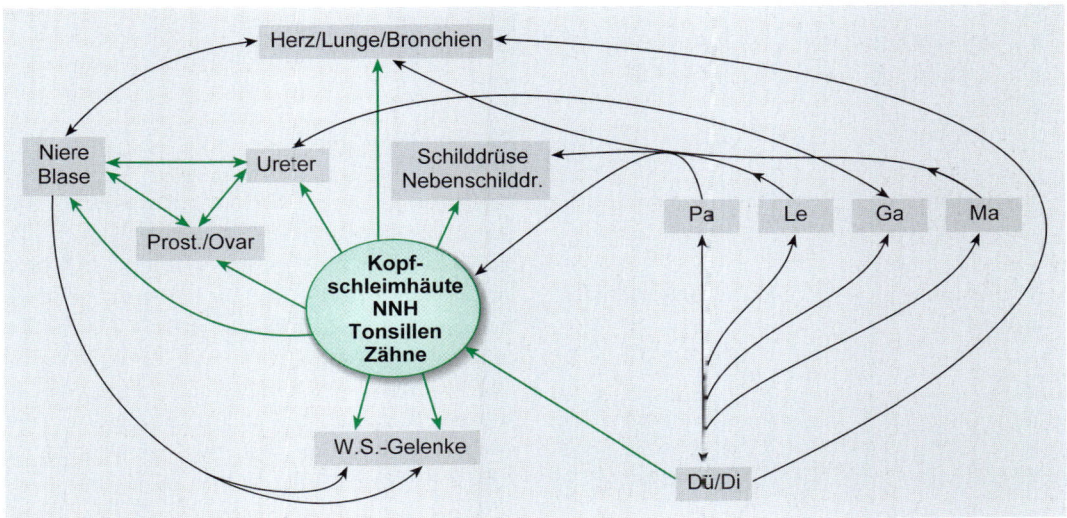

Abb. 2-13 Kausalkette Nr. 7 (nach Schimmel). Die schwarzen Linien kennzeichnen die häufig vorkommenden Verbindungen.

mehrt Energie aus dem Bauch- und Beckenraum erhalten, damit über ausleitende Entzündungen das Fließgleichgewicht des Organismus nach außen hin erhalten bleibt. Das häufigste Problem in dieser Kausalkette ist eine Dysbiose von Dünn- und Dickdarm, die eine Herdbildung veranlassen kann.

Topographische Beziehungen

Bevorzugte „Zielorgane" von Kopfherden im Sinne einer Belastung sind:
- Gelenke, Bänder, Muskeln, Nerven insbesondere Wirbelsäule (Fibrositis, Polyarthritis, Spondylarthritis)
- Urogenitalsystem (Pyelitis, Prostatitis, Adnexitis, Zystitis)
- Herz und Atmungsorgane (Myokarditis, Bronchitis, Sinubronchitis)

Hauptsymptome und Kausalketten

Symptome: Meist zeigen die Symptome Herdcharakter (herdbedingte Neuralgien/Neuritiden Trigeminus, Ischias), Iritis, Konjunktivitis, Chorioiditis, Otitis, Entzündung von Herz- und Atmungsorganen (Myo-, Peri-, Endokarditis), Entzündungen des Urogenitalsystems (Pyelitis, Prostatitis, Adnexitis, Zystitis, Epidymitis, Endometritis), Autoimmunerkrankungen (Rheuma, Bechterew).
Kausalketten – primäre (sekundäre) Resonanzkette (➤ Abb. 2-13):
- Kopfschleimhäute – Herz, Lunge, Bronchien
- Kopfschleimhäute – Extremitäten- und Wirbelgelenke
- Kopfschleimhäute – Dünn-, Dickdarm (Leber/Galle, Magen/Milz/Pankreas)
- Kopfschleimhäute – Niere/Blase, Prostata/Ovar, Ureter
- Kopfschleimhäute – Zähne
- Kopfschleimhäute – (Schilddrüse, Nebenschilddrüsen)

TIPP
Eine gastrointestinale oder urogenitale Störung kann über den Meridianverlauf ebenfalls potenzieller Ausgangspunkt einer Störung im Kopf sein.

Herde als krankheitsverursachende und -unterhaltende Faktoren

Nach Schimmel gibt es keine Spondylose ohne chronische Sinusitis, zudem muss bei einer chronischen Sinusitis immer von einer Dysbiose ausgegangen werden: Bei chronischen Sinusitiden zeigen sich immer wieder auffällige Unterschichtungsreaktionen (➤ Kap. 2.2.2), die auf eine Dysbiose hindeutet.

Herde stellen nicht-absorbierbares Material im Bindegewebe dar. Bei devitalen Zähnen wird der Zahn zu diesem nicht-absorbierbaren Material; der Lymphabfluss ist an dieser Stelle häufig behindert. Ein Zahnherd wiederum kann ein bestimmtes Organ oder einen Meridian beeinträchtigen. Ein durch eine Amalgambelastung unterhaltener Zahnherd kann eine Störung in Schultern und Nacken, in den Gelenken, der Wirbelsäule und im Urogenitalsystem hervorrufen. Patienten, die Quecksilber nicht ausscheiden können, speichern das Gift im ZNS, in den Nieren oder der Haut. Oft findet man bei impaktierten retinierten unteren Weisheitszähnen Störungen im Dünndarm oder ZNS. Solche Herdbelastungen führen zu chronischen Erkrankungen mit teilwesem oder totalem Zusammenbruch des Regulationsverhaltens. Hier reicht die beste morphologisch-klinische Organdiagnose nicht aus, wenn die Zusammenhänge nicht bekannt sind. Dieser Circulus vitiosus kann nur nach exakter Diagnose (z. B. EAV, Spenglersan-Herdtestung mit den Kolloiden D und DX) einer Kausalkette mit dominanten Herden therapeutisch durchbrochen werden.

Kausalkette: Nieren

Der Organkreislauf der Nieren ist am engsten mit dem „Leben" im ursprünglichen Sinn verbunden, denn die Nieren speichern das Yin, welches Geburt, Wachstum, Reifung und Tod bestimmt. Die Nieren kontrollieren zum einen die Knochen und lassen das Knochenmark entstehen: Das Gehirn gilt in TCM als das Meer des Knochenmarks – dadurch ist ein Zusammenhang zwischen Nierenfunktion und Gehirn gegeben. Zum anderen kontrollieren die Nieren das reproduktive System: Bei einer Störung der Prostata oder der Ovarien kann überschüssige Körperflüssigkeit entstehen, die zum Teil als Schweiß verdunstet (plötzliches

2.2.3 Kausalketten (Resonanzketten)

Schwitzen ohne scheinbar ersichtlichen Grund) oder über den Stuhl ausgeschieden (Diarrhö ohne scheinbar ersichtlichen Grund) wird, der größte Teil aber wird zur Blase absteigen und ausgeschieden.

Hauptsymptome und Kausalketten

Symptome: Entzündungen des Urogenitalsystems (Pyelitis, Prostatitis, Adnexitis, Zystitis, Epididymitis, Endometritis), Gelenkbeschwerden Knie- und Fußgelenke (➤ Abb. 2-14).
Kausalketten – primäre (sekundäre) Resonanzkette (➤ Abb. 2-14):
- Niere – Herz, Lunge, Bronchien
- Niere – Gelenke
- Niere – Haut
- Niere – Larynx
- Niere – Niere/Blase, Prostata/Ovar, Ureter
- Niere – Magen (Leber/Galle, Magen/Milz/Pankreas, Dünn-, Dickdarm)

Topographische Beziehungen

- Die Kausalkette der Nieren zeigt einen Zusammenhang zwischen Nieren-Blasenfunktionsstörungen und einigen Gelenken. Dieser funktionelle Zusammenhang wird bestätigt durch den Verlauf des Nieren-Meridians im Bereich der Knie- und Fußgelenke.

- Auch die Verbindung der Nieren zu Leber, Lungen, Herz und Kreislauf wird durch den natürlichen Verlauf ihres Akupunktur-Meridians gut belegt.

Kausalkette: Lungen

Nach den Vorstellungen der TCM regieren die Lungen das Qi und die Atmung. Über die Atmung inhaliert die Lunge Luft-Qi und vermengt dieses mit dem von der Milz extrahierten und zur Lunge geschickten Nahrungs-Qi zum Wahren-Qi. Der Brustkorb wird auch als oberes Meer des Qi bezeichnet, da sich hier das Wahre-Qi bewegungslos sammelt. Von hier verteilt die Lunge das Qi in alle Gewebe und Körperorgane. Zudem kontrollieren die Lungen das Wei-Qi, die Verteidigungsenergie, und sorgen z. B. dafür, dass keine pathogenen Faktoren eindringen und plötzlich Wind-Erkrankungen auftreten.

Hauptsymptome und Kausalketten

Symptome: chronisch-atrophische Gingivitis mit Taschenbildung, Nierenstörung, Hauterkrankungen, Herzerkrankungen, Gefäß-, Muskel- und Lymphsystem von Lunge und Bronchien
Kausalketten – primäre (sekundäre) Resonanzkette (➤ Abb. 2-15):

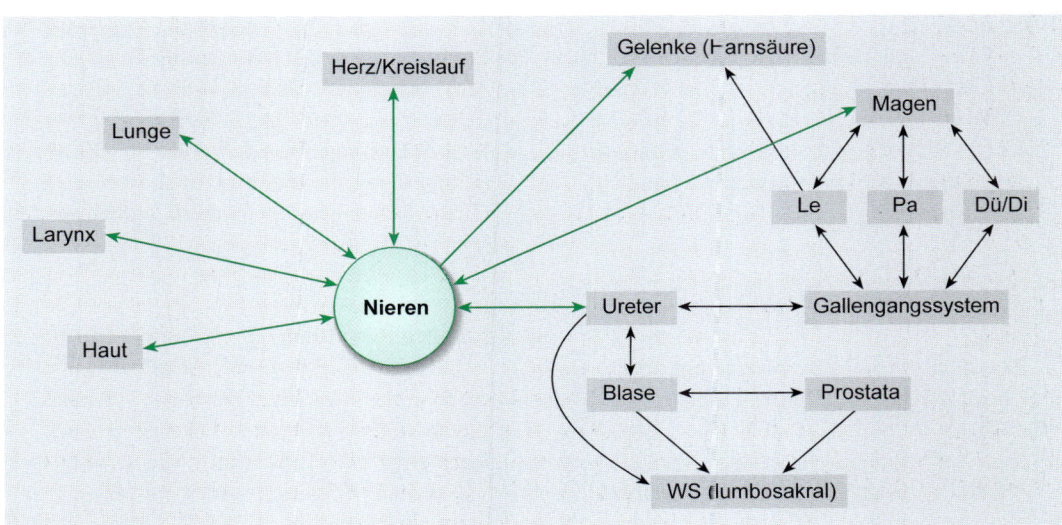

Abb. 2-14 Kausalkette Nr. 8 (nach Schimmel). Die schwarzen Linien kennzeichnen die häufig vorkommenden Verbindungen.

2.2 Pathogenetische Grundmuster und Kausalketten

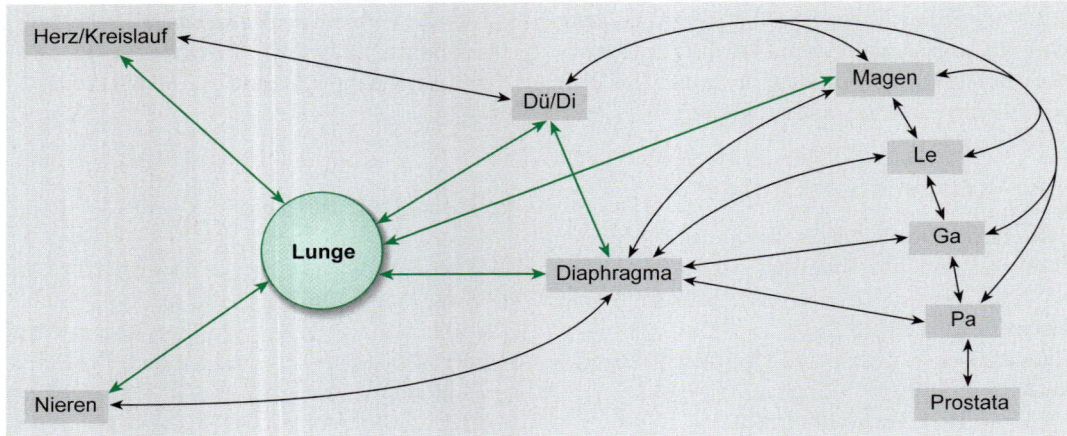

Abb. 2-15 Kausalkette Nr. 9 (nach Schimmel). Die schwarzen Linien kennzeichnen die häufig vorkommenden Verbindungen.

- Lunge – Herz-Kreislauf
- Lunge – Haut
- Lunge – Nieren
- Lunge – Dünn-, Dickdarm, Magen, Leber/Galle
- Lunge – Diaphragma (Pankreas, Prostata/Ovar)
- Lunge – Kopfschleimhäute (Prostata, Gelenke)

Topographische Beziehungen

- Der Lungen-Meridian hat eine sehr enge Beziehung zum **Herzen** (Kreislauf) und stellt, indem er das Zwerchfell durchzieht, auch eine Verbindung nach innen mit dem seinem Partnerorgan **Dickdarm** her.
- Eine Störung im **Thorax** kann eine Störung im Abdomen (Magen, Leber, Gallenblase, Pankreas) und Becken (Darm, Nieren, Prostata) auslösen. Eine Störung im Abdomen oder Becken wiederum kann eine Disharmonie in Thorax und Lungen verursachen.

Kausalkette: Blase

Die Kausalkette Blase ist funktionell mit der Kausalkette Prostata – Ovar – Uterus – Hoden (➤ oben) identisch. Da vermutlich vor 2000 Jahren der anatomische Zusammenhang zwischen Prostata/Ovar Uterus/Hoden/Nebenhoden und Blase noch nicht bekannt war, wurde dieser wichtige Meridian nur der Harnblase zugeschrieben.

Hauptsymptome und Kausalketten

Symptome: hormonelle Dysfunktion, chronische Zystitis, Wirbelsäulenerkrankungen
Kausalketten – primäre (sekundäre) Resonanzkette (➤ Abb. 2-16):
- Blase – Prostata/Ovar (Pankreas, Dünn-, Dickdarm, Leber/Galle)
- Blase – Nieren
- Blase – Wirbelsäule, Ischias
- Blase – Kerebrum, Auge, Retina
- Blase – Kopfschleimhäute

Topographische Beziehungen

- Der Blasen-Meridian hat eine enge Beziehung zum Nieren-Meridian und damit zu einigen Gelenken, wie Knie- und Fußgelenken.
- Wichtig sind beim Blasen-Meridian die Zustimmungspunkte, die über segmentalreflektorische Muster Beziehungen zu inneren Organen herstellen.

Kausalkette: Haut

Bei laborchemischen, energetischen Untersuchungen (z. B. EAV), aber auch bei Urinunterschichtungsuntersuchungen ist immer wieder festzustellen, dass viele Hautbeschwerden mit einer Funktionseinschränkung in Pankreas, Leber, intrahepatischen Gallengängen, Nieren und/oder Darm

2.2.3 Kausalketten (Resonanzketten)

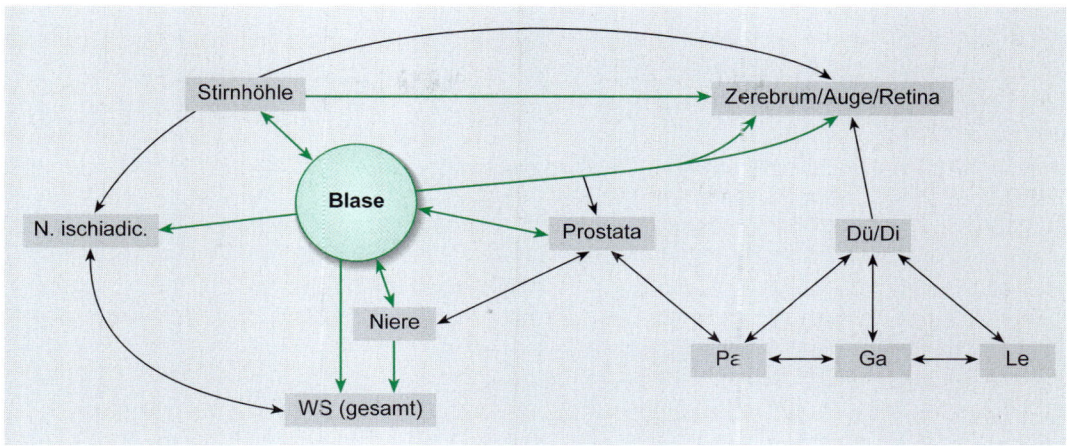

Abb. 2-16 Kausalkette Nr. 10 (nach Schimmel). Die schwarzen Linien kennzeichnen die häufig vorkommenden Verbindungen.

einhergehen. Ursache sind hier in erster Linie Toxinbildungen durch gastrointestinale Fäulnisvorgänge (Idole, Phenols, Skatsole aus der Eiweißfäulnis), die zu einer chronischen Dysbiose führen. Obstipierte Menschen leiden am meisten. Sie können die Giftrückstände nicht über die Leber, die Nieren oder den Darm ausscheiden. Daher „wählen" die Toxine, die nach einem anderen Ausweg suchen, die Haut.

In der TCM ist die Haut dem Organ Lunge bzw. dem Funktionskreis Lunge/Dickdarm zugeordnet. Mit der Verteilung von Flüssigkeiten über den ganzen Körper durch die Lunge werden Haut und Haar genährt und befeuchtet und erscheinen bei einer normalen Funktion glänzend.

Hauptsymptome und Kausalketten

Symptome: Hautefforeszenzen (z. B. Ekzem, Rhagaden, Rötungen, Pilzbefall)
Kausalketten – primäre (sekundäre) Resonanzkette (> Abb. 2-17):
- Haut – Lunge
- Haut – Niere
- Haut – Dünn-, Dickdarm
- Haut – Leber/Galle
- Haut – Ovar/Hoden/Schilddrüse
- Haut – (Kopfschleimhäute)

Die Elektroakupunktur nach Voll zeigt, dass bei vielen Hautbeschwerden eine Pankreasdysfunktion besteht, die bevorzugt behandelt werden sollte. Bei allen allergischen Hautproblemen, z. B. bei atopischen Ekzemen, muss nach Herden (z. B. Tonsillen, Zähne, Adnexen) gesucht werden.

> Eine Kausaltherapie ist für die erfolgreiche Behandlung chronischer Hautprobleme sehr wichtig.

TIPP
Auch eine mögliche Candida-albicans-Infektion (hier spielen möglicherweise Schwermetallbelastungen – Candida übernimmt hier eine Art Schutzfunktion, im Sinne einer Toxinbindung – eine Rolle) sollte nicht übersehen werden.

Kausalkette: ZNS

Das zentrale Nervensystem ist die Zentrale aller peripheren Abläufe im Körper. Hier kann sich ein Circulus vitiosus bei psychosomatischen Erkrankungen schließen. Mithilfe der EAV kann genau zwischen psychosomatischen und somatopsychischen Störungen unterschieden werden.

Hauptsymptome und Kausalketten

Symptome: Vegetative Störungen (Distress), Müdigkeit, Konzentrations-, Gedächtnisstörungen.
Kausalketten – primäre (sekundäre) Resonanzkette (> Abb. 2-18):
- ZNS – Vegetatives und peripheres Nervensystem
- ZNS – Herz/Kreislauf

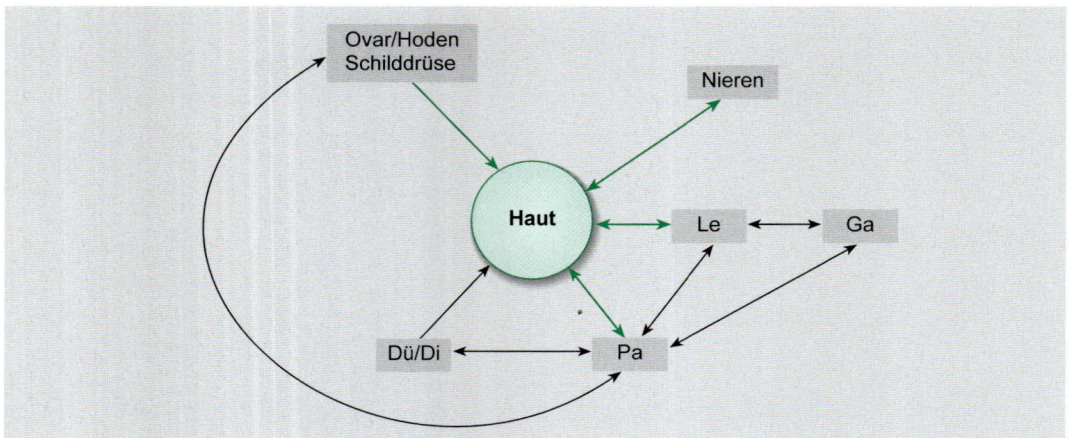

Abb. 2-17 Kausalkette Nr. 11 (nach Schimmel). Die schwarzen Linien kennzeichnen die häufig vorkommenden Verbindungen.

- ZNS – alle Organe
- ZNS – alle Hormondrüsen

Bei psychosomatischen Störungen sollten störende Informationen im ZNS mit geeigneten Therapeutika wie Bach-Blütentherapie, homöopathischen Hochpotenzen oder sedierende Phytotherapeutika z. B. Avena sativa reduziert werden. Im Fall der somatopsychischen Störung ist es möglich, die irritierende dominante Organstörung mit Nosoden, Homöopathika oder Phytotherapeutika zu dämpfen oder zu beseitigen.

2.3 Zahn-Organ-Beziehungen aus Sicht der ganzheitlichen Zahnmedizin

Die ganzheitliche Zahnmedizin geht davon aus, dass der Auslöser vieler akuter oder chronischer Erkrankungen im Mund liegt. Störungen an Zähnen oder Kiefer können zu erheblichen gesundheitlichen Belastungen des gesamten Körpers führen: So können Nacken-, Rücken- oder Kopfschmerzen sowie z. B. Ohrgeräusche (Tinnitus) ihre Ursache in Störungen des Kiefergelenks haben oder schadhafte Zähne als Herde fungieren und an entfernter liegenden Stellen des Körpers Beschwerden verursachen oder unterhalten.

Mund und Zähne bilden den Anfang des Verdauungstrakts und sind im Sinne der Grundregulation ebenfalls an wichtigen Körpervorgängen wesentlich beteiligt. Die enge Beziehung zwischen Zähnen und Körperorganen wird über Meridianzugehörigkeiten deutlich. Voll, der Begründer der EAV, hat noch weitere Aspekte der Erfahrungsmedizin in die Meridianlehre der TCM integriert und mit Kramer energetische Wechselwirkungen zwischen Zähnen und Organen bzw. Organsystemen aufgezeigt.

Zudem spielt das Schleimhautorgan Mund durch seine große Resorptionsfähigkeit auch für Schadstoffe im Mund – ihr dünnster Teil befindet sich unter der Zunge – eine wichtige Rolle. Die Mukosa wird geschützt durch eine nur ca. 100 Mikrometer dünne aufliegende Schleimschicht aus Proteoglykanen mit sekretorischem IgA. Parodontale Taschen können durch eine gestörte Mundsymbiose (Abbau des sekretorischen IgA) entstehen und Folgeerkrankungen wie Herzklappenentzündungen mitverursachen.

Odontogene Bedeutung der Pathogenese von Erkrankungen

Das Zentralorgan Mund mit seinen Zähnen ist nach Becker in über 70% der internistischen Probleme mitbeteiligt – meist nimmt es eine Schlüsselstellung in der Ursachenfindung ein. So ließ sich z. B. in England bei Herzinfarkten im Vorfeld immer eine Beteiligung des Weisheitszahngebiets nachweisen. In der Kieferorthopädie ist es biologisch ausgebildeten Zahnärzten bekannt, dass ein Kreuzbiss immer ein-

2.3 Zahn-Organ-Beziehungen aus Sicht der ganzheitlichen Zahnmedizin

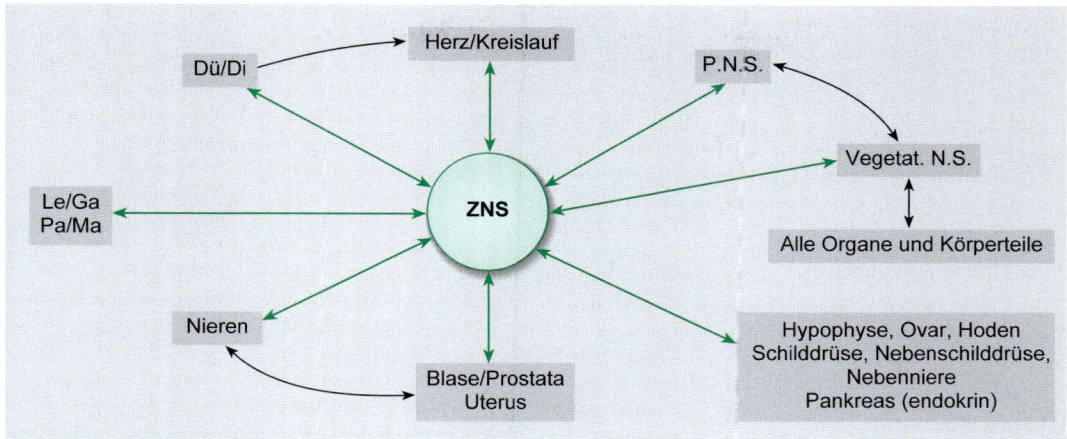

Abb. 2-18 Kausalkette Nr. 12 (nach Schimmel). Die schwarzen Linien kennzeichnen die häufig vorkommenden Verbindungen.

hergeht mit einer seitengleichen Skoliose der Wirbelsäule. Bekannt sind auch die Beziehungen der Frontzähne zum Urogenitaltrakt. Zudem haben Magen-Darm-Beschwerden häufig tote devitale Zähen im Backenzahngebiet.

Mykosen

Mykosen im Mundbereich sind stets Ausdruck einer gesamtorganischen Immunschwäche, einer verminderten Abwehrkraft des ganzen Körpers also. Die Ursachen oder negativ beeinflussende Faktoren für Mundmykosen sind: Chronisch kranke Zähne, Zahnfüllungen mit Amalgam, Nikotin, antibiotische Behandlungen, denaturierte Nahrung, isolierte Kohlenhydrate, synthetische Geschmacksstoffe.

Zähne als Herde und Störfelder

- Ursprünglich bezeichnete man als **Herd** einen durch Mikroorganismen ausgelösten, subakuten Entzündungsprozess, der durch hämatogene Streuung der Mikroorganismen oder ihrer Abbauprodukte, z. B. von Bakterien oder deren Toxine, pathologische Fernstörungen hervorrufen kann.
- Ein **Störfeld** hingegen ist nach Dosch ein pathologisch vorgeschädigtes Gewebe, das sich infolge eines überstarken oder überlange einwirkenden Reizes oder einer Summierung nicht abzubauender Reize im Zustand einer unphysiologischen Dauererregung befindet. Ein Störfeld beeinflusst

den Körper nicht über Segmentbahnen, sondern ausschließlich über das Vegetativum.

Diese lokalen Veränderungen im Grundregulationssystem bedingen eine ständige Aktivität der lokalen und allgemeinen Abwehrreaktionen. Erst mit dem Zusammenbruch der lokalen Abwehrschranke durch innere und/oder äußere Einflüsse beginnt die Fernwirkung des Herdes (Focus) auf den Organismus und damit die allgemeine Herderkrankung.

Als Herde bzw. Störfelder fungieren: tote, wurzelbehandelte, verlagerte Zähne, Wurzelreste, Fremdkörpereinschlüsse, Kieferknochenerkrankungen, Zahnfleischerkrankungen. Von diesen geht eine schädliche Fernwirkung aus, da die örtliche Abwehrschranke durchbrochen ist: Erkrankte Zähne können Störungen an entfernter liegenden Stellen des Körpers auslösen bzw. unterhalten, wie z. B. rheumatische Beschwerden, die infolge einer Wurzelbehandlung auftreten und nach Entfernung dieses Zahns verschwinden. Ein wurzelgefüllter toter Zahn produziert toxische Eiweißzerfallsprodukte, die leicht zu einer Regulationsstarre (➤ Kap. 1.3.1) führen. Bei toten Zähnen kann der Körper weder Stoffwechselprodukte heraus- noch hereinbringen: Möglicherweise lassen die Proteopolyglykane keinerlei Informationen vom Gefäß bis zur Zelle hindurch, da sie durch Toxine aus toten Zähnen belastet sind – dass dieser Umstand sog. Therapieversager bedingt, ist möglich. Die nun auf sich gestellte Zelle wird krank; sie geht dabei in einen nicht mehr mit den anderen Zellen koordinierten Ablauf von Lebensvorgängen über.

Weitere mögliche systemische Auswirkungen betreffen die Beeinträchtigung folgender Systeme:
- Abwehrreaktionen des Immunsystems
- Verminderung der mitochondrialen Atmung kann zu einem Kräfteverlust des Organismus führen, was wiederum das lebensnotwendige Gleichgewicht im Sinne einer energetischen Steuerung stören kann.
- System der Grundregulationen: Strukturen innerhalb des Gewebes, das zwischen den eigentlichen Organzellen liegt.

Diagnostik und Therapie

Diagnostik

Herderkrankungen verursachen lokal oftmals keine Symptome oder sichtbare Gewebeveränderungen, äußern sich aber bevorzugt mit wechselnden Beschwerdebildern in herdfernen Körperregionen. Sie sind meist nicht durch Laboruntersuchungen üblicher Art aufzudecken, sondern verlangen den Einsatz regulationsspezifischer diagnostischer Verfahren, wie z. B. der EAV, der neuraltherapeutischen Störfeldsuche oder der Bioelektrische Funktions- und Regulationsdiagnostik.

Therapiemaßnahmen

Sind die Ursachen einer Störung auf Störungen im Mundraum zurückzuführen, so sind die Störherde zu entfernen oder neuraltherapeutisch zu behandeln.
- Ist die Ursache der Beschwerden ein Zahn, muss dieser Zahn operativ entfernt werden – eine Wurzelbehandlung und Wurzelspitzenresektion sind keine Methoden der Herdtherapie. Ist die Ursache eine chronische Kieferentzündung, ist die erkrankte Stelle zu eröffnen und das entzündete Gewebe zu entfernen. Fremdkörper im Kiefer sind zu entfernen, ebenso das entzündete Gewebe in ihrer Umgebung. Pigmentierungen in der Schleimhaut als Folge von Amalgamverschliff sind zu entfernen, am besten durch Exzision.
- Eine neuraltherapeutische Intervention ist angezeigt, wenn nach Infiltration eines vermuteten Störfeldes mit Procain das unter Umständen weit entfernt bestehende Krankheitsgeschehen für mind. 8 Stunden sistiert.

> **TIPP**
> Eine Grundregulationstherapie erfordert die Beseitigung aller **Schwermetallbelastungen** durch eine gründliche Ausleitung, v. a. von Quecksilber aus den Amalgamfüllungen.
> - Zahnsanierung, am sinnvollsten bei einem naturheilkundlich orientierten Zahnarzt, durchführen lassen.
> - Ausleitungstherapie für die Dauer von 6 Wo. (alternativ):
>   – 2 ×/Wo. Pascorbin 7,5 g + Pasgensin 1 Kap./Tag, zusätzlich 3-Punkt-Therapie mit Lymphdiaral Basistropfen, Quassia Similiaplex und Juniperus Similiaplex
>   – Nestmann: 32 Solidago H + 270 Hepanest + Cilantris + Nephro-Rella + Bärlauch

Sog. Herderkrankungen manifestieren sich bevorzugt als chronische Erkrankungen insbesondere mit therapierefraktärem oder rezidivierendem Verlauf:
- Rheumatische Erkrankungen (solange noch keine Gelenkveränderungen bestehen)
- Funktionelle Beschwerden an Gelenken und Muskeln
- Neuralgiforme Beschwerden
- Migräne und Kopfschmerzen
- Ekzeme und Hauterkrankungen

KAPITEL 3

Kasuistiken aus der Naturheilpraxis

3.1	**Herz-Kreislauf-Erkrankungen**	103
3.1.1	Grundlagen naturheilkundlicher Diagnostik und Therapie	103
3.1.2	Kasuistik: VES LOWN II	108
3.1.3	Kasuistik: Herzinsuffizienz (NYHA II)	110
3.1.4	Kasuistik: Hypertonie	113
3.1.5	Kasuistik: Angina pectoris	116
3.1.6	Kasuistik: pAVK	117
3.1.7	Kasuistik: Funktionelle Herzbeschwerden, Roemheld-Syndrom	119
3.2	**Erkrankungen des Verdauungstrakts**	121
3.2.1	Grundlagen naturheilkundlicher Diagnostik und Therapie	121
3.2.2	Kasuistik: Gastritis	126
3.2.3	Kasuistik: Ulcus ventriculi und duodeni	129
3.2.4	Kasuistik: Colon irritabile	131
3.2.5	Kasuistik: Colitis ulcerosa	134
3.3	**Erkrankungen der Leber, Gallenblase und Gallenwege**	136
3.3.1	Grundlagen naturheilkundlicher Diagnostik und Therapie	136
3.3.2	Kasuistik: Chronische Cholelithiasis	139
3.3.3	Kasuistik: Chronisch persistierende Hepatitis B	142
3.3.4	Kasuistik: Fettleber	144
3.4	**Erkrankungen des Pankreas**	146
3.4.1	Grundlagen naturheilkundlicher Diagnostik und Therapie	146
3.4.2	Kasuistik: Chronische Pankreatitis	147
3.4.3	Kasuistik: Pankreasinsuffizienz	151
3.4.4	Kasuistik: Diabetes mellitus Typ II	152
3.5	**Erkrankungen der Nieren, Harnblase und Harnwege**	154
3.5.1	Grundlagen naturheilkundlicher Diagnostik und Therapie	154
3.5.2	Kasuistik: Glomerulonephritis nach Streptokokkeninfekt	157
3.5.3	Kasuistik: Zystitis mit beginnender Pyelonephritis	160
3.6	**Erkrankungen des Nervensystems**	162
3.6.1	Grundlagen naturheilkundlicher Diagnostik und Therapie	162
3.6.2	Kasuistik: Migräne	163
3.6.3	Kasuistik: Neuralgie	166
3.6.4	Kasuistik: Tinnitus	168

3.6.5	Kasuistik: Schwindel	170
3.6.6	Kasuistik: Depression	172
3.6.7	Kasuistik: Angstneurose	174
3.6.8	Kasuistik: Vegetative Dystonie	176

3.7 Erkrankungen des Hormonsystems ... 178

3.7.1	Grundlagen naturheilkundlicher Diagnostik und Therapie	178
3.7.2	Kasuistik: Hyperthyreose	181
3.7.3	Kasuistik: Adipositas	183
3.7.4	Kasuistik: Klimakterische Beschwerden	185
3.7.5	Kasuistik: Prämenstruelles Syndrom	187

3.8 Erkrankungen des Bewegungsapparats ... 189

3.8.1	Grundlagen naturheilkundlicher Diagnostik und Therapie	189
3.8.2	Kasuistik: Gicht	191
3.8.3	Kasuistik: Osteoporose	194
3.8.4	Kasuistik: Arthrose	196
3.8.5	Kasuistik: Chronische (rheumatoide) Polyarthritis	198
3.8.6	Kasuistik: Ischialgie	200

3.9 Erkrankungen der Atemwege und HNO-Erkrankungen ... 202

3.9.1	Grundlagen naturheilkundlicher Diagnostik und Therapie	202
3.9.2	Kasuistik: Sinusitis, Darmdysbiose	206
3.9.3	Kasuistik: Rhinitis allergica	208
3.9.4	Kasuistik: Bronchitis	210
3.9.5	Kasuistik: Asthma bronchiale	212
3.9.6	Kasuistik: Tonsillitis	214
3.9.7	Kasuistik: Otitis media	216
3.9.8	Kasuistik: Virale und bakterielle Infektion	218

3.1 Herz-Kreislauf-Erkrankungen

3.1.1 Grundlagen naturheilkundlicher Diagnostik und Therapie

Embryologie und Iridologie

Organsysteme aus Sicht der Embryologie

Aufgrund der Keimblattentwicklung besteht ein Zusammenhang zwischen dem **Herz-Kreislauf-System** und den **Nieren:** Denn die Auskleidungen von Herz-, Blut- und Lymphgefäßen sowie die Nieren und Nebennierenrindenkeile entwickeln sich aus dem Mesoderm. Ebenso bilden sich die glatte **Muskulatur,** die die Funktionsfähigkeit der inneren Organe gewährleistet sowie die **Knochen** und quergestreifte Muskulatur aus dem Mesoderm.

> **TIPP**
> Eine naturheilkundliche Therapie der Herz-Kreislauf-Erkrankungen besteht aus folgenden Bausteinen:
> - **Konstitutionsbehandlung:**
>   – Hämatogene oder Mischkonstitution: Lebermittel z. B. Quassia Similiaplex, bei Mischkonstitution z. B. Thuja Similiaplex
>   – Lymphatische Konstitution: z. B. Lymphmittel wie Scrophularia Similiaplex, Calcium phosphoricum Similiaplex, Calcium carbonicum Similiaplex oder Phosphorus Similiaplex
> - **Unterstützung mesodermaler Strukturen:** Nieren und Harnorgane, v. a. wenn im urogenital Sektor iridologische Reizzeichen, z. B. transversale Gefäße oder Radiärenlockerungen (➤ Kap. 1.1.2 und ➤ unten) erkennbar sind:
>   – Einzusetzen sind Phytotherapeutika und homöopathische Komplexmittel, z. B. Cantharis Similiaplex oder Solidago-Verbindungen
>   – Besonders gut geeignet sind sog. Entgiftungstherapien mit Lymph-, Leber- und Nierenmitteln, z. B. Phönix-Entgiftung, Drei-Punkt-Therapie (Pascoe)

Iridologische Hinweise auf embryologische Strukturen

In der Iris stammt die vordere Grenzschicht aus dem Mesoderm. Folgende Strukturen in diesem Irisvorderblatt geben Auskunft über das Mesoderm:

- **Lakunen:** zeigen genetisch determinierte Schwächezeichen des Herz-Kreislauf-Systems an, v. a. wenn diese im kardiopulmonalen Sektor liegen (in der linken Iris bei ca. 3.00 Uhr, in der rechten Iris bei ca. 9.30 Uhr)
- **Pankreotrope** und **melanine Pigmente:** verweisen auf Pankreasschwäche und Leberschwäche (Kausalketten ➤ Kap. 2.2.3 und 5-Elemente-Lehre ➤ Kap. 2.1.1)

Zudem müssen weitere iridologische Zeichen berücksichtigt werden: Iridologische Zeichen für Herzerkrankungen liegen oft am Krausenrand, bzw. gehen vom Krausenrand innerhalb der 3. kleinen Region aus. Zeichen, die weiter ziliarwärts liegen, stehen in Beziehung zum rechten bzw. linken Lungensektor.

- In der **linken Iris** findet man Herzzeichen bei 2.30 Uhr bis 3.30 Uhr, der Aortenbogen und die Aorta ascendens sind in der linken Iris bei 2.00 Uhr bis 2.30 Uhr lokalisiert.
- In der **rechten Iris** liegen die Herzzeichen bei 9.30 Uhr bis 10.30 Uhr.
- Im iridokornealen Winkel lassen sich mit dem Irismikroskop evtl. spasmophile Gefäße erkennen, die arteriosklerotische Prozesse anzeigen.

Iridologische Hinweise auf Schwächen im Organsystem

Lakunen (➤ Kap. 1.1.3) zeigen eine genetisch angelegte Schwachstelle auf, die dem Iridologen das Rezept aus dem Auge vorgibt. Lakunen sowie abgeblasste Radiären können Folgen pathologischer Prozesse im Bereich des Endo- und Myokards sein. Offene Lakunen – sie werden oft von Trabekeln umrandet – zeigen sklerotische Prozesse der Koronargefäße an.

> **TIPP**
> - Patienten mit geschlossenen Lakunen, zusätzlichem Herzzeichen mit Verkalkungslinien und Atherosering, sprechen sehr gut auf Komplexmittel an, die Arnica und Ruta enthalten (z. B. Ruta Similiaplex, Arnika Similiaplex – beide sind als Mischung gut geeignet zur Dauertherapie (z. B. 2 × 10 Tr. über mehre Jahre).
> - Sind als zusätzliche Insuffizienzzeichen Waben in den Lakunen auszumachen, sollten die Komplexmittel Crataegus enthalten.
> - Von Trabekeln umrandete, häufig offene Lakunen erfordern Kombinationsmittel, die Arnika und Cactus enthalten.

Iridologische Hinweise auf spezifische Herzerkrankungen

Die vom **Milz- zum Herzfeld aufsteigende Transversale,** die vaskularisiert sein kann, stellt aus iridologischer Sicht (z. B. Kriege und Jaroszyk) ein typisches Frühsymptom eines drohenden Herzinfarkts dar.
- Patienten mit aufsteigender Transversale sollten als Prophylaxe eines Myokardinfarkts Cactus-Präparate (z. B. Cactus Similiaplex) verabreicht bekommen sowie unterstützend L(+)Milchsäure (z. B. Lactopurum) wegen der möglichen intrazellulären Laktatazidose.
- Bei pectanginösen Zuständen und Dyskardien eignet sich die Kombination aus Cactus Similiaplex mit Rytmopasc und ebenfalls L(+)Milchsäure.

Iridologische Hinweise auf Rhythmusstörungen

Tachykarde oder nervös bedingte Rhythmusstörungen können angezeigt werden durch helle Radiären, die von grauen bis dunklen Radiären eingerahmt werden. Diese auch als **Ärgerlinie** bezeichnete Zeichnung (➤ Kap. 1.1.3) durchquert den Herzsektor waagerecht der linken Iris von 2.30 Uhr bis 3.30 Uhr.

Beobachtet werden ebenfalls geschlängelte, teilweise helle oder abgeblasste, von der Krause ausgehende Radiären, die waagrecht oder aberrierend den Herzsektor durchlaufen. Patienten mit diesen Zeichen leiden oft an **paroxysmalen Tachykardien** insbesondere abends oder während des Einschlafens. Meist liegt kein klinischer Befund vor.

> Eine rheumatische Karditis sollte bei folgenden Befunden und iridologischen Zeichen ausgeschlossen werden: bei nächtlichen Tachykardien sowie bei Ärgerlinien, hellen gezackten Radiären und hellen Flocken als Ausdruck einer exsudativ-rheumatischen Diathese.

- Bei vegetativ bedingten Herzstörungen, einschließlich Reizleitungsstörungen, Arrhythmien und Extrasystolen – iridologisch ablesbar an hellen Radiären im kardiopulmonalen Sektor – sollten Konstitutions- und Komplexmittel Spartium enthalten (z. B. Spartiol – Dr. Klein); zudem sollte Rytmopasc eingesetzt werden.
- Zur Stabilisierung des Vegetativums eignen sich z. B. Neurapas balance, Dysto loges, Psychoneurotikum und Neurotropan i. v. bzw. Komplexmittel, die Zincum enthalten (z. B. Zincum Similiaplex, Zinkum valerianicum). In diesen Fällen kann eine erfolgreiche Behandlung oft mehrere Monate in Anspruch nehmen.

Iridologische Hinweise auf Roemheld-Syndrom

Die aortal konfigurierte Magen-Darm-Krause und die kardial konfigurierte Krause verweisen auf das Roemheld-Syndrom, das v. a. durch Dysfermentie, Dyspepsie und Dysbakterie verursacht wird. In diesen Fällen ist eine gezielte Basistherapie zur Beseitigung von Störungen des Intermediärstoffwechsels notwendig. Folgende naturheilkundlichen Medikamente können verordnet werden:
- Roemheld-Syndrom: Pascopankreat Novo, Carbo Similiaplex, Chamomilla Similiaplex, Hepar-Pasc und Legapas
- Bei aortal und kardial ektasierte Krause und zusätzlicher Herzproblematik: als Symptommittel Corvipas SL, Roth's Rotacard, Cactus Similiaplex und Rytmopasc, um die gesteigerte Herzfrequenz zu beruhigen
- Beeinflussung des Intermediärstoffwechsels (je nach Pigmenten):
  – Bilifuszines Pigment mit besonderer Affinität zum Gefäßbindegewebe (toxische Imprägnation des Mesenchyms): Carduus marianus Similiaplex (bilifuszines Pigment)
  – Melaninpigment – dieses entwickelt sich infolge Schwefelwasserstoffgruppenentgiftung aus Porphyrin: Quassia Similiaplex
  – Hämolytisches prähepatisches Bilifuszinpigment (= venöse Stauungen mit Sludge und Thrombenbildung): China Similiaplex

Homotoxikologie

Nach den Gesetzmäßigkeiten der Homotoxikologie (➤ Kap. 1.1.6) können Herz-Kreislauf-Erkrankungen folgenden Phasen zugeordnet werden.
- **Humorale Phase:** z. B. Endokarditis, Myokarditis und Embolie

- Durch umstimmende, v. a. aber ausleitende Therapiemaßnahmen, wie z. B. Mikroaderlässe (ca. 50–80 ml pro Sitzung) und Schröpfen soll eine Regulation des Hämatokrits erreicht werden.
- Die Enderleinmorphologie zeigt oft Filite mit Geldrollenbildung, d. h. es wurde zu viel Lactat gebildet, zudem liegt ein hochvalenter Mucor racemosus fresen vor, was in vielen Fällen auf eine Säureregulationsstörung hindeutet. Dies erfordert eine individuelle Therapie mit Mucokehl (Fa. Sanum).
- **Matrix-Phase** (v. a. als Erkrankungen des arteriellen und venösen Systems): z. B. Hyper- und Hypotonus, KHK-Angina pectoris, Reizleitungs- und Reizbildungsstörungen, pAVK, Herzinsuffizienz. Es muss dafür gesorgt werden, dass im Sinne der Vikariation (➤ Kap. 1.1.6) die Regulationsfähigkeit der humoralen Phasen wiedererlangt wird:
  - Optimierung des Säure-Basen-Haushalts (Basentherapie) zur Beseitigung des Matrixgelzustands
  - Orthomolekulare Therapie evtl. nach Laboranalytik
  - Enzymtherapie (Abbau toxischer Gewebebelastungen) mit Enzymextrakten aus Pflanzen sowie mit Horvi-Präparaten
  - Störfeldsuche und -beseitigung
  - Regulierung der katabolen Entgleisung durch konsequente Kohlenhydratreduktion (➤ Kap. 1.2.3)
- **Zelluläre Phase:** z. B. Myokardinfarkt, Leukämien, diese Erkrankungen stellen für die Naturheilpraxis eine seltene Therapieoption dar. Sie erfordern ein Einwirken auf die Matrix (➤ oben), um insbesondere auf eine mögliche Verschlechterung des Zustandes des Patienten einzuwirken (palliative Therapie).
  - Alle oben genannten Maßnahmen
  - Meiden von Dauerstressoren, um die psycho-neuro-immunologischen Effekte auszunutzen (psychisch wie physisch)
  - Korrektur der intrazellulären Laktatazidose, entstanden durch die anaerobe Glykolyse mit z. B. Lactopurum, Gelum oder Sanuvis

Anaboler oder kataboler Stoffwechsel

> **TIPP**
>
> Die Stoffwechselaktivität der Körperzellen (➤ Kap. 1.2.1) kann durch den Redox-Status bestimmt werden, z. B. Malondialdehydtest der Fa. Orthomol oder FORM (Free Oxygen Radicals Monitor; Adressen ➤ Anhang). Je nach Stoffwechselsituation sind folgende Maßnahmen zu empfehlen:
> - Sowohl bei anabolen als auch bei katabolen Störungen kann als antioxidative Schutztherapie 2–3 ×/Woche Pascorbin 7,5 g i. v. gegeben werden, als Alternative kann eine Ozontherapie oder HOT durchgeführt werden, beide wirken antientzündlich.
> - Merke: Wird bei katabolen Erkrankungen zur Verbesserung der Mikrozirkulation eine Ozontherapie durchgeführt, sollten zum Schutz vor zusätzlichen freien Radikalen, die durch die Ozontherapie oder HOT freigesetzt werden, Antioxidanzien (z. B. Vit. E, Vit. C, Provitamin A, Antocyane) gegeben werden – allerdings zeitversetzt.

Antioxidative Therapiemaßnahmen

Radikale sind Stoffe, die über freie Elektronenplätze auf der äußeren Elektronenschale eines Moleküls verfügen, dadurch sind sie besonders reaktionsfreudig und entreißen anderen Molekülen deren Elektronen, was zu Kettenreaktionen führt. Diesen Radikalen kann man sog. Elektronendonatoren (Spender) anbieten: So wirken sich Radikale besonders bei katabolen Stoffwechselentgleisungen (dazu zählen Herz-Kreislauf-Erkrankungen) zerstörend aus und erfordern eine Therapie mit Radikalfängern, sog. Elektronendonatoren, z. B. Vit. C-Hochdosistherapien, antioxidativ wirksamen Vitamine und Spurenelemente, reduziertem Glutathion.

- Um das antioxidative System zu verbessern, sollten ROS reduziert und die L-Arginin Konzentration erhöht werden: Pascovasan (2 × 3 g) – das zurzeit einzige Produkt, das eine Dosierung von 6 g L-Arginin/Tag ermöglicht
- Ausschalten der Risikofaktoren: Das atherothrombotisches Risiko bzw. die endotheliale Dysfunktion wird begünstigt durch Rauchen, Diabetes mellitus, Dyslipidämie, Hypertonie sowie durch Alkohol, Nikotin.

Exkurs

C-reaktive Protein (CRP) und Stickstoffmonoxid (NO)

Das C-reaktive Protein (CRP) tritt v. a. bei Entzündungen, aber auch bei bestimmten Tumoren auf. Außerdem kann in den Muskelzellen der Gefäßinnenwand produziertes CRP mit dem Ausmaß und der Entwicklung der Arteriosklerose in Zusammenhang stehen: In die Gefäßinnenwand wandern bei Belastung durch ROS (= Radikale Sauerstoff Spezies) Makrophagen ein, die sich zusammenrotten und haufenweise schädliches Fett (oxidiertes LDL-Cholesterin + Makrophagen = Schaumzellen) in die Gefäßwand einlagern, was langfristig zu endothelialen Entzündungen, arteriosklerotischer Plaquebildung und zur endothelialen Dysfunktion führt. Offenbar stellen diese stark geschädigten Gefäße besonders viel CRP her. Die zunehmende Schaumzellenbildung geht einher mit der Entwicklung einer endothelialen Dysfunktion und dem Mangel an Stickstoffmonoxid (verursacht durch die hohe ROS-Belastung). Stickstoffmonoxid (NO) entsteht aus L-Arginin durch die sog. neuronale NO-Syntethase (nNOS). NO senkt zum einen die Proliferation von glatten Muskelzellen und reduziert gleichzeitig die Plaquebildung durch Verminderung der Leukozytenanhaftung an den Gefäßwänden. Es wirkt antithrombotisch durch Senkung der Plättchenaggregation. Zusätzlich fängt das Stickstoffmonoxid ROS ab und wirkt vasodilativ. Ein Mangel an Stickstoffmonoxid kann einerseits bedingt sein durch unzureichende L-Arginin-Zufuhr mit der täglichen Nahrung, andererseits durch folgende krankheitsbedingte (relative) L-Arginin-Mangel-Zustände:

- NO wird durch ROS = Radikale-Sauerstoff-Spezies inaktiviert, die z. B. durch Rauchen, Entzündungen entstehen
- Erhöhte Aktivität des Enzyms Arginase (dieses konkurriert mit der NOS um L-Arginin) vermindert Stickstoffmonoxid
- Verminderte endogene NO-Synthese als Ursache für einen NO Mangel

Nachfolgend entwickeln sich folgende Erkrankungen: Arteriosklerose, Hypertonie, Herzinfarkt, Angina pectoris, periphere arterielle Verschlusserkrankung (PAVK), Hypercholesterinämie, Diabetes mellitus und Herzinsuffizienz.

Pathogenetische Grundmuster und Kausalketten

Das **pathogenetische Grundmuster** 5 nach Schimmel (> Kap. 2.2.2) stellt Zusammenhänge her zwischen gastrointestinalen Störungen und Durchblutungsstörungen im Kopfbereich (Arteria vertebralis, Arteria basilaris). Folgende Symptome sind diagnostisch und therapeutisch zu berücksichtigen: paroxysmale Tachykardien, Herzstolpern, Palpitationen, Blutdruckabfall aber auch HWS-Syndrom an C3/C4.

Infolge der **Kausalkette Milz-Pankreas** (Kausalkette Nr. 2 nach Schimmel > Kap. 2.2.3 und > Abb. 2-8) – hier werden Verbindungen formuliert zwischen dem Leber-/Galle-System und Durchblutungsstörungen – sind diagnostisch und therapeutisch folgende Aspekte zu bedenken:

- Die Blutzirkulation im Gehirn und in den Extremitäten ist abhängig von der Herz- und Zwerchfellfunktion.
- Bei folgenden Erkrankungen und Störungen kann ein Zusammenhang zur Kausalkette des Pankreas bestehen: Fehlfunktion des Herzens, v. a. funktionelle Herzstörungen, Lungen- und Bronchialerkrankungen wie obstruktive und spastische Bronchitiden. In diesen Fällen ist eine mind. sechswöchige Symbioselenkung im Sinne einer Intestinalen Barrierestabilisierung (> Kap. 3.2.5) zu empfehlen mit leber-, galle- und pankreasunterstützenden Arzneimitteln, wie z. B. Quassia Similiaplex + Pancreatinum Similiaplex + Nux vomica Similiaplex (3 × 20 Tr.).

Energetische Beziehungen über Funktionskreise und Meridiane

Insbesondere der **Milz-Pankreas-Meridian** steht in vielfältigen Verbindungen zum Organ Herz (> Kap. 2.2.2): Schimmel sieht in dieser energetischen Verbindung die Ursache vieler Herzinfarkte und spricht vom Pankreas als „Herz-Mörder" (➢ Abb. 2-8). Auch der **Leber-** und **Gallenblasen-Meridian,** der über die Brust und den Brustkorb zieht, ist bei Herzproblemen diagnostisch und therapeutisch einzubeziehen.

Kardiale Probleme, insbesondere funktionelle Herzrhythmusstörungen, wie Palpitationen, paroxysmale Tachykardien können oft erfolgreich behandelt werden, indem Punkte der über und durch die Brust und den Brustkorb ziehenden Meridiane akupunktiert werden. Insbesondere der Milz-/Pankreas-Meridian, der Leber- und der Gallenblasen-Meridian. Die nachfolgenden Punkte wirken sowohl kausal als auch symptomatisch:

- Brustschmerzen: He 1, He 7, Pe 5, Pe 8, Pe 9; Lu 4, Lu 8, Gb 11, Du Mai 7 (tonisierend)
- Brust- und Rückenschmerzen: Du Mai 6, Du Mai 7, Du Mai 8; Bl 42 (leicht sedierend)
- Erbrechen: Le 13 (sedierend, auch Moxen)
- Gasaufstoßen: Mi 21; Le 14 (sedierend, auch Moxen)
- Kurzatmigkeit: He 5; Lu 4; Le 13; Ren Mai 9, Ren Mai 22 (tonisierend)
- Ohnmachtsgefühl: Ni 7 (tonisierend)
- Schweißausbrüche: Le 1 (Blutlassen)
- Unruhegefühl in der Brust: Ren Mai 3, Ren Mai 8 (tonisierend)

Dunkelfelddiagnostik

Enderlein hat mit seiner Theorie des Pleomorphismus und der Dunkelfeldmikroskopie Grundlagen dafür geschaffen, Mikrozirkulationsstörungen – die u. a. die Grundlage für die Entwicklung von Herz-Kreislauferkrankungen sein können – frühzeitig zu erkennen und positiv zu beeinflussen. Nach Enderlein ist die Grundlage der Mikrozirkulationsstörungen die Filitbildung, die pathologische Aufwärtsentwicklungen des Mucor racemosus (➢ Kap. 1.2.2), die Folge einer Verschiebung des Säure-Basen-Haushaltes in Richtung „sauer" durch falsche Essgewohnheiten, falsches Trinkverhalten und Stress. Während Protite, die Urform des Mucor racemosus, aufgrund ihrer geringen Größe mit ihrem Stoffwechsel den Körper nicht belasten und sogar diskutiert wird, ob es sich dabei nicht um die Kolloide handelt, die z. B. Sauerstoff aktiv durch die Zellmembran transportieren, belasten die pathologisch aufwärts entwickelten Formen des Mucor racemosus den Körper gleich auf zweierlei Weise: Zum einen verbrauchen sie – wie jedes Lebewesen – Sauerstoff und zudem Glukose, Eiweiß, Vitamine und Spurenelemente (v. a. Selen, Zink und Eisen), zum anderen schädigen sie den Organismus durch ihre Endo- und Exotoxine.

- **Verschlechterung der Rheologie:** Filite führen zu einer Verschlechterung der Fließeigenschaften (Viskosität) des Blutes mit nachfolgender Verschlechterung der Rheologie und Verschlimmerung der Ver- und Entsorgung der Körperzellen
- **Erhöhung der Thrombozytenaggregation:** Nachweislich erhöhtes Fibrinogen und erhöhter Hämatokrit verursachen eine Thrombozytenaggregation
- **Übersäuerung:** diese wird meist durch falsche Essgewohnheiten und Stress hervorgerufen, geht einher mit einer Minderversorgung mit Sauerstoff und Mehrbelastung durch nicht entsorgtes Kohlendioxid mit Störungen der Transitstrecke: Zellen schalten um auf anaeroben Stoffwechsel, was eine weitere Übersäuerung herbeiführt (➢ Kap. 1.2.2).

Eine Filitbildung – sie ist häufig durch spinnwebenartige Formen erkennbar – deutet auf Durchblutungsstörungen hin. Filite beeinflussen die Stoffwechselfunktionen zum einen organisch durch das, was sie verbrauchen und ausscheiden und zum anderen mechanisch, indem sie die Erythrozyten und Thrombozyten binden und so die Fließeigenschaften des Blutes negativ beeinflussen, was eine Veränderung der Mikrozirkulation zur Folge hat. Um eine Filitbildung positiv zu beeinflussen, sind folgende Therapiemaßnahmen durchzuführen:

- **Medikamentöse Therapie:**
  - Mukokehl, im Wechsel verstärkt durch Quentakehl und Notakehl, kombiniert mit Citrokehl, Sanuvis, Alkala, Pascoe Basenpulver oder Basentabs zur Regulation der Matrix durch Säureregulation und Milieuveränderung
  - Gelum Tropfen oder Sanuvis Tropfen und Ampullen zur Anregung der mitochondrialen Zellatmung
  - Ginkgo-Präparate (z. B. Rökan) verbessern die Rheologie durch die positive Beeinflussung der Wandelastizität der Erythrozyten

- **Ernährungsumstellung:**
  - wichtig ist die Kohlenhydratreduktion, da es sich ursächlich oft um eine anabole Hemmung (➤ Kap. 1.2.3) handelt.
  - Optimierung des Trinkverhaltens zur Matrixspülung: Erwachsene: 30 ml Quellwasser/kg KG/d, Kinder: 50 ml Quellwasser/kg KG/d
- **Ozontherapie:** die GEB sollte unter Gabe von Antioxidanzien erfolgen, die Häufigkeit richtet sich nach Laborbefund (Normalisierung des Hämatokrit) und Dunkelfeldbefund, Kontrollbefunde alle 4 Wochen bis zur Normalisierung der Befunde.

3.1.2 Kasuistik: VES LOWN II

Die Patientin (geb. 1951) klagt seit ca. sechs Monaten über Herzrasen und Herzstolpern sowie über ein Stechen in der Herzgegend, das eher sehr selten auftritt, sie aber doch sehr beunruhigt. Seit ca. drei Jahren leidet sie an wechselndem Stuhlgang – ein Tag Diarrhö, dann wieder Tage mit Obstipation. Die Diarrhö sei nach Beobachtungen der Patientin nicht nervös bedingt. Ferner ist die Patientin ständig müde, sie steht morgens erschöpft auf und kommt tagsüber nicht zu Kräften. Die Patientin steht beruflich oft unter Stress und nimmt deshalb oft bis zu 1 l Kaffee zu sich. Zwischen dem 30. und 40. Lebensjahr litt die Patientin an rezidivierenden Erkältungskrankheiten, welche oft mit Antibiotika behandelt wurden. Die Patientin war noch nie bei einem Heilpraktiker.

Diagnostik

Körperliche Untersuchung, Labor

- **Körperliche Untersuchung:** guter Allgemeinzustand, guter Ernährungszustand; RR 135/70, Puls 93 und arrhythmisch, Lunge-Herz auskultatorisch: o. B., periphere Pulse: tastbar, Darm auskultatorisch: gesteigerte Darmperistaltik mit vermehrten Darmgeräuschen, keine Resistenzen, Lymphknotenstatus: o. B.
- **Vorbefunde** (Befund Internist): Mitralklappeninsuffizienz nach Infektion mit β-hämolysierenden Streptokokken der Gruppe A, jetzt VES LOWN II
- **Labordiagnostik:**
  - Stuhlanalytik massenhaft Candida albicans
  - ASL im Serum 345 IE/ml (Normwerte: bis 200 IE/ml) deutet auf Antikörpertiter im Gewebe hin, die das Immunsystem belasten
  - Na-K-Ca Säure-Basen-Bestimmung 0,038. Hinweis auf intrazelluläre Übersäuerung

Naturheilkundliche Hinweisdiagnostik

- **Iridologie:** lymphatische Konstitution. Neurogen sensible Disposition bei exsudativer Diathese. Offen lakunäre Struktur in der linken Iris bei 3.00 Uhr. Geschlossene lakunäre Struktur bei 9.30 Uhr in der rechten Iris. In beiden Iriden haben die Lakunen Kontakt mit dem Krausenrand und werden dadurch als Herzzeichen definiert.
- **Dunkelfeld:** o. B.
- **EAV:** Messwerte zeigen folgende Auffälligkeiten: Di, Dü, Le und Ly ↑, He ↓. Die Störungen der Elemente Wasser und Holz belasten das Element Feuer und die ihm zugeordneten Organe und Strukturen, dieses wiederum stört das Element Metall (➤ Kap. 2.1.1)
- **Spenglersan:** OM+++ (positive Erythrozytenagglutination), dieser Befund liegt häufig bei Blutdruckregulationsstörungen und venösen Erkrankungen vor, ebenfalls bei allergischen Reaktionen und Erkrankungen, da die Endo- und Exotoxine der in OM enthaltenden Erregergruppen diese Störungen in der Matrix induzieren können. In diesem Fall wird eine oftmals abgelaufene, oft noch akute Streptokokken- und Staphylokokkenschwäche angezeigt
- **Uricolor:** die heftige Blasenbildung in beiden Schenkeln ist ein Hinweis auf Dysbiosen.

Fallbewertung und Therapieziele

Besonders bei VES sollte immer Störherde oder Störfelder ausgeschlossen werden, da sehr häufig Zusammenhänge zwischen chronischen Entzündungen (z. B. Zähne, Tonsillen, Adnexen, Appendix, verursacht durch im Spenglersantest aufgedeckte Erreger) und dem Beginn der Erkrankung bestehen. Reizleitungs- und Reizbildungsstörungen werden aus Sicht der Homotoxikologie den Erkrankungen der Matrix-Phase zugeordnet, daher liegt der therapeutische Schwerpunkt auf folgenden Maßnahmen: Entgiftung sowie Säure-Basen-Regulation der Matrix, Förderung des Trinkverhaltens.

Therapieziele sind:
- Verbesserung der VES Symptomatik
- Normalisierung des Stuhlgangs
- Wiederherstellung normaler Leistungsfähigkeit

Therapiemaßnahmen

Maßnahmen zur Beeinflussung von Konstitution, Disposition und Diathese

- Phosphorus Similiaplex als ideales Konstitutionsmittel für lymphatisch-neurogene Konstitutionen (3 × 10 Tr. nach den Mahlzeiten)
- Kalmia Similiaplex als Dispositions- und Diathesemittel, wird als Adjuvans bei Peri- und Endo- sowie bei Myokarditis rheumatischer und fokaler Genese eingesetzt (3 × 15 Tr. um 10.00 + 13.00 + 20.00 Uhr).

Regressiv vikarisierende und organunterstützende Maßnahmen

- Gelum Tropfen: zur intrazellulären Entsäuerung (3 × 20 Tr. nach den Mahlzeiten)
- Spenglersan OM: um ASL Titer zu reduzieren (2 × 3 Sprühstöße in die Ellenbeuge)
- Darmmykosetherapie: evtl. 6 Wochen später wiederholen
  - 1.–3. Tag: Infusion mit Pascorbin 7,5 g (1 × 1 Inf.) + Pasgensin (1 × 1 Kap.)
  - 4. Tag: i. m.-Injektion mit Mukokehl D5 + Utilin + Ubichinon
  - 7. Tag: i. m.-Injektion mit Utilin + Recarcin + Ubichinon
  - 14. Tag: i. m.-Injektion mit Utilin + Recarcin + Ubichinon

Zusätzliche Maßnahmen

Als symptomatisch wirkendes Mittel gegen Rhythmusstörungen wird Rytmopasc (3 × 20 Tr. zu den Mahlzeiten) verordnet.

Behandlungsverlauf

Zwei Monate nach Behandlungsbeginn (1/2004) hat sich die Konsistenz des Stuhlgangs normalisiert, die Stuhldiagnostik war negativ, die Mykosetherapie musste nicht weiter durchgeführt werden. Die Gelum Tropfen wurden nach sechs Wochen abgesetzt. Obwohl das Stechen in der Herzgegend drei Wochen nach Behandlungsbeginn nicht mehr aufgetreten ist, wird Phosphorus Similiaplex als konstitutionsunterstützendes Medikament (alle zwei Tage 1 × 10 Tropfen morgens nüchtern) weiter eingenommen, ebenso wird die Verabreichung von Kalmia Similiaplex zur Stabilisierung des Myokards in folgender Dosierung beibehalten (3 × 10 Tr. 10.00 + 13.00 + 20.00 Uhr). Herzrasen und Herzstolpern sind in Intensität und Häufigkeit deutlich zurückgegangen. Rytmopasc wurde als linguale Verabreichung über einen Ampullenversprüher bei Bedarf umgestellt. In der Laborkontrolle konnte ein Rückgang des ASL-Wertes auf 236 IE/ml beobachtet werden.

Weitere zwei Monate später zeigen sich folgende Ergebnisse: eine Normalisierung des ASL Titers (98 IE/ml), eine normale Verdauungsfunktion, keinerlei Anzeichen von VES (Langzeit-EKG). Die Patientin beklagt keinerlei Erschöpfungssymptome mehr. Damit konnte die Behandlung nach fünf Monaten abgeschlossen werden.

Prognose

Die Konstitutionstherapie sowie spezifische ordnungstherapeutische Maßnahmen (➤ unten) – wenig Kaffeekonsum, ausreichend Flüssigkeitszufuhr, Stressbalancing –, einjährige Kontrolluntersuchungen (Labor, DF, Uricolor, Spenglersan) sollten beibehalten werden.

Naturheilkundliche Grundsätze und Zusatzinformationen

- **Akupunktur:** wird bei Herzrhythmusstörungen nur bedingt eingesetzt. Versuchsweise können zur Rhythmusstabilisierung die Punkte: Bl 15; He 5, He 7; Pe 6 genadelt werden.

- **Übende und entspannende Verfahren:** bei aus dem Takt geratenen Lebensbereichen unbedingt für einen geordneten Arbeits-Ruhe-Rhythmus Sorge tragen. Progressive Muskelrelaxation nach Jacobson und Autogenes Training wirken beruhigend und entspannend.
- **Ernährungstherapie:**
  - Verbot von Alkohol und Nikotin
  - Ausreichende Trinkmenge (30 ml/kg Körpergewicht /24 Stunden)
  - Diät: Reduzierung der Fette bei Übergewicht; Reduzierung von Kohlenhydraten und Eiweiß, je nach Stoffwechsellage, aber primär Kohlenhydratreduktion; keine Radikalkuren anwenden, da es zu einer Zunahme der Herzrhythmusstörungen durch Kalium und Magnesiummangel kommen kann.
- **Neuraltherapie:** Quaddeln des Herzpunktes 3; v. a. bei Frauen lohnt ein Behandlungsversuch über die Schilddrüse mit s.c.-Injektion der Schilddrüsenlappen je 2 ml Mulimen und Sezerna
- **Alternativ einzusetzende Fertigarzneimittel:**
  - Nestmann: Kalmia Kplx. 45, Cactus Spezial 240; zur Tonisierung: Herz-Tonikum H; zusätzlich Spiraea Kplx. 44, Spigelia Kplx. 46
  - Hevert: Hevert-Card Herztropfen N
  - Infimarius: Infi-Spartium Tropfen, Roth´s Rotacard; Akut: Infi-Convallaria Injektion
  - Schüßler-Salze: Nr. 8 (Natrium chloratum)

> **TIPP**
> - **Herzrhythmusstörungen** (VES Klasse I und II nach LOWN): Rytmopasc als Hauptmittel, Elektrolytsubstitution sowie Urin-pH Regulierung z. B. mit Basentabs Pascoe, Neukönigsförder Mineraltabletten oder L(+) Milchsäure
> - **Repolarisationsstörungen:** Rytmopasc Tropfen, nach Laborkontrolle Elektrolyte, v. a. Mg, K, Ca. Urin-pH durch Basentabs im Gleichgewicht halten, weil Elektrolytstörungen häufig zu Verschiebungen im Säure-Basen-Haushalt führen.
> - **Mikrozirkulationsstörungen:** L-Arginin (Pascovasan) sowie unterstützend Mucokehl D5
> - **Myokardschäden nach Infekten:**
>   - Bei Störherd, z. B. Zahn, Überweisung zum Zahnarzt, zusätzlich Kalmia Similiaplex als Schutzmittel
>   - Akute Beschwerden erfordern Infusionen mit Pascorbin 7,5 g sowie antioxidative Therapie zur Stabilisierung des Immunsystems, z. B. Aronia-Pascoe

> (Produkt aus Apfelbeeren, enthalten die höchsten Antocyankonzentrationen)
> - Ozontherapien zur Verbesserung der O_2-Versorgung und als antientzündliche Therapie
> - Einflussnahme auf das Vegetativum: Chronotropie, Dromotropie und Inotropie des Herzens werden durch das vegetative Nervensystem gesteuert und modifiziert. Jegliche Therapie, die das Herz in seinen Funktionen stützt, sollte auch das Vegetativum stützen und somit die Matrix beeinflussen, z. B. durch Optimierung des Säure-Basen-Haushalts und Neurotropan-Infusion (2 ×/Woche 3–5 Ampullen in 100 ml NaCl 0,9%) zur Normalisierung der sympathisch-parasympathischen Fehlregulation.

3.1.3 Kasuistik: Herzinsuffizienz (NYHA II)

Die Patientin (geb. 1951) klagt über Atemnot und Schwindelgefühl bei Belastung, die Beschwerden bestehen seit über ca. einem Jahr. Beim Treppensteigen oder bei sonstiger körperlicher Belastung würden Atemnot, die sich nach und nach steigert, und Schwindel auftreten. Sie könne den ganzen Tag schlafen und fühle sich immer schlapp und müde. Außerdem habe sie keinen Appetit, würde kaum etwas essen, wenn dann Milchprodukte, hätte aber immer ein Völlegefühl. Die Patientin ist verheiratet und hat zwei erwachsene Kinder. Sie ist Hausfrau und kümmert sich vormittags um ein Enkelkind, womit sie sich aber im Moment aufgrund der Symptome überfordert fühlt.

Diagnostik

Körperliche Untersuchung, Labor

- **Körperliche Untersuchung:** reduzierter Allgemeinzustand, reduzierter Ernährungszustand (168 cm Körpergröße 50 kg Körpergewicht); RR: 145/90, Puls: 84, Lunge-Herz auskultatorisch: o. B., periphere Pulse: tastbar, Darm auskultatorisch: o. B., keine Resistenzen, Lymphknotenstatus: o. B.; isolierte Lippenzyanose als evtl. Hinweis auf Herzinsuffizienz
- **Vorbefunde** – Hausarzt, Labor: o. B.
- **Labordiagnostik:** o. B.

Naturheilkundliche Hinweisdiagnostik

- **Iridologie:** hämatogene Konstitution mit vegetativ spastischer Disposition und linksseitiger offener lakunärer Struktur bei 3.00 Uhr krausenständig. Die Pupillenreaktion auf Licht (Weit-Spring-Pupille) ist als Hinweis auf eine vegetative Dysregulation zu werten.
- **Dunkelfeld:** Geldrollenbildung (Hinweis auf Sauerstoffversorgungsstörungen)
- **EAV:** veränderte Messwerte bei He ↓, Dü ↓, Le ↑, Ga ↑, MP ↓ sonst o. B.; diese Konstellation zeigt eine Störung im Element Holz und den assoziierten Organen an, die sich auf die Elemente Feuer und Erde auswirkt.
- **Spenglersan:** o. B.
- **Uricolor:** Rotring bildender Skatolnachweis verweist auf Eiweißfäulnis in Darm mit nachfolgender toxischer Belastung der Leber

Fallbewertung und Therapieziele

Die Beschwerden der Patientin – eingeschränkte körperliche Leistungsfähigkeit mit kompensatorischem Hypertonus, Dyspnoe, Herzklopfen oder Angina pectoris und Ermüdung bei normaler körperlicher Aktivität – zeigen die Herzinsuffizienz an. Inwiefern die Beschwerden durch Störungen in anderen Organsystemen bedingt sind, lässt sich mithilfe der Kausalketten (➤ Kap. 2.2.3) prüfen: Der hier formulierte Zusammenhang zwischen Herzerkrankungen und Leber-Galle-Funktionsstörungen legt nahe, Fäulnisvorgänge im Darm, die Skatole, Phenole, Indole freisetzen, auszuschließen. Zudem sollte evtl. das Organ Leber therapeutisch beeinflusst werden, v. a. wenn Patienten melancholisch oder depressiv verstimmt sind oder unter großer Erschöpfung und Müdigkeit leiden: Diese Symptome zeigen eine gestörte Leberfunktion an („der Schmerz der Leber ist die Müdigkeit und die Emotion ist die Traurigkeit"), die bevorzugt bei hämatogener Konstitution auftritt. Zudem sollte das Vegetativum therapeutisch beeinflusst werden, da die Kontraktilität des Herzens vegetativ beeinflusst wird.
  Therapieziele sind:
- Reduzierung der Eiweiße auf 0,8–1 g Eiweiß/kg KG/d
- Verbesserung der Leistungsfähigkeit
- Psychische Stabilisierung mit ausreichend Antrieb für die tägliche Arbeit

Therapiemaßnahmen

Maßnahmen zur Beeinflussung von Konstitution, Disposition und Diathese

- Quassia Similiaplex als Konstitutionsmittel (3 × 20 Tr.)
- Cactus Similiaplex als Dispositions- und Diathesemittel (3 × 15 Tr.), beeinflusst Herzbeschwerden positiv, die mit Angst, aber auch Schlaflosigkeit einhergehen. Begleitmittel bei Herzinsuffizienz

Regressiv vikarisierende und organunterstützende Maßnahmen

- i. m.-Injektion (Drei-Punkt-Therapie): mit Lymphdiaral-Injektopas + Pascorenal-Injektopas + Cholo-2-Injektopas zur Entlastung der Matrix (1 ×/Wo.)
- Infusionstherapie: 5 Amp. Lactopurum in 100 ml NaCl 0,9% (1 ×/Wo. bevorzugt Montag); Lactopurum kompensiert L(-) Lactat im Zellstoffwechsel und sorgt für eine bessere mitochondriale Zellatmung
- Ozovit MP Pulver (2 ×1/2–3 Messlöffel) drei Wochen lang zur Reduzierung anaerober Keime im Darm. Ozovit Pulver wird nur solange gesteigert, bis der Stuhl weich und breiig ist, es sollten kein Durchfall, keine Bauchkrämpfe und keine Blähungen entstehen.

Zusätzliche Maßnahmen

Als kausal wirksame, aber auch symptomatische Maßnahmen werden durchgeführt:
- cratae-loges (450 mg): zur Verbesserung der myokardialen Sauerstoffversorgung (2 × 1 Tbl.)
- Akupunktur zur Tonisierung der Leber: Le 8 + Quellpunkt Le 3, zusätzlich Gb 43 + Quellpunkt Gb 40 (1 ×/Wo.)
- GEB zur Verbesserung des Sauerstofftransports: mit 30 µg O_3/ml/cm^3 auf 50 ml Blut mit 10 ml

Natriumcitrat 3,13% (1 ×/Wo. bevorzugt Donnerstag); überprüfbar durch Normalisierung des Dunkelfelds

Behandlungsverlauf

Die Therapie wird wöchentlich durchgeführt, im Behandlungsverlauf nimmt die Belastungsfähigkeit der Patientin zu. Die Drei-Punkt-Therapie (Pascoe) kommt dreimal zur Anwendung. Die Atemnot lässt deutlich nach. Nach sechsmaliger Ozontherapie und Lactopurum-Infusionen zeigte sich eine Normalisierung im Dunkelfeld – auch diese Anwendungen wurden nicht mehr weitergeführt. Zwei Monate nach Behandlungsbeginn (07/2003) waren die Uricolor-Befunde unauffällig, die Einnahme von Ozovit wurde beendet, ebenso die Akupunkturbehandlung.

Nach sechs Monaten waren eine normale Belastbarkeit und stabile RR-Werte zu verzeichnen, so dass cratae-loges nicht weiter eingenommen wurde. Das Konstitutions- und Dispositions- bzw. Diathesemittel werden als Rezidivprophylaxe (2 ×/Wo. 1 × 10 Tr.) noch 12 Monate weitergeführt.

Prognose

Wenn die Patientin eine ausgewogene eiweißarme (max. 0,8–1 g Eiweiß/kg KG/d) Kost beibehält, ist die Prognose gesund zu bleiben, günstig.

Naturheilkundliche Grundsätze und Zusatzinformationen

Für alle Formen der Herzinsuffizienzen gelten folgende Hinweise.
- **Entstauungstherapie,** je nach vorherrschender Symptomatik:
  – Entstauung des venösen Füllungsdruck durch Förderung der Diurese (Pascorenal N)
  – HK auf 41% durch Mikroaderlass (60 ml Blutentnahme, 1 ×/Wo.; ➤ Kap. 1.1.7)
  – Leber entstauen durch drei Blutegel am unteren rechten Rippenbogen
- **Ordnungstherapie:** geordneter Arbeits-Ruhe-Rhythmus um das Vegetativum zu stabilisieren
- **Akupunktur:** Bl 13, Bl 15; Ren Mai 21, Ren Mai 22; Pe 6; Lu 7, Lu 9; MP 6
- **Reflexzonentherapie:** Tonisierung der Reflexzonen von Leber, Milz, Nebennieren und Dünndarm
- **Sauerstofftherapie:** Absenkung des erhöhten pO_2 mit Sauerstoff-Mehrschritttherapie nach Ardenne hat eine günstige Wirkung. Cave: Ein hoher O_2-Flow ist bei respiratorischer Alkalose kontraindiziert.
- **Alternativ einzusetzende Fertigarzneimittel:**
  – Nestmann: Covallaria S 40, Adonis Kplx. 43; zusätzlich zur Stabilisierung der Erregungsleitung: Crataegus Kplx. 42; bei Ödembildung: Juniperus Kplx. 33; gegen allgemeine Schwächesymptome: Kalium phosphoricum Kplx. 203
  – Hevert: Emocrat Herztropfen N, Crataegus Injekt Hevert N; Convallocor Herztropfen N
  – Infimarius: Akut: Infi-Crataegus Tropfen, Roth´s Rotacard; Infi-Cuprum Injektion
  – Loges: cratae-loges 450 mg
  – Schüßler-Salze: zur Herzstärkung Nr. 2 (Calcium phosphoricum), Nr. 7 (Magnesium phosphoricum), Nr. 5 (Kalium phosphoricum), Nr. 8 (Natrium chloratum), Nr. 11 (Silicea)

> **TIPP**
> - **Herzinsuffizienz Stadium I und II nach NYHA:** Crataepas Plus Tropfen; Rytmopasc, Cor-Injektopas N und Cor-Plus-Injektopas
> - **Linkherzinsuffizienz (alternativ):**
>   – Rytmopasc (3 × 20 Tr.) + Crataepas Plus (3 × 10 Tr.) + L(+)Milchsäure z. B. Gelum (3 × 20 Tr.)
>   – Pascovasan (2 × 1 Bt.) + Arnika Similiaplex (2 × 10 Tr.) + Ruta Similiaplex (2 × 10 Tr.) + L(+)Milchsäure z. B. Gelum (3 × 20 Tr.)
> - **Rechtsherzinsuffizienz (alternativ):**
>   – Rytmopasc (3 × 20 Tr.) + Cetraria Similiaplex (2 × 10 Tr.) + Hyoscyamus Similiaplex (2 × 10 Tr.) + GEB: mit 32 µg O_3/ml/cm^3 auf 50 ml Blut mit 10 ml Natriumcitrat 3,13% (entionisiert die Calciumionen und macht damit das Blut ungerinnbar)
>   – Pascovasan (2 × 1 Bt.) + Aronia-Pascoe (2 × 1 Kps.) + Pascorbin 7,5 g (2 ×/Wo.) + Mukokehl i. m.-Injektion D5 (2 × Wo.)
> - **Globalinsuffizienz** (alternativ): Rytmopasc (3 × 20 Tr.) oder Pascovasan (2 × 1 Bt.). Zusätzlich Crataegus (als Urtinktur) mind. 900 mg/Tag, um positiven Effekt zu haben.

3.1.4 Kasuistik: Hypertonie

Der Patient (geb. 1937) leidet seit fünf Jahren an latenten Kopfschmerzen im Hinterkopf, die mit Schwindelattacken einhergehen. Häufig besteht auch ein Druckgefühl auf der Brust. Auf Nachfragen gibt der Patient an, dass bei Belastung Kurzatmigkeit auftrete. Es besteht eine familiäre Veranlagung zu Herzerkrankungen, der Vater litt an KHK und starb einen plötzlichen Herztod (vermutlich Herzinfarkt). Der Patient befindet sich im Vorruhestand, er gibt eine belastungsabhängige körperliche Schwäche, v. a. in den Beinen an. Er nimmt verschiedene Schmerzmittel gegen seine Kopfschmerzen ein. Seit zwölf Jahren raucht er nicht mehr (vorher ca. 20 Zigaretten/Tag) und trinkt täglich ein Glas Rotwein.

Diagnostik

Körperliche Untersuchung, Labor

- **Körperliche Untersuchung:** guter Allgemeinzustand, adipöser Ernährungszustand (178 cm Körpergröße, 121 kg Körpergewicht); RR: im Durchschnitt (wurden über mehrere Wochen 6 × tgl. gemessen) 150/95, Puls: 84, Lunge-Herz auskultatorisch: o. B., periphere Pulse: tastbar, Darm auskultatorisch: o. B., keine Resistenzen, Lymphknotenstatus: o. B.
- **Vorbefunde:** kardiologische vorbehandelt mit Betarezeptorenblocker und ACE-Hemmer, unter dieser Therapie immer noch nicht zufriedenstellende RR-Werte
- **Labordiagnostik** – HS: 7,2 mg/dl; GOT: 40 U/l; GPT: 37 U/l; γ-GT: 67 U/l; Triglyzeride: 280 mg/dl, Cholesterin: 280 mg/dl, HDL: 35 mg/dl, LDL: 200 mg/dl; Erys: 6,2 Mio./µl, HK: 51%, MCV: 106 fl; sonst o. B.

Naturheilkundliche Hinweisdiagnostik

- **Iridologie:** lymphatische Konstitution mit neurogen sensibler Disposition. Geschlossene Lakune im rechten Auge bei 9.30 Uhr krausenständig – dieses Zeichen wird als Herzzeichen gewertet. Beide Augen zeigen Melanin-Pigmente, die auf eine Leberfunktionsstörung verweisen.
- **Dunkelfeld:** Haufenbildung der Erythrozyten und zitronenförmige Erythrozyten – deuten auf Leberbelastung hin
- **EAV:** veränderte Messwerte von He ↑, Dü ↓, Le ↑, Ga ↑, Fe ↑, MP ↑, Bl ↑. Dieser Befund zeigt, dass die Elemente Holz und Feuer und die damit assoziierten Organe beteiligt sind. Oft liegt eine Störung im Element Holz zugrunde, verursacht durch Leber-Galle Funktionsstörungen, die zu Irritationen im Element Feuer (Herz bzw. Kreislauf und Dünndarm) führt.
- **Spenglersan:** o. B.
- **Uricolor:** Blasenbildung in beiden Schenkeln (Dysbiose)

Fallbewertung und Therapieziele

Bei essenzieller Hypertonie ist besonders auf Störfelder zu achten, insbesondere die Zähne (v. a. der Weisheitszahn). Auch Blockierungen im HWS-Bereich spielen eine Rolle, da hier oft die Arteria vertebralis und nachfolgend der Ductus arteriosus Wilisii beeinträchtigt werden und eine Hypertonie mit verursachen können. Sehr häufig liegen – den energetischen Zusammenhängen der 5-Elementenlehre und der Kausalketten (➤ Kap. 2.2.3) zufolge – Funktionsbehinderungen in Leber-Galle und Pankreas zugrunde.
Therapieziele sind:
- Normalisierung der Leber- und Fettwerte mit nachfolgend positiver Beeinflussung der RR-Werte
- Langfristiges Ziel ist eine Reduzierung der blutdrucksenkend wirkenden Medikation (ACE, β-Blocker)

Therapiemaßnahmen

Maßnahmen zur Beeinflussung von Konstitution, Disposition und Diathese

- Lymphdiaral Basistropfen: als Konstitutionsmittel aufgrund der Leberanteile (Taraxacum, Chelidonium) gut geeignet bei Melaninpigmenten in der Iris (3 × 15 Tr.)

- Arnica Similiaplex: als Dispositions- und Diathesemittel mit ausgezeichneter antihypertoner Wirkrichtung (3 × 10 Tr.)

Regressiv vikarisierende und organunterstützende Maßnahmen

- Blutiges Schröpfen der Leber-Galle-Zone zur Entlastung des Leber-Gallestoffwechsels(1 ×/14-tägig)
- Infusionstherapie mit Pascorbin Infusion 7,5 g in 100 ml NaCl 0,9% (1 ×/Wo): wirkt als Antioxidans und blutdrucksenkend durch Regulierung des Cortisolspiegels (Stressausgleich)
- i. m.-Injektion mit Cholo 2-Injektopas SL: reguliert die Leberausleitung und normalisiert den Fettstoffwechsel (1 ×/Wo.)
- Mikroaderlass (1 ×/Wo. 60 ml)

Zusätzliche Maßnahmen

Als kausal wirksame, aber auch symptomatische Maßnahmen werden durchgeführt:
- i. m.-Injektion als „Aufbauspritze" (1 ×/Wo.) mit Calycast-Injektopas SL (Schwäche, auch der Beine) + Gingseng-Cpl.-Injektopas (Schwächezustände) + Vitamin B_{12}-Injektopas 1000 µg + Folsäure (Normalisierung der MCV-Werte)
- Akupunktur (1 ×/Wo.)
  - Di 11 wirkt gegen zentrale und vertebragene Durchblutungsstörung bei Hypercholesterinämie
  - Gb 20, 3E 17 wirken sympathikolytisch
  - He 7, Pe 7 (Shenmen = Hauptpunkte gegen vegetative Labilität)
  - Ohrakupunktur: 59, 19, 105, 78, 100, 55 und Antiaggressionspunkt 17 alle druckdolent (1 ×/Wo.)
- Es wird eine Gewichtsreduktion empfohlen.

TIPP
Bei essenzieller Hypertonie (Stadium I und II) haben sich folgende Kombinationen (alternativ) bewährt:
- Arnika Similiaplex, Ruta Similiaplex, Homviotensin und Pascovasan
- Rytmopasc, Arnika Similiaplex und Homviotensin kombiniert mit Ohrakupunktur z. B. OP 59, 100, 105, 78, 19, Antiaggressionspunkt 17 je nach Druckdolenz

Behandlungsverlauf

Während der wöchentlichen Therapiesitzungen sank infolge der Akupunkturbehandlung der Blutdruck und nachfolgend nahmen die Kopfschmerzen ab. Der Aderlass wurde vier Wochen lang durchgeführt (Erys 5,0 Mio./µl, HK 42%). Zwei Monate nach Behandlungsbeginn (01/1999) lagen die Leberwerte nahe den Normwerten, das Schröpfen der Leber- und Gallenzone, viermal angewendet, musste nicht mehr durchgeführt werden. Die i. m.-Injektionen mit Cholo-2-Injektopas wurden nach sechs Wochen abgesetzt, da sich die Fettwerte nicht besserten, wurde zur Regulation des Fettstoffwechsels nach drei Wochen zusätzlich Horvi Nucleozym comp. (3 × 8 Tr.) verabreicht. Vier Wochen später zeigte sich eine beginnende Normalisierung der Fettwerte. Die Infusionstherapie mit Pascorbin kam zur Anwendung. Die körperliche Schwäche bildete sich im Behandlungsverlauf zurück, die Aufbauspritzen wurden sechs Wochen injiziert. Der Blutdruck senkte sich im Schnitt auf 130/80. Die Akupunkturbehandlung wurde nach sechs Wochen nur noch alle zwei Wochen durchgeführt. Die konstitutionelle Therapie wird beibehalten.

Vier Monate nach Behandlungsbeginn (3/1999) zeigt sich eine vollständige Normalisierung der Fettwerte, Horvi Nucleozym comp. wurde abgesetzt. Der Blutdruck blieb stabil bei 130/80. Kopfschmerzen und Schwindelattacken bestanden nicht mehr.

Sechs Monate nach Behandlungsbeginn (5/1999) blieben die Laborparameter in der Norm. Der Patient fühlt sich belastbar und klagt weiterhin nicht mehr über Kopfschmerzen. Das Konstitutionsmittel und Dispositionsmittel wurde wegen der familiär gehäuft auftretenden Herzerkrankungen zur Dauermedikation empfohlen.

Der Patient stellte sich 2002 wegen einer akuten Ischialgie vor, die mit einem Akupunkturkonzept (Rückenschmerzprogramm nach Kämmerer ➤ Kap. 3.8.6) behandelt wurde. Bis zu diesem Zeitpunkt blieb der Blutdruck im Normbereich und die körperlichen Beschwerden traten nicht mehr auf. Die Konstitutionsmittel wurden vom Patienten eigenverantwortlich weiter eingenommen und in der Zwischenzeit hat der Patient über eine Diät sein Gewicht auf 92 kg reduziert und die ACE-Hemmer und der Betablocker wurden mittlerweile vom Facharzt in der Dosierung angepasst.

Prognose

Aufgrund der genetischen Belastung sollte der Patient sich an die jetzigen Empfehlungen halten, dann ergibt sich eine gute Prognose gesund zu bleiben.

Naturheilkundliche Grundsätze und Zusatzinformationen

- **Ausleitende Verfahren:** Aderlass als antidyskratische Maßnahme; blutiges Schröpfen der Hypertoniereflexzone
- **Reflexzonentherapie:** Behandlung der Zonen von Vegetativum, Nieren und Wirbelsäule wirkt sich bei Hypertonie günstig aus
- **Sauerstofftherapie:** HOT oder Sauerstoffmehrschritttherapie nach Ardenne aber ohne Belastung
- **Alternativ einzusetzende Fertigarzneimittel:**
  - Nestmann: Coffea Kplx. 6, Ergotinum Kplx. 59, Viscum-Nest 120; Gefäßsklerosierung: Vascu-Sel; renal bedingter Hochdruck: Solidago H 32; mit Schwindel und Ohrgeräuschen: Viscum album Kplx. 51, Petrolium Kplx. 301; bei essenzieller Hypertonie Aurum Kplx. 63
  - Hevert: Antihypertonikum-Hevert N
  - Infimarius: LÖWE-Komplex Nr. 3 N Rauwolfia; Infi-Damiana Injektion; Infi-Rauwolfia Injektion
  - Schüßler-Salze: Nr. 8 (Natrium chloratum), Nr. 1 (Calcium fluoratum), Nr. 2 (Calcium phosphoricum), Nr. 7 (Magnesium phosphoricum), Nr. 9 (Natrium phosphoricum), Nr. 11 (Silicea) als Mischung
  - Ruta Similiaplex (Pascoe), Antihypertonikum Schuck (Schuck); Rauwolfia serpentina, ethanol. Decoctum (Weleda)
- **Entspannende und übende Verfahren:** Autogenes Training, Progressive Muskelrelaxation nach Jacobson

> **TIPP**
> Bei Hypertonie lassen sich aus Sicht der TCM folgende vier Syndrome unterscheiden:
> - **Blasen-Nieren-Fülle:**
>   - Leitsymptome: z. B. Nykturie, Pollakisurie, Dysurie, Inkontinenz, Augenerkrankungen aller Art, Kopfschmerzen, Schwindel, HWS-Syndrom, Spondylarthritis, Discopathien, M. Bechterew, Fußgelenkarthritis Gesichts- und Unterschenkelödeme, Nierenschmerzen, Polyurie, Oligurie, Extremitäten: Arthritis der Füße und Knie
>   - Akupunkturpunkte: Bl 10, Bl 17, Bl 23, Bl 60; Ni 2, Ni 3, Ni 10; Du Mai 19, Du Mai 11
> - **Gallenblase-Leber-Fülle:**
>   - Leitsymptome: Übelkeit, Brechneigung, Druck und Schwere im rechten Oberbauch, Aszites, Sehnen-, Muskel- und Nervenerkrankungen, Ikterus, Leber- und Galle-Funktionsstörungen, aber auch Lumboischialgien, Knieschmerz, bedingt durch Arthritis, Arthrose, Kolik in der rechten oberen Bauchhälfte, Übelkeit, Blähsucht, Gichtzehen, Zehenarthritis, Kopfschmerz, Migräne, Schulterschmerz
>   - Akupunkturpunkte: Gb 20, Gb 21, Gb 38; Le 2, Le 14, Bl 18
> - **Drei-Erwärmer-Perikard-Fülle:**
>   - Leitsymptome: z. B. Fettsucht, Diabetes, Schmerz und Steifigkeit des Ringfingers, Schmerzen an der Außenseite des Arms und Ellenbogens, Steifigkeit und Schmerz der Schulter (z. B. Periarthritis humero-scapularis), Schmerzen am Unterkieferwinkel und inneren Augenwinkel (Arthritis mandibularis, Trigeminusneuralgie etc.), Taubheit, Ohrenrauschen
>   - Akupunkturpunkte: 3E 10, 3E 16, Bl 22, Pe 7, Ren Mai 17, Ren Mai 14, Ren Mai 12
> - **Dickdarm-Lunge-Fülle:**
>   - Leitsymptome: z. B. Blähsucht und Völle, Krampf, Obstipation und Diarrhoe, Arthritis des Zeigefingers, Handgelenkarthritis, Neuralgie und Neuritis und Lähmung der Arme und Schultern, Zahnschmerz, Trigeminusneuralgie, Rhinitis, fieberhafte Bronchitis Schwindel, einseitiger Kopfschmerz, Juckreiz, Allergie, Hauterkrankungen aller Art
>   - Akupunkturpunkte: Gb 4, Gb 10; Ma 25, Bl 25, Bl 13; Lu 5, Lu 9
> Es erfolgt eine sedierende Behandlung. Die Akupunkturbehandlung kann mit anderen naturheilkundlichen Verfahren (➤ oben) kombiniert werden.

3.1.5 Kasuistik: Angina pectoris

Die Patientin (geb. 1947) leidet seit mehreren Jahren an einem leichten Engegefühl in der Brust, das auf die Gabe von Nitrospray verschwindet. Bei Belastung entwickeln sich zudem krampfartige Schmerzen retrosternal, auch hier hilft Nitro. Die Patientin möchte sich begleitend zur schulmedizinischen Therapie (Isoket retard) naturheilkundlich behandeln lassen. Bei Gefühlserregungen verschlimmert sich das Engegefühl. Die Patientin gibt keine weiteren Beschwerden an.

Diagnostik

Körperliche Untersuchung, Labor

- **Körperliche Untersuchung:** guter Allgemeinzustand, guter Ernährungszustand; RR: 140/95, Puls: 86, Lunge-Herz auskultatorisch: o. B., periphere Pulse: tastbar, Darm auskultatorisch: o. B., keine Resistenzen, Lymphknotenstatus: o. B.
- **Vorbefunde** (Angiologe): Angina-pectoris-Anfälle durch KHK
- **Labordiagnostik** – CRP: 16 mg/dl (Normwert: < 5 mg/dl); Homocystein: 26 µmol/l (Normwert: < 10 µmol/l); Triglyzeride, LDL, Cholesterin: o.B; Amylase und Lipase: o. B.

Naturheilkundliche Hinweisdiagnostik

- **Iridologie:** Mischkonstitution, im linken Auge zeigt sich zwischen 4.00 Uhr – nach 3.00 Uhr eine aufsteigende, nicht vaskularisierte Milz-Herz-Transversale. Dieses Zeichen wird iridologisch, z. B. durch Kriege und Jaroszky als Frühsymptom eines drohenden Herzinfarkts gewertet.
- **Dunkelfeld:** Geldrollen und Filitbildung
- **EAV:** ohne Befund
- **Spenglersan:** A+++
- **Uricolor:** negative Unterschichtungsreaktion
- **Zusätzliche diagnostische Maßnahmen:** Segmentdiagnose nach Niels-Krack ergibt sensible und schmerzhaft reagierende Druckpunkte, im 1. ICR links, die evtl. durch koronare Gefäßveränderungen bedingt sind.

Fallbewertung und Therapieziele

Zusätzlich zu den Symptomen der Angina pectoris sollte nach möglichen symptomauslösenden Beschwerden, wie z. B. Roemheld-Syndrom, HWS-Syndrom, Pankreasinsuffizienz gesucht werden, da diese eine ähnliche Symptomatik verursachen können.

Therapieziele sind:
- Verbesserung der Mikrozirkulation im Gefäßsystem (Reduzierung des CRP, Homocystein)
- Beschwerdelinderung der Angina-pectoris-Schmerzen

Therapiemaßnahmen

Maßnahmen zur Beeinflussung von Konstitution, Disposition und Diathese

- Arnica Similiaplex: als Konstitutionsmittel kann adjuvant bei Störungen des arteriellen Systems auch bei Mischkonstitutionen eingesetzt werden (3 × 10 Tr.)
- Cactus Similiaplex: als Dispositions- und Diathesemittel, adjuvant bei Angina pectoris (3 × 15 Tr.)
- Rytmopasc als rhythmusstabilisierendes Begleitmittel (3 × 20 Tr.)

Regressiv vikarisierende und organunterstützende Maßnahmen

- GEB: mit 30 µg O_3/ml/cm^3 auf 50 ml Blut mit 10 ml Natriumcitrat 3,13% (1 ×/Wo.) im Wechsel mit Pascorbin Infusion 7,5 g in 100 ml NaCl 0,9% (1 ×/Wo.) zur Verbesserung der Mikrozirkulation und der antioxidativen Versorgung
- Drei-Punkt-Therapie als i. m.-Injektion mit Lymphdiaral-Injektopas + Pascorenal-Injektopas + Cholo-2-Injektopas: zur Entlastung der Matrix (1 ×/Wo.)
- Aronia-Pascoe zur antioxidativen Versorgung und Beeinflussung des Homocysteinspiegels (1 × 1 Tbl.)

Zusätzliche Maßnahmen

Als kausal wirksame, aber auch symptomatische Maßnahmen werden durchgeführt:

- Isoskleran verbessert die Koronardurchblutung (3 × 3 Tbl.)
- Pascovasan verbessert die Stickstoffmonoxydsynthese (2 × 1 Bt.)

Behandlungsverlauf

Vier Wochen nach Behandlungsbeginn (7/2005) hat sich das Engegefühl in der Brust deutlich gebessert. Die pectanginösen Beschwerden treten nur noch bei starker Belastung auf, die Patientin gibt an, dass die Intensität der Beschwerden deutlich geringer geworden sei. Der Dunkelfeldbefund hat sich verbessert, ist aber noch nicht optimal – es liegt keine Filitbildung mehr vor, aber es lassen sich „Geldrollen" beobachten. Die Ozontherapie wird weitergeführt, die Drei-Punkt-Therapie (Pascoe) nach dreimaliger Anwendung beendet. Wegen des deutlich besseren Wohlbefindens werden die Infusionen (Pascorbin) beendet, das antioxidativ wirksame Arzneimittel (Aronia) wird abgesetzt. Die Ozontherapie konnte nach sechs Wochen beendet werden (Normalisierung des Dunkelfeldes, der Homocysteinspiegel 9 und CRP 1,2). Weiter verabreicht wird das Konstitutionsmittel (Arnica Similiaplex) sowie das Fertigarzneimittel zur Verbesserung der Koronardurchblutung (Isoskleran). Drei Monate später (10/2005) ist die Patientin beschwerdefrei. Die Konstitutionstherapie mit Arnica Similiaplex wird für ein halbes Jahr weiter geführt. Isoskleran wird als Dauermedikation eingesetzt.

Prognose

Die Prognose ist aufgrund der Progredienz der Erkrankung und der vielen, beeinflussenden Faktoren (Nahrung, Redox-Status, Genetik) eher als ungünstig zu werten. Eine Dauerbehandlung ist angezeigt.

Naturheilkundliche Grundsätze und Zusatzinformationen

- **Ausleitende Verfahren:** Blutegeltherapie auf die gelotischen Interkostalräume hilft die „Brustenge" zu minimieren.
- **Neuraltherapie:** quaddeln der Schmerzprojektionsgebiete und Head-Zone (Hypertoniezone paravertebral Höhe L5–S1)
- **Sauerstoff:** Sauerstoffmehrschritttherapie nach Ardenne; HOT
- **Alternativ einzusetzende Fertigarzneimittel:**
  - Hevert: Anginapect Hevert Complex. Bei Druck- und Beklemmungsgefühl im Herzbereich: Angina pectoris Hevert; zur Verbesserung der Mikrozirkulation: Ginko biloba Hevert Injekt
  - Infimarius: Infipect Tropfen, Infi-Camphora Injektion NT, Infi-Colocynthis Injektion; Infi-Convallaria Injektion; Akut: Infiglonoinum Injektion; Bei Kreislaufschwäche: Roth's Rotacard
  - Nestmann: Basistherapie: Convalaria S 40, Crataegus 42, Gelsemium Kplx. 56, Cactus 240 Zusätzlich zur Entkrampfung: Cuprum Kplx. 121; zur Verbesserung der Koronarfunktion: Ergotinum Kplx. 59, Silicea Kplx. 14
  - Pascoe: Rytmopasc + Zincum Similiaplex, Pascolibrin + Lobelia Similiaplex
  - Cactus Synergon Nr. 127 (Kattwiga); Strophanthus komb. ethanol. Digestio (Weleda); Sanuvis (Sanum)
  - Schüßler-Salze: Nr. 7 (Magnesium phosphoricum), Nr. 2 (Calcium phosphoricum), Nr. 4 (Kalium chloratum), Nr. 1 (Calcium fluoratum). Nr. 11 (Silicea) als Mischung
- **Übende und entspannende Verfahren:** Autogenes Training; Progressive Muskelrelaxation nach Jacobson

3.1.6 Kasuistik: pAVK

Bei der Patientin (geb. 1941) wurde pAVK diagnostiziert. Die Patientin gibt eine schmerzfreie Gehstrecke von ca. 150 m an. Zudem leide sie an Hypertonie, und – wie sie während der Anamnese berichtet – an Fibromyalgie-Syndrom mit wechselnden Schmerzen besonders in den großen Gelenken (rechtes Knie besonders schmerzhaft): Möglicherweise handelt es sich eher um eine Polyarthrose. Seit Jahren nimmt die Patientin Kieselerde ein gegen Bindegewebsschwäche (Senkung der Gebärmutter, schlechter Hautzustand = Faltenbildung).

Diagnostik

Körperliche Untersuchung, Labor

- **Körperliche Untersuchung:** reduzierter Allgemeinzustand, guter Ernährungszustand; RR: 160/9, Puls: 100, Lunge-Herz auskultatorisch: o. B., periphere Pulse sind tastbar, bis auf Arteria dorsales tibialis rechts wie links. Schlechte kapillare Füllung bei Druck auf Fußnägel. Darm auskultatorisch: o. B., keine Resistenzen, Lymphknotenstatus: o. B., keine Triggerpunkte (bei Fibromyalgie sollten mind. 11 von 18 vorgegebenen Triggerpunkten positiv reagieren)
- **Vorbefunde** (Facharzt): pAVK beidseits
- **Labordiagnostik:** o. B.

Naturheilkundliche Hinweisdiagnostik

- **Iridologie:** lymphatische Konstitution mit vegetativ spastischer Disposition. Die Krampfringe und Solarstrahlen kommen bei dieser Disposition in allen Iriszonen vor, gehäuft in den oberen und unteren Segmenten.
- **Dunkelfeld:** starke Haufenbildung der Erythrozyten (Hinweis auf Sauerstoffverwertungsstörungen) mit Geldrollenbildung. Zudem Erythrozytenmembranen als hell gleißend und verdickt (Hinweis auf zu hohe Eiweißzufuhr und evtl. Entwicklung Eiweißspeicherkrankheit)
- **EAV:** o. B.
- **Spenglersan:** Spenglersan A oftmals im Zusammenhang mit Blutdruck- oder Gefäßregulationsstörung auffällig.
- **Uricolor:** Blaufärbung

Fallbewertung und Therapieziele

Zusätzlich zur pAVk liegt eine reaktive Gonarthritis (re.) und eine Polyarthrose vor. Bei Gefäßstörungen spielt insbesondere die Bewertung der toxischen Überflutung aus dem Darm mit Fäulnisstoffen eine große Rolle – es bildet sich Indol-Skatol-Fuselalkohol. Ebenso muss die katabole Stoffwechsellage berücksichtigt werden, genauso wie eine zu hohe Radikalenbelastung. Polyarthrotische Prozesse deuten zudem auf eine Matrixbelastung hin, deren Folge oder Ursache eine Gefäßbelastung sein kann.

Therapieziele sind eine Verbesserung der Gehstrecke und Reduzierung der Schmerzen.

Therapiemaßnahmen

Maßnahmen zur Beeinflussung von Konstitution, Disposition und Diathese

- Secale Cornutum Similiaplex: als Konstitutionsmittel – Hauptmittel bei vegetativ spastischer und lymphatischer Konstitution (3 × 10 Tr.)
- Ruta Similiaplex + Arnica Similiaplex: als Dispositions- und Diathesemittel; Ruta hat kapillarspezifische vasotone Eigenschaften, Arnika wird adjuvant bei arteriellen Erkrankungen eingesetzt (3 × 15 Tr.)

Regressiv vikarisierende und organunterstützende Maßnahmen

- GEB: mit 30 µg O_3/ml/cm^3 auf 50 ml Blut mit 10 ml Natriumcitrat 3,13% (1 ×/Wo.) im Wechsel mit Pascorbin Infusion 7,5 g in 100 ml NaCl 0,9% zur Verbesserung der Mikrozirkulation und der antioxidativen Versorgung (1 ×/Wo.)
- Injektionen mit Allya-Injektopas + Dolo-Injektopas SL + Gnaphalium-Injektopas SL + Lymphdiaral-Injektopas + Rheumapasc SL Injektion an die großen schmerzhaften Gelenke (2 ×/Wo.)

Zusätzliche Maßnahmen

Als kausal wirksame, aber auch symptomatische Maßnahmen werden durchgeführt:
- Horvi cardox zur Verbesserung der Sauerstoffausnutzung im Gewebe bei kardiovaskulären Erkrankungen (3 × 8 Tr.)
- i. m.-Injektion mit Horvi Curare 4 zur Verbesserung der peripheren Durchblutung (8 Wo.)
- Pascovasan (2 × 1 Btl.) zur Regulation der Stickstoff-Monoxid-Synthese im arteriellen Schenkel
- Blutegel an das rechte Knie: je 2 Egel am medianen und lateralen Gelenkspalt

Behandlungsverlauf

Nach zwei Monaten Behandlung beträgt die Gehstrecke der Patientin ca. 250 m (4/2002). Die Gelenkschmerzen haben unter der Injektions- und Infusionstherapie (Pascorbin) nachgelassen – die Injektionen wurden abgesetzt, die Infusion wird nur noch alle zwei Wochen durchgeführt. Aufgrund des Dunkelfeldbefunds, der eine verbesserte Mikrozirkulation anzeigt, konnte die Ozontherapie beendet werden. Die weiteren Therapiemaßnahmen werden unverändert beibehalten. Zudem wurde der Patientin das Schüßler Salz Nr. 11 (Silicea) gegen die Bindegewebsschwäche empfohlen.

Vier Monate nach Behandlungsbeginn war eine weitere Steigerung der Gehstrecke zu beobachten. Im Oktober 2002 beträgt die Gehstrecke ca. 1 km. Die Schmerzen in den Gelenken hatten wieder etwas zugenommen, so dass im September nochmals eine viermalige Infusions- und Injektionstherapie nötig war. Die medikamentöse konstitutionelle Therapie sowie die Einnahme von Pascovasan werden als Dauermedikation für mind. ein weiteres Jahr empfohlen.

Prognose

Die Prognose ist aufgrund der Komplexität der beeinflussenden Faktoren (zunehmende ROS-Belastung und Bindegewebsschwäche) ungünstig. Deshalb sind mit der Patientin regelmäßige Vorstellungstermine zu vereinbaren.

Naturheilkundliche Grundsätze und Zusammenhänge

- **Akupunktur:** Bl 58, Ma 31, Ma 36, MP 1, MP 6, MP 11, Ni 7 – alle Punkte liegen auf Meridianen, die am Bein verlaufen und wirken gegen krampfartige Zustände, Schwäche und Schmerzen in den Beinen
- **Ausleitende Verfahren:** ca. ¼-jährlich Aderlass (100–200 ml) als kurzfristige Entstauung, bei erhöhtem Hämatokrit sind Mikroaderlässe (max. 40–80 ml ➤ Kap. 1.1.7) zu empfehlen, da hierbei die Neubildung des Blutes (Erythropoese) nicht angeregt wird
- **Sauerstofftherapie:** Sauerstoffmehrschritttherapie nach Ardenne; HOT oder GEB besonders bei AVK IIb und III zu empfehlen (zur Verbesserung der Sauerstoffversorgung im Kapillargebiet der Gefäße)
- **Alternativ einzusetzende Fertigarzneimittel:**
  - Nestmann Basistherapie: Ergotinum Kplx. 59, Viscum Nest 120, VascuSel; gegen allgemeine Sklerosierung: Silicea Kplx. 14; gegen Gewebeverhärtung und Verbesserung des Gefäßtonus: Conium Kplx. 61, Kalium phos. Kplx. 203
  - Hevert: Ginko Biloba comp. Hevert, Ginko Biloba Hevert Injekt
  - Infimarius: Ginko-Plantin, Infi-China Injektion N; Infi-Secale Injektion N, Infi-Tabacum Injektion NT
  - Biochemie: Schüßler-Salze Nr. 9 (Natrium phosphoricum), Nr. 11 (Silicea), Nr. 1 (Calcium fluoratum)
  - Pascoe: Arnica Similiaplex in Kombination mit Mucokehl (Sanum) D5

3.1.7 Kasuistik: Funktionelle Herzbeschwerden, Roemheld-Syndrom

Die Patientin (geb. 1966) leidet seit zwei Jahren an Herzrhythmusstörungen und Herzrasen. Die Beschwerden treten 2- bis 3-mal wöchentlich auf. Die Patientin ist sehr verängstigt, da ihre Mutter vor drei Jahren plötzlich und unerwartet an einem Herzinfarkt verstorben ist. Sie selbst ist Mutter von drei Kindern im Alter von 8, 5 und 3 Jahren und macht sich große Sorgen falls ihr „etwas passieren" sollte. Sie geht zweimal im Jahr zur Vorsorgeuntersuchung, fühlt sich dort aber nicht ernst genommen, da immer nur gesagt wird, dass alles in Ordnung sei. Als Begleitsymptomatik gibt die Patientin unregelmäßig auftretende Durchfälle an. Die Patientin macht einen eher nervösen, unruhigen Eindruck.

Diagnostik

Körperliche Untersuchung, Labor

- **Körperliche Untersuchung:** guter Allgemeinzustand, guter Ernährungszustand; RR: 120/75, Puls: 76, Lunge-Herz auskultatorisch: o. B. periphere Pulse: tastbar, Darm auskultatorisch: o. B., keine Resistenzen, Lymphknotenstatus: o. B., die Patientin ist sehr sportlich.
- **Vorbefunde:** kardiologische Untersuchungsbefunde o. B.
- **Labordiagnostik:** o. B.

Naturheilkundliche Hinweisdiagnostik

- **Iridologie:** lymphatische Konstitution mit neurogen sensibler Disposition. Im linken Auge ist im kardiopulmonalen Sektor eine helle Reizradiäre zu erkennen (Ärgerlinie nach Eva Flink); diese lässt sich häufig bei paroxysmalen Tachykardien finden.
- **Dunkelfeld:** o. B.
- **EAV:** veränderte Messwerte von Ne ↑, He ↑, Perikard; hier wird deutlich, dass das Element Erde (Nervensystem) einen zerstörenden Einfluss auf das Element Feuer (Perikard und Herz) hat und somit die Symptomatik vegetativ ausgelöst wird.
- **Spenglersan:** Spenglersan A +++ (oft mit Kreislaufstörungen verkoppelt)
- **Uricolor:** Rotringbildung und Blasen
- **Apparative Diagnostik** (EKG): o. B.

Fallbewertung und Therapieziele

Alle bei Erkrankungen der Matrix-Phase notwendigen Therapiemaßnahmen sollten durchgeführt und z. B. die Mikrozirkulation und Säure-Basen-Regulation verbessert werden. Hinsichtlich der Kausalkettenbeziehung sollte insbesondere das Pankreas (➤ Kap. 2.2.3) unterstützt werden.

Das Therapieziel besteht darin, die Darmsymptome zu bessern und das Vegetativum zu stabilisieren. Infolge der Einflussnahme auf das Vegetativum werden sich die Herzbeschwerden bessern.

Therapiemaßnahmen

Maßnahmen zur Beeinflussung von Konstitution, Disposition und Diathese

- Calcium phosphoricum Similiaplex als Konstitutionsmittel: Das Mittel ist angezeigt bei Schwächezuständen, Neurasthenie, motorischer Unruhe, nervöse Verdauungsstörungen (3 × 15 Tr.).
- Spartiol als Dispositions- und Diathesemittel (3 × 10 Tr.): Besenginster wirkt rhythmusstabilisierend.
- Zincum Similiaplex als Dispositions- und Diathesemittel (3 × 10 Tr.); das Hauptmittel für neurogen sensible Frauen, beruhigt das Vegetativum.

Regressiv vikarisierende und organunterstützende Maßnahmen

- „Amaramischung" aus Pancreatinum Similiaplex + Amara Tropfen Pascoe + Quassia Similiaplex (jeweils 20 Tr. in 1 l Wasser geben und über den Tag verteilt trinken)

Zusätzliche Maßnahmen

Als kausal wirksame, aber auch symptomatische Maßnahmen werden durchgeführt:
- Neurotropan Infusion 3 Amp. in 100 ml NaCl 0,9% einmalig zur vegetativen Stabilisierung
- i. m.-Injektion mit Cor plus-Injektopas (2 ×/Wo.)
- Akupunktur: vegetativ regulierende Punkte He 3, He 5, He 7; Ren Mai 14, Ren Mai 15; Pe 6; Ma 36, Du Mai 20, die in dieser Kombination genadelt werden (1 ×/Wo.)
- Beruhigende Gespräche, die der Patientin die Symptomentwicklung erklären – das wiederholte Erläutern medizinischer Zusammenhänge war bei dieser Patientin sehr hilfreich.

Behandlungsverlauf

Die Therapiesitzungen wurden zunächst wöchentlich abgehalten. Nach drei bis vier Wochen zeigte sich, möglicherweise durch die Zuwendung, dass Ängste und Herzsymptome abnahmen. Die Akupunkturbehandlung wurde nach sechsmaliger

Anwendung beendet. Drei Monate nach Behandlungsbeginn (10/2004) nahmen Herzrhythmusstörungen und Herzrasen in Intensität und Häufigkeit ab. Die Patientin gibt an, dass die Beschwerden nur noch bei Anspannung und Stress auftreten würden. Die Patientin kommt regelmäßig zur Labor- und EKG-Kontrolle und zu Gesprächen. Die Medikation wird beibehalten. Die Amaramischung konnte nach vier Monaten abgesetzt werden, da keine auffälligen Uricolor-Untersuchungen vorlagen. Nach weiteren sieben Monaten (05/2005) bestehen keinerlei Herzsensationen mehr. Die Injektionen erfolgen nach Bedarf. Die Patientin ist nicht mehr verängstigt und kommt zu regelmäßigen Kontrollen in die Praxis.

Prognose

Da keine organischen Störungen vorliegen, besteht bei effektiver Therapie eine gute Prognose auf Symptomfreiheit.

Naturheilkundliche Grundsätze und Zusatzinformationen

- **Übende und entspannende Verfahren:** Progressive Muskelrelaxation nach Jacobson
- **Ausleitende Verfahren:** Baunscheidtieren oder Cantharidenpflaster am Nacken oder oberen Rücken. Bei vertebragener Symptomatik sollte im oberen oder mittleren Rücken geschröpft werden.
- **Reflexzonentherapie:**
  - Herzzonen an Hand und Fußreflexzonen
  - Fußreflexzonen: Symptomzone (Herz), Hintergrundzonen (obere BWS, linker Schultergürtel, Nebenniere, Solarplexus, Gallenblase, Leber, Milz)
- **Alternativ einzusetzende Fertigarzneimittel:**
  - Nestmann: Spiraea Kplx. 44, Cactus Spezial 240; zusätzlich besonders bei Frauen: Lilium F Kplx. 54; bei Männern Hypericum Kplx. F 52; bei Hippus: Ignatia Kplx. 123; bei hartnäckigen Fällen: Calcarea Carbonicum Kplx. 24 und Cuprum Kplx. 121
  - Hevert: Strophanthus Hevert Tropfen und Injektionen; als Hauptmittel: Crataegus Hevert Herzcomplex
  - Infimarius: Roths' Rotacard; Infi-Camphora Injektion NT, Infi-Convallaria Injektion, Infi-Damiana Injektion
  - Biochemie: Schüßler-Salze Nr. 7 (Magnesium phosphoricum) als Heiße Sieben; Nr. 2 (Calcium phosphoricum), Nr. 8 (Natrium chloratum)
  - Pascoe: bei funktionellen Beschwerden Cactus Similiaplex, Rytmopasc, Pectapas; vegetativ regulierend wirken Zincum Similiaplex
  - Symptomatische Therapie: Aurum/Lavendula comp. (Weleda); vegetativ regulierend: Neurotropan (Phönix); angstlösend: Psychoneurotikum (Röwo)

3.2 Erkrankungen des Verdauungstrakts

3.2.1 Grundlagen naturheilkundlicher Diagnostik und Therapie

Embryologie und Iridologie

Organsysteme aus Sicht der Embryologie

Der Magen-Darm-Trakt entwickelt sich aus dem **Entoderm** (➤ Kap. 1.1.1). Auch die Auskleidung des Atemtrakts und der Harnblase entstehen aus dem inneren Keimblatt sowie das Schilddrüsengewebe, die Leber und Pankreasanteile.

> **TIPP**
> Eine naturheilkundliche Therapie der Erkrankungen des Verdauungstrakts besteht aus folgenden Bausteinen:
> - **Konstitutionsbehandlung:** Bei Erkrankungen von Magen und Darm, d. h. bei Neigung zu entodermalen Erkrankungen müssen alle drei Konstitutionstypen, d. h. die lymphatische wie auch die hämatogene und die Mischkonstitution berücksichtigt werden. Iridologisch lässt sich die Tendenz zu Magen- und Darmerkrankungen bei allen drei Konstitutionen an Veränderung der sog. Krausenzone – der Bereich zwischen Pupillensaum und Darmkrause – ablesen.

- **Unterstützung entodermaler Strukturen:** Schilddrüsenerkrankungen sind häufig vergesellschaftet mit Nieren-Blasenfunktionen und der Erkrankungen von Leber-Pankreas.
  – Einzusetzen sind Phytotherapeutika und homöopathische Komplexmittel, z. B. Cantharis Similiaplex oder Solidago-Verbindungen z. B. Cantharis Similiaplex, Juniperus Similiaplex, Nephroselect (Dreluso), Nieral (Schuck), Pancreatinum Similiaplex, Pascoepankreat
  – Besonders gut geeignet sind sog. Entgiftungstherapien mit Lymph-, Leber- und Nierenmitteln, z. B. Phönix-Entgiftung, Drei-Punkt-Therapie (Pascoe).

Iridologische Hinweise auf embryologische Strukturen

Die erste große Zone (Nutritionszone) wird unterteilt in die erste und zweite kleine Zone. Die Magenzone liegt in der ersten kleinen Zone, der Darm in der zweiten kleinen Zone.

- In der **linken Iris** findet man bei 10.00 Uhr bis 11.00 Uhr und 1.30 Uhr bis 2.00 Uhr die kleine Kurvatur; bei 2.00 Uhr bis 3.00 Uhr und 7.30 Uhr bis 9.00 Uhr den Mageneingang.
- In der **rechten Iris** liegen bei 8.00 Uhr bis 10.00 Uhr Pylorus und Antrum pylori, bei 10.00 Uhr bis 12.00 Uhr und von 1 Uhr bis 2.00 Uhr die kleine Kurvatur.

Zeichen in der rechten Iris bei 8.00 Uhr – 10.00 Uhr sind Zeichen für Pylorusgeschehen. Krypten in der Magenzone deuten meist auf ein degeneratives Geschehen hin.

Iridologische Hinweise auf Schwächen im Organsystem

Patienten mit **hellen Magenringen** – hier stellt sich die Struktur des M. spincter pupillae deshalb deutlicher dar, weil sich das darüberliegende Stromablatt rarifiziert, brauchen eine säureregulierende Therapie mit pH-stabilisierenden und regulierenden Medikamenten, z. B. Artemisia Similiaplex R oder Thymus-Präparaten. Zudem sollte infolge der vegetativen Insuffizienz das Vegetativum gestützt werden z. B. mit Zincum Similiaplex, Zincum valerianicum, Avena Sativa Similiaplex, Neurapas Balance und Psychoneuroticum.

Bei Patienten, die in der ersten großen Zone **dunkle Strukturen** aufweisen, liegen häufig hypo- bzw. anazide Verhältnisse vor. Therapie der Wahl: roborierende medikamentöse Therapie z. B. mit Amara-Pascoe Tropfen, aber auch Thymus Similiaplex oder Gastritol.

- Aufhellungen des dunklen Magenfelds: Aufhellung eines primär dunklen Magenfeldes → Endstadium einer Karzinose
- Sekundäre Aufhellung des Magen-Darmfeld → Gärungsmilchsäurebildung → Fehlen freier Magensalzsäure (wird von Milchsäurebakterien gebildet, die aus Dünndarm aufsteigen) → Milchsäuremagen nach Deck
- Dunkelgraues Magen-Darm-Feld → fortschreitende Schleimhautatrophie
- Glaserkittartige Magenfeld: graues, grauviolettes und dunkles bzw. glaserkittartiges Magenfeld zeigt fließende Übergänge von norm-, über sub-, bis zu anaziden Magenverhältnissen an.

Homotoxikologie

Nach den Gesetzmäßigkeiten der Homotoxikologie (➤ Kap. 1.1.6) können Magen-Darm-Erkrankungen folgenden Phasen zugeordnet werden:
- **Humorale Phase:** z. B. Enteritis, Colitis, Gastritis
- **Matrix-Phase:** v. a. Erkrankungen des schleimhautassoziierten Systems, z. B. Obstipation, Colon irritabile, Megacolon, Ulcus ventriculi oder duodeni, Colitis ulcerosa, Schleimhautpolypen, Karzinoid-Syndrom und Kotsteine
- **Zelluläre Phase:** z. B. Dickdarmdivertikulose, Darmtuberkulose, Magen-, Kolon- und Rektumkarzinom

Erkrankungen der humoralen Phase

Bei Magen-Darm-Erkrankungen, die sich in der humoralen Phase befinden und z. B. durch eine gesteigerte Magen-Darm-Sekretion gekennzeichnet sind, sind alle umstimmenden, ausleitenden Therapiemaßnahmen angezeigt: Geachtet werden sollte auf die Regulation der Verdauungsfunktionen und auf die Normalisierung der Funktion von Leber und Pankreas mit Bittermitteln wie Artischocke, aber auch mit Mariendistelpräparaten und eine stabile hormonellen Regulation.

Erkrankungen der Matrix-Phasen

In den Matrix-Phasen entwickeln sich Regulationsstörungen, wie z. B. Asthma oder auch Ulcus ventriculi und Ulcus duodeni. Hier muss eine intensive Darmtherapie zur Normalisierung der Darmmukosa und Optimierung der intestinalen Barriere ➤ Kap. 3.2.5) erfolgen. Geeignete diagnostische Verfahren sind die EAV (v. a. Messwerte Bindegewebe), die Unterschichtungsreaktion (➤ Kap. 1.2.2) und evtl. eine gezielte Stuhluntersuchung. Aufschluss über den Zustand der Matrix geben auch der Säure-Basen-Haushalt sowie die Dunkelfelddiagnostik (Geldrollen- und Filitbildung). Eine Geldrollenbildung sowie zu hohe MCV-Werte und ein zu hoher Hämatokrit sind ein Hinweis auf Kompensationsversuche einer Sauerstoffmangelsituation und spiegeln den Zustand der Mikrozirkulation wider.

Angezeigt sind folgende Therapiemaßnahmen:
- Optimierung der Mineralstoffverhältnisse (Basentherapie)
- Orthomolekulare Therapie evtl. nach Laboranalytik
- Enzymtherapie (Abbau toxischer Gewebsbelastungen) mit pflanzlichen Enzymextrakten und Horvi-Präparaten
- Störfeldsuche und -beseitigung, Regulierung der katabolen Hemmung (➤ Kap. 1.2.3) durch konsequente Störfeldelimination

Erkrankungen der zellulären Phase

Onkologische Erkrankungen werden in der naturheilkundlichen Praxis oft begleitend zu einer Chemo- oder Strahlentherapie behandelt. Mögliche Wechselwirkungen der einzelnen Therapiemaßnahmen sind zu bedenken.

Angezeigt bei Erkrankungen der zellulären Phasen sind folgende Therapiemaßnahmen:
- Therapiemaßnahmen der humoralen Phase und der Matrix-Phase (➤ oben)
- Meiden psychischer und physischer Dauerstressoren

> **TIPP**
> Vitamin C wirkt antioxidativ, diverse Chemotherapeutika wirken oxidativ, deshalb sollte keine gleichzeitige Behandlung erfolgen. Beispielanwendung: 3 Tage vor und 3 Tage nach einer Chemotherapie kein Vitamin C i. v.

Pathogenetische Grundmuster und Kausalketten

Leber/Galle und Dick- und Dünndarm

Das pathogenetische Grundmuster Nr. 2 (➤ Kap. 2.2.2 und ➤ Abb. 2-3) formuliert Beziehungen zwischen dysbiotischen Veränderungen im Dünn- und Dickdarm, die durch eine nachfolgende Leberbelastung und weitere Resonanzketten die Schleimhäute im Kopfbereich affizieren können. Dysbiosen infolge von Eiweißfäulnisprozessen oder Fuselalkoholbildung → Leberbelastung mit zusätzlichen Toxinen → Belastung der Schleimhäute im Kopfbereich über Dick- und Dünndarm-Meridian.

> **TIPP**
> Bei der Therapie von Störungen, die sich aus dem Grundmuster II ergeben, ist es oft notwendig, zusätzlich zur Eiweißreduktion auch eine Dysbiosebehandlung durchzuführen.
> - Diät, Änderung der Lebensweise
> - Behandlung mit Mikroorganismen nach vorheriger Elimination pathogener Bekeimung
> - Normalisierung der Funktionsfähigkeit der Ausscheidungsorgane: homöopathische Drainagemitteln für Pankreas, Leber, Darmlymphabfluss, Regulation des pH-Werts und Magensäureproduktion

Durch Störungen im Kopfbereich unterhaltene Verdauungsbeschwerden

Nach der Kausalkette Nr. 3 (➤ Kap. 2.2.3 sowie ➤ Abb. 2-4) können Störungsherde (z. B. chronische Appendizitis) im **Dünn-** und **Dickdarm** eine tiefgreifende Wirkung haben auf Ohren, Nase, Hals und Zähne, denn diese Organe liegen im Meridianverlauf (Herz/Dünndarm bzw. Lunge/Dickdarm). Die Akupunktur hilft die „energetischen Ventile" im Bereich der Nasennebenhöhlen zu öffnen und eine Schädigung der Bauch- und Beckenorgane durch Herde im Kopf, z. B. chronische Sinusitiden, zu vermeiden.

3.2 Erkrankungen des Verdauungstrakts

Die Kausalkette Nr. 5 (➤ Kap. 2.2.3 und ➤ Abb. 2-5) formuliert u. a. einen Zusammenhang zwischen dem Organ Magen und den Organen Pankreas und Milz. Da der **Magen-Meridian** auch im Bereich des Kopfs verläuft, können Oberbauchbeschwerden auch durch Störungen im Kopfbereich bzw. durch dort bestehende Herde (chronische Sinusitis, chronische Otitis media) unterhalten werden.

Störungen der Verdauungsorgane und Haut

Die Kausalkette Nr. 11 zeigt (➤ Kap. 2.2.3 sowie ➤ Abb. 2-17), dass eine chronische Dysbiose infolge einer Toxinbildungen durch gastrointestinale Fäulnisvorgänge (Indole, Phenole, Skatole ➤ Kap. 1.2.2) bestimmte Hauterscheinungen hervorrufen kann.

- Obstipierte Patienten – hier zeigt sich der Zusammenhang am deutlichsten – können die Giftrückstände nicht über Leber, Nieren oder Darm ausscheiden. Daher „wählen" Toxine als anderen Ausweg z. B. die Haut (nässende Ekzeme). Therapie der Wahl: exsudationsfördernde Therapeutika, wie z. B. Kreosotum Similiaplex, Kalium chloratum (Schüßler-Salze)
- Bei allergischen Hauterkrankungen (z. B. allergisches Ekzem, atopisches Ekzem) sollten Herde, z. B. chronische Entzündungen von Tonsillen, Zähnen, Adnexen, ausgeschlossen werden.

> Chronische Hauterkrankungen erfordern eine kausale Therapie. Eine mögliche Candida-albicans-Infektion sollte nicht übersehen werden. Diese kann durch Schwermetallbelastungen verursacht sein – der Candidapilz übernimmt hierbei im Sinne einer Toxinbindung des Quecksilbers eine Art Schutzfunktion.

Urindiagnostik durch Unterschichtungsreaktion

Die Unterschichtungsreaktion mit Uricolor ist unserer Meinung nach ein einfaches und aussagefähiges diagnostisches Verfahren, das im Vergleich zu den Ergebnissen der Uriteststreifen sehr viel differenziertere Aussagen erlaubt. Zudem können beginnende Stoffwechselentgleisungen und funktionelle Störungen frühzeitig erkannt werden, beispielsweise Darmdysbiosen infolge von Belastungen mit Indikan, Skatol, Leber-Galle-Störungen (Urobilinogen), Präkanzerosen (Melanin), renale Eiweißverluste.

Das Verfahren beruht auf einer Grenzflächen-Farbreaktion zwischen den Urin-Inhaltsstoffen und einem Salpetersäuregemisch, die verschiedenfarbige Ringe erzeugt. 2 ml Urin werden in ein speziell geformtes U-Rohr gegeben, danach werden tropfenweise 2 ml Unterschichtungsreagenz dazugegeben. Nach Beurteilung der Reaktion, muss diese Verbindung mit einem passenden Neutralisationsmittel ausreagieren und kann dann entsorgt werden.

Darmdysbiosen

Eine Dysbiose, eine Überflutung des Bluts mit toxischen Stoffwechselprodukten, entwickelt sich infolge einer Eiweiß- oder Kohlenhydratfäulnis (Eiweißdenaturierung durch Bakterien, Thryptophan und Indol, und deren Abbauprodukte Indikan, Skatol, Phenol, Kresol, Histamin) sowie durch eine mangelnde Entgiftungsfunktion der Leber. Dies führt zu einer Überlastung und Intoxikation von Leber und Nieren oft mit nachteiliger Wirkung auf das Gefäßsystem.

- Bei bakteriellem Eiweißabbau im Darm entstehen Tryptophan und Indol. Die Abbauprodukte Indikan und Skatol lassen sich als Ergebnis von Fäulnisprozessen in der Unterschichtungsreaktion gut darstellen. Sie bilden blaue (Indikan) und rote (Skatol) Farbringe aus und sind Hinweise auf Dysbakterien, Mykosen und Ileus.
- Einengungen des Darmlumens infolge raumfordernder Prozesse des Darms oder benachbarter Organe gehen mit einem Anstieg von Skatol einher.

Leber- und Gallestörungen

Bilirubin erzeugt in der Unterschichtung grüne Ringe. Urobilinogen führt zur Bildung dunkelgelber bis brauner Ringe.

Exkurs

Bilirubin und seine Abbauprodukte
Bilirubin, Urobilin, Urobilinogen und Sterkobilin sind Gallenfarbstoffe, die durch den Abbau des Blutfarbstoffes entstehen. Bei Gesunden ist Bilirubin im Harn nicht nachweisbar, nur das konjugierte Bilirubin ist ausscheidungsfähig. Eine Ausscheidung ist gegeben bei intra- und extrahepatischem Verschlussikterus, bei Parenchymikterus, akuter oder chronischer Hepatitis und Leberzirrhose. Beim Rotor- und Dubin-Johnson-Syndrom ist während der ikterischen Phasen Bilirubin im Harn nachweisbar.
- Bilirubin ist im Urin vermehrt nachzuweisen, wenn der Galleabfluss in den Darm behindert ist.
- Urobilinogen, ein darmbakterielles Abbauprodukt des Bilirubins und Sterkobilins, wird über den enterohepatischen Kreislauf wieder zur Leber zurückgeführt. Ein erhöhter Bilirubingehalt verweist auf Lebererkrankungen und Störungen des Rücktransportes vom Darm zur Leber.
- Eine Vermehrung von Urobilinogen (infolge Einschränkung der Funktionskapazität der Leber) tritt auf bei Virushepatitis, chronischer Hepatitis, toxischen Leberschäden (z. B. Alkohol, Pilzgifte, Medikamente), aber auch bei Stauungsleber und Lebertumoren.
- Eine Vermehrung von Urobilinogen erfolgt durch Leberzirrhose mit portaler Hypertension.

Renale Eiweißverluste

Eine diskrete Eiweißausscheidung im Morgenurin ist normal. Plasmaproteine, die die Nierenschranke passieren, verursachen die Bildung einer undurchsichtigen, weißen Scheibe an der Grenzfläche zwischen Urin und Reagenz. Eine pathologische Proteinurie kann durch folgende Ursachen und Erkrankungen bedingt sein:
- Extrarenale Proteinurie: Koliken, Infarkte, Herzinsuffizienz (= Stauungsalbuminurie), fieberhafte Zustände
- Renale Proteinurie: Nephrosen, Glomerulonephritis (= 2–3 g/l – oft zusammen mit Mikrohämaturie)
- Tubuläre Proteinurie: Pyelonephritis, Zystenniere, Phenacetin-Nephropathie, Gichtniere (undurchsichtige, weiße Scheibe an der Grenzfläche zwischen Urin und Reagenz)

Melanin

Melanin, das braune bis schwarze Pigment, das die Hautfärbung und Sonnenbräunung bedingt, wird in den Melanoblasten und -zyten unter dem Einfluss von Tyrosinase (und bestimmter Hormone) aus DOPA gebildet. Gespeichert wird es von bestimmten Zellen in der Haut, Aderhaut, Substantia nigra und Haaren. Melanin neigt zur Wanderung im Körper – Granulozyten nehmen das Melanin durch Phagozytose auf und schleppen es dorthin, wo es einen Zweck erfüllen soll.
- Zeigt sich in der Unterschichtungsreaktion ein dunkelbrauner bis schwarzer Melaninring, so kann das ein Hinweis sein auf gut- oder bösartige Geschwulsterkrankungen der Haut und Schleimhaut. Krack empfiehlt, jede Probe noch eine Weile gefüllt stehen zu lassen, da sich die Melaninringe bei Präkanzerosen erst später ausbilden.
- Je dunkler der Ring ist, desto fortgeschrittener ist die Erkrankung. Bei annähernd schwarzer Ringbildung sollte eine weitere Diagnostik eingeleitet werden.

Bence Jones

Beim Plasmozytom sich bildende Paraproteine (durch maligne Proliferation der Plasmazellen im Knochenmark = Bence-Jones-Proteine) zeigen einen violetten Ring.

TIPP
- Bei einer starken Skatolurie wird der Ring braunrot und lässt sich schwer vom braunen Ring des Urobilinogens unterscheiden. Hier gibt es einen einfachen Trick: Urin längere Zeit stehen lassen, dann verflüchtigt sich der Ring und der Urin nimmt entweder eine leicht bräunliche (bei Urobilinogen) oder eine leicht rötliche Färbung (bei Skatol) an.

- Da sich ein braunschwarzer Ring (bei Melanin) sehr schwer von dem braunen Ring des Urobilinogens oder von einem intensiven Blau des Indikans unterscheiden lässt, kann ein schwarzer Ring nur als vager Hinweis auf Melanin verstanden werden. Eine weitere diagnostische Abklärung ist unbedingt erforderlich.
- Der weiße Ring als Hinweis auf eine Eiweißausscheidung ist deutlich abgegrenzt und lässt sich damit sehr einfach von der locker milchigen Färbung bei Harnsäure unterscheiden.
- Der Uricolor-Test reagiert deutlich empfindlicher auf Urobilinogen als der Urinstreifen-Test. Es lässt sich ein deutlich brauner Ring sehen. Auf Skatol reagiert er ebenfalls sehr empfindlich.
- Indikan dagegen reagiert erst bei einer sehr starken Indikan-Konzentration, die beim Indikan-Test mind. einer Stärke 3 entspricht.
- Wenn mehrere Organe gleichzeitig belastet sind, entstehen Mischfarben. Sie lassen sich differenzieren, wenn man den Urin längere Zeit stehen lässt. Ist im Urin z. B. Urobilinogen und Skatol vorhanden, zeigt sich nach längerem Stehen über einem deutlich braunen Ring eine leicht rötliche Säule. Verflüchtigt sich ein scheinbar deutlich schwarzer Ring nach längerem Stehen lassen in einer bläulichen Farbe, so handelt es sich um Indikan.

Matrixregulation – Dunkelfelddiagnostik

Bei Verdauungsstörungen zeigen sich im Dunkelfeldbild sehr häufig zitronenförmige Erythrozyten, die auf Leberfunktionsstörungen hindeuten. Zudem können gelbe Symplasten eine unspezifische Symptomatik, wie z. B. Oberbauchstörungen, anzeigen. Diese können differenzialdiagnostisch über einen Spenglersantest weiter differenziert werden und im Anschluss mit Uricoloruntersuchungen und gezielter Stuhldiagnostik in der Diagnose bestätigt werden.

TIPP
Wenn sich im Spenglersantest, die Kolloidlösung DX bräunlich verfärbt, sollte immer an eine Darmdysbiose gedacht werden, die folgende Therapiemaßnahmen erfordert:
- Intestinale Barrierestabilisierung (IBS ➤ Kap. 3.2.5)
- Pascoe Basenpulver oder Basentabs pH-balance Pascoe
- Ernährungsumstellung auf optimierte Kohlenhydrat- und Eiweißbalance (auf Weißmehl und Industriezucker verzichten und maximal 0,8–1 g Eiweiß/kg KG/d
- Optimierung des Trinkverhaltens zur Matrixspülung:
  – Erwachsene: 30 ml Quellwasser/kg KG/d
  – Kinder: 50 ml Quellwasser/kg KG/d

3.2.2 Kasuistik: Gastritis

Die Patientin (geb. 1961) klagt seit ca. einem Jahr über Übelkeit und krampfartigen Magendruck nach den Mahlzeiten, die oft aus einer ansteigenden Nervosität resultieren. Zudem leidet sie ständig unter Sodbrennen, rezidivierender Diarrhö und Meteorismus. Die Patientin ist Kindergärtnerin, sie gibt an, dass sie ständig nervös sei und seit mehreren Jahren immer wieder grippale Infekte auftreten würden, wie z. B. Schnupfen, Bronchitis. Die Patientin kommt nie zur Ruhe und „verschlingt" ihr Essen oft mit Kaffee und Tee. Rauchen und Alkohol lehnt sie ab. Medikamente werden bis auf die Antibabypille nicht eingenommen.

Diagnostik

Körperliche Untersuchung, Labor

- **Körperliche Untersuchung:** guter Allgemeinzustand, guter Ernährungszustand (171 cm Körpergröße, 68 kg Körpergewicht); RR: 135/70; Puls: 80 und rhythmisch, Lunge-Herz auskultatorisch: o. B., periphere Pulse: tastbar, Darm auskultatorisch: gesteigerte Darmperistaltik mit vermehrten Darmgeräuschen, mäßige Druckempfindlichkeit des Epigastriums keine Resistenzen, Lymphknotenstatus: geschwollene Halslymphknoten re.
- **Vorbefunde** (Facharzt): Magenspiegelung mit kleinen Entzündungsherden im Magen, Infektionskrankheiten wie z. B. Ruhr, Scharlach und Typhus wurden ausgeschlossen, Heliobacter-pylori-Test negativ.

Naturheilkundliche Hinweisdiagnostik

- **Iridologie:** lymphatische Konstitution mit heller Magenzone, d. h. es besteht eine Anlageschwäche zu hyperaziden Magenverhältnissen.
- **Dunkelfeld:** o. B.
- **EAV:** Ma ↑, MP ↑, Lu ↓, das Element Erde beeinflusst das Element Metall
- **Labordiagnostik** – Differenzialblutbild: Lymphozyten 16% (↓); E-phorese: γ-Globuline 9,2% (↓); HS: 7,8 mg/dl; Kreatinin: 1,1 mg/dl

- **Spenglersan:** DX+++ mit Braunfärbung (Hinweis auf gastrointestinale Störungen)
- **Uricolor:** starke Blasenbildung
- **Zusätzliche diagnostische Maßnahmen:**
  - pH-Wert (Urin): im Mittel 5,5 (massive renale Säureausscheidung notwendig; Konsequenz: Basengabe oder basische Ernährung)
  - Weißlich belegte Zunge
  - Nasale und perinasale Blässe

Fallbewertung und Therapieziele

Da die Gastritis aus Sicht der Homotoxikologie den Erkrankungen der humoralen Phase zugeordnet wird, sollte der Flüssigkeitshaushalt der Patientin optimiert werden. Aufgrund der Grundmuster und Kausalketten (> Kap. 2.2.2 und > Kap. 2.2.3) sollte zudem berücksichtigt werden, ob ein Zusammenhang zwischen Irritationen von Leber-Galle- und Milz-Pankreas vorliegt.
- Zahnstatus berücksichtigen (Zusammenhang zu Meridianen):
  - Pankreas-Magen: 1.6, 1.7 und 4.4 und 4
  - Milz-Magen: sind 2.6, 2.7 und 3.4, 3.5
- Aufgrund der embryonalen Zusammenhänge sollten Erkrankungen der Schilddrüse ausgeschlossen werden.

Das Therapieziel besteht in der Normalisierung der vegetativen Regulation, sowie in der Normalisierung der Darmtätigkeit. Eine Regulierung der Darmtätigkeit soll die chronische Infektanfälligkeit (rezidivierende Erkältungskrankheiten) beseitigen.

Therapiemaßnahmen

Therapiemaßnahmen zur Beeinflussung von Konstitution, Disposition und Diathese

- Calcium phosphoricum Similiaplex (3 × 10 Tr.) als Konstitutionsmittel
- Zincum Similiaplex (3 × 10 Tr.) als Dispositions- und Diathesemittel gegen Angst und Unruhe
- Gastritol „Dr. Klein" (3 × 20 Tr.) als Dispositions- und Diathesemittel zur Regulation des Magensafts

Regressiv vikarisierende und organunterstützende Therapiemaßnahmen

- Rollkur mit Markalakt Vital (2 TL auf 100 ml warmes Wasser + Gastro-Pasc 20 Tr.). 5 Min. in Rückenlage; 5 Min. auf linke Seite; 5 Min. in Bauchlage; 5 Min. auf rechte Seite liegen, damit die gesamte Magenschleimhaut benetzt wird
- Ausreichende Trinkmenge (30 ml Quellwasser pro kg Körpergewicht/Tag)

Zusätzliche Therapiemaßnahmen

Als kausal wirksame, aber auch symptomatische Maßnahmen werden durchgeführt:
- s.c.-Injektion an Ren Ma 12 mit Fortakehl D 5 (2×/Wo.), Fortakehl enthält Penicillium roquefortii, dient dem Symbioseaufbau
- Infusionen aus 2 Amp. Obatri-Injektopas SL + 100 ml NaCl (2×/Wo.) zur Normalisierung der gastrointestinalen Funktionen
- Basenpulver-Facoe (3 × 1 TL. 1–2 Std. nach den Mahlzeiten)

Behandlungsverlauf

Bereits während der Behandlungen gab die Patientin eine schnelle Besserung der Magensymptomatik an. Schon nach zwei Wochen ließen die Beschwerden nach den Mahlzeiten nach; die Rollkur musste nur dreimal durchgeführt werden und wurde danach monatlich ein- bis zweimal wiederholt. Da sich die Nervosität nicht merklich besserte, wurde die Dosierung von Zincum nach zwei Wochen auf 3 × 20 Tropfen erhöht. Die Nervosität nahm nach weiteren drei Wochen an Intensität ab. Nach sechs Wochen wurden die Injektionen und die Infusion abgesetzt.

Vier Monate nach Behandlungsbeginn (10.1999) bestehen weder auf der psychischen noch auf der physischen Ebene Symptome. Das Basenpulver konnte nun nach erneuter Kontrolle des Urin-pH – bei der Patientin zeigt sich im Tagesverlauf ein zweimaliges Ansteigen des pH-Werts über 7,4 – abgesetzt werden. Eine reizmindernde Ernährungsweise (langsames gut gekautes Essen, kein Kaffee) wurde eingeführt.

Seit Behandlungsbeginn trat bisher nur ein einmaliger kurzer Schnupfen auf, der nicht behandlungsbedürftig war (Labor: Lymphozyten [35%], γ-Globuline [12,8%]). Bis heute erfolgt zweimal jährlich eine Messung des Urin-pH-Werts mit evtl. kurmäßigen Einsatz von Basenpulver. Die Rollkur wird bei Bedarf durchgeführt.

Prognose

Die Gastritis ist aus Sicht der Homotoxikologie (➤ Kap. 1.1.6) eine Erkrankung, die der humoralen Phase zugeordnet wird. Somit kann bei ausgewogener Ernährung und adäquatem Trinkverhalten von einer guten Prognose ausgegangen werden.

Naturheilkundliche Grundsätze und Zusatzinformationen

- **Ernährungstherapie:**
  - Zunächst kurzfristige Nahrungskarenz, Fenchel-, Pfefferminztee, Zwieback
  - Später individuelle Schonkost, bestehend z. B. aus Schwarzem Tee (statt Kaffee – Thein wirkt anregend und oft entspannend, aber nicht „aufpeitschend"), Reisdiät, Haferflocken, schleimhaltigen Suppen, nicht gesalzenen Kartoffelgerichten, gekochten Nudeln
  - Kleinere Mahlzeiten einnehmen, nicht viel auf einmal essen, gut kauen. Beschwerdeverursachende Speisen sind strikt zu meiden: Gebratenes, fette Soßen, fette Wurst, gebratene und geräucherte Fische, Röstprodukte, Marzipan, frisches Brot und Hefegebäck, schweres Konfekt, harter und scharfer Käse, scharfe Gewürze, Fette, fettes Fleisch, alle Kohlarten Hülsenfrüchte, Pilze, Zwiebeln, Kern- und Steinobst, Kaffee, alkoholische und kohlensäurehaltige Getränke
- **Ordnungstherapie:** Alkohol- und Nikotinkarenz, Aufregungen und Überbeanspruchung und Stresssituationen weitgehend vermeiden.
- **Akupunktur:** Bl 20, Bl 21, Bl 23; Ren Mai 5, Ren Mai 12; Pe 6; Ma 36, Ma 40, Ma 45
- **Neuraltherapie:**
  - Paravertebral Th6, Th7
  - In Voglerpunkte jeweils 0,2 ml intracutan quaddeln: Voglerpunkte liegen im Kolonverlauf, beginnend an der Iliozökalklappe, anschließend im Übergangsbereich vom aufsteigenden zum quer verlaufenden Dickdarm, und vom quer verlaufenden zum absteigenden Dickdarm, der Endpunkt liegt im Bereich des Sigmas.
  - Ren Mai 14, Ren Mai 12 (Meisterpunkt der Yang-Organe), und Bl 21
- **Ausleitende Therapie:** Bei nervöser Gastritis großflächig Rückenzonen paravertebral baunscheidtieren – diese Tonisierung erreicht auch alle Zustimmungspunkte des Blasen-Meridians und wirkt sich auf alle damit assoziierten Organe aus (➤ Kap. 2.1.1), man erreicht somit einen guten regulierenden Effekt.
- **Reflexzonentherapie:**
  - Symptomzonen: Magen
  - Hintergrundzonen: Leber, Gallenblase, Pankreas, Dünndarm, mittlere BWS, Mundhöhle, Solarplexus.
- **Alternativ einzusetzende Fertigarzneimittel:**
  - Nestmann: Bismutum Kplx. 182; bei Übelkeit Apomorphinum Kplx. 185; hyperazide Gastritis: Natrium Phosphoricum Kplx. 183; subazide Gastritis: Calamus Kplx. 181; anazide Gastritis: Conium Kplx. 61; bei Nervenbelastung: Sabadilla Kplx. 124; als Schleimhautschutz bei Chronifizierungen: Aqua silicata F Kplx. 69, Ferrum Phos Kplx. 201; Kreosotum Kplx. 102
  - Hevert: bei Völlegefühl Carminativum Hevert Verdauungstropfen; bei säurebedingten Magenschmerzen Gastritits Hevert Complex Tabletten; bei neurovegetativen Beschwerden Gastro Hevert Magentabletten
  - Infimarius: Gastro-Plantin N Tropfen; Infitract Kapseln; Akut: Infi-Atropinum Injektion
  - Biochemie (Schüßler-Salze): bei Säureüberschuss: Nr. 9 und Nr. 4; bei Säuremangel: Nr. 4; bei nervösem Magen: Nr. 7 (Magnesium phosphoricum), Nr. 5 (Kalium phosphoricum), Nr. 8 (Natrium chloratum), Nr. 9 (Natrium phosphoricum)
  - Pascoe: Pascopankreat, Amara-Pascoe
  - Nux vomica Synergon Nr. 51 (Kattwiga); gastri-loges N Injektionen (Loges); Pflügerplex M 16 (Pflüger)

3.2.3 Kasuistik: Ulcus ventriculi und duodeni

Der Patient (geb. 1962) stellte sich wegen starken, immer wiederkehrenden epigastrischen Schmerzen vor, die seit vier Jahren bestehen. Die Schmerzen treten unmittelbar nach den Mahlzeiten auf. Als LKW-Fahrer hat er einen ebenso psychisch wie physisch belastenden Beruf, er steht ständig unter Stress und ernährt sich überwiegend von Kaffee und meist von Brot und Brötchen, da er eine Unverträglichkeit gegen Fleischspeisen verspürt. Seine Verdauung ist seinen Angaben zufolge in Ordnung. Zu Hause kann er nicht abschalten und leidet an Einschlafstörungen. Zudem machen sich zunehmend Konzentrationsstörungen und Unruhezustände bemerkbar. Der Patient nimmt zurzeit bei Bedarf Antazida (Maaloxan) ein.

Diagnostik

Körperliche Untersuchung, Labor

- **Körperliche Untersuchung:** reduzierter Allgemeinzustand (erscheint nervös, unkonzentriert, erschöpft), reduzierter Ernährungszustand (178 cm Körpergröße, 70 kg Körpergewicht); RR: 120/70, Puls: 60 und rhythmisch, Lunge-Herz auskultatorisch: o. B., periphere Pulse: tastbar, Darm auskultatorisch: gesteigerte Darmperistaltik mit vermehrten Darmgeräuschen, mäßige Druckempfindlichkeit des Oberbauchs, keine Resistenzen, Lymphknotenstatus: o. B.
- **Vorbefunde:** laut Gastroduodendoskopie liegt ein Ulcus ventriculi vor
- **Labordiagnostik:**
    - Kalium 3,4 mmol/l; BSG 25/62 mm
    - Pankreas Elastase 1 im Stuhl ist vermindert (unter 200 µg/g)
    - pH-Wert (Urin): im Mittel bei 6,0 ohne ausreichende Basenfluten

Naturheilkundliche Hinweisdiagnostik

- **Iridologie:** Mischkonstitution mit heller Magenzone und diversen orangefarbenen Pigmenten (Hinweis auf Drüseninsuffizienzen)
- **Dunkelfeld:** o. B.
- **EAV:** Dü ↑, Bg ↑, MP ↑, FD ↑, Le ↑, Ni ↑. Da alle Elemente gestört sind, liefert die EAV keinen konkreten Therapieansatz
- **Spenglersan:** DX+++ mit Braunfärbung (Hinweis auf gastrointestinale Störungen)
- **Uricolor:** massive Blasenbildung in beiden Schenkeln

Fallbewertung und Therapieziele

Ulcus ventriculi und Ulcus duodeni sind aus Sicht der Homotoxikologie Erkrankungen der Matrix-Phase und erfordern eine Entgiftungstherapie der Matrix und eine Bewertung der Säureregulation. Oft liegt eine Matrixverschlackung (Lymphabflussbehinderungen) vor. Außerdem ist die Beurteilung des Zahnstatus relevant: v. a. diejenigen Zähne, die mit dem Pankreas- und Milz-Meridian assoziiert sind, sollen befundet werden: 16 + 17, 26 + 27, 34 + 35, 45 + 44 (➤ Kap. 3.2.2).

Die Kausalketten (➤ Kap. 2.2.3) formulieren bei einer Ulkuskrankheit einen Zusammenhang zu Kopfherden im Sinne von chronischen Entzündungsreaktionen. Zu bedenken ist auch, dass es bei Ulcus duodeni zu dysbiotischen Prozessen im Darm kommen kann, die sich wiederum als Hautbilder darstellen, z. B. exsudative Diathesen in Form von Ekzemen auf der Haut.

Therapieziele sind:
- Normalisierung der Ernährungsgewohnheiten bis hin zu einer ausgewogenen Kost
- Beseitigung der Einschlafstörungen, Verbesserung der Konzentrationsfähigkeit
- Reduzierung der epigastrischen Schmerzen.

Therapiemaßnahmen

Maßnahmen zur Beeinflussung von Konstitution, Disposition und Diathese

- Mischung aus Conium Similiaplex und Thuja Similiaplex (3 × 15 Tr.) als Konstitutionsmittel
- Artemisia Similiaplex R (3 × 15 Tr.) als Dispositions- und Diathesemittel: reguliert chronische hyperazide Gastritiden und entlastet den Ulcus duodeni

Regressiv vikarisierende und organunterstützende Maßnahmen

- Baseninfusion: aus 40 ml 8,4%iges $NaHCo_3$ (von Braun) + Zentramin in 500 ml NaCl 0,9% (1×/Wo. Infusionsdauer ca. 1 Stunde)
- Basenpulver-Pacoe (2 × 1 TL, 1–2 Std. nach den Mahlzeiten)
- Drei-Punkt-Therapie – i. m.-Injektion: Lymphdiaral-Injektopas + Pascorenal-Injektopas + Cholo-2-Injektopas (2 ×/Wo.): zur Entgiftung der Matrix

Zusätzliche Maßnahmen

Als kausal wirksame, aber auch symptomatische Maßnahmen werden durchgeführt:
- Pascopankreat (mittags und abends jeweils 2 gelbe Tbl. vor und 2 rote Tbl. nach der Mahlzeit) zur Unterstützung der Pankreasfunktion
- Psychotherapeutische und übende Verfahren: zum Stressabbau Hypnose und progressive Muskelrelaxation nach Jacobson
- Akupunktur: Bl 21; Pe 6 (vegetativ regulierend); Bl 21; Ren Mai 12; Ma 25, Ma 36, Ma 44 (organbezogen regulierend) 1 ×/Wo.
- Neurapas Balance: zur Regulation der Einschlafsituation; nimmt aufgrund der Kombination Passionsblume und Johanniskraut die Anspannung und das Gedankenkreisen (abends 2 Tbl. vor dem Schlafen).

Behandlungsverlauf

Zur ersten Linderung der epigastrischen Beschwerden kam es in den ersten beiden Wochen. In diesem Zeitraum wurden – nach Überprüfung des Kaliumwerts – auch die Baseninfusionen abgesetzt. Die Hypnosesitzungen fanden 14-tägig statt und führten nach dreimaliger Anwendung zur besseren Entspannung sowie zur Verbesserung der Einschlafstörungen. Die Drei-Punkt-Injektionen wurden nach dreimaliger Anwendung abgesetzt. Zwei Monaten nach Behandlungsbeginn (01/99) kam der Patient nur noch alle vier Wochen zur Hypnosesitzung.

Vier Monate nach Behandlungsbeginn (03/99) wurde die Basismedikation reduziert, Pascopankreat wurde bisher weiter eingenommen, konnte aber jetzt abgesetzt werden. Der Patient nimmt Neurapas Balance bei Bedarf ein, sobald Schlafstörungen auftreten sollten.

Prognose

Da der Patient beruflich sehr unter Anspannung steht und immer wieder in alte Ernährungs- und Verhaltensweisen zurückfallen wird, ist die Prognose ungünstig. Um die Compliance zu optimieren, sollten solche Patienten in größeren Abständen regelmäßig in die Praxis einbestellt werden.

Naturheilkundliche Grundsätze und Zusatzinformationen

- **Akupunktur:** Ren Mai 12 (Alarmpunkt des Magen- und des Dreifachen-Erwärmer-Meridians sowie Meisterpunkt der Yang-Organe) in die Therapie einbeziehen, ebenso Bl 21 (Zustimmungspunkt und Meisterpunkt des Magens).
- **Ordnungstherapie:** Alkohol- und Nikotinkarenz, Aufregungen und Überbeanspruchung und Stresssituationen weitgehend vermeiden, evtl. Autogenes Training durchführen
- **Ernährungstherapie:**
  – Öfters kleinere Mahlzeiten zuführen, nicht viel auf einmal essen, gut kauen. Lauwarme Speisen bevorzugen, keine eiskalten Getränke oder Speisen.
  – Kleinere Mahlzeiten einnehmen, nicht viel auf einmal essen, gut kauen. Beschwerdeverursachende Speisen sind strikt zu meiden: Gebratenes, fette Soßen, fette Wurst, gebratene und

geräucherte Fische, Röstprodukte, Marzipan, frisches Brot und Hefegebäck, schweres Konfekt, harter und scharfer Käse, scharfe Gewürze, Fette, fettes Fleisch, alle Kohlarten, Hülsenfrüchte, Pilze, Zwiebeln, Kern- und Steinobst, Kaffee, alkoholische und kohlensäurehaltige Getränke

> Bei akutem Ulcus ventriculi ist Heilfasten kontraindiziert, da aufgrund der Nahrungseinschränkung zu viel Magensäure freigesetzt wird. Diese kann unverdünnt das Ulcus ventriculi negativ beeinflussen.

- **Neuraltherapie:**
  - Segmentale Therapie über das Pankreasdermatom
  - Quaddeln: paravertebral Th6, Th7 und Voglerpunkte
- **Alternativ einzusetzende Fertigarzneimittel:**
  - Nestmann: Acid. nitricum F Kplx. 66, Chelidonium Kplx. 261; bei Schmerzen: Chamomilla Kplx. 6, Mezereum Kplx. 122; zur Regulierung der Darmtätigkeit: Nux vomica Kplx. 81
  - Hevert: bei entzündlichen Darmerkrankungen: Scrofularia Hevert Complex
  - Infimarius: Infi-Momordica Tropfen, Infi-tract V; bei akuten Beschwerden: Infi-Atropinum Injektion, Infi-Eupatorium Injektion N
  - Pascoe: Thymus Similiaplex, Gastro-Pasc
  - Argentum nitricum Synergon Nr. 112 (Kattwiga); Pflügerplex Condurango 148 (Pflüger)
  - Biochemie: Schüßler-Salze Nr. 9 (Natrium phosphoricum), Nr. 8 (Natrium chloratum), Nr. 7 (Magnesium phosphoricum), Nr. 11 (Silicea), Nr. 12 (Calcium sulfuricum)

3.2.4 Kasuistik: Colon irritabile

Der Patient (geb. 1960) leidet seit zehn Jahren an plötzlich auftretendem Durchfall im Wechsel mit Obstipation. Er beschwert sich über lokal wechselnde Unterbauchschmerzen, welche spontan mit krampfartigen Schmerzen oder Druckgefühl oft drei- bis viermal wöchentlich meist morgens nach dem Frühstück auftreten. Der Patient arbeitet als Tierarzt in einer Tierklinik. Er ist sehr gewissenhaft und in seiner emotionalen Gefühlsäußerung eher gehemmt. Außerdem ist er bedingt durch den Tod seiner Ehefrau vor acht Jahren seelisch sehr belastet. Der wechselnde Schichtdienst beeinflusst sein Essverhalten negativ und trägt sicherlich zu den Darmbeschwerden bei – doch die Schmerzen treten auch an freien Wochenenden auf. In den Zeiten, an denen der Patient an Durchfall leidet, ist oft eine Tachyarrhythmie zu beobachten. Infektionskrankheiten und körperliche Schwächen liegen nicht vor.

Diagnostik

Körperliche Untersuchung, Labor

- **Körperliche Untersuchung:** guter Allgemeinzustand, guter Ernährungszustand (167 cm Körpergröße, 70 kg Körpergewicht); kein Gewichtsverlust, RR: 125/75, Puls: 64 und rhythmisch, Lunge-Herz auskultatorisch: o. B., periphere Pulse: tastbar, Darm auskultatorisch: gesteigerte Darmperistaltik mit starken Darmgeräuschen besonders im transversalen und descendierenden Colon, keine Resistenzen, Lymphknotenstatus: o. B.
- **Vorbefunde:**
  - Internist: Verdachtsdiagnose: Colon irritabile
  - Kardiologe: normale Herzfunktion
- **Labordiagnostik:**
  - Erhöhtes CRP: 7,3 mg/l; BSG 17/33 mm; Leukozytose, Leukos: $13^3/\mu l$
  - Negatives Hämoccult

Naturheilkundliche Hinweisdiagnostik

- **Iridologie:** hämatogene Konstitution; in der linken Iris findet sich eine ausgeprägte aortal ektasierte Krause – iridologisches Zeichen für eine Neigung zum Roemheld-Syndrom.
- **Dunkelfeld:** gehäuft gelbe Symplasten als Hinweis für gastrointestinale Auffälligkeiten. Symplasten stellen eine Zusammenballung von Granulozyten da und zeigen Entzündungsreaktionen an.
- **EAV:** Di ↑; Dü ↑; Le ↑; Ly ↑; He ↓. Die Elemente Wasser und Holz beeinflussen das Element Feuer, was wiederum das Element Metall stört.

- **Spenglersan:** negativ
- **Uricolor:** Blasenbildung in beiden Schenkeln (Hinweis auf Dysbiose)

Fallbewertung und Therapieziele

Colon irritabile wird aus Sicht der Homotoxikologie den Erkrankungen der Matrix-Phase zugeordnet. Diese gehen oft mit Störungen der vegetativen Informationsweiterleitung einher, da in der Matrix vegetative Fasern verlaufen. In vielen Fällen reagieren Patienten, die vegetativ fehlreguliert oder durch Stress belastet sind, mit gastrointestinalen Symptomen. Therapeutisch sollte bei Colon irritabile das Vegetativum berücksichtigt werden.

Die Kausalketten (➤ Kap. 2.2.3) stellen eine Vernetzung zwischen Herden im Bereich von Kopf (Nasennebenhöhlen, Zähne) und Dickdarm her. Störherde im Sinne von chronischen Entzündungsreaktionen im Kopfbereich sollten berücksichtigt werden. In der Praxis zeigen sich besonders die Zähne, die dem Lunge-/Dickdarm-Meridian und dem Herz-/Dünndarm-Meridian zugeordnet sind, als auffällig.
- Lunge-Dickdarm: 1.4 + 1.5; 2.4 + 2.5; 3.6 + 3.7; 4.6 + 4.7
- Herz-Dünndarm: 1.8; 2.8; 3.8 und 4.8

Das vorrangige Therapieziel besteht in der Stabilisierung der emotionalen Situation. Mit einer Veränderung des Ernährungsverhaltens und einer Besserung der Verdauungsbeschwerden, sollte der Patient langfristig beschwerdefrei werden.

Therapiemaßnahmen

Maßnahmen zur Beeinflussung von Konstitution, Disposition und Diathese

- Quassia Similiaplex (3 × 20 Tr.) als Konstitutionsmittel
- Nux vomica Similiaplex (6 × 10 Tr.) als Disposition- und Diathesemittel: Hauptmittel für ernährungsbedingte Magen-Darmunverträglichkeitsreaktionen und Konstitutionsmittel des „Workaholic"

Regressiv vikarisierende und organunterstützende Maßnahmen

- Pascoventral (3 × 80 Tr. in lauwarmen Wasser nach den Mahlzeiten) zur Regulation der dyspeptischen Beschwerden
- 2 Amp. Cuprum-Injektopas Infusion auf 100 ml NaCl 0,9% (2 ×/Wo.): wirkt muskelrelaxierend auf glatte und quergestreifte Muskulatur
- i. m.-Injektion mit Mukosa comp Heel zur Regeneration der Darmmukosa (2 × 2 Amp./Wo.)
- Drei-Punkt-Therapie – i. m.-Injektion mit Lymphdiaral-Injektopas + Pascorenal-Injektopas + Cholo 2-Injektopas (1 ×/Wo.): zur Entlastung der Matrix

Zusätzliche Maßnahmen

Als kausal wirksame, aber auch symptomatische Maßnahmen werden durchgeführt:
- Akupunktur: Di 4; zusätzlich zur psychischen Stabilität He 3, 7; Ma 36 (1 ×/Wo.)
- Weizenkleie mit ausreichender Flüssigkeitsaufnahme wirkt normalisierend bei Diarrhoe und Obstipation.
- Progressive Muskelrelaxation nach Jacobson
- Bach-Blüten: Notfalltropfen für die Daueranwendung (4 × 4 Tr.)

Behandlungsverlauf

Schon nach einer Woche ließ sich eine erste Besserung der Schmerzen erkennen. Der Patient war sehr euphorisch, was seine Heilung betrifft. Doch schon in der dritten Woche traten an seiner Arbeitsstelle Probleme auf, und die Beschwerden zeigten sich wieder in gewohnter Intensität. Zur Stabilisierung des Vegetativums erhielt er einmalig 3 Amp. Neurotropan in 100 ml NaCl 0,9%.

Zwei Monate nach Behandlungsbeginn (07/03) war ein erster Erfolg in der Aufarbeitung seiner seelischen Probleme (psychotherapeutische Behandlung bei Facharzt) zu sehen. Die Bach-Blütentherapie konnte nach sechs Wochen beendet werden. Krampfartige Schmerzen traten nur noch ein- bis zweimal in der Woche auf. Die Medikation wurde beibehalten. Die Injektionen wurden auf einmal wöchentlich reduziert.

Drei Monate nach Behandlungsbeginn (08/03) konnte der Patient über einen normal geformten regelmäßigen Stuhlgang berichten. Die Medikation wurde beibehalten. Die Injektionen wurden nicht mehr verabreicht. Die Muskelrelaxation nach Jacobson wird zu Hause selbstständig durchgeführt.

Sechs Monate nach Behandlungsbeginn (11/03) bestanden keine Darmbeschwerden mehr. Die konstitutionelle Therapie wurde bis ein Jahr nach Behandlungsbeginn weitergeführt. Bis 2005 kam der Patient alle drei Monate zu regelmäßigen Kontrollterminen.

Prognose

Da der Patient eher ängstlich und nervös ist und die berufliche Entwicklung unklar erscheint, ist es sehr wahrscheinlich, dass der Patient immer wieder zu Rezidiven neigen wird. Empfehlenswert ist eine zusätzliche psychotherapeutische Behandlung durch einen Facharzt.

Naturheilkundliche Grundsätze und Zusatzinformationen

- **Ernährungstherapie:** kleine und gut gekaute Mahlzeiten. Blähende, heiße und eiskalte Speisen und Getränke meiden. Eiweißreiche, kohlenhydrat- und fettarme Kost bevorzugen.
- **Ordnungstherapie:** psychische Stabilität durch Gesprächstherapie, Autogenes Training
- **Neuraltherapie:** Quaddeln des Bauchkranzes
- **Reflexzonentherapie:**
  - Symptomzonen: Dünndarm
  - Hintergrundzonen: Leber, Pankreas, Sphinktermuskulatur und Diaphragma
- **Alternativ einzusetzende Fertigarzneimittel:**
  - Nestmann: Sabadilla Kplx. 124, Dioscorea Kplx. 243; bei starken Schmerzen: Mezereum Kplx. 122, Cuprum 212; bei Entzündungsreaktionen: Lachesis Kplx. 13, Arsenicum Album Kplx. 241
  - Hevert: Nux vomica Hevert Injektionslösung und Magen-Darm-Tropfen
  - Infimarius: Infi-Momordica Tropfen, Infi-Atropinum Injektion

- Biochemie: Schüßler-Salze Nr. 7 (Magnesium phosphoricum), Nr. 5 (Kalium phosphoricum), Nr. 8 (Natrium chloratum), Nr. 9 (Natrium phosphoricum)
- Conchae (Weleda); Anethol 36 (Lomapharm)

TIPP

Bei der Therapie der Obstipation und Diarrhö sollten folgende naturheilkundlichen Grundsätze berücksichtigt werden:

Obstipation

- Akupunktur: Bl 25, Di 10, Dü 3, Ma 25, 3E 6
- Ernährungstherapie: gute Wirkung zeigt Heilfasten. Keine Weißmehlprodukte, Kartoffeln, Kakao, Schokolade und Rotwein. Vitalstoffreiche, schlackenhaltige, eiweißreiche Kost. Reichlich Flüssigkeitszufuhr. Morgens sofort nach dem Aufstehen ein Glas warmes Wasser trinken.
- Ausleitende Verfahren: Baunscheidtieren; Blutiges Schröpfen von Gelosen im Pankreasbereich
- Reflexzonentherapie:
  - Symptomzone: Dickdarm
  - Hintergrundzonen: Kopf, Lymphsystem, Solarplexus; Reflexzonentherapie über Colon descendens
- Sauerstofftherapie: Darminsufflation
- Alternativ einzusetzende Fertigarzneimittel: Mutaflor, Paidoflor (Ardeypharm); Schwedentrunk Elixier (Infirmarius-Rovit); Spasmo-Injektopas SL, Legapas, Ozovit (Pascoe), Pflügerplex Aloe 234 und Pflügerplex Cascara 359N (Pflüger), Hepatodoron (Weleda)
- Ordnungstherapie: überprüfen, ob Suchtverhalten (Laxanzien) vorliegt, regelmäßige Stuhlentleerung; Ernährungstherapie wie z. B. Ruhe beim Essen, Nahrung nicht als Ersatzbefriedigung, abends nur leichte Kost, möglichst nicht nach 19.00 Uhr essen; Missbrauch von Laxanzien vermeiden; Milchzucker, Glaubersalz, Leinsamen, Rhabarber, Flohsamen, Faulbaumrinde; Darmsanierung

Diarrhö

- Akupunktur: Di 2, Di 11, Ren Mai 6, Ma 25, MP 4, Pe 6
- Moxatherapie: Bl 33 und Ni 16
- Diät: Teefasten, ausreichend Flüssigkeits- und Elektrolytzufuhr vorwiegend Tees
- Ausleitende Verfahren: Schröpfen der Leberzone
- Orthomolekulare Therapie: Elektrolytsubstitution z. B. Oralpädon, Vitamin D
- Alternativ einzusetzende Fertigarzneimittel: Kohle-Hevert (Hevert); Bryonia Synergon Nr. 54 (Kattwiga); Diarrhoesan (Loges); Pascomucil (Pascoe); Pflügerplex D4 (Pflüger); Myrrhinil Intest (Repha)

3.2.5 Kasuistik: Colitis ulcerosa

Die Patientin (geb. 1965) stellt sich mit unklaren Bauchbeschwerden vor, welche vor ca. drei Jahren erstmals auftraten und seitdem an Intensität und in der Häufigkeit zunehmen. Die etwa zweimal jährlich auftretenden Beschwerden wechseln zwischen plötzlich auftretendem Durchfall (breiig-schleimig-blutig) und Bauchkrämpfen, sie halten mehrere Tage bis Wochen an. 1–2 Stunden nach dem Essen entwickeln sich adrenerge Zeichen wie Schwitzen, Unruhe und Hunger. Weiterhin leidet die Patientin unter starkem Hautjucken, außerdem fühlt sie sich krank. Anamnestisch ergibt sich eine vor ca. fünf Jahren rezidivierende Sinusitis, welche stets mit Antibiotika behandelt wurde. Die Patientin ist Verkäuferin in einer Bäckerei, verheiratet und hat zwei Kinder (14 und 12 Jahre). Nach eigenen Angaben gibt es zurzeit keine psychisch belastenden Faktoren in ihrem Leben. Sie führt ein geregeltes und „zufriedenes Leben".

Diagnostik

Körperliche Untersuchung, Labor

- **Körperliche Untersuchung:** guter Allgemeinzustand, guter Ernährungszustand (169 cm Körpergröße, 68 kg Körpergewicht); kein Gewichtsverlust, RR: 125/80, Puls: 68 und rhythmisch, Lunge-Herz auskultatorisch: o. B., periphere Pulse: tastbar, Darm auskultatorisch: o. B., druckempfindlicher rechter Oberbauch, keine Resistenzen, Lymphknotenstatus: o. B.
- **Vorbefunde:** Internist diagnostizierte Colitis ulcerosa
- **Labordiagnostik:**
  - γ-GT: 37U/l; AP: 210 U/l; sonst: o. B.
  - OGT nüchtern 86 mg%; nach ½ Stunde 187 mg%; nach 1 Stunde 155 mg%, nach 2 Stunden 55 mg%. Dieser Verlauf ist typisch für ein Hypoglykämiesyndrom, wobei kurz nach kohlenhydratreicher Nahrungsaufnahme eine zu starke Zuckeraufnahme über den Darm erfolgt. Eine exzessive Ausschüttung von Adrenalin und Insulin sind die Folge, die sich dann in den Zweistundenwerten durch rapides Abfallen des Blutzuckers bemerkbar macht. Klinisch erklären sich dadurch die adrenergen Symptome.

Naturheilkundliche Hinweisdiagnostik

- **Iridologie:** lymphatische Konstitution, die linke und rechte Iris zeigen eine Meerschaumkrause. Dieses Zeichen wird iridologisch als Hinweis auf eine gastrointestinale Schwäche gewertet, als Neigung zu Entzündungen im Verdauungstrakt.
- **Dunkelfeld:** Geldrollen, die z.T. in ihrer Form gebogen sind. Nach Prigge deutet dies auf Darmbelastung hin.
- **EAV:** Di ↑; Dü ↑ MP ↑ Ha ↓. Das Element Erde belastet das Element Feuer und Metall.
- **Spenglersan:** o. B.
- **Uricolor:** Rotfärbung und Blasenbildung
- **Zusätzliche diagnostische Maßnahmen:** pH-Wert (Urin) im Mittel unter 6

Fallbewertung und Therapieziele

Die Colitis ulcerosa ist eine Erkrankung, die sich aus Sicht der Homotoxikologie im Übergang der humoralen Phase in die Matrix-Phase befindet. Sie zählt zu den exsudativen Verlaufsformen und muss über eine vernünftige Ausleitungstherapie behandelt werden: Es sollten alle Schleimhautareale angesprochen werden (Haut, Bronchial-, Nasennebenhöhlen-, Darm- und Blasenschleimhaut). Geeignete Mittel sind: Cystus Similiaplex R, Rhus toxicodendron Similiaplex R, Viola tricolor Similiaplex R aber auch Mercurius solubilis Similiaplex und Kalium chloratum I + II Similiaplex. Über die Verschaltung von Yin- und Yang-Meridianen (hier Lunge und Dickdarm) kann eine besonders über die Lunge ableitende Therapie mithilfe von z. B. Gelomyrthol, Kalium chloratum I + II Similiaplex durchgeführt werden.

Ein weiterer differenzialdiagnostischer Schritt ist die Bewertung der Regulation des vegetativen Nervensystems, da mit der Colitis ulcerosa oft eine Störung der sympathisch-parasympathischen Regulation einhergeht. Hier kommen matrixregulierende und vegetativ stabilisierende Therapie durch Konzepte zum Tragen, die die Mukosa und die Organfunktionen regulieren, z. B. Mukosa compositum (Heel) oder Organopräparate (Fa. VitOrgan bzw. Fa. Wala).

Therapieziel ist die Regeneration der Darmschleimhäute.

Therapiemaßnahmen

Maßnahmen zur Beeinflussung von Konstitution, Disposition und Diathese

- Scrophularia Similiaplex (3 × 20 Tr.) als Konstitutionsmittel
- Chamomilla Similiaplex N (3 × 15 Tr.) als Dispositions- und Diathesemittel zur Spasmolyse

Regressiv vikarisierende und organunterstützende Maßnahmen

- Mukosa comp. (2 × 1 Amp. trinken) über 50 Tage regeneriert die Mukosa im Darm
- Intestinale Barrierestabilisierung (IBS ➤ Kasten)

> **TIPP**
> Die Intestinale Barrierestabilisierung (IBS) wird in folgenden drei Phasen durchgeführt:
> - Phase I (1.–3. Woche): Ozovit MP Pulver (2 × 1/2–3 ML) zur Reduzierung anaerober Keime im Darm. Die Dosierung wird nur solange erhöht, bis der Stuhl weich und breiig ist, es sollten weder Durchfall, Bauchkrämpfe noch Blähungen auftreten.
> - Phase II (4.–6. Woche): „Amaramischung" aus Pancreatinum Similiaplex + Amara Tropfen Pascoe + Quassia Similiaplex (2 × 15 Tr.) führt zu einer optimalen Exkretion der beteiligten Organsystemen (Magen, Darm und Bauchspeicheldrüse). Bei Änderung der Leberwerte evtl. zusätzlich silimarinhaltige Medikamente z. B. Hepa Pasc (2 × 1 Tbl.) zur Lebergeweberegeneration.
> - Phase III (7.–12. Woche): Symbioflor I (2 × 20 Tr. um 8.00 Uhr und 16.00 Uhr) + SymbioflorII (2 × 5–20 Tr. steigern um 12.00 Uhr und 20.00 Uhr) zum Wiederaufbau der natürlichen Darmflora und zur Normalisierung des IgA-Anstrichs auf Darm-, Nasenrachen-, Bronchial- und Urogenitalschleimhaut und der Haut.

Zusätzliche Maßnahmen

Als kausal wirksame, aber auch symptomatische Maßnahmen werden durchgeführt:

- Baunscheidtieren aller Zustimmungspunkte, d. h. paravertebal, am Blasen-Meridian (1 ×/Wo.)
- Akupunktur Di 4; He 3, He 7 zur Regulation des vegetativen Systems
- Rytmopasc mit Sprühaufsatz bei Bedarf
- Obatri-Injectopas (1 × 1 Amp.) an Ren Mai 12 (Meisterpunkt der Yang-Organe) alternativ auch Nux vomica Homaccord (1 × 1 Amp.) an Ren Mai 12 wirkt auf gastrointestinale Funktionsstörungen

Behandlungsverlauf

Die Akupunktur und Baunscheidtbehandlungen wurden insgesamt zwölf Wochen durchgeführt. Während dieser Behandlung regulierten sich die Leberwerte und der Juckreiz nahm immer weiter ab und war nach ca. sechs Wochen ganz aufgehoben. Sechs Monate (02.2000) nach Behandlungsbeginn traten keine Beschwerden mehr auf. Die Patientin hat keine Krankheitssymptome mehr und fühlt sich wohl. Als Medikation wurde Chamomilla Similiaplex N (3 × 10 Tr.) verabreicht und eine einmalige Symbioselenkung durchgeführt. Diese Symbioselenkung erfolgt aufgrund der hohen Rezidivrate einmal jährlich.

Nach vierzehn Monaten (01/01) trat wieder eine Verschlechterung des γ-GT (= 40 U/l) auf. Verabreicht wurden im Wechsel Horvi-Enzym-C33 – ein zellregenerierendes Mittel bei Magen-Darmerkrankungen – und Horvi-Enzym-C300 – zur Erweiterung des Wirkspektrums von C33 (Mo., Mi., Fr. je 1 Ampulle i. m. getrennt). Eine Verschlechterung der Darmsymptomatik war nicht zu erkennen. Nach weiteren zwei Monaten waren die Leberwerte im Normbereich.

Prognose

Es kommt häufig zu Rezidiven. Eine ulzerierende Dickdarmentzündung kann oft maligne enden, v. a. wenn sie länger als zehn Jahre besteht. Deshalb ist eine regelmäßige anschließende Kontrolle zu empfehlen.

Naturheilkundliche Grundsätze und Zusatzinformationen

- **Ordnungstherapie:** Psychotherapie, Progressive Muskelrelaxation nach Jacobson
- Wegen häufigem Vitaminmangel oder Elektrolytstörungen ist eine **orthomolekulare Therapie** zu empfehlen: Vitamin B, Vitamin C, Zink, Selen, Omega-Fettsäuren, Pantothensäure
- **Sauerstofftherapie:** Darminsufflation
- **Alternativ einzusetzende Fertigarzneimittel:**
  - Nestmann Basistherapie: Aethiops Kplx.19, Arsenicum album Kplx. 241; mit Blut im Stuhl: Clematis F Kplx. 41, Hamamelis Kplx. 53; bei Schleimabsonderungen: Lilium F Kplx. 54; bei brennenden Ausscheidungen: Cedron Kplx.163
  - Hevert: Scrophularia Hevert Complex
  - Infirmarius: Infi-Momordica Tropfen; Akut: Infi-Atropinum Injektion, Infi-Eupatorium Injektion N
  - Pascoe: Cuprum-Injektopas SL, Belladonna Similiaplex N, China Similiaplex
  - Wobe-Mugos (Asta); Phlogenzym oder Wobenzym (Mugos); Myrrhinil Intest (Repha), Digestodoron (Weleda)
  - Biochemie: Schüßler-Salze Nr. 3 (Ferrum phosphoricum), Nr. 4 (Kalium chloratum)

> **TIPP**
> Die naturheilkundliche Behandlung des Morbus Crohn sollte folgende Aspekte berücksichtigen:
> - Akupunktur: Di 4; Gb 28; Ren Mai 15; Le 13; Ma 21, Ma 25
> - Diät: Akute Phase: Drei Tage Nahrungskarenz, evtl. Obst und ungesüßte Fruchtsäfte, dann Breikost und ballastfreie Kost
> - Sauerstofftherapie: Darminsufflation
> - Orthomolekulare Therapie: Zink, Selen, Omega-Fettsäuren, Fettlösliche Vitamine, Pantothensäure
> - Alternativ einzusetzende Fertigarzneimittel: Wobe-Mugos (Asta); Phlogenzym oder Wobenzym (Mugos); Myrrhinil Intest (Repha); Antimonit (Weleda)
> - Ordnungstherapie, Psychotherapie, Progressive Muskelrelaxation nach Jacobson

3.3 Erkrankungen der Leber, Gallenblase und Gallenwege

3.3.1 Grundlagen naturheilkundlicher Diagnostik und Therapie

Embryologie und Iridologie

Organsysteme aus Sicht der Embryologie

Die Leber, wie auch der gesamte Magen- und Darmtrakt (➤ Kap. 3.2.1) entwickelt sich aus dem Entoderm. Aus Sicht der Embryologie besteht zudem ein Zusammenhang zwischen der Leber und folgenden Organen:
- Pankreas
- Schleimhäute des Atemtraktes, der Harnblase und Harnröhre
- Auskleidung der Paukenhöhle und der Eustachio-Röhre
- Tonsillengewebe
- Schilddrüse und die Nebenschilddrüse
- Thymusdrüse

> **TIPP**
> Eine naturheilkundliche Therapie der Erkrankungen der Leber, Gallenblase und Gallenwege besteht aus folgenden Bausteinen:
> - Eine Disposition zu Leber- und Galle-Erkrankungen ist aus naturheilkundlicher Sicht mit der hämatogenen Konstitution verknüpft. Diese genetische Anlage spielt in der Erfahrungsmedizin eine so große Rolle, dass hämatogene Konstitutionen immer mit einem leber- und galleunterstützenden Konstitutionsmittel begleitend behandelt werden sollte, z. B. Quassia Similiaplex, Carduus marianus Similiaplex.
> - Sollte eine Erkrankung der Leber, Gallenblase und Gallenwege bei lymphatischer Konstitution oder Mischkonstitution zu finden sein, sollte begleitend auch ein Lymphmittel – diese enthalten häufig leberwirksame Substanzen – gegeben werden, z. B. Lymphdiaral Basistropfen im 6-wöchigen Wechsel mit Lymphaden Hevert Complex.

> - Bei auffälligen Erhöhungen der Transaminasen ist zudem die enterale Ammoniakbildung zu reduzieren, z. B. durch Gelum Tropfen, sowie durch eine rektale Ozonapplikation eine verbesserte Sauerstoffversorgung der Leber zu gewährleisten: rektal appliziert werden 32 µg O_3/ml/cm^3 auf 50 ml Blut mit 10 ml Natriumcitrat 3,13% (entionisiert die Calciumionen und macht damit das Blut ungerinnbar)
> - Silimarinhaltige Fertigarzneimittel sollten zur Leberregeneration eingesetzt werden.

Iridologische Hinweise auf embryologische Strukturen

Wenn iridologisch eine hämatogene Konstitution (braune Iris) vorliegt, muss aufgrund der starken Pigmentierung der vorderen Schicht, die mesodermalen Ursprungs ist und viele Melanozyten und Chromatophoren enthält, auf eine Leberempfindlichkeit geschlossen werden. Diese Pigmentierungen, die auf genetisch angelegte Schwächen in bilirubinen und oder bilifuszinen (aus blutabbauenden) Stoffwechselvorgängen hinweisen, bestimmen das konstitutionelle Bild.

Iridologische Hinweise auf Schwächen im Organsystem

Die iridologischen Zeichen in der rechten Iris zeigen bei 7.00 Uhr bis 8.00 Uhr die Leberzone und bei 8.00 Uhr die Galle.

Lakunen im Gallensektor sind Zeichen einer Organschwäche, Krypten verweisen eher auf chronische Vorgänge der Gallenblase.

- Reizradiären im Lebersektor deuten auf eine Veränderung der Gallengänge hin. Gelbe und braune Pigmente zeigen ein Lebergeschehen an.
- Abschattungen des Ziliarrandes bei 10.00 Uhr bis 2.00 Uhr sind meist Zirrhosezeichen. Oft zeigen sich am Ziliarrand Lebertaketen. Diese säulenförmigen Strukturen sind Hinweise auf Leberfunktionsstörungen.

Homotoxikologie

Nach den Gesetzmäßigkeiten der Homotoxikologie (➤ Kap. 1.1.6) werden Lebererkrankungen folgenden Phasen zugeordnet:

- **Humorale Phase:** z. B. Hepatitis, Cholangitis
- **Matrix-Phase:** z. B. Cholelithiasis, Hepatitis, toxische Leberschäden, Fettleber, Leberzellerkrankungen
- **Zelluläre Phase:** z. B. Leberzirrhose, aber Karzinome der Leber und Gallenblase

Zu den Therapieoptionen der einzelnen Phasen ➤ Kap. 1.1.6.

Anaboler oder kataboler Stoffwechsel

Die Leber als zentrales Organ der Stoffwechselvorgänge hat große Bedeutung für den Abbau und die Stoffwechselregulation in den peripheren Organen. Um zudem die Stoffwechselaktivität der Körperzellen zu bestimmen, ist es wichtig, den Redox-Status beurteilen zu können.

Bei Leberfunktionsstörungen handelt es sich meist um anabole Entgleisungen, die durch ein chronisches Entzündungsgeschehen verursacht werden; der kompensatorisch notwendige hohe Cortisolbedarf führt zu einer Erschöpfung der Nebenniere und damit zu einer katabolen Hemmung mit nachfolgender anaboler Entgleisung. Leberfunktionsstörungen, z. B. Hepatiden, entsprechen (wegen fehlender freier Elektronen) einer anabolen Entgleisung und sprechen gut auf eine oxidative Therapie an, wie z. B. die Ozontherapie (z. B. 1 × / Woche GEB mit 32 µg O_3/ml/cm^3 auf 50 ml Blut mit 10 ml Natriumcitrat 3,13%).

Pathogenetische Grundmuster und Kausalketten

Galle und Ureter /Galle und Nasennebenhöhlen

Das pathogenetische Grundmuster Nr. 1 (➤ Kap. 2.2.2 und ➤ Abb. 2-2) formuliert einen Zusammenhang zwischen den intrahepatischen Gallenwegen und dem Pankreas oder umgekehrt. Zudem zwischen dem intrahepatischen Gallengangssystem und den Uretern, was sich klinisch als hepato-renales Syndrom zeigen kann. Aufgrund der 5-Elementen-Lehre (Holz und Wasser) sollte bei Entzündungsreaktionen von Leber und Galle der urogenitale Sektor (Nieren- und Blasen-Meridian) über die Sedierungspunkte behandelt werden. Ebenso gilt umgekehrt, dass bei Entzündungsreaktionen im urogenitalen Bereich die Sedierungspunkte des Leber- und Gallenblasen-Meridians genadelt werden sollten.

Zudem besteht eine Beziehung von Leber und Galle zu den Schleimhäuten im Kopfbereich, insbesondere der Nasennebenhöhlen. Bei allen chronischen Oberbaucherkrankungen ist dieses Grundmuster zu finden.

Leber/Galle und Dünndarm/Dickdarm

Das pathogenetische Grundmuster Nr. 2 (➤ Kap. 2.2.2 und ➤ Abb. 2-3) formuliert Zusammenhänge zwischen Leber, Galle, Dünn- und Dickdarm. Infolge der durch Dysbiosen und durch Gärungsvorgänge verursachten Belastung von Dünn- und Dickdarm wird die Leber mit zusätzlichen Toxinen belastet und die Schleimhäute im Kopfbereich werden über die Meridiane von Dick- und Dünndarm irritiert. Die Therapie erfordert neben den Heilmitteln von Grundmuster 1 auch Präparate zur Dysbiosebehandlung (➤ Kap. 3.2.5).

Kausalkette Gallenblase

Die Kausalkette Gallenblase (Kausalkette Nr. 1 nach Schimmel ➤ Kap. 2.2.3 und ➤ Abb. 2-7) stellt topographisch einen Zusammenhang her zwischen Störungen von Leber und Gallenblase und den thorakalen Organen sowie der lumbalen Region. Zudem gibt es energetische Beziehungen zwischen Leber/Gallenblase und Lunge/Dickdarm als Folgemeridiane bzw. Perikard/Dreifacher Erwärmer als Vorlaufmeridiane: Das Leber-Gallesystem nimmt die Energie vom Perikard/Dreifacher Erwärmer auf und gibt sie an die Meridiane von Lunge und Dickdarm weiter.

- Da der Gallenblasen-Meridian zwischen Gb 21 und Gb 24 durch die Thoraxorgane oder in ihrer unmittelbaren Nähe verläuft, können funktionelle Herzstörungen, wie z. B. tachykarde Rhythmusstörungen aber auch Bronchitiden oder Zwerchfellirritationen wie Singultus über Sedierungs- und Tonisierungspunkte des Gallenblasen-Meridians mitbehandelt werden.
- Die Kausalkette ist auch verknüpft mit dem Urogenitalsystem und demzufolge mit den Nieren, die aus Sicht der TCM das urogenitale und reproduktive System kontrollieren, so auch Prostata und Ovarien. Sie werden auch als das „Meer des Markes (Knochenmarkes)" beschrieben. Dieser Zusammenhang erklärt die Verbindung der Gallenblase zu den Nieren und der lumbosakralen Region und zur Wirbelsäule. Bei allen Funktionsstörungen im Knochenmark, erkennbar an Veränderungen im Differenzialblutbild z. B. Lymphozytenstörungen aber auch bei Thrombozytopenien und bei Störungen der roten Blutbildstörungen – erkennbar an erhöhten MCV-Werten ohne erkennbare Vitamin-B_{12}-Mangelversorgung – kann der Nieren-Meridian tonisierend mitbehandelt werden.

Bei rezidivierenden Lumboischialgien sollten Galle und Niere mit geeigneten Ausleitungsmitteln behandelt werden, bewährt haben sich Juniperus Similiaplex und Quassia Similiaplex (6–10 × 15 Tr.), zusätzlich erfolgt eine i. m.-Injektion mit Petadolex.

Kausalkette Leber

Die Kausalkette der Leber und Gallenblase (Kausalkette Nr. 4 nach Schimmel ➤ Kap. 2.2.3 sowie ➤ Abb. 2-10) betont den Zusammenhang zwischen den Organen Leber/Gallenblase und den Nasennebenhöhlen, Tonsillen und Zähnen. Zudem besteht ebenfalls aufgrund des Meridiansverlaufs ein Zusammenhang zu den Augen, die aus Sicht der TCM als „Fenster", oder auch „Öffner" der Leber bezeichnet werden. Für die Praxis sind hinsichtlich der funktionellen, energetischen und topographischen Beziehungen des Funktionskreises Leber/Gallenblase und folgenden Störungen zu berücksichtigen:

- **Sehstörungen und Augenerkrankungen:** Einige Augenerkrankungen z. B. Katarakt aber auch Glaukomerkrankungen wie auch Makuladegenerationen sollten über den Leber- und Gallenblasen-Meridian mitbehandelt werden.
- **Abwehrschwäche:** Bei geringer Leberenergie, z. B. einer verminderten Entgiftungsfunktion und einem Anstieg der Transaminasen sollten unterstützend Lebermittel, z. B. Quassia Similiaplex eingesetzt werden. Zusätzlich den Leberstoffwechsel über Gelum Tropfen (3 × 20 Tr.) anregen. Ebenso können Ozoninsufflationen in den Darm den Sauerstoffbedarf der Leber verbessern.

- **Gynäkologische Störungen:** z. B. Amenorrhö, Dysmenorrhö und prämenstruelles Syndrom sind oft durch Störungen der Leber bedingt: Hier können Lebermittel zusätzlich zur hormonellen Unterstützung durch z. B. Steirl-Präparate oder Cimicifuga Similiaplex mit Sangiunaria Similiaplex zur Anwendung kommen.
- **Bänder- und Sehnenschwäche:** evtl. durch einen Mangel an Leber-Yin bedingt, das Leber-Yin wird gestärkt über Tonisierungspunkte des Leber-Meridians in Verbindung mit den Quellpunkten.
- **Haut- und Hautanhangsgebilde:** brüchige, schuppige, trockene, blasse oder raue Nägel können durch eine Leberstörung bedingt sein. Zusätzlich zu Silicea (als Urtinktur bzw. Schüßler-Salz) sollte ein Lebermittel (z. B. Quassia Similiaplex) unterstützend gegeben werden.

> **TIPP**
> Bei einer Belastung des Stoffwechselorgans Leber können zusätzlich folgende Therapiemaßnahmen durchgeführt werden:
> - **Medikamentöse Therapie:**
>   - Pascoe Basenpulver und Basentabs pH-Balance (Pascoe) zur Optimierung des pH-Werts im Dünndarm
>   - Cholo-1-Injektopas N und Cholo-2-Injektopas SL, zur Unterstützung der Leber- und Gallenfunktionen; zusätzlich bei auffälligen Transaminasen Hepar-Pasc
>   - Carduus marianus Similiaplex R, Lycopodium Similiaplex R und Quassia Similiaplex als Konstitutionsmittel.
> - **Ernährungsumstellung auf kohlenhydratarme Kost**
> - **Optimierung des Trinkverhaltens zur Matrixspülung:**
>   - Erwachsene: 30 ml Quellwasser/kg KG/d
>   - Kinder: 50 ml Quellwasser/kg KG/d
> - **Ozontherapie:** GEB mit 30 µg O_3/ml/cm^3 auf 50 ml Blut mit 10 ml Natriumcitrat 3,13%

Dunkelfeld

Leberfunktionsstörungen zeigen sich im Dunkelfeldmikroskop als Geldrollen und Filite und insbesondere durch zitronenförmige Erythrozyten. Gelbe Symplasten können zudem auf Oberbauchsymptome hinweisen.

Weitere hinweisdiagnostische Maßnahmen

- **Spenglersan:** Häufig zeigen sich bei der Reaktion mit Spenglersan DX braune bis dunkelbraune Verfärbungen, die ebenfalls als Hinweiszeichen für eine Störung der gastrointestinalen Funktion zu sehen ist.
- **Uricolortest** (➤ Kap. 1.2.2):
  - Bilirubin ist im Urin vermehrt nachzuweisen, wenn der Galleabfluss in den Darm behindert ist. Bilirubin erzeugt in der Unterschichtung grüne Ringe.
  - Erhöhungen des Urobilinogengehalts im Urin sind Hinweise auf Lebererkrankungen und Störungen des Rücktransports vom Darm zur Leber. Urobilinogen führt zur Bildung dunkelgelber bis brauner Ringe.

3.3.2 Kasuistik: Chronische Cholelithiasis

Die Patientin (geb. 1958) beklagt sich seit ca. fünf Wochen über spastische Magen-Darmstörungen mit Durchfall. Insbesondere nach fettreichem Essen leidet sie an Übelkeit und kolikartigen Schmerzen. Die Beschwerden zeigten sich erstmals vor ca. zehn Jahren nach einer Schwangerschaft und traten dann drei- bis viermal jährlich auf. Die Patientin beklagt zudem eine starke Zunahme des Körpergewichts von 15 kg innerhalb von zwei Jahren. Zudem sind nach Meinung der Frauenärztin erste klimakterische Symptome (Schwitzen, hormonelle Schwankungen und psychische Labilität) zu erkennen. Es erfolgt keine Hormonersatztherapie.

Diagnostik

Körperliche Untersuchung, Labor

- **Körperliche Untersuchung:** guter Allgemeinzustand (erscheint nervös, unkonzentriert, erschöpft), adipöser Ernährungszustand (170 cm Körpergröße, 90 kg Körpergewicht); RR: 120/70, Puls: 60 und rhythmisch, Lunge-Herz auskultato-

risch: o. B., periphere Pulse: tastbar, Darm auskultatorisch: gesteigerte Darmperistaltik mit mäßigen Darmgeräuschen; Druckempfindlichkeit und Abwehrspannung im rechten Oberbauch, keine Resistenzen, Lymphknotenstatus: o. B.
- **Vorbefunde:**
  - Frauenärztin: Hormonlabor zeigt Rückgang des Östrogenspiegels. Das Hormonpflaster wird von der Patientin wegen möglicher Nebenwirkungen nicht appliziert.
  - Internist (Ultraschall): Gallengries in den ableitenden Gallenwegen und drei Gallensteine in der Gallenblase, etwa 1cm groß
- **Labordiagnostik** – γ-GT: 60 U/l, GOT: 55 U/l, GPT: 67 U/l; Alkalische Phosphatase: 150 U/l; Lipase 120 U/l; Leukozyten: 11,5 × 10³/µl, CRP: 6,3 mg/dl; BSG: 25/45 mm

Naturheilkundliche Hinweisdiagnostik

- **Iridologie:** Mischkonstitution mit melaninen Pigmenten in beiden Iriden, außerdem auffällige zirkumskripte Krampffurchen über die gesamte Iris. In der rechten Iris im Leber-Galle Sektor sind die Krampfringe unterbrochen, d. h. dort besteht eine erhöhte Neigung zu spastischen Zuständen.
- **Dunkelfeld:** singuläre zitronenförmige Erythrozyten (Leberbelastung)
- **EAV:** o. B.
- **Spenglersan:** D+++, DX+++ (Hinweis auf chronische Entzündungen, evtl. auch in der Gallenblase)
- **Uricolor:** grüne Ringbildung (Hinweis auf Galleabflussstörung)

Fallbewertung und Therapieziele

Bei Cholelithiasis – aus Sicht der Homotoxikologie eine Erkrankung der Matrix-Phasen – sollte die Entgiftungstherapie der Grundsubstanz (➤ Kap. 1.1.6 und ➤ Kap. 1.3.1) im Vordergrund stehen. Da Steinleiden als Auskristallisierungsvorgänge auf eine falsche Zusammensetzung der sog. Körpersäfte zurückzuführen sind, sollte eine antidyskratische Therapie, z. B. mit Thuja Similiaplex oder Conium Similiaplex, durchgeführt werden. Zusätzlich muss das Trinkverhalten bewertet werden.

Aufgrund der energetischen Zusammenhänge, die auch in den Kausalketten berücksichtigt werden (➤ Kap. 2.2.3), ist bei Erkrankungen der Leber, Gallengänge und Gallenblase an Darmfunktionsstörungen, Regulationsstörungen des pH-Werts und Störungen der im Kopfbereich lokalisierten Nasennebenhöhlen zu denken. Häufig zeigt sich, dass energetische Verbindungen entsprechend den fünf Wandlungsphasen bestehen: das Element Holz als „Mutter" (Leber und Galle) beeinflusst das Element Feuer als „Sohn"– Regulationsstörungen des 3-Erwärmer-Meridians deuten auf Störungen der hormonellen Regulation. Bei Störungen der hormonellen Regulation zeigen sich also häufig Störungen im Leber-Gallesystem und umgekehrt.

Therapieziel ist die Normalisierung des Körpergewichts durch Regulation des Stoffwechselgeschehens. Häufig liegen bei Lebererkrankungen anabole Störungen vor, die über kohlenhydratarme Ernährung beeinflusst werden können. Zudem muss der Gallefluss normalisiert werden und eine optimale Galleabflusssituation aus der Leber in den Darm gewährleistet sein. Bei Gallensteinen kann versuchsweise Phönix Tartarus spag. Tropfen (4 × 20 Tr.) zum Abgang von Steinen verabreicht werden.

Therapiemaßnahmen

Maßnahmen zur Beeinflussung von Konstitution, Disposition und Diathese

- Colocynthis Similiaplex + Carduus Marianus Similiaplex + Cholesterinum Similiaplex R + Leptandra Similiaplex (6 × 8 Tr.): gute Kombination bei Gallensteinleiden
- Phönix Tartarus spag. (4 × 20 Tr.) zur Förderung des Gallensteinabgangs
- Zincum Similiaplex (3 × 10 Tr.) zur Beeinflussung der vegetativ überlagerten psychischen Situation

Regressiv vikarisierende und organunterstützende Maßnahmen

Intestinale Barrierestabilisierung (IBS ➤ Kap. 3.2.5): zur Wiederherstellung der Haut und Schleimhaut assoziierten Symbiose

Zusätzliche Maßnahmen

Als kausal wirksame, aber auch symptomatische Maßnahmen werden durchgeführt:
- Obatri-Injektopas SL (2 × 1 Amp./Wo.) an Ren Mai 12 wirkt entkrampfend auf den Oberbauch und unterstützt die Behandlung mit Spasmo-Injektopas
- Spasmo-Injektopas SL i. v. Infusion 2 Amp. + 100 ml NaCl 0,9% (1 ×/Wo.) wirkt entkrampfend auf glatte und quer gestreifte Muskulatur
- Akupunktur: Le 2, Gb 24, Gb 24, Gb 25, Gb 40; Le 13, Le 27 wirken krampflösend und steigern die Leberaktivität (1 ×/Wo.)
- Biochemie: Schüßler-Salze Nr. 9 (Natrium phosphoricum), Nr. 6 (Kalium sulfuricum)

Behandlungsverlauf

Während der wöchentlichen Akupunkturbehandlungen, Injektionen und Infusionen war zu beobachten, dass die Intensität der Schmerzen und des Durchfalls bereits nach etwa sechs Tagen abnahm. Drei Wochen nach Behandlungsbeginn (09/2003) erfolgte wegen der Besserung der Symptome keine Injektions- und Infusionsbehandlung mehr. Die Akupunkturbehandlung wurde erweitert auf drei wöchentliche Sitzungen. Die medikamentöse konstitutionelle Therapie und die Einnahme der Schüßler-Salze wurden beibehalten.

Zwei Monate später konnte die Patientin Beschwerdefreiheit berichten. Es wurde ein Ernährungs- und Stoffwechselprofil zur Gewichtsreduktion erarbeitet (➤ Kap. 3.7.3). Nach ca. ½ Jahr wurde zur Linderung der klimakterischen Beschwerden Cimicifuga eingesetzt.

Die konstitutionelle und dispositionelle Therapie wurde über einen Zeitraum von neun Monaten durchgeführt. Tartarus spag. konnte nach der Ultraschalluntersuchung – Gallengries konnte nicht mehr nachgewiesen werden, Steine haben sich nicht verändert – nach sechs Monaten abgesetzt werden. Die Intestinale Barrierestabilisierung (IBS ➤ Kap. 3.2.5) wurde einmal durchgeführt.

Prognose

Langfristig kann eine Cholelithiasis, wenn kein Abgang der Steine stattfindet, als „Zeitbombe" angesehen werden. Bei ausgewogener Ernährung, ausreichender Flüssigkeitszufuhr und insbesondere dem Meiden besonders fetthaltiger Lebensmittel kann jedoch Beschwerdefreiheit erzielt werden.

Naturheilkundliche Grundsätze

- **Ausleitende Verfahren:**
  - Trockenes Schröpfen am Rippenbogenrand
  - Blutiges Schröpfen rechts über der Skapula und zwischen WS und Skapula
- **Neuraltherapie:**
  - Procain als Quaddel paravertebral Th4, Th5 Th6 rechts
  - Quaddel in rechtes Epigastrum
- **Alternativ einzusetzende Fertigarzneimittel:**
  - Nestmann: Cholesterinum Kplx. 262; mit Kolliken: Cuprum Kplx. 121, Fel tauri Kplx. 263
  - Hevert: Spasmo-Bomaleb-Hevert Injekt, Hevert Stoffwechsel-Tee N; Hepar-Hevert Lebertropfen; Bomagall N Tropfen, Bomaleb Complex Tropfen
  - Infimarius: Infi-Chelidonium Tropfen, Leber-Galle-Tee ST, Infi-Condurango Injektion, Infi-Leptandra Injektion N
  - Biochemie: Schüßler-Salze: Nr. 9 (Natrium phosphoricum), Nr. 7 (Magnesium phosphoricum), Nr. 2 (Calcium phosphoricum), Nr. 11 (Silicea)
  - Pascoe: Colocynthis Similiaplex, Carduus Marianus Similiaplex, Cholesterinum Similiaplex R und Leptandra Similiaplex
  - Pflügerplex Pichi 158H (Pflüger); Phönix Plumbum 024 A (Phönix); Carduus marianus Kapseln (Weleda)
- **Ordnungstherapie:** keine einengende Kleidung, Ernährungsberatung (fettarme, basenreiche Ernährung wie Kartoffeln, Blattgemüse, Joghurt und Sahne bevorzugen)

> **TIPP**
> Eine Cholezystitis – kann sich aus einer Cholelithiasis entwickeln.
> - **Akupunktur:** Gb 4, Gb 24, Gb 34; Le 3; Du Mai 20
> - **Diät:** Fasten, Diätberatung, cholesterinarme, fettarme, basenreiche Ernährung wie Kartoffeln, Blattgemüse, Joghurt und Sahne, Alkoholkarenz
> - **Ausleitende Verfahren:** Schröpfen der Leberzone (re. Schulterblattseite zwischen Scapularand und Wirbelsäule)
> - **Neuraltherapie:** Segmenttherapie über Head-Zonen (re. Schulterblattseite zwischen Scapularand und Wirbelsäule)
> - **Physikalische Therapie:** bei akuten Beschwerden Leibumschläge, bei chronischen Beschwerden langliegende Leibwickel; keine körperlichen Anstrengungen
> - **Alternativ einzusetzende Fertigarzneimittel:** Hepar unjekt-Hevert (Hevert); Taraxacum Synergon Nr. 164 (Kattwiga); Hepar-Pasc, Spasmo-Injektopas SL im Wechsel mit Cholo 1-Injectopas N (Pascoe); Hepar HOM (Pflüger); Phönix Plumbum Spag. und Phönix Hydrargyrum Spag. (Phönix)

3.3.3 Kasuistik: Chronisch persistierende Hepatitis B

Die Patientin (geb. 1955) klagt seit drei Monaten über Schmerzen im rechten Oberbauch. Wärme bessert die Schmerzen – je akuter ein Zustand, desto mehr Kälte, je chronischer desto mehr Wärmeanwendungen. Vor ca. elf Jahren wurde eine Hepatitis B (chronisch persistierend) diagnostiziert. Die Beschwerden traten jetzt nach mehrmonatigem Ausbleiben wieder auf, seit der Diagnosestellung hatte die Patientin immer wieder intervallartige Schmerzen. Sie beklagt seit ca. vier Wochen eine Leistungsverminderung um ca. 30% und eine ständige Müdigkeit. Zudem bestehen seit Jahren chronische Rückenschmerzen (LWS), die mehrmals chirotherapeutisch behandelt wurden. Zurzeit befindet sich die Patientin in physiotherapeutischer Behandlung.

Diagnostik

Körperliche Untersuchung, Labor

- **Körperliche Untersuchung:** guter Allgemeinzustand, guter Ernährungszustand (171 cm Körpergröße, 68 kg Körpergewicht); RR: 110/65, Puls: 80 und rhythmisch, Lunge-Herz auskultatorisch: o. B., periphere Pulse: tastbar, tastbare vergrößerte Leber; Darm auskultatorisch: o. B., keine Resistenzen, Lymphknotenstatus: o. B.
- **Vorbefund** (Internist): Hepatitis B
- **Labordiagnostik** – γ-GT: 145 U/l, GOT: 86 U/l, GPT: 70 U/l; CRP: 28 mg/dl, BSG 37/55 mm; Differenzialblutbild: Lymphozytopenie 16%; E-phorese: Hypoalbuminämie 51%

Naturheilkundliche Hinweisdiagnostik

- **Iridologie:** hämatogene Konstitution, Leberstaketen in der rechten Iris bei 8.00 Uhr im Bereich des iridokornealen Winkels zeigen Leberfunktionsstörungen an.
- **Dunkelfeld:** stechapfelförmige Erythrozyten, teilweise zitronenförmige Erythrozyten – Stechapfelformen verweisen auf Sauerstoffversorgungsstörungen und erythrozytäre Entwicklungsstörungen, Zitronenformen auf eine Leberfunktionsstörung.
- **EAV:** Messwert für das Bindegewebe (Bg) zeigt hohe Werte, die nach Testung eine Epstein-Barr-Virus Belastung ausweisen; Le ↑, Ga ↑, Ge ↑
- **Spenglersan:** negativ
- **Uricolor:** rot-braune Ringe verweisen auf eine Dysbiose.

Fallbewertung und Therapieziele

Da die Hepatitis B eine Virusinfektion ist, sollte grundsätzlich regulierend auf die Grundsubstanz (➤ Kap. 1.3.1) mit einer Vitamin-C-Hochdosistherapie und Nosoden eingewirkt werden. Zum Abbau der Antikörperlasten eignet sich die Eigenserumtherapie. Um ein Aufflammen der akuten Symptome positiv zu beeinflussen, ist v. a. der Verdauungstrakt mittels Symbioselenkung zu stabilisieren, die regelmäßig, einmal jährlich durchgeführt wird. Chronische Entzündungsherde, die als Störfelder fungieren, z. B. Sinusitiden oder Tonsillitiden und das Immunsystem unnötigerweise belasten, sollten ausgeschlossen werden.

Therapieziele sind: Rückführung der Leberwerte in den Normbereich sowie die Abnahme der Infektionsneigung.

Therapiemaßnahmen

Maßnahmen zur Beeinflussung von Konstitution, Disposition und Diathese

- Lycopodium Similiaplex + Quassia Similiaplex (3 × 20 Tr.) als Konstitutionsmittel
- Hepar-Pasc (4 × 1 Tbl.) als Dispositions- und Diathesemittel, Silimarin gilt als Regenerationsmittel für das Lebergewebe

Regressiv vikarisierende und organunterstützende Maßnahmen

- ASAN-Kit zur Regulation des Immunsystems, hergestellt aus Eigenblut, Eigenurin oder Sputum und potenziert (erhältlich als C9 bis C5)
- i. m.-Injektion mit Vitamin B_{12} zur Regeneration der Blutbildung (1×/Wo.)
- Pascorbin Infusion 15 g in 250 ml NaCl 0,9% als Antioxidanz und Leberschutztherapeutikum sowie zur Regulation der immunologischen Instabilität (1 ×/Wo.)
- Ozovit MP Pulver zur Reduzierung anaerober Keime im Darm (2 × 1/2–3 ml, 3 Wo.). Die Dosierung wird nur solange erhöht, bis der Stuhl weich und breiig ist, es sollten sich weder Durchfall, Bauchkrämpfe noch Blähungen entwickeln.

Zusätzliche Maßnahmen

Als kausal wirksame, aber auch symptomatische Maßnahmen werden durchgeführt:
- i. m.-Injektion mit Cholo-2-Injektopas (1 × 2 Amp./Wo.) als unterstützende Maßnahme zur Verbesserung der Leberentgiftung
- Heißer Heusack auf den Oberbauch (3 ×/Wo.)

Behandlungsverlauf

Zwei Monate nach Behandlungsbeginn (09/06) zeigten die Laborkontrolle eine geringe Verbesserung der Leberwerte. Cholo-2-Injektopas wurde sechsmal, Vitamin B_{12} insgesamt siebenmal injiziert. Die Pascorbin-Infusionen wurden insgesamt neunmal wiederholt und nach unauffälligem Differenzialblutbild nicht mehr verabreicht. Ozovit, nach negativer Uricolorkontrolle nach drei Wochen abgesetzt, musste nach zwei Monaten wiederholt werden, da der Uricolor-Befund erneut positiv war. Die Oberbauchschmerzen ließen nach ca. vier Wochen nach und traten nicht mehr auf. Heparpasc konnte nach acht Wochen abgesetzt werden.

Ein halbes Jahr nach Behandlungsbeginn, im Dezember 2006, zeigten sich fast normale Leberwerte. Die ASAN-Kit-Therapie wurde nach einmaliger Anwendung aufgrund der anschließenden Normalisierung nicht nochmals angewendet. Die medikamentöse Therapie wird als Dauermedikation beibehalten, um ein Persistieren der Erkrankung positiv zu beeinflussen. Die Heusackbehandlung wird von der Patientin selbstständig immer wieder angewendet. Die Patientin kommt regelmäßig alle drei Wochen zur Laborkontrolle. Auf eine Nosodentherapie mit KUF-Reihen (Stauffen) wurde bisher aufgrund des positiven Therapieverlaufs verzichtet. Die konstitutionelle Unterstützung der Leber wurde über einen Zeitraum von etwa zwei Jahren durchgeführt.

Prognose

Die Behandlung ist langwierig und kann mehrere Jahre andauern. Eine chronisch persistierende Hepatitis B hat meist eine bessere Prognose als die chronisch aggressive Hepatitis. Da im Erkrankungsverlauf nach mehrmonatiger Besserung auch wieder eine Verschlechterung auftreten kann, ist eine dauerhafte Leberwertkontrolle notwendig.

Naturheilkundliche Grundsätze und Zusatzinformationen

- **Ausleitende Verfahren:** Schröpfen der Leberzone; Blutegeltherapie des Leberrands
- **Sauerstofftherapie:** GEB, HOT, O_2-Mehrschritttherapie
- **Alternativ einzusetzende Fertigarzneimittel:**
  – Nestmann: Belladonna Kplx. 21, Dolichos Kplx. 264; nach Abklingen der Entzündung: Hepanest Kplx. 270; zur Darmentgiftung: Nux vomica Kplx. 81; zur Entstauung der Pfortader: Spigelia Kplx. 46, Viscum album Kplx. 51

- Hevert: Hepar-Hevert Lebertabletten SL, Hepar Hevert Injekt N, Hepatos Mariendisteldragee
- Infimarius: Infi-Carduus Injektion N, Infihepan Injektion N
- Pascovenol (Pascoe), Chelidonium Synergon Nr. 55 (Kattwiga); Heparanox (Pflüger)
- Biochemie: Schüßler-Salze: Nr. 3 (Ferrum phosphoricum), Nr. 6 (Kalium sulfuricum), Nr. 10 (Natrium sulfuricum)
- **Ernährungs- und Ordnungstherapie:**
    - Zunächst Obst- und Saftfasten, danach Leberschonkost – Diätberatung – Heilfasten
    - Ordnungstherapie: Absolute Ruhe, Autogenes Training, Alkohol- und Nikotinkarenz

3.3.4 Kasuistik: Fettleber

Die Patientin (geb. 1944) klagt seit ca. vier Monaten über Appetitmangel. Selten tritt Übelkeit nach dem Essen auf, oft aber verspürt die Patientin einen leichten Druck im Oberbauch. Sie fühlt sich im „Ganzen" nicht wohl und klagt über starken Leistungsverlust. Die Patientin ernährt sich ausschließlich von Brot, Kartoffeln, Nudeln und Fleisch. Sie bestätigt, dass sie hin und wieder Alkohol trinkt (ein bis zwei Bier oder Wein in der Woche; kein hochprozentiger Alkohol). Zudem beschreibt sie, dass das Sehvermögen immer mal wieder beeinträchtigt ist, sie sieht mal gut, dann wieder schlechter.

Diagnostik

Körperliche Untersuchung, Labor

- **Körperliche Untersuchung:** reduzierter Allgemeinzustand (erscheint nervös, unkonzentriert, erschöpft), adipöser Ernährungszustand (170 cm Körpergröße, 112 kg Körpergewicht); RR: 135/85, Puls: 96 und rhythmisch, Lunge-Herz auskultatorisch: o. B., periphere Pulse: tastbar, Vergrößerung der Leber tastbar, Leberrand steht 2 cm unterhalb des Rippenbogens; Darm auskultatorisch: o. B., keine Resistenzen, Lymphknotenstatus: o. B.
- **Vorbefund** (Internist, Ultraschall): Fettleber
- **Labordiagnostik:**
    - Erys: $3,8 \times 10^6/\mu l$; HB 10,8 g/dl; MCV 100 fl: diese Werte deutet auf Vitamin-B_{12}-Mangel hin. γ-GT 55 U/l, GOT 27 U/l, GPT 26 U/l
    - pH-Wert (Urin): im Mittel 6,0 – deutet auf eine Gewebeübersäuerung hin

Naturheilkundliche Hinweisdiagnostik

- **Iridologie:** Mischkonstitution mit zentraler Heterochromie, zeigt gastrointestinale Empfindlichkeiten an (= Nux vomica Konstitutionstyp)
- **Dunkelfeld:** o. B.
- **EAV:** Die erhöhten Messwerte von Di ↑; Dü ↑; Le ↑; MP ↑ zeigen die komplexe Vernetzung zwischen den Elementen Metall (Dickdarm, Lunge), Wasser (Niere, Blase, Allergie, Lymphsystem) und Feuer (Herz, Dünndarm, Dreifacher Erwärmer und Perikard) an. Mögliche Ursachen sind: Störungen der Schleimhäute des Atemtrakts (Element Metall), aber auch des Urogenitaltrakts (Element Wasser) und Störungen der hormonellen Regulation der Schilddrüse über den Dreifachen Erwärmer (Element Feuer).
- **Spenglersan:** o. B.
- **Uricolor:** o. B.

Fallbewertung und Therapieziele

Aufgrund der hohen Wahrscheinlichkeit (90%), dass eine Fettleber alkoholbedingt ist, muss diese Ursache ausgeschlossen werden. Da die Entwicklung der Fettleber über die Regulation des anabolen katabolen Stoffwechsels positiv beeinflusst (➤ Kap. 1.2.3) wird, sollte zudem langfristig eine kohlenhydratarme Kost empfohlen werden. Auszuschließen sind chronische Entzündungsprozesse, die ursächlich für die Entwicklung einer anabolen Störung zu sehen sind: Zu beachten sind gastrointestinale Funktionen und dysbiotische Vorgänge, die toxische Stoffe zur Leber transportieren (Indole, Phenole und Skatole = Endprodukte des Eiweiß- und Kohlenhydratfäulnis).

Aus Sicht der TCM äußern sich Leberfunktionsstörungen (➤ Kap. 2.2.3 und ➤ Kap. 2.1.3) häufig über Sehstörungen (insbesondere Akkommodationsstörungen) und eine ausgeprägte Müdigkeit. An beiden Symptomen leidet die Patientin. Eine Unterstützung der Leber ist daher sinnvoll.

Therapieziele sind: Verbesserung der Allgemeinsymptomatik, Entlastung des Leberstoffwechsels mit Rückgang der Fettbelastung in der Leber (Verkleinerung der Leber).

Therapiemaßnahmen

Maßnahmen zur Beeinflussung von Konstitution, Disposition und Diathese

- Nux vomica Similiaplex als Konstitutionsmittel (3 × 20 Tr. ½ Std. vor Einnahme in ein Glas gegeben, damit der Alkohol entweichen kann, dann erst das Glas mit Wasser auffüllen und trinken)
- i. m.-Injektionen mit Galenavowen (alle drei Tage 2 ml) als Dispositions- und Diathesemittel

Regressiv vikarisierende und organunterstützende Maßnahmen

- Basenpulver-Pascoe (3 × 1 TL ein bis zwei Std. nach den Mahlzeiten)
- Kohlenhydratreduzierte Kost, absolute Alkoholkarenz

Zusätzliche Maßnahmen

Als kausal wirksame, aber auch symptomatische Maßnahmen werden durchgeführt:
- s.c.-Injektion mit Obatri-Injektopas zur Entlastung des Leber-Gallestoffwechsels (1 × 2 Amp./Wo.) durch Förderung der Galleabflussfunktion
- Blutegel am Leberrand (1 ×/vierwöchentlich)
- Akupunktur: Bl 18; Le 6, Le 13; Ma 36 (1 ×/Wo.), wirkt ebenfalls entlastend auf Leber und Gallenblase

Behandlungsverlauf

Zwei Wochen nach Behandlungsbeginn konnte eine Besserung des Allgemeinzustands beobachtet werden. Die Ernährungsumstellung nach ausführlicher Ernährungsberatung erfolgte zügig, zumal eine sofortige Besserung der Übelkeit und des Wohlbefindens nach dem Kohlenhydratverzicht auftraten. Die Injektionen mit Galenavowen wurden nach zehnmaliger Anwendung auf 14-tägige Gaben erweitert. Die Blutegelbehandlungen wurden dreimal in vierwöchentlichen Abständen wiederholt. Das Basenpulver wurde nach mehrmaligen Kontrollen über vier Monate eingesetzt.

Ein halbes Jahr nach Behandlungsbeginn (11/98) wurden die jetzt dreiwöchentlichen Akupunktursitzungen beendet. Die medikamentöse Therapie wurde weitergeführt. Eine Gewichtsabnahme von 12 kg war zu verzeichnen. Die Sehleistung nahm wieder zu. Die Blutegeltherapie wird halbjährlich wiederholt.

Prognose

Da sich aus einer Fettleber eine Leberzirrhose entwickeln kann, sind Kontrolluntersuchungen notwendig. Bei Einhaltung der ernährungstherapeutischen Maßnahmen kann sich die Fettleber regenerieren und die Progredienz gestoppt werden.

Naturheilkundliche Grundsätze

- **Ausleitende Verfahren:** Schröpfen der Leber-Gallenzone, als leberentlastende Maßnahme
- **Physikalische Therapie:** ansteigende Sitzbäder, heiße Umschläge mit Fango, Lehm und Heublumen
- **Sauerstofftherapie:** HOT, GEB und KEB, O_2-Mehrschritttherapie:
  - GEB: mit 32 µg O_3/ml/cm^3 auf 50 ml Blut mit 10 ml Natriumcitrat 3,13% (entionisiert die Calciumionen und macht damit das Blut ungerinnbar)
  - KEB (immunregulierend bei allergischen Erkrankungen): i.m-Injektion 1 ml Eigenblut mit 20 µg O_3/ml/cm^3 auf 10 ml Blut (2 ×/Wo.; ventrogluteal nach von Hochstetter)
- **Alternativ einzusetzende Fertigarzneimittel:**
  - Nestmann: Antimonium Crudum Kplx. 244, Dolichos Kplx. 264, Scolopendrium Spezial 275; zur Funktionsstabilisierung: Hepanest 270
  - Hevert: Hepatos Mariendisteldragee, Hepar Hevert Injekt N, Hepar Hevert Lebertropfen
  - Infimarius: Chola-Plantin N Tropfen; Infi-Carduus Injektion N, Infihepan Injektion N

- Pascovenol, Hepar-Pasc (Pascoe), Taraxacum Synergon Nr. 164 (Kattwiga); hepa-loges S (Loges); Hepar-Stannum (Weleda)
- Biochemie: Schüßler-Salze Nr. 4 (Kalium chloratum), Nr. 6 (Kalium sulfuricum), Nr. 10 (Natrium sulfuricum)

mögliche genetische Schwachstellen im Darmbereich therapiert werden (z. B. Carbo Similiaplex, Pancreatinum Similiaplex, Chamomilla Similiaplex).
- Da die pankreasinsuffiziente Iris zu den sog. glandulärinsuffizienten Iriden gezählt wird, ist v. a. die neurohormonelle Achse (Hypophysen-Nebennieren-Achse) zu stützen, z. B. Phyto C, Phyto L und Phytocortal.

3.4 Erkrankungen des Pankreas

3.4.1 Grundlagen naturheilkundlicher Diagnostik und Therapie

Embryologie und Iridologie

Organsysteme aus Sicht der Embryologie

Auch das Pankreas, wie auch der gesamte Magen- und Darmtrakt (➤ Kap. 3.2) entwickelt sich aus dem **Entoderm**. Aus Sicht der Embryologie besteht zudem ein Zusammenhang zwischen dem Pankreas und folgenden Organen:
- Leber
- Schleimhäuten des Atemtrakts, der Harnblase und Harnröhre
- Auskleidung der Paukenhöhle und der Eustachio-Röhre
- Tonsillengewebe
- Schilddrüse und die Nebenschilddrüse
- Thymusdrüse

TIPP

Eine naturheilkundliche Therapie der Pankreaserkrankungen besteht aus folgenden Bausteinen:
- Da Pankreaserkrankungen aus Sicht der Iridologie sowohl bei lymphatischer, hämatogener und Mischkonstitution auftreten können, ist eine konstitutionelle Unterstützung sinnvoll, z. B. bei: lymphatischer Konstitution: Scrophularia Similiaplex oder Lymphdiaral Basistropfen im 6-wöchigen Wechsel mit Lymphaden Hevert Complex
Mischkonstitutionen: Thuja Similiaplex hämatogener Konstitutionen: mit einem leber- und galleunterstützenden Konstitutionsmittel, z. B. Quassia Similiaplex, Carduus marianus Similiaplex
- Besonders zu beachten ist aus iridologischer Sicht die Darmkrause. Bei Krausenektasierungen, zentraler Heterochromie oder stark aufgequollener Krause sollten

Iridologische Hinweise auf embryologische Strukturen

Oft findet man innerhalb des Krausenverlaufs auffällig viele Krypten, die auf eine Pankreasschwäche hinweisen. Da die Krausenzone entodermalen Ursprungs ist, sollte immer eine Stabilisierung der Magen-Darm-Funktionen angestrebt werden.

Iridologische Hinweise auf Schwächen im Organsystem

Oft zeigen sich in Krausennähe **lipochrome Pigmente.** Diese treten dort überwiegend auf, weil im sog. kleinen Arterienzirkel Plasma ins Gewebe abgepresst und infolgedessen toxische Pigmente abgelagert werden. Diese pankreotropen Pigmente sind meist leuchtend rot oder gelb oder auch orangerot. Da stets die Leber beteiligt ist, ist mit Farbmischungen zu rechnen. Es geht also um die Erkennung des Rotstichs in der Pigmentfarbe.

Der **Pankreassektor** ist jeweils in der linken und rechten Iris lokalisiert:
- In **der linken Iris** findet man bei 8.00 Uhr Pankreaskörper und bei 4.00 Uhr Pankreasschwanz
- In der **rechten Iris** liegen bei 8.00 Uhr Pankreaskopf, 4.00 Uhr Pankreaskörper und bei 10.00 Uhr Pankreasschwanz.

Zeichen im Pankreasbereich verweisen auf eine Störung der exkretorischen Pankreasfunktion. Vom Krausenrand ausgehende und bis zum Ziliarrand sich erstreckende Riesenlakunen werden als Prädispositionszeichen für Diabetes mellitus angesehen. Eine geschlossene Lakune links bei 8.00 Uhr oft mit gleichzeitigem Zeichen in zwei Pankreassektoren 8.00 Uhr als auch 10.00 Uhr sind laut Joseph Deck Hinweise auf genetische **Diabeteszeichen.** Weitere Hinweiszeichen auf Diabetes mellitus sind das sog. Zuckerrändchen (eine Granulation an der Pigmentschicht, die am Pupillensaum wie auskristallisierter

Zucker aussieht) und das Andreaskreuz – Krypten, die krausennnah eine Form eines Kreuzes.

Homotoxikologie

Aus Sicht der Homotoxikologie (➤ Kap. 1.1.6) können Erkrankungen des Pankreas folgenden Phasen zugeordnet werden:
- **Humorale Phase:** z. B. akute Pankreatitis, Pankreasinsuffizienz
- **Matrix-Phase:** z. B. Bauchspeicheldrüsenverkalkung, chronische Pankreatitis
- **Zelluläre Phase:** z. B. Diabetes mellitus, Pankreaskarzinom

Zu den Therapieoptionen der einzelnen Phasen ➤ Kap. 1.1.6.

Pathogenetische Grundmuster und Kausalketten

Die Kausalkette Milz-Pankreas (Kausalkette Nr. 2 nach Schimmel ➤ Kap. 2.2.3 und ➤ Abb. 2-8) formuliert den in der Erfahrungsmedizin bekannten funktionellen Zusammenhang zwischen **Pankreas** und **Milz** sowie die in der TCM aufgrund des Meridianverlaufs gültige topographische Beziehung zwischen Pankreas und Herz (➤ Kap. 2.1.5), Pankreas und Extremitäten, Pankreas und Nebenhöhlen, Pankreas und Magen. In der Praxis sind häufig folgende Zusammenhänge zu beobachten:
- Kardiale Probleme lassen sich gut behandeln, indem über den Thorax ziehende Meridiane energetisch ausgeglichen werden, hier v. a. der Milz-Pankreas-Meridian, der Leber- und der Gallenblasen-Meridian. Über die Hauptpunkte der Meridiane behandeln: Gb 34, MP 6, Le 3
- Die Beziehung des Milz-Pankreas-Meridians zu Herden im Kopf (Tonsillen), Schilddrüse und Nebenschilddrüse sind ebenfalls von Bedeutung. Der Milz-Meridian verläuft durch diese Körperregionen. Über den Hauptpunkt des Meridians behandeln: MP 6
- Fehlfunktionen im Abdomen, in Milz oder Pankreas können Auswirkungen auf die Extremitäten haben (➤ Kap. 2.2.3). Über den Hauptpunkte des Meridians behandeln: MP 6
- Da Nebenhöhlen gewöhnlich von einer Dysbiose begleitet werden, kann der Zustand einer chronischen Sinusitis möglicherweise nicht behoben werden, solange nicht Milz/Pankreas, Leber, Gallengänge und/oder der Darm angemessen behandelt werden. Über die Hauptpunkte der Meridiane behandeln: Gb 34, MP 6, Le 3, Di 4, Dü 3

Dunkelfelddiagnostik

Ein häufig zu beobachtendes Phänomen bei Pankreasstörungen ist in der Dunkelfelddiagnostik die Filitbildung, die Mikrozirkulationsstörungen anzeigt, welche durch allgemeine Therapiemaßnahmen positiv beeinflusst werden können. Diese Maßnahmen sollten bei Pankreasstörungen organspezifisch entsprechend modifiziert werden:
- Ernährungsumstellung: optimalerweise eignet sich Trennkost, d. h. die getrennte Zufuhr von Eiweißen und Kohlenhydraten. Erzielt wird eine Entlastung des oberen Dünndarms, indem die Fäulnisbildung reduziert wird. Hauptmittel bei Pankreasinsuffizienzen sind Pinikehl, Fortakehl und Exmykehl.
- Zusätzlich zur Basenregulation mit Basentabs Pascoe sollte unterstützend Pancreatinum Similiaplex und bei Insuffizienz Pascopankreat eingesetzt werden.

3.4.2 Kasuistik: Chronische Pankreatitis

Der Patient (geb. 1944) klagt seit ca. zwei Jahren über Gewichtsabnahme mit zunehmender Leistungsschwäche. Zudem leidet er seit ca. fünf Jahren an schneidenden Bauchschmerzen, die intervallweise etwa sechs- bis siebenmal jährlich auftreten. Übelkeit und Durchfall (stechender stinkender Geruch) begleiten die Beschwerden v. a. nach Zufuhr von Fett und Milchprodukten. Die Schmerzen bestehen ein bis zwei Tage und sprechen im Moment nur auf schmerzstillende Infusionen an. Trotz konsequenter Diät und Alkoholverzicht treten die Attacken immer wieder unkontrollierbar auf. Die Gallenblase wurde vor zehn Jahren aufgrund von Gallensteinen entfernt. Vor ca. drei Jahren wurde ein mittlerweile insulinpflichtiger Diabetesmellitus-Typ-2 diagnostiziert, welcher mit Insulingabe unter Kontrolle ist. Nur in den Schmerzphasen steigt er auf über 250 mg% an. Die Leistungsschwäche macht sich v. a. als mangelnde Ausdauer bemerkbar. Der Patient ist sehr schnell erschöpft und nicht mehr konzentrationsfähig, was ihn in seiner Tätigkeit als Außendienstmitarbeiter ziemlich behindert.

Diagnostik

Körperliche Untersuchung, Labor

- **Körperliche Untersuchung:** guter Allgemeinzustand (erscheint nervös, unkonzentriert, erschöpft), reduzierter Ernährungszustand (167 cm Körpergröße, 52 kg Körpergewicht); RR: 125/85, Puls: 68 und rhythmisch, Lunge-Herz auskultatorisch: o. B., periphere Pulse: tastbar, Darm auskultatorisch: o. B., keine Resistenzen, Lymphknotenstatus: o. B.
- **Vorbefunde:**
  - Fremdbefund Uniklinik (Ultraschall): Vergrößerung der Leber
  - ERCP zeigt chronische Pankreatitis
- **Labordiagnostik** – γ-GT: 66 U/l, GOT und GPT im Normbereich, alkalische Phosphatase: 125 U/l (leicht erhöht: Hinweis auf Galleabflussstörung); Amylase: 110 U/l, Lipase: 120 U/l; CRP: 7,6 mg/dl; Leukozyten: $13 \times 10^3/\mu l$.

Naturheilkundliche Hinweisdiagnostik

- **Iridologie:** Mischkonstitution mit glandulärer Insuffizienz und multiplen orangefarbenen Pigmenten in beiden Iriden. Die Pigmente werden iridologisch oft als Drüsen- oder pankreotrope Pigmente beschrieben. In der linken Iris sind im Krausenverlauf Torbögen zu erkennen: Diese abgelösten Krausenfäden, die in die vordere Augenkammer hängen, verweisen auf eine Fäulnisdyspepsie (Carbo vegetabilis).
- **Dunkelfeld:** spontane Filitbildung zeigt eine Veränderungen der Säure-Basen Regulation an.
- **EAV:** veränderte Messwerte von Le ↑, Gb ↑, MP ↑, Ma ↑. Das Element Holz (Leber, Gallenblase) belastet das Element Erde (Milz-Pankreas, Magen).
- **Spenglersan:** o. B.
- **Uricolor:** roter Ring mit Blasenbildung
- **Zusätzliche diagnostische Maßnahmen:** pathophysiognomisch zeigen sich steile Keilfalten auf Ober- und Unterlippe.

Fallbewertung und Therapieziele

Eine Pankreatitis wird v. a. verursacht durch chronischen Alkoholabusus, begünstigend wirken sich Ernährungsfehler aus. Aus naturheilkundlicher Sicht ist insbesondere auf Beziehungen zwischen dem Milz-Pankreas-Meridian und den Kopfherden, aber auch zur Schilddrüse zu achten (Kausalketten ➤ Kap. 2.2.3). Häufig liegen eine Thyreoiditis bzw. entzündliche Prozesse als Herde vor (z. B. Sinusitis, Tonsillitis). Diese entzündlichen Prozesse müssen in den Therapieplan einbezogen werden.

Zu achten ist außerdem auf Verschiebungen des pH-Werts im oberen Dünndarm – Auslöser sind latente Gewebsazidosen, die eine Verminderung der Bereitstellung von Bicarbonat in den Amylasen nach sich zieht und Irritationen in den Abflussbereichen von Pankreas und Leber/Galle verursachen können. Ein wichtiger Behandlungspfeiler ist die Beseitigung einer möglichen Dysbiose und die Regulation der latenten Azidose.

Da es sich bei der chronischen Pankreatitis um eine Störung der Matrix-Phasen handelt, muss eine Regulation der Grundsubstanz (➤ Kap. 1.3.1) erfolgen durch ausreichende Flüssigkeitszufuhr sowie durch Optimierung des Flüssigkeitsabflusses in den Lymphbereich und in den venösen Schenkeln, zudem sollte eine Entsäuerung des Gewebes durchgeführt werden.

Therapieziel ist die Wiederherstellung des Normalzustands des Pankreas.

Therapiemaßnahmen

Maßnahmen zur Beeinflussung von Konstitution, Disposition und Diathese

- Conium Similiaplex (3 × 15 Tr.) als Konstitutionsmittel

- Mischung aus Pancreatinum Similiaplex + Carbo Similiaplex + Chamomilla Similiaplex + Cholesterinum Similiaplex R (6 × 10 Tr.) als Dispositions- und Diathesemittel; diese Kombination hat sich als pankreasunterstützende Behandlung bewährt.

Regressiv vikarisierende und organunterstützende Maßnahmen

- i. m.-Injektion mit Horvi-Enzym C33 als spezifisches zellaktivierendes Komplexmittel bei Magen-Darm und Pankreaserkrankungen (2 ×/Wo.)
- Ozovit MP Pulver zur Reduzierung anaerober Keime im Darm (2 × 1/2–3 ML, 3 Wo.). Die Dosierung wird nur solange erhöht, bis der Stuhl weich und breiig ist, es sollten sich weder Durchfall, Bauchkrämpfe noch Blähungen entwickeln.
- Basentabs pH-balance Pascoe (4 × 2 Tbl. 1–2 Std. nach den Mahlzeiten). Sollten Blähungen entstehen, kann über Baseninfusionen auf die latente Azidose eingewirkt werden.

Zusätzliche Maßnahmen

Als kausal wirksame, aber auch symptomatische Maßnahmen wird die Leber-Gallen-Zone blutig geschröpft, da diese Reflexzone massiv gelotisch verändert ist. Die Behandlung erfolgt alle zwei Wochen.

Behandlungsverlauf

Während der ersten Therapiesitzungen zeigten sich keine positiven Veränderungen und der Patient rechnete wieder jeden Tag „mit einer neuen Attacke". Zwei Monate (9/1999) nach Behandlungsbeginn zeigte sich immer noch keine Schmerzattacke. Es traten nur noch leichte Schmerzen, Übelkeit und leichter Durchfall nach Verzehr von Fett und Milchprodukten auf. Diese waren aber in der Schmerzintensität deutlich vermindert. Es wurden keine Schmerzinfusionen mehr benötigt. Die gesamte Therapie wurde weiter geführt, nur die Horvi-Injektionen wurden auf einmal wöchentlich reduziert.

Nach fünf Monaten (12/99) ist eine weitere Minimierung der Schmerzen zu beobachten. Der Patient beschreibt eine deutliche Zunahme der Leistungsfähigkeit und Konzentration. Das blutige Schröpfen wird nach achtmaliger Anwendung auf vierteljährliche Behandlungen erweitert, weil sich die Gelosen zurückgebildet haben. Basentabs wurden nun nach Kontrolle des pH-Wertes abgesetzt. Die konstitutionelle Therapie wird für mind. ein Jahr in reduzierter Gabe (3 × 10 Tr.) weitergeführt.

Prognose

Die chronische Pankreatitis geht mit einem irreversiblen Verlust der endokrinen und exokrinen Pankreasfunktionen einher. Trotz Therapie wird eine Anfälligkeit gegenüber toxischer Noxen (Fett, Alkohol) bestehen bleiben. Die chronische Pankreatitis führt oft zu Invalidität. Da ca. 80% der chronischen Pankreatitiden durch Alkoholmissbrauch bedingt sind, ist in diesen Fällen eine Entzugstherapie außerordentlich wichtig.

Naturheilkundliche Grundsätze und Zusatzinformationen

- **Ernährungstherapie:** in akuten Phasen Nahrungs- und Flüssigkeitskarenz, sonst fettarme, kohlenhydratreiche, eiweißarme Kost. Auslösende Noxen wie Kohl, Hülsenfrüchte frische Backwaren ausschalten; Fleisch nur in kleinen pürierten Mengen; lebenslanges Alkoholverbot
- **Ausleitende Verfahren:** bei Gelosen Schröpfen der Leberzone
- **Alternativ einzusetzende Fertigarzneimittel:**
    - Nestmann: Rubus Spezial 15, Belladonna Kplx. 21, Taraxacum Kplx. 27; zur Regulation der Magen-Darmtätigkeit: Nux Kplx. 81
    - Hevert: Pankreaticum Hevert Injekt N
    - Infimarius: Infi-tract V; Infi-Condurango Injektion
    - Legapas (Pascoe) Bryonia Synergon Nr. 54 (Kattwiga); Pancreas (Weleda)
    - Biochemie: Schüßler-Salz Nr. 4 (Kalium chloratum)

Exkurs

„Leaky Gut" Perforierter Darm, Leaky Gut oder Permeable Gut Syndrome (PGS)

Eine Pankreaserkrankung geht häufig mit einem Leaky-Gut-Syndrom einher. Das Leaky-Gut-Syndrom (durchlässiger Darm, oder Permeable Gut Syndrome [PGS]) ist eine Dünndarmstörung, bei der die Dünndarmschleimhaut großmolekulare allergisierende Nahrungsanteile ins Blut durchtreten lässt und keine ausreichende immunologische Barriere mehr dafür darstellt. So werden auch die wichtigen Spurenelemente aus der Nahrung im Darm nicht ausreichend resorbiert, während der Darm gleichzeitig giftige Stoffe ins Blut aufnimmt, für die er eigentlich mehr oder weniger undurchlässig sein müsste.

Ursachen sind eine Schädigung der Darmmukosa, chronisch entzündliche Darmerkrankungen, Zöliakie, irritables Kolon, Nahrungsmittelallergien, atopisches Ekzem, chronische Pankreatitis, NSAR-Abusus, bakterielle Fehlbesiedlung, intestinale Infektionen/Durchfälle, Parasitenbefall, Mykosen und verschiedene Immundefekte.

Pathogenese: Durch die Störungen der Schutzfunktion des Darmes besteht eine erhöhte Gefahr für Infektionen durch Bakterien, Protozoen, Viren und Hefen und deren Verbreitung durch ungehinderten Übergang in den Blutkreislauf. Auf diese Weise kann eine schlechte Verdauung immunologische Leiden verursachen. Ein weiteres Problem sind kurzkettige Kohlenhydrate, wie Zucker und Süßspeisen, aber auch Reis oder Mehlprodukte, diese werden im oberen Dünndarm, teils sogar schon im Magen aufgenommen und schwemmen schnell ins Blut an, so dass eine übermäßige Insulinausschüttung bewirkt wird, die vom Hypothalamus gesteuert ist. Die Folge ist ein sekundäres Absinken des Blutzuckerspiegels. Wenn der Zuckerspiegel im Blut zu gering wird, werden kompensatorisch Adrenalin und Glukokortikoide gebildet, welche die Leber belasten und Glykogen freisetzen.

Diagnostik:

- Die Blutsenkung gibt einen Hinweis auf eine Entzündung; Cave: Die Einnahme von Kortikosteroiden kann falsch negative Ergebnisse bringen.
- Bei Morbus Crohn und Colitis ulcerosa liegt eine Aktivierung des intestinalen Immunsystems aufgrund nicht genau bekannter Noxen vor. Trotzdem ist die Leukozytenzahl oft nur leicht erhöht. Es besteht in vielen Fällen eine Monozytose.
- Das Hauptimmunglobulin der Schleimhäute ist das sekretorische Immunglobulin A (sIgA). Patienten mit entzündlichen Darmerkrankungen weisen oft eine erhöhte Konzentration von IgA im Stuhl auf, die mit der Schwere der Schleimhautläsionen an der Darmwand korreliert. Die IgA-Konzentration im Stuhl kann als Maß für die Aktivierung des Schleimhautimmunsystems verwendet werden.
- Ein weiterer diagnostischer Marker ist Albumin im Stuhl. Albumin ist bei Gesunden im Stuhl lediglich in Spuren nachweisbar. Bei Blutungen, besonders bei entzündlichen Darmerkrankungen findet sich oft eine hohe Konzentration im Stuhl. Albumin dient deswegen als Maß für den Plasmadurchtritt ins Darmlumen.

Lactulose-Mannitol-Test bei Verdacht auf ein Leaky Gut Syndrom: Das Prinzip dieses Tests basiert auf der Messung zweier nichtmetabolisierbarer Zucker, Lactulose und Mannitol, die nach der Aufnahme durch den Darm unverändert im Urin ausgeschieden werden. Das wasserlösliche Monosaccharid Mannitol wird transzellulär aufgenommen, d. h. es durchquert die Darmepithelzellen nach pinozytotischer Aufnahme. Das größere Disaccharid Lactulose, bestehend aus Fructose und Galactose, wird parazellulär, d. h. zwischen den Zellen, aufgenommen.

- Die Tight-Junctions zwischen den Zellen limitieren in diesem Fall den Durchtritt. Kann Lactulose im Urin nachgewiesen werden, besteht eine erhöhte Permeabilität. Durch eine Schädigung der Darmschleimhaut wird die Durchlässigkeit der Tight-Junctions erhöht und Lactulose wird vermehrt aufgenommen; die Mannitolresorption hingegen, ist durch Funktionseinbuße und Abnahme der Darmepithelzellen, vermindert.

- Der Quotient aus Lactulose und Mannitol (L/M-Quotient) bringt diese gegenläufigen Effekte besonders deutlich zum Ausdruck. Geringe Abnahme der Mannitolaufnahme und geringe Zunahme der Lactuloseaufnahme drücken sich bereits in einem deutlich pathologischen Index aus. Bei Morbus Crohn kann der L/M-Quotient bis zum 10fachen des Normbereichs (Normbereich: 0.01-0.03) ansteigen.

Therapie: Durchführung einer Intestinalen Barrierestabilisierung (IBS ➤ Kap. 3.2.5) zusätzlich von Beginn an 2 × täglich eine Amp. Mukosa comp. (Heel) als Trinkampulle. Insgesamt sollten 100 Amp. verbraucht werden. Zudem kohlenhydratreduzierte Kost.

3.4.3 Kasuistik: Pankreasinsuffizienz

Der Patient (geb. 1961) leidet seit fünf Monaten an linksseitigen Oberbauchschmerzen, die zum linken Schulterblatt ausstrahlen. Zudem bestehen Fettstühle und Durchfall (starker Verbrauch von Toilettenpapier ist oft ein Hinweis auf eine Pankreasinsuffizienz). Seit einer Woche hat sich zudem Appetitlosigkeit eingestellt, so dass der Patient eine Gewichtsabnahme befürchtet. Weiterhin klagt er über innere Unruhe, die mit Völlegefühl und Blähungen einhergeht. Der Patient leidet zudem an einem leichten Tinnitus mit hochfrequenten Tönen, der seit ca. drei Monaten besteht.

Diagnostik

Körperliche Untersuchung, Labor

- **Körperliche Untersuchung:** guter Allgemeinzustand (erscheint nervös, unkonzentriert, erschöpft), reduzierter Ernährungszustand (173 cm Körpergröße, 70 kg Körpergewicht); RR: 130/85, Puls: 76 und rhythmisch, Lunge-Herz auskultatorisch: o. B., periphere Pulse: tastbar, Darm auskultatorisch: o. B., keine Resistenzen, Lymphknotenstatus: o. B.
- **Vorbefunde:** keine
- **Labordiagnostik:**
  - Serum-Amylase und Serum-Lipase ↓, γ-GT: 76 U/l; Stuhl auf Elastase 1 vermindert < 200
  - pH-Wert (Urin): im Mittel 5,7

Naturheilkundliche Hinweisdiagnostik

- **Iridologie:** lymphatische Konstitution, zudem Krypten innerhalb des Krausenfadens (Hinweis auf exokrine Pankreasinsuffizienz)
- **Dunkelfeld:** o. B.
- **EAV:** veränderte Messwerte von Dü ↑, Bgw ↑, MP ↑, FD ↑, Le ↑, Ni ↑. Das Element Holz irritiert die Elemente Erde und Wasser, welche wiederum das Element Metall stören.
- **Spenglersan:** o. B.
- **Uricolor:** Blasenbildung in beiden Schenkeln deutet auf dysbiotische Vorgänge hin.

Fallbewertung und Therapieziele

Aus naturheilkundlicher Sicht ist v. a. auf Beziehungen zwischen dem Milz-Pankreas-Meridian und den Kopfherden, aber auch zur Schilddrüse zu achten (Kausalketten ➤ Kap. 2.2.3). Häufig liegen eine Thyreoiditis bzw. entzündliche Prozesse als Herde vor (z. B. Sinusitis, Tonsillitis). Diese entzündlichen Prozesse müssen in den Therapieplan einbezogen werden.

Zu achten ist außerdem auf Verschiebungen des pH-Werts (➤ Kap. 1.2.2) im oberen Dünndarm. Auslöser sind latente Gewebsazidosen, die eine Verminderung der Bereitstellung von Bicarbonat in den Amylasen nach sich zieht und Irritationen in den Abflussbereichen von Pankreas und Leber-Galle verursachen können. Ein wichtiger Behandlungspfeiler ist die Beseitigung einer möglichen Dysbiose.

Das Therapieziel besteht in der Normalisierung der Pankreasfunktion, z. B. durch Enzyme und Präparate, die die Darmsäfte regulieren.

Therapiemaßnahmen

Maßnahmen zur Beeinflussung von Konstitution, Disposition und Diathese

- Lymphdiaral Basistropfen (3 × 10 Tr.) als Konstitutionsmittel
- Artemisia Similiaplex R: reguliert chronische hyperazide Gastritiden und entlastet dadurch den Zwölffingerdarm (3 × 15 Tr.)
- Phaseolus Similiaplex (3 × 15 Tr.) als Dispositions- und Diathesemittel, reguliert exokrine Pankreasfunktionsstörungen, zur Vermeidung eines Diabetes mellitus

Regressiv vikarisierende und organunterstützende Maßnahmen

- Regulation der Matrix zur Stabilisierung des Vegetativums (innere Unruhe) und zur Regulierung des Säure-Basen-Haushalts: Baseninfusion mit 40 ml $NaHCo_3$ (8,4% von Braun) in 500 ml NaCl 0,9% (1 ×/Wo Infusionsdauer ca. 1 Stunde). Bei Pankreasinsuffizienz verstärken basische Präparate häufig der Blähungen und Unwohlsein, deswegen sind Baseninfusion zu bevorzugen.
- Pascopankreat zur Unterstützung der Pankreasfunktion (Mittags und Abends jeweils 2 gelbe Tabletten vor dem Essen und 2 rote Tabletten nach dem Essen)

Zusätzliche Maßnahmen

Als kausal wirksame, aber auch symptomatische Maßnahmen werden durchgeführt:
- Progressive Muskelrelaxation nach Jacobson: um eine Entspannungssituation zu schaffen und den Tinnitus erträglich zu machen
- Akupunktur: Pe 6; Ma 36, Ma 43; MP 3 gegen der Übelkeit und Diarrhö (2 ×/Woche)
- Ohrakupunktur: bei Tinnitus: 0-Punkt, 55, 51, 29 und Antitragus

Behandlungsverlauf

Vier Wochen nach Behandlungsbeginn (10/02) werden die Baseninfusionen eingestellt, da nach mehrmaligen Kontrollen, die pH-Werte im Normbereich liegen. Der Appetit hat sich wieder eingestellt, eine Gewichtsabnahme trat nicht ein. Die orale Medikation wird weitergeführt. Die Heilhypnose wird in vierwöchentlichen Abständen wiederholt. Nachdem sich die Pankreassymptome gebessert haben, wird nur noch der Tinnitus mir Akupunktur behandelt.

Vier Monate nach Behandlungsbeginn (02/03) ist der Patient beschwerdefrei. Der Tinnitus hat sich in Richtung niederfrequente Töne (Prognose günstiger) verändert und nimmt an Intensität ab.

Prognose

Eine Pankreasinsuffizienz wird oft nicht erkannt. Bei rechtzeitiger Diagnose ist die Prognose günstig.

Naturheilkundliche Grundsätze

- **Ernährungstherapie:** Gewichtsreduktion bei Übergewicht; mehrere kleine Mahlzeiten pro Tag; keine blähenden Speisen zuführen, schlackenreiche Rohkost; Verzicht auf denaturierte und raffinierten Kohlenhydrate, Kohl, Hülsenfrüchte und Alkohol
- **Alternativ einzusetzende Fertigarzneimittel:**
  - Nestmann Basistherapie: Rubus Spezial 15, Belladonna Kplx. 21, Taraxacum Kplx. 27; zur Regulation der Magen-Darmtätigkeit: Nux Kplx. 81
  - Hevert: Pankreaticum Hevert Injekt N
  - Infimarius: Infi-tract V; Infi-Condurango Injektion
  - Pankreas comp. (Pflüger); Pancreas (Weleda)
  - Biochemie: Schüßler-Salze Nr. 7 (Magnesium phosphoricum), Nr. 6 (Kalium sulfuricum), Nr. 10 (Natrium sulfuricum)

3.4.4 Kasuistik: Diabetes mellitus Typ II

Bei der Patientin (geb. 1939) wurde vor neun Jahren Diabetes mellitus Typ 2 diagnostiziert. Obwohl sie in guter ärztlicher Behandlung ist, bekomme sie ihren

Blutzucker trotz Insulin nicht in den Griff: Er schwankt zwischen 100 und 260 mg%. Starker Durst und große Harnmengen v. a. nachts verhindern einen ausgewogenen Schlaf-Wach-Rhythmus. Die Patientin hat eine angespannte Beziehung zu ihrem Sohn. Sie neige in dieser Beziehung oft zu cholerischen Ausbrüchen, welche oft unbegründet und im Nachhinein nicht nachvollziehbar seien.

Diagnostik

Körperliche Untersuchung, Labor

- **Körperliche Untersuchung:** reduzierter Allgemeinzustand (erscheint nervös, unkonzentriert), adipöser Ernährungszustand (171 cm Körpergröße, 89 kg Körpergewicht); RR: 130/85, Puls: 76 und rhythmisch, Lunge-Herz auskultatorisch: o. B., periphere Pulse: tastbar, Darm auskultatorisch: o. B., keine Resistenzen, Lymphknotenstatus: o. B.
- **Vorbefunde:** Hausärztliche Befunde über Blutzuckermessungen und Insulinangaben.
- **Labordiagnostik:** HbA_{1C} (7,1%)

Naturheilkundliche Hinweisdiagnostik

- **Iridologie:** Mischkonstitution mit unterschiedlichfarbigen Pigmenten unterhalb einer Linie zwischen 3.00 Uhr und 9.00 Uhr in beiden Iriden – Hinweis auf Prädisposition zum Diabetes mellitus.
- **Dunkelfeld:** o. B.
- **EAV:** o. B.
- **Spenglersan:** o. B.
- **Uricolor:** o. B.
- **Zusätzliche diagnostische Maßnahmen:** intrazelluläre Übersäuerung SBH (Säure-Basen-Haushalt): 0,037, pH-Wert (Urin): im Mittel bei 5,9

Fallbewertung und Therapieziele

Diabetes mellitus Typ II wird aus Sicht der Homotoxikologie den Erkrankungen zugeordnet, die in den Übergang von der Matrix-Phase zur zellulären Phase gehören. Es sollte sowohl eine Matrixregulation als auch eine Zellstoffwechselregulation durchgeführt werden. Organotherapeutische Maßnahmen – hier: Sauerstoffverbessernde Maßnahmen sollen gezielt durch Verbesserung der Mikrozirkulation auf die Stoffwechselfunktion des Pankreas und der Leber einwirken, z. B. mit Gelum Tropfen und komplexhomöopathischen Präparaten. Zu berücksichtigen sind mögliche chronische Entzündungen bzw. Herde, die einen Diabetes mellitus Typ II unterhalten können, v. a. im Kopfhöhlenbereich – man sieht häufig auch bei Entzündungen eine Entgleisung eines gut eingestellten Diabetes mellitus.

Therapieziel ist die Optimierung der Blutzuckerregulation durch Stabilisierung der Blutzuckerwerte. Wünschenswert wäre eine kurative Einwirkung auf die Stoffwechselstörung, dieses gestaltet sich aber oftmals als unwahrscheinlich.

Therapiemaßnahmen

Maßnahmen zur Beeinflussung von Konstitution, Disposition und Diathese

- Conium Similaplex (3 × 15 Tr.) als Konstitutionsmittel
- Nux vomica Similiaplex (2 × 10 Tr.) als Dispositions- und Diathesemittel zur Beeinflussung des cholerischen Temperaments
- Phaseolus Similiaplex (2 × 10 Tr.) als Dispositions- und Diathesemittel: reguliert exokrine Pankreasfunktionsstörungen, wirkt adjuvant bei Diabetes mellitus und Folgeschäden

Regressiv vikarisierende und organunterstützende Maßnahmen

- Gelum Tropfen (3 × 20 Tr.) zur Beseitigung einer intrazellulären Azidose
- Basentabs pH Balance (2 × 4 Tl. 1–2 Std. nach den Mahlzeiten)

Zusätzliche Maßnahmen

Als kausal wirksame, aber auch symptomatische Maßnahmen werden durchgeführt:

- Infusion mit 2 Amp. Sedativa-Injektopas in 100 ml NaCl 0,9% zur Entspannung (1 ×/Wo.)

- i. m.-Injektion mit Infidys + 1 ml EB zur Entspannung (1 ×/Wo.)
- Lösungsorientierte Gesprächstherapie zur Konfliktbeseitigung
- Diabetruw zur Stabilisierung des Blutzuckers (1 × 1 Tbl.)

Behandlungsverlauf

Bereits während den wöchentlichen Gesprächsterminen und Infusionstherapien entspannte sich die Stimmungslage der Patientin. Eine Veränderung in der Blutzuckerregulation war noch nicht zu vermerken.

Zwei Monate nach Behandlungsbeginn (12/2001) traten nach Auskunft der Patientin die cholerischen Ausbrüche nur noch selten auf. Da sie sich deutlich besser fühlte, wünschte die Patientin weitere Infusionen und Injektionen. Die Blutzuckerregulation zeigte keine großen Schwankungen mehr. Die Medikation wurde weitergeführt.

Weitere drei Monate später (02/2002) wirkt die Patientin sehr ausgeglichen. Injektionen, Gelum Tropfen und Basentabs konnten abgesetzt werden. Der Blutzucker ist nun gleichmäßig, Insulin konnte aufgrund der stabilen BZ-Werte reduziert werden. HBA_{1C} 5,9. Infusionen und Injektionen werden bei Bedarf eingesetzt. Diabetruw, Conium Similiaplex, Nux Vomica Similiaplex und Phaseolus Similiaplex werden als Dauermedikation weiter verabreicht.

Prognose

Diabetes mellitus Typ II kann aus naturheilkundlicher Sicht nur geringfügig beeinflusst werden. Somit ist die Prognose auf Heilung ungünstig.

Naturheilkundliche Grundsätze

- **Ernährungstherapie**: Einhalten einer Diabetes-Diät; Gewichtsreduktion bei Übergewicht
- **Sauerstofftherapie** – GEB mit 30 g O_3/ml/cm³ auf 50 ml Blut mit 10 ml Natriumcitrat 3,13%
- **Alternativ einzusetzende Fertigarzneimittel:**
  - Nestmann: Rubus Spezial 15, Taraxacum Kplx. 27, Myrrtillus Kplx. 31; Anregung der Drüsentätigkeit: Conium Kplx. 61, Aurum Kplx. 63
  - Hevert: Pankreaticum Hevert Injekt N
  - Myrtillus Synergon Nr. 36 (Kattwiga); Pflügerplex Pankreas 241 (Pflüger)
  - Biochemie: Schüßler-Salze Nr. 9 (Natrium phosphoricum), Nr. 10 (Natrium sulfuricum)
- **Infektanfälligkeit und Hautinfektionen beachten.** Dieser Zusammenhang lässt sich beobachten, wenn pathogene Erreger (insbesondere Staphylokokken, Streptokokken aber auch Pilze) einen globalen Immundefekt vorfinden – v. a. wenn chronische Entzündungsreaktionen im Kopfbereich das Immunsystem belasten, was zur Resistenzminderung führt, und die Erreger zudem durch den hohen Glukosespiegel ein optimaler Nährboden für die Erreger sind.

3.5 Erkrankungen der Nieren, Harnblase und Harnwege

3.5.1 Grundlagen naturheilkundlicher Diagnostik und Therapie

Embryologie und Iridologie

Organsysteme aus Sicht der Embryologie

Aufgrund der Keimblattentwicklung besteht ein Zusammenhang zwischen Nieren, Nebennierenrindenkeile und Ureter und dem Herz-Kreislauf-System: Denn diese anatomischen Strukturen entwickeln sich aus dem **Mesoderm** (detaillierte Informationen zu den anatomischen Strukturen ➤ Kap. 1.1.1). Aus dem Mesoderm entwickeln sich ebenfalls:
- Blut- und Lymphzellen
- Bindegewebe, Knochen, Knorpel und die quergestreifte Muskulatur
- Auskleidungen von Herz-, Blut- und Lymphgefäßen
- Keimdrüsen und deren Ausführungsgänge
- Milz

Aus dem **Entoderm** entwickelt sich die epitheliale Auskleidung der Harnblase und Harnröhre.

> **TIPP**
> Erkrankungen des urogenitalen Systems sind bevorzugt bei lymphatischer Konstitution und bei Mischkonstitution zu finden und erfordern die zusätzliche Gabe eines Konstitutionsmittels, z. B. bei:
> - Lymphatischer Konstitution: Scrophularia Similiaplex oder Lymphdiaral Basistropfen im 6-wöchigen Wechsel mit Lymphaden Hevert Complex
> - Mischkonstitutionen: Thuja Similiaplex sowie Präparate, die Goldrute, Wacholder oder Kapuzinerkresse enthalten

Iridologische Hinweise auf embryologische Strukturen

In der Praxis zeigt sich häufig der Zusammenhang zwischen dem embryonalem Keimblatt, der konstitutionellen Schwäche (oft lymphatische Iris) und der progressiven Vikariation im mesodermalen Gewebe. Die Praxis zeigt aber auch Patienten mit Schwächen im entodermalen Gewebe, d. h. mit einer Schwäche in der epithelialen Auskleidung von Harnblase und Harnröhre. Demnach neigen Patienten mit lymphatischer Iris bzw. Mischkonstitution zu urogenitalen Erkrankungen.

Mesenchymal insuffiziente Zeichen, z. B. Radiärenlockerungen im unteren Sektor der Iris oder uroseine Pigmente bevorzugt im Bereich der Krausenzone, liefern Hinweise auf eine Behinderung der Nierenfunktion. Diese Schwächezeichen erfordern eine Förderung der renalen Elimination mit Präparaten, die Juniperus oder Solidago enthalten.

Iridologische Hinweise auf entzündliche Prozesse

Der urogenitale Sektor liegt in der **linken** und **rechten Iris** zwischen 5.30 bis 8.00 Uhr.
- Weiße Wische deuten meist auf eine Neigung zu Blasenentzündungen hin, während dunkle Wische eher auf eine Blasenschwäche hinweisen.
- Dunkle Zeichen, z. B. Radiärenlockerungen im unteren Irissegment, gelten hier als Schwächezeichen, helle Zeichen hingegen, die durch Verdickung und Aufquellung der Radiären entstehen, sind Entzündungszeichen.

Iridologische Hinweise auf Schwächen im Organsystem

Geschlossene Lakunen sind genetisch determinierte Schwächezeichen, Substanzzeichen weisen eher auf Parenchymschäden hin. Eine sog. Steinstraße (hellen Reizradiäre = hervorkommende Gefäße) ausgelöst durch Irritationen im urogenitalen System lässt auf Harnleitersteine schließen.
- Patienten mit geschlossenen Lakunen sprechen sehr gut auf Komplexmittel an, die Goldrute und Wacholder enthalten.
- Patienten mit zusätzlichen Insuffizienzzeichen, z. B. Waben in den Lakunen, brauchen Komplexmittel, die Kapuzinerkresse enthalten (z. B. Nephroselect).

Homotoxikologie

Aus Sicht der Homotoxikologie (➤ Kap. 1.1.6) werden Erkrankungen der Nieren, Harnblase und Harnwege folgenden Phasen zugeordnet:
- **Humorale Phase:** z. B. Pollakisurie, Zystitis, Pyelonephritis, Glomerulonephritis
- **Matrix-Phase:** Nephrolithiasis, Alguminurie, Hydronephrose und eingeschränkte Nierenfunktion
- **Zelluläre Phase:** z. B. Nephrose, Schrumpfnieren und Nierenkarzinom und Hypernephrom

Zu den Therapieoptionen der einzelnen Phasen ➤ Kap. 1.1.6.

Pathogenetische Grundmuster und Kausalketten

Leber/Galle und Urogenitalsystem

Das pathogenetische Grundmuster 3 (➤ Kap. 2.2.2 und ➤ Abb. 2-4) zeigt zwei Verbindungen auf: Die energetische Beziehung zwischen Pankreas und Prostata oder Pankreas und Ovarien. Fokale Belastungserscheinungen können sich über die Verbindung Nebenhöhlen ↔ Prostata oder Nebenhöhlen ↔ Adnexen ergeben. Die Diagnose und Behandlung chronischer Entzündungsprozesse in den Nasennebenhöhlen, in Prostata oder Adnexen erfolgt über die Spenglersantherapie.

Leber/Galle und Urogenitalsystem und Darm

Das pathogenetische Grundmuster 4 (> Kap. 2.2.2 und > Abb.2-5) betont die zusätzliche Belastung des Genitalsystems durch eine Dysbiose, die sich infolge rezidivierender Infektionen und Pilzerkrankungen entwickeln kann. Da Candidapilze versuchen, Schwermetalle zu binden und demzufolge Candidosen auch als Schutzmaßnahme gegen eine Schwermetallintoxikation zu werten sind, sollte bei Pilzerkrankungen, v. a. bei Candidosen, eine Schwermetallbelastungen ausgeschlossen werden und eine Ausleitungstherapie (> Kap. 1.1.7) erfolgen.

Bei Dysbiosen sind gastrointestinalen Funktionen durch eine Intestinale Barrierestabilisierung (IBS > Kap. 3.2.5) zu regulieren.

Prostata – Ovar – Uterus – Hoden

Die Kausalkette Nr. 6 (> Kap. 2.2.3 und > Abb. 2-12) formuliert aufgrund des Meridianverlaufs den topographischen Zusammenhang zwischen Blase und Stirnhöhle sowie die energetischen Beziehungen zwischen Niere und Blase. Niere und Blase sind Kopplungsmeridiane als Yin-Yang-Paar – somit besteht eine enge Verbindung zwischen Harnorganen und reproduktiven Organen. Aufgrund der anatomisch physiologischen Beziehungen können Blasen- und Nierenaffektionen für lange Zeit blande verlaufen und später im reproduktiven System wieder aufflammen.

Diagnostisch und therapeutisch sind folgende Beziehungen zu bedenken:

- Der Verlauf des Blasen-Meridians zeigt deutlich die Verbindung von Blasendysfunktionen zu Herden, d. h. zu Herden v. a. in den Stirnhöhlen (Bl 2) und den Augen (Bl 1). Häufig treten rezidivierende Augeninfektionen und chronische Zystitiden kombiniert auf. Erkrankungen sollten über Tonisierungs- und Quellpunkte des Blasen-Meridians mitbehandelt werden.
- Nicht selten verursachen Dysfunktionen im reproduktiven System (bei Mann oder Frau) oder in den Harnorganen und Nieren Nebenhöhlenaffektionen, Augen-Probleme oder Kopfschmerzen. Großflächiges Baunscheidtieren der paravertebralen Areale von Th1 bis L1 über den Blasen-Meridian hat sich bewährt.
- Die TCM beschreibt die enge Verbindung zwischen Blase und Nieren als verheiratete Organe, wobei die Blase der Ehegatte und die Nieren die Ehegattin ist. Die Tonisierungs- (bei Leerezuständen) und Sedierungspunkte (bei Füllezuständen) des Nieren- und Blasen-Meridians sollten gemoxt werden. Zudem hat sich die Nadelung von MP 6 bewährt. MP 6 ist Reunionspunkt (Vereinigungspunkt von sechs unterschiedlichen Meridianen) und hat eine enge Beziehung zum kleinen Becken.
- Die Kausalkette formuliert ebenfalls einen Zusammenhang zwischen Prostata, Ovarien, Uterus und Tuben zu Erkrankungen der Wirbelsäule. Bewährt hat sich das Baunscheidtieren der LWS zwischen L5 und S1; es können auch Blutegel in diesem Bereich angesetzt werden.

Kausalkette Kopfschleimhäute – Nasennebenhöhlen – Tonsillen – Zähne

Die Kausalkette Nr. 7 (> Kap. 2.2.3 und > Abb. 2-13) stellt eine Verbindung her zwischen den großflächigen Schleimhäuten des Magen-Darm-Kanals und den Nasennebenhöhlen, Tonsillen und Zähnen. Diagnostisch und therapeutisch sind folgende Beziehungen zu bedenken:

- Entzündungsreaktionen in Pankreas, Leber, Gallenblase, Magen oder im Becken (Urogenital-System) können über den Verlauf der Akupunkturmeridiane, ebenfalls Ausgangspunkt einer Störung im Kopf sein. → Diagnostik und Behandlung des evtl. kausalen Entzündungsherds mithilfe von Spenglersan.
- Wenn Nebenhöhlen, die Tonsillen und die Zähne durch chronifizierte Prozesse oder toxische Belastungen in ihrer Funktion eingeschränkt sind, können Organe in Bauch und Becken Schaden nehmen → Störfelddiagnostik und Beseitigung des Störfelds. Nasennebenhöhlen und Tonsillen können über korrespondierende Akupunkturpunkte und Infrarottherapien behandelt werden. Zähne durch Zahnarzt prüfen und behandeln lassen.
- Ein Zahnherd, der durch Quecksilbertoxizität verursacht wird, kann eine Störung in Schultern und Nacken, in den Gelenken, der Wirbelsäule

und im Urogenitalsystem hervorrufen. Patienten, die Quecksilber nicht ausscheiden können, speichern das Gift im Zentral-Nervensystem, in den Nieren oder der Haut. Primäres Therapieziel ist die Zahnsanierung, sekundäres Ziel ist die Elimination der Quecksilberlasten im Gewebe (Therapieschema ➤ Kap. 2.3).

- Nach Schimmel ist bei chronischer Sinusitis immer von einer Dysbiose auszugehen. Auch der Autor findet bei chronischen Sinusitiden immer wieder auffällige Unterschichtungsreaktionen (Blasenbildung in den Schenkeln des U-Rohres), die auf eine Dysbiose hindeutet. → Störfelddiagnostik mit Beseitigung des Störfelds, zusätzlich Darmsanierung (ISB ➤ Kap. 3.2.5).
- Bevorzugte „Zielorgane" von Kopfherden im Sinne einer Belastung sind:
  - Gelenke, Bänder, Muskeln, Nerven insbesondere Wirbelsäule (Fibrositis, Polyarthritis, Spondylarthritis)
  - Urogenitalsystem (Pyelitis, Prostatitis, Adnexitis, Cystitis)
  - Herz- und Atmungsorgane (Myokarditis, Bronchitis, Sinubronchitis)

> Herde stellen nicht absorbierbares Material im Bindegewebe dar. Bei devitalen Zähnen wird der ganze Zahn zu diesem nicht absorbierbaren Material. Der Lymphabfluss ist an dieser Stelle häufig behindert. Ein Zahnherd wiederum kann ein bestimmtes Organ oder einen bestimmten Meridian beeinträchtigen. Oft findet man bei impaktierten, eingeklemmten unteren Weisheitszähnen Störungen im Dünndarm oder im ZNS. Diese Circuli vitiosi können nur nach exakter Diagnose einer Kausalkette mit dominanten Herden therapeutisch durchbrochen werden. Als diagnostische Maßnahmen eignen sich die EAV und die Spenglersan-Herdtestung mit den Kolloiden D und DX.

Nieren und Gelenke, Nieren und Geschlechtsorgane und Gelenke

Die Kausalkette Nr. 8 (➤ Kap. 2.2.3 und ➤ Abb. 2-14) formuliert aufgrund des Meridianverlaufs einen topographischen Zusammenhang zwischen Nieren-, Blasenfunktionsstörungen und Gelenken: In der Praxis lässt sich oft der Zusammenhang zwischen Nieren- und Blasenentzündungen, Rückenschmerzen und Beschwerden am Knie und Fuß beobachten.

Diagnostisch und therapeutisch sind die Verbindung der Nieren zu Leber, Lungen, Herz und Kreislauf in Betracht zu ziehen: Häufig zeigt sich bei Erkrankung der Leber, der Lungen oder des Herz-Kreislaufsystems die Niere als zentral verantwortliches Organsystem.

Kausalkette Blase

Die Kausalkette Blase (Kausalkette Nr. 10 nach Schimmel ➤ Kap 2.2.3 und ➤ Abb. 2-16) ist funktionell mit der Kausalkette Nr. 6 (Prostata – Ovar – Uterus – Hoden) identisch. Vermutlich waren in der TCM noch nicht die Zusammenhänge zwischen Prostata/Ovar/Uterus/Hoden/Nebenhoden und Blase bekannt.

Matrixregulation – Dunkelfelddiagnostik

Bei Urogenitalerkrankungen lassen sich in der Dunkelfelddiagnostik rundliche Symplasten beobachten, die eine Nierenfunktionsstörung (= Schwäche des Organs Niere z. B. glomeruläre Filtrationsstörungen) anzeigen, welche durch allgemeine Therapiemaßnahmen positiv beeinflusst werden kann.

- Bevorzugt Trennkost einhalten (Eiweiße und Kohlenhydrate getrennt zuführen). Eiweißanteil sollte auf 0,8–1 g/kg/d eingeschränkt werden, um das Nierensystem zu entlasten.
- Ausreichend Flüssigkeitszufuhr zur Matrixspülung:
  - Erwachsene: 30 ml Quellwasser/kg KG/d
  - Kinder: 50 ml Quellwasser/kg KG/d

3.5.2 Kasuistik: Glomerulonephritis nach Streptokokkeninfekt

Die Patientin (geb. 1970) leidet seit eineinhalb Wochen an unklaren Rückenschmerzen. Vor drei Monaten, so berichtet die Patientin, habe sie einen grippalen Infekt mit einer langdauernden Halsentzündung gehabt, den sie nicht auskuriert habe. Da sie in den letzten zwei Jahren oft an geschwollenen Lymphknoten und oft an Otitis media gelitten habe, die mit Antibiotika behandelt wurden, habe sie dieses Mal darauf verzichtet. Sie fühle sich seit der Grippe schlapp und müde. Die Blutdruckwerte zeigen einen erhöhten systolischen und diastolischen Wert. Die Patientin erklärt, sie habe bisher keinen erhöhten Blutdruck gehabt.

Diagnostik

Körperliche Untersuchung, Labor

- **Körperliche Untersuchung:** guter Allgemeinzustand, guter Ernährungszustand (168 cm Körpergröße 62 kg Körpergewicht); RR: 160/100, Puls: 72 und rhythmisch, Lunge-Herz auskultatorisch: o. B., periphere Pulse: tastbar, Darm auskultatorisch: o. B., keine Resistenzen, Lymphknotenstatus: okzipitale und Halslymphknoten beidseits geschwollen, klopfschmerzhaftes Nierenlager; grob neurologisch o.B; alle Reflexe seitengleich, kein Hinweis auf pseudoradikuläre oder radikuläre Symptomatik, zum Ausschluss einer eventuellen Rückenschmerzsymptomatik – dies zeigt sich differenzialdiagnostisch häufig positiv.
- **Vorbefunde:** keine
- **Labordiagnostik:**
  - ASL 3200, eine Behandlung mit Antibiotika sollte in Erwägung gezogen werden; BSG 38/68 mm; Kreatinin 1,3 mg/dl
  - Urinstick: Proteinurie, Leukozyten 35000;
  - Differenzialblutbild: 14% Lymphozyten γ-Globuline 8%; IgG und IgM normal, IgA 25 (erniedrigt)

Naturheilkundliche Hinweisdiagnostik

- **Iridologie:** Mischkonstitution mit Krampfringen, die im urogenitalen Sektor unterbrochen sind. Es lassen sich auffällig viele Reizradiären im urogenitalen Sektor der rechten und linken Iris beobachten.
- **Dunkelfeld:** vereinzelt kreisrunde Symplasten–scheibenförmig segmentierte Splerosymplasten – deuten auf Störungen des Urogenitaltrakts hin.
- **EAV:** erhöhte Messwerte für NI ↑, Bl ↑, Ly ↑, He ↑, Dü ↑. Diese Achse zeigt eine Störung an, die auf Störungen im Element Wasser beruhen und in den dem Element Feuer zugeordneten Organen und Strukturen Irritationen hervorruft, z. B. Herzleistungssituation (Blutdruckregulation).
- **Spenglersan:** D+++, DX+++
- **Uricolor:** o. B.
- **Zusätzliche diagnostische Maßnahmen:** pH-Wert (Urin) im Mittel 5

Fallbewertung und Therapieziele

Ursachen einer Glomerulonephritis sind Poststreptokokkenreaktionen, die ca. 2–3 Wochen nach einem primären Streptokokkeninfekt (Angina, Scharlach, Sinusitis, Otitis media, Erysipel) auftreten können. Streptokokkeninfekte erfordern in der Akutphase zur Vermeidung einer möglichen Poststreptokokkenreaktion eine Antibiotikatherapie. Aus Sicht der Homotoxikologie wird eine Glomerulonephritis der humoralen Phasen zugeordnet. Meist liegt eine generell Abwehrschwäche zugrunde, es muss nach einem Störherd gesucht werden, da das Immunsystem durch mögliche Störherde belastet sein kann. Sehr häufig fungieren Zähne, Nasennebenhöhlen aber auch gastrointestinale Störungen als Störfelder.

Die Therapieziele sind:
- Ausheilung der Glomerulonephritis
- Beseitigung der hohen Antikörpertiter
- Normalisierung der immunologischen Regulation durch Ausschaltung eines möglichen Störherds.

Therapiemaßnahmen

Maßnahmen zur Beeinflussung von Konstitution, Disposition und Diathese

- Lymphdiaral Basistropfen als Konstitutionstherapie (3 × 15 Tr.)
- Nieral (3 × 2 Tbl.) – der Hauptwirkstoff Solidago kann erhöhte Serumkreatininwerte durch Verbesserung der glomerulären Filtration reduzieren.

Regressiv vikarisierende und organunterstützende Maßnahmen

- Symbioflor I und Symbioflor II zur Wiederherstellung der sekretorischen Immunglobulin A des Anstriches auf den Schleimhäuten (Magen-Darm-Trakt, Kopfschleimhäute und urogenitale Schleimhäute)
  - Symbioflor I: 2 × tgl. 20 Tr., bevorzugt 8 Uhr + 16 Uhr
  - Symbioflor II: 2 × tgl. 5–20 Tr., bevorzugt 12 Uhr + 20 Uhr einzunehmen
- Kochsalzarme Kost

Zusätzliche Maßnahmen

Als kausal wirksame, aber auch symptomatische Maßnahmen werden durchgeführt:

- Sanukehl Strep D 6 als Hapten wirkendes sog. Bindemittel für Erregerantigene und deren Toxine (jeden 2. Tag 1 × 10 Tr.) reduziert hohe Antistreptolysintiter
- s.c.-Injektion mit Renes/Cuprum: wirkt als Organopräparat regenerativ (2 × 1 Amp./Wo.)
- Akupunktur: Bl 23; Ren Mai 4; MP 6 gegen Spasmen und chronische Harnwegsinfekte
- Utilin + Latensin zur Verbesserung der Phagozytosefähigkeit der Granulozyten und zur Stimulation der T-Lymphozyten (im wöchentlichen Wechsel, jeweils 1 × 1Kps./Wo.)

Behandlungsverlauf

Bereits nach der ersten Woche konnte die Patientin ein Nachlassen der Rückenschmerzen beobachten. Da nach drei Wochen der Proteinwert normal war, konnte Nieral abgesetzt werden. Die Patientin erhielt fünf Akupunkturbehandlungen, nachdem sich die Rückenschmerzen gebessert hatten, wurde nicht mehr genadelt. Infolge des Rückgangs der Entzündung, gingen die Blutdruckwerte zurück auf 130/80.
Zwei Monate nach Behandlungsbeginn (12/2003) konnten alle weiteren Medikamente abgesetzt werden. Die Patientin blieb weiterhin beschwerdefrei. Regelmäßige Urinkontrollen über drei Monate zeigten keine Auffälligkeiten. Da die Behandlung sehr schnell gute Ergebnisse zeigte, wurde auf eine Überweisung zum Facharzt verzichtet. Im Therapieverlauf zeigte sich eine Normalisierung des ASL-Titer (Antistreptolysintiter) auf 122.

Prognose

Da die Glomerulonephritis aus Sicht der Homotoxikologie zu den humoralen Phasen zählt und bei diesen Erkrankungen durch Beseitigung des Störfelds bzw. Sanierung des Immunsystems eine Ausheilung möglich ist, ist die Prognose als günstig zu werten. Sollte der Prozess chronifizieren, kann sich eine Nephritis oder Nephrosklerose entwickeln.

> Bei sehr hohen ASL-Titern ist eine Überweisung zum Facharzt notwendig, um eine eventuell notwendige Antibiotikatherapie zu veranlassen.

Naturheilkundliche Grundsätze und Zusatzinformationen

- **Ausleitende Verfahren:** Schröpfen der Nierenzonen
- **Alternativ einzusetzende Fertigarzneimittel:**
  - Nestmann Basistherapie: Belladonna Kplx. 21, Acidum benzoicum Kplx. 28, Bucco S 36; bei Ödembildung: Hyssopus Kplx. 30; nach Ausheilung zur Tonisierung: Nieren-Tonikum S
  - Hevert: Hevertnier infekt; Heweberberol Tropfen und Injekt; Solidago Hevert Complex Tropfen
  - Infimarius: Infi-Orthosiphonis Tropfen, Infi-Cantharis Injektion N, Infi-Eupatorium Injektion N; Infi-Myosotis Injektion
  - Nephroselect (Dreluso); Solutio Siliceae comp. (Weleda)
  - Biochemie: Schüßler-Salz Nr. 3 (Ferrum phosphoricum)
- **Ordnungstherapie:** Alkohol und Nikotinverbot
- **Herdsanierung:** Tonsillen, Appendixnarbe, Wurzelbehandlungen und Zahngranulome

3.5.3 Kasuistik: Zystitis mit beginnender Pyelonephritis

Die Patientin (geb. 1956) klagt seit zwei Tagen über schmerzhaften Harndrang. Sie beschreibt, dass sie geringe Urinmengen ausscheide und brennende Schmerzen auftreten würden. Außerdem leide sie an leichten Rücken- und Bauchschmerzen, die in den Leistenbereich ziehen. Vorangegangen sei eine Unterkühlung nach einem Schwimmbadbesuch. Ansonsten liegen keine weiteren Beschwerden vor. Familiär sei sie aber durch ihre Mutter vorbelastet, bei der in jungen Jahren rezidivierende Blasenentzündungen aufgetreten waren.

Diagnostik

Körperliche Untersuchung, Labor

- **Körperliche Untersuchung:** guter Allgemeinzustand, guter Ernährungszustand (172 cm Körpergröße 72 kg Körpergewicht); RR: 120/75, Puls: 112 und rhythmisch, Temperatur axillar: 38,2 °C, Lunge-Herz auskultatorisch: o. B., periphere Pulse: tastbar, Darm auskultatorisch: o. B., keine Resistenzen, Lymphknotenstatus: o. B., klopfschmerzhaftes Nierenlager; grob neurologisch o. B., alle Reflexe seitengleich, kein Hinweis auf pseudoradikuläre oder radikuläre Symptomatik.
- **Vorbefunde:** keine
- **Labordiagnostik:** Urinstick: Leukozyten +++, Nitrit++, Erys negativ; BSG 23/45 mm

Naturheilkundliche Hinweisdiagnostik

- **Iridologie:** lymphatische Konstitution, die helle gequollene Darmkrause ist als Hinweis auf empfindliche Darmschleimhäute zu werten. Zudem ist über das gesamte Irisstroma ein hellgelbes Lasurpigment sichtbar, dieses Uroseinpigment (➤ Kap. 1.1.3) gilt als Hinweis für eine Schwäche des Urogenitaltrakts.
- **Dunkelfeld:** o. B.
- **EAV:** Messwerte Ni ↑, Bl ↑
- **Spenglersan:** o. B.
- **Uricolor:** o. B.

Fallbewertung und Therapieziele

Zystitiden zählen aus Sicht der Homotoxikologie zu Störungen der humoralen Phase (Reaktionsphase ➤ Kap. 1.1.6). Somit sollte die immunologische Leistungsfähigkeit überprüft werden. Sehr häufig zeigen sich auch aufgrund der Kausalkettenbeziehungen Störungen im gastrointestinalen Bereich, die mit einer Symbioselenkung korrigiert werden kann.

Therapieziele sind die Optimierung der renalen Ausscheidung durch Aufbau der Schleimhäute im Urogenitaltrakt, aber auch der gastrointestinalen Schleimhäute durch die Gabe von Autovakzinen, z. B. Symbiopharm-Autovakzintherapie.

Therapiemaßnahmen

Maßnahmen zur Beeinflussung von Konstitution, Disposition und Diathese

- Lymphdiaral Basistropfen als Konstitutionstherapie (3 × 15 Tr.)
- Populus Similiaplex + Solidago Similiaplex als Dispositions- und Diathesemittel zur Regulierung der glomerulären Filtration und Linderung der Miktionsbeschwerden (6 × 10 Tr.)

Regressiv vikarisierende und organunterstützende Maßnahmen

- Ausreichend Flüssigkeitszufuhr: mind. 3 l Flüssigkeit mit Hevert Blasen-Nieren-Tee N
- Intestinale Barrierestabilisierung (IBS ➤ Kap. 3.2.5)
- Individuelle Autovakzintherapie durch aus Urin hergestellte Autovakzine (Fa. Symbiophram)
- Utilin + Latensin zur Verbesserung der Phagozytosefähigkeit der Granulozyten und zur Stimulation der T-Lymphozyten (im wöchentlichen Wechsel, jeweils 1 × 1 Kps./Wo.)

Zusätzliche Maßnahmen

Als kausal wirksame, aber auch symptomatische Maßnahmen bei bakteriellen und mykotischen Infektionen werden durchgeführt:

- i. m.-Injektion mit Pefrakehl D 6 (3 ×/Wo.)
- i. v.-Injektion mit Notakehl D 5 bei Infektionen des Urogenitalsystems (2 ×/Wo.)

Behandlungsverlauf

Bereits nach zwei Tagen ließ der Schmerz beim Wasserlassen nach, nach vier Tagen war die Patientin schmerzfrei. Eine Woche nach Behandlungsbeginn waren im Urin nur noch Leukozyten und Nitrit nachzuweisen. Die Flüssigkeitszufuhr konnte reduziert werden, der Blasen- und Nierentee wurde noch eine weitere Woche beibehalten. Zwei Wochen nach Behandlungsbeginn waren alle Urinwerte und BSG normal, die Patientin verspürte keine Schmerzen mehr. Die konstitutionelle Therapie wurde aufgrund der familiären Disposition zu Zystitiden sechs Wochen beibehalten. Die Injektionen wurden nach drei Wochen abgesetzt.

Prognose

Es besteht eine Neigung zu Rezidiven, v. a. bei familiärer Belastung für Harnwegserkrankungen. Da eine Zystitis auch inapparent verlaufen kann, ist eine schleimhautregulierende und immunstabilisierende Therapie auch nach Abklingen der Symptome empfehlenswert. Insbesondere die Autovakzintherapie und eine Optimierung der Immunregulation zeigen einen prognostisch günstigen Hinweis auf Heilung.

Naturheilkundliche Grundsätze und Zusatzinformationen

Nieren und Harnwegsinfekte

- **Akupunktur:** Bl 23, Bl 28; Ren Mai 3, Le 3; Du Mai 3; Ma 36; MP6; Ni 3, Ni 11
- **Ausleitende Verfahren:** Schröpfen der Nierenzonen
- **Neuraltherapie:** je 2 Quaddeln über den Iliosakralgelenken und eine Quaddel über der Sakrumspitze; bei chronischer Pyelonephritis: Störfeldsuche
- **Physikalische Therapie:** feucht-warme Wickel des Unterbauchs; ansteigende Sitzbäder; Bindegewebsmassage im Blasensegment
- **Alternativ einzusetzende Fertigarzneimittel:**
  - Nestmann: Uva ursi Kplx. 26, Acidum benzoicum Kplx. 28, Solidago H 32, Bucco S 36; gegen den Infekt: Stibium Kplx. 18; bei eitrigem Verlauf: Hepar sulfuricum Kplx. 68, Kreosotum Kplx. 102; bei stechenden Schmerzen Acidum nitricum F 66; zur Nachbehandlung Nieren-Tonikum S
  - Hevert: Cysto Hevert Tropfen, Hewecyst-Blasen-Nieren Tropfen
  - Biochemie: Schüßler-Salze Nr. 3 (Ferrum phosphoricum), Nr. 7 (Magnesium phosphoricum), Nr. 8 (Natrium chloratum)
  - Pascoe: Clematis Similiaplex, Pascosabal, Juniperus Similiaplex R
  - Nephroselect (Dreluso); uro-loges (Loges); Pflügerplex Eupatoria Nep 22 (Pflüger); Nephroselect (Dreluso); Cantharis (Weleda)
- **Ordnungstherapie:** Alkohol und Nikotinverbot; Enzyme
- Bei Frauen oft verursacht durch E. coli, bei Männern häufig Streptokokken
- Bei rezidivierenden Beschwerden Herde (Nasennebenhöhlen, Darm und Zähne) ausschließen bzw. Herdsanierung vornehmen (Tonsillen, Appendixnarbe, Wurzelbehandlungen und Zahngranulome)
- Die bei Frauen häufig vorliegende vegetative Fehlregulation lässt sich mit Neutropan gut behandeln.
- Einreibungen von Spenglersan G in die Nierengegend bei Nephritis

Nierensteine

- **Diät:** viel Flüssigkeitszufuhr; bei Oxalatsteinen kein Vitamin C, Spinat und Rhabarber; bei Purinsteinen: kein Fleisch, Wurst und Hülsenfrüchte nächtliche Trinkmenge erhöhen (verhindert nächtliche Urinkonzentration)
- **Ausleitende Verfahren:** Schröpfen der Nierenzonen
- **Fertigarzneimittel:** Hevertnier Complex N (Hevert); Cantharis Similiaplex (Pascoe); Lithurex S (Phönix)

- Bei **rezidivierenden Beschwerden** Herde (NNH + Darm + Zähne) ausschließen bzw. Herdsanierung vornehmen (Tonsillen, Appendixnarbe, Wurzelbehandlungen und Zahngranulome)
- Einreibungen von Spenglersan G in die Nierengegend bei Nephritis

3.6 Erkrankungen des Nervensystems

3.6.1 Grundlagen naturheilkundlicher Diagnostik und Therapie

Embryologie und Iridologie

Organsysteme aus Sicht der Embryologie

Das zentrale und periphere Nervensystem sowie Signalganglien, Rückenmark und Gehirn gehen aus dem äußeren Keimblatt, dem **Ektoderm** hervor (➤ Kap. 1.1.1). Weitere ektodermale Strukturen sind:
- Haut und Hautanhangsgebilde: Haare, Nägel, Zahnschmelz
- Hypophyse
- Milchdrüsen
- Sinnesorgane: Augen, Ohren und Nase

TIPP

Die ektodermalen Gewebestörungen zeigen sich in erster Linie in der lymphatischen Iris (➤ Kap. 1.1.2). Diese ist besonders gekennzeichnet durch eine neurogen sensible Disposition bzw. vegetativ spastische Disposition.
- Konstitutionelle Therapie bei lymphatischer Konstitution neurogen sensiblen Typs: Zincum Similiaplex, Neurapas Balance, Pascolibrin und Calcium phosphoricum Similiaplex.
- Konstitution und Disposition lassen sich sehr gut über spezifische Komplexmittel, wie Zincum Similiaplex, Valeriana Similiaplex, Avena Sativa Similiaplex, Psychneurotikum, Zincum valerianicum (Hevert) und Neurotropaninfusionen, erreichen.

Iridologische Hinweise auf embryologische Strukturen

- Ausstülpungen des Pupillensaums (ektodermales Keimblatt), sog. Neurolappen sind ebenfalls Hinweis auf eine vegetative Regulationsstörung. Therapie: Zincum Similiaplex bzw. Zincum valerianicum
- Das bekannteste iridologische Phänomen ist die rötlich schimmernde Pupillensaumregion (ektodermales Keimblatt), die als Neurasthenikerring beschrieben wird. Therapie: Zincum Similiaplex bzw. Zincum valerianicum

Iridologische Hinweise auf Schwächen im Organsystem

- Die Iriskrause – ein vegetativ innerviertes Areal – kann in Form einer engen, aber auch einer weiten Krause Hinweise auf die vegetative Regulation geben, hier bestimmt das Zusammenwirken von Fasern des M. dilatator irides und des M. sphincter pupillae die Regulation.
  - Je weiter eine Krause oder je gerader ihr Verlauf, desto starrer bzw. insuffizienter ist das Vegetativum, was sich oft in einer trägen Darmfunktion äußert.
  - Je enger oder zackiger der Krausenverlauf ist, desto ausgeprägter reagiert der Patient im Vegetativum, besonders parasympathikoton und mit einer eher spastischen Motorik.
- Bei neurogen sensibler und vegetativ spastischer Disposition (Krampfringe und Solarstrahlen) besteht eine Neigung zu einer ausgeprägten Empfindsamkeit auf äußere Reize. Therapie: Zincum Similiaplex bzw. Zincum valerianicum
- Sog. Neuronetze verlaufen als quer verlaufende helle Strukturen in der Iris, die als Folge einer starken sympathischen Gewebereizung die Gefäße der Iris aufquellen lassen. Therapie: Neurotropan Infusionen

Homotoxikologie

Nach den Gesetzmäßigkeiten der Homotoxikologie (➤ Kap. 1.1.6) werden neurologische Erkrankungen

und psychische Störungen folgenden Phasen zugeordnet:
- **Humorale Phase:**
  - Herpes zoster, akute Neuralgien, Poliomyelitis im Fieberstadium
  - Therapiemaßnahmen: alle umstimmenden, ausleitenden, regulierenden Maßnahmen, v. a. Ableitung über die Haut, die ebenfalls aus dem Ektoderm entstanden ist. Als hautableitende Maßnahmen eignen sich tägliche, ca. 1 Stunde andauernde Kurzwickel, v. a. Unterschenkelwickel, wöchentliche Ganzkörper-Massagen und Trockenbürstungen nach der täglichen Dusche. Ebenso helfen Schwitzbäder und basische Mineralstoffbäder. Schröpfen oder Baunscheidtieren, Moxibustion, Cantharidenpflaster
- **Matrix-Phase:** Migräne, Tics, chronische Neuralgien, benigne Neurome, Poliomyelitis, vegetative Dystonie, Schwindel, Drehschwindel, Tinnitus, Depression und Angst. Therapiemaßnahmen (➤ Kap. 1.1.6).
- **Zelluläre Phase:** Paresen, Multiple Sklerose, Neurofibromatose oder Gliosarkome. Erkrankungen dieser Phase dürften in der Naturheilpraxis eine seltenere Therapieoption darstellen und sind dann immer als Begleitbehandlung zu werten. Therapiemaßnahmen (➤ Kap. 1.1.6).

Dunkelfelddiagnostik

Bei neurologischen und psychiatrischen Erkrankungen erfolgt die positive Beeinflussung der Matrix über eine intrazelluläre und extrazelluläre Entsäuerung mit Pascoe Basenpulver und Gelumtropfen oder Sanuvis.

Pathogenetische Grundmuster und Kausalketten

Die Kausalkette ZNS (Kausalkette Nr. 12 nach Schimmel ➤ Kap. 2.2.3 und ➤ Abb. 2-18) formuliert Beziehungen zwischen dem ZNS als übergeordnetem Regulationszentrum und den peripheren Organen: Mithilfe der EAV kann zwischen psycho-somatischen und somatopsychischen Störungen unterschieden werden.

- Bei psychosomatischen Störungen sollte Bach-Blütentherapie, homöopathische Hochpotenzen oder sedierende Phytotherapeutika, z. B. Avena sativa eingesetzt werden, um störende Informationen zu reduzieren.
- Bei somatopsychischen Störungen ist es möglich, die irritierende dominante Organstörung mit Nosoden, Homöopathika, Phytotherapeutika zu dämpfen oder zu beseitigen.

3.6.2 Kasuistik: Migräne

Die Patientin (geb. 1944) leidet seit sieben Jahren an Migräne mit Übelkeit im Verlauf des Gallenblasenmeridians. Zu Beginn trat die Migräne im Abstand von mehreren Monaten auf, später traten die Anfälle immer öfter auf, ebenso nahm die Schmerzintensität zu. Bei Behandlungsbeginn litt die Patientin alle zwei Wochen an Migräne. Sie hatte bereits ein Migränetagebuch geführt und Schokolade sowie Alkohol als migräneauslösende Faktoren gemieden. Um eine durch die Menopause hormonell bedingte Migräne auszuschließen, wurde vor zwei Jahren ein Hormonstatus erhoben. Die Patientin ist Nichtraucherin und ernährt sich vorwiegend laktovegetabil. Sie ist verheiratet und kinderlos. Als Lehrerin nimmt sie ihren Beruf sehr ernst und möchte immer nur das „Beste" geben. Dadurch kommt sie immer wieder in Stresssituationen. Auch die Pflege ihres Mannes, der an Multipler Sklerose erkrankt ist, nimmt die Patientin die letzten Jahre sehr in Anspruch. Weitere körperliche Beschwerden liegen nicht vor. Beschwerden an Zähnen, Tonsillen und Kieferhöhle konnten ausgeschlossen werden – eine fokaltoxische Belastung liegt nicht vor. Essverhalten und Schlaf zeigen keine Auffälligkeiten.

Diagnostik

Körperliche Untersuchung, Labor

- **Körperliche Untersuchung:** guter Allgemeinzustand, guter Ernährungszustand (170 cm Körpergröße, 67 kg Körpergewicht); RR: 125/85, Puls: 80 und rhythmisch, Lunge-Herz auskultatorisch: o. B., periphere Pulse: tastbar, Darm auskultato-

risch: o. B., keine Resistenzen, Lymphknotenstatus: o. B.; grob neurologisch o. B. Alle Reflexe seitengleich, es liegt kein Hinweis vor auf pseudoradikuläre oder radikuläre Symptomatik, v. a. im Bereich der HWS (evtl. vertebragener Kopfschmerz).
- **Vorbefunde** (Hormonstatus, Frauenärztin): o. B.
- **Labordiagnostik:** o. B.

Naturheilkundliche Hinweisdiagnostik

- **Iridologie:** lymphatische Konstitution mit neurogen sensibler Disposition und zackenförmigen Radiären. Diese werden auch Schmerzlinien bzw. Gelsemiumlinien bezeichnet.
- **Dunkelfeld:** Haufenbildung, Geldrollenbildung, Filitbildung
- **EAV:** Ne ↑
- **Spenglersan:** o. B.
- **Uricolor:** o. B.

Fallbewertung und Therapieziele

Bei Frauen wird eine Migräne oft durch Störungen im Leber-Gallesystem, im Darm und den Nieren ausgelöst; sie kann zudem hormonell bedingt sein. Bei Männern liegt meist eine Störung im Magen-Darmbereich zugrunde. Auch Niere und Prostata sind für Migräneanfälle verantwortlich. Bei Zervikalsyndromen (Spannungskopfschmerzen) sollte eine Adjustierung der HWS erfolgen. Die Schmerzlokalisation gibt aufgrund der Kausalketten und den Meridianverläufen Hinweise auf die Beteiligung anderer Organsysteme:
- Bei rechtsseitiger Migräne sollten Leber-Gallefunktionsstörungen (Meridianverlauf), bei linksseitiger Migräne muss eine Milzbeteiligung ausgeschlossen werden.
- Einseitige bzw. doppelseitige Stirnkopfschmerzen bei Frauen: Beteiligung von Adnexen oder Uterus
- Stirnkopfschmerzen (direkt über Glabella): Magen-Darmbeteiligung. Schmerz im Bereich der Kalotte verweist auf eine Beteiligung der Nieren.

Aus Sicht der Homotoxikologie stellt die Migräne eine Erkrankung der Matrix-Phase dar, somit ist eine Entgiftungstherapie (Drei-Punkt-Therapie oder Phönixentgiftung) erforderlich. Zudem sollte bei Bedarf die intra- und extrazelluläre Säureregulationen reguliert werden (> Kap. 1.2.2). Therapieziel ist die Reduzierung der Häufigkeit und Scherzintensität, indem migräneauslösende Faktoren, z. B. hormonelle Regulation und ernährungsabhängige Faktoren beeinflusst werden.

Therapiemaßnahmen

Maßnahmen zur Beeinflussung von Konstitution, Disposition und Diathese

- Lymphdiaral Basistropfen + Zincum Similiaplex als Konstitutionsmittel (3 × 15 Tr.)
- Iris Similiaplex als Dispositions- und Diathesemittel (3 × 10 Tr.) bei Neigung zu Kopfschmerzen und Erbrechen
- Gelsemium Similiaplex als Dispositions- und Diathesemittel (3 × 10 Tr.) bei Neigung zu Spasmen; dieses Mittel steht in Zusammenhang mit den iridologischen Zeichen (Gelsemiumradiären)

Regressiv vikarisierende und organunterstützende Maßnahmen

Migränetherapie nach Sanum:
- 1–2. Wo.: morgens Notakehl D5 + abends Fortakehl D5 (je 1 Tbl.). Alle 14 Tage im Wechsel Latensin; Utilin (je 1 Kps.) über 10 Wochen.
- 3–7. Wo.: Mo.-Fr. morgens Mukokehl D5 + Nigersan D5 (je 1 Tbl.). Sa.–So. morgens Notakehl D5 + Fortakehl D5 (je 1 Tbl.).

Zusätzliche Maßnahmen

Als kausal wirksame, aber auch symptomatische Maßnahmen werden durchgeführt:
- Antimigren: wird als Begleitmittel bei Spannungskopfschmerzen und Migräne eingesetzt (3 × 1 Tbl.)
- Ohrakupunktur:
  - Punkte: Uterus, Shen Men, Frustrationspunkt, Wetterpunkt, Plexus solaris, Ganglion stellatum, Ganglion cervicale medius, vegetative Rinne, HWS, Neurasthenie, Herz, Polster, Jerome, Vegetativum 2, Ovar, TSH, Antiaggression, Analgesie, Angst, Stirn, Sonne, Antidepression, Kummer, Freude.

– Punkte über Punktsuchgeräte bzw. über Verypoint Technik oder Drucktaster identifizieren. Jeder identifizierte Punkt wird genadelt (1 ×/Wo.)
- Cholesterinum Similiaplex (3 × 10 Tr.): beeinflusst v. a. Kopfschmerzen im Verlauf des Gallenblasenmeridians
- Meiden von tierischen Fetten in der Ernährung
- Handpunkte werden der Patientin erläutert und mit Körnerpflaster im Akutfall von Patientin stimuliert

> **TIPP**
> Bei **beginnender Migräne:**
> - Lokaler Aderlass (mit Dreikantnadel oder Hämolanzette), in der Nähe des lateralen Augenwinkels, an der Vene, die sehr oberflächlich und bläulich schimmernd neben PaM 9 (Tai Yang) liegt. So lange bluten lassen, bis das zunächst tiefdunkle Blut etwas heller wird, danach Blutstillung.
> - Körperakupunktur: Gb 39 oder Fernpunkte entsprechend der Meridianachsen:
>   – Dünndarm/Blase: Dü 3, Bl 60; Ni 3; ggf. bei Druckdolenz He 7, Bl 58.
>   – 3-Erwärmer/Gallenblase: 3E 5, Gb 43, Le 3, ggf. bei Druckdolenz Ks (Pe) 7, Gb 37
>   – Dickdarm/Magen: Di 4, Ma 44, MP 6; ggf. bei Druckdolenz Lu 9, MP 3, Ma 40
>
> **Intervallbehandlung:**
> - Körperakupunktur: Zusätzlich zu den Fernpunkten Nahpunkte entsprechend der „vorne-hinten" und „oben-unten" Regel. Nahpunkte:
>   – Dünndarm/Blase: Bl 2, Bl 10, (Bl 18)
>   – 3-Erwärmer/Gallenblase: Gb 3, Gb 20
>   – Dickdarm/Magen: Di 20, Ma 8
> - Bei streng einseitig lokalisierter Migräne hat sich die Nadelung von Lu 7 kontralateral bewährt. Zudem können modalitätsspezifische Punkte angewendet werden:
>   – Bei Wetterfühligkeit: 3E 15, Gb 20, Gb 41
>   – Bei Veränderung durch Menstruation: MP 6, Ma 36, Ni 3
>   – Bei Veränderung durch Stress: He 3, He 7, Du Mai 20, Ma 36

Behandlungsverlauf

Nach Beginn der Akupunktur und der Einnahme der Präparate wurden die schmerzfreien Intervalle länger. Nach drei Monaten trat die Migräne nur noch alle drei bis vier Wochen auf. Die Intensität der Kopfschmerzen wurde geringer, Übelkeit trat nicht mehr auf. Die Akupunkturbehandlung und konstitutionelle Therapie wurden weitergeführt. Antimigren wurde als Dauermedikation beibehalten.

Ein halbes Jahr nach Behandlungsbeginn (11/2001) traten leichte Migräneanfälle nur noch im Abstand von sieben Wochen auf. Die Akupunktur wurde nach fünfmonatiger Anwendung (zum Schluss alle 3 Wochen) beendet. In den weiteren drei Monaten (02/02) traten keine Migräneanfälle auf.

Naturheilkundliche Grundsätze und Zusatzinformationen

- **Ernährungstherapie:**
  – Im Anfall: starker Bohnenkaffee und Zitronensaft kann oft einen Migräneanfall stoppen
  – Unverträgliche Nahrungsmittel meiden, meist Speck, geräucherte Wurst, Fisch, Tomaten, Zwiebeln, Bohnen und Schokolade
  – Nahrungs- und Flüssigkeitszufuhr vor dem schlafen gehen meiden bzw. gering halten
- **Ausleitende Verfahren:** Schröpfen der Nierenzonen und der Nacken-Schultermuskulatur
- **Neuraltherapie:** Dornenkranz; evtl. Störfeld Gallenblase über die Gallenreflexzone (liegt zwischen rechtem Schulterblatt und Dornfortsatzreihe)
- **Sauerstofftherapie:** HOT
- **Intestinale Barrierestabilisierung** (IBS ➤ Kap. 3.2.5)
- **Alternativ einzusetzende Fertigarzneimittel:**
  – Nestmann Basistherapie: Zentragress, Gelsemium Kplx. 56, Mezereum Kplx. 122, Nemagran; bei rechtsseitigem Kopfschmerz: Cyclamen Kplx.128; bei linksseitigem Kopfschmerz: Verbascum Kplx.129; bei Erbrechen: Apomorphinum Kplx. 185
  – Hevert: Gelsemium comp., Hevert Migräne N Tropfen und Injekt; Magnesium phosphoricum D6 Hevert
  – Infirmarius: Cephaloplant; bei hormonellen Fehlregulationen bei Frauen: LÖWE Komplex Nr. 14
  – Pascoe: Cuprum-Injektopas SL und Sedativa-Injektopas

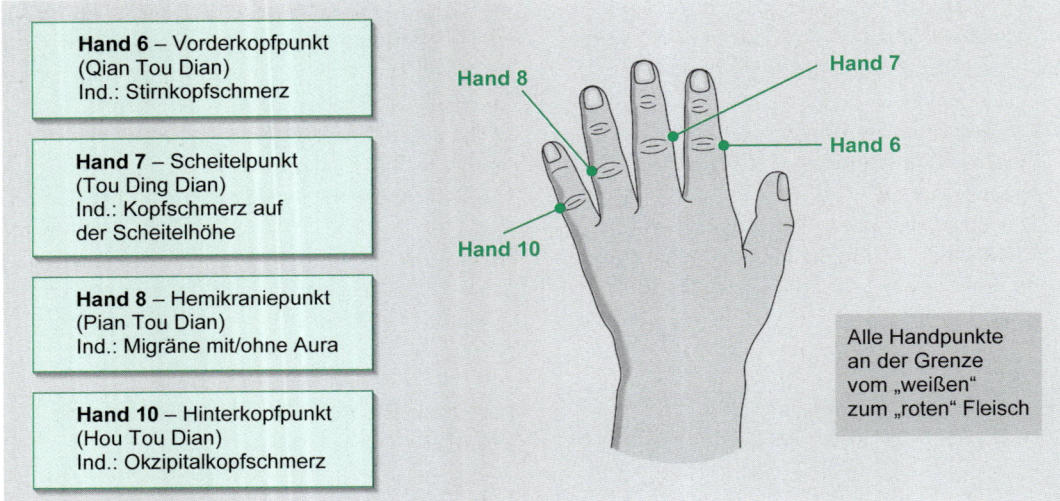

Abb. 3-1 Migräne-Handpunkte

- Cyclamen Synergon Nr. 83 (Kattwiga); Kephadoloron 0,1%, Ferrum siderinum comp (Weleda)
- Biochemie: Schüßler-Salz Nr. 4 (Kalium chloratum)
- **Ordnungstherapie:** ausgewogener Tagesrhythmus; Stressabbau
- **Entspannende und übende Verfahren:** Autogenes Training; Progressive Muskelrelaxation nach Jacobson
- **Störfeldabklärung** (Tonsillen, Nasennebenhöhlen, Zahnherde, Zahngranulome, Narben)
- **Ohrakupunktur:** Uterus, Shen Men, Frustrationspunkt, Wetterpunkt, Plexus solaris, Ganglion stellatum, Ganglion cervicale medius, vegetative Rinne, HWS, Neurasthenie, Herz, Polster, Jerome, Vegetativum 2, Ovar, TSH, Antiaggression, Analgesie, Angst, Stirn, Sonne, Antidepression, Kummer, Freude

> **TIPP**
> Bewährtes Kombinationskonzept bei Migräne:
> - 1. Tag: i. m.-Injektion mit Infi-Belladonna
> - 2. Tag: i. m. -Injektion mit Infi-Belladonna + i. v.-Injektion mit Infi-Spigelia I
> - 3. Tag: i. m.-Injektion mit Infi-Belladonna + s. c.-Injektion mit Infi-Camphora NT
> - 4. Tag: i. v.-Injektion mit Infi-Spigelia
> - 5. Tag: i. m.-Injektion mit Infi-Belladonna
> - 6. Tag: i. v.-Injektion mit Infi-Spigelia + s.c.-Injektion mit Infi-Camphora NT
> - 7. Tag: i. m.-Injektion mit Infi-Belladonna
>
> Den siebentägigen Zyklus 1.– 7. Tag solange wiederholen, bis keine Beschwerden mehr auftreten: Ab der dritten Wiederholung jeden 2. Tag keine Injektion durchführen, den verlängerten Zyklus solange beibehalten, bis die Migräneanfälle zurückgehen.

3.6.3 Kasuistik: Neuralgie

Bei der Patientin (geb. 1967) wurde eine Herpes-zoster-Neuralgie diagnostiziert. Vor ca. vier Wochen trat erstmals der schmerzhafte Hautausschlag im Thoraxbereich (Dermatom Th 3–4) auf. Der Hautausschlag verbreitete sich rechtsseitig über den Rücken und zog gürtelförmig über die Rückseite auf die Vorderseite des Körpers. Die Bläschen wurden mit Zinkpuder behandelt und bildeten sich nach ca. einer Woche etwas zurück. Die Schmerzen wurden unerträglich, so dass Analgetika eingenommen wurden. Es bestand eine Überempfindlichkeit gegen Berührungen im Nervenverlauf. Nach ca. drei Wochen klangen die Hauterscheinungen vollständig ab, die Schmerzen blieben aber in unterschiedlicher Intensität zurück.

Diagnostik

Körperliche Untersuchung, Labor

- **Körperliche Untersuchung:** reduzierter Allgemeinzustand, aufgrund der Schmerzen wirkt die Patientin depressiv, adipöser Ernährungszustand (176 cm Körpergröße 97 kg Körpergewicht); RR: 125/85, Puls: 96 und rhythmisch, Lunge-Herz auskultatorisch: o. B., periphere Pulse: tastbar, Darm auskultatorisch: o. B., keine Resistenzen, Lymphknotenstatus: o. B.; grob neurologisch o. B., alle Reflexe seitengleich, Überempfindlichkeit im Laufe des Intercostalnerven Th 3–4
- **Vorbefunde:** Diagnose und Medikation (Tramadol Tr. und Zinkpuder) durch Hausarzt
- **Labordiagnostik:**
  - E-phorese: γ-Globuline erniedrigt (10,8%), Differenzialblutbild, Lymphozyten: 12%
  - Eine Schwermetallbelastung lag nicht vor; bei chronischen Neuralgien ist insbesondere eine Quecksilberbelastung auszuschließen, da Quecksilber neurotoxisch wirkt.

Naturheilkundliche Hinweisdiagnostik

- **Iridologie:** Mischkonstitution mit vegetativ spastischer Diathese und exsudativer Disposition
- **Dunkelfeld:** o. B.
- **EAV:** Bg ↑; Herpes-zoster-Nosode positiv getestet
- **Spenglersan:** o. B.
- **Uricolor:** o. B.

Fallbewertung und Therapieziele

Die Herpes-zoster-Neuralgie wird aus Sicht der Homotoxikologie den Matrix-Phasen zugeordnet: Die Matrix sollte über Entgiftungskonzepte und nach Bewertung des Säure-Basen-Haushaltes reguliert werden. Bei Neuralgien sind Störfelder oder Störherde auszuschließen (Spenglersantest). Wichtig ist eine Normalisierung der immunologischen Mechanismen, da Störfelder oder Störherde zu einer Dauerbelastung des Immunsystems führen können. Aus Sicht der Kausalketten können die Beschwerden durch Verdauungsbeschwerden verursacht worden sein; in diesen Fällen sollte eine Symbioselenkung durchgeführt werden.

Therapieziel ist die Beseitigung der Schmerzsituation sowie die Regulation des Immunsystems.

Therapie

Maßnahmen zur Beeinflussung von Konstitution, Disposition und Diathese

- Cystus Similiaplex als Konstitutionsmittel (3 × 15 Tr.)
- Dulcamara Similiaplex + Aconitum Similiaplex + Dioscorea Similiaplex + Rhus toxicodendron Similiaplex als Dispositions- und Diathesemittel (6 × 10 Tr.); diese Kombination hat sich bewährt bei Neuralgien (z. B. Trigeminusneuralgie, Herpes-zoster-Neuralgie, Lumboischialgien)

Regressiv vikarisierende und organunterstützende Maßnahmen

- Basenpulver Pascoe (3 × 1 TL 1–2 Std. nach den Mahlzeiten)
- Legapas zur Darmausleitung (5 × 8 Tr.)
- i. m.-Injektion mit Vitamin B_{12} 1000 μg + Vitamin-B_6-Injektopas + Folsäure-Injektopas (alle 2 Tage) als Nervenregeneration
- Infusionstherapie mit Pascorbin Infusion 15 g in 250 ml NaCl 0,9% (2 ×/Wo.): zur Normalisierung der immunologischen Barriere und Verbesserung der Lymphozytenblastogenese

Zusätzliche Maßnahmen

Als kausal wirksame, aber auch symptomatische Maßnahmen werden durchgeführt:
- i. m.-Injektion mit Eigenblut (2 ml) + Pefrakehl D6 + Notakehl D5 bei akuten Beschwerden
- Akupunktur: Bl 2, Bl 67; Dü 2; 3E 23; diese Kombination beeinflusst die Symptome in den Meridianverläufen (1 ×/Wo.)

Behandlungsverlauf

Während der täglich stattfindenden Injektionen und Akupunkturbehandlungen zeigte sich schon nach wenigen Tagen eine Abnahme der Schmerzintensität. Legapas wurde nach einer Woche abgesetzt. Die Vitamin-B-Injektionen wurden wegen Beschwerdeverbesserung nur dreimal durchgeführt, die Pascorbin Infusionen nach 14 Tagen beendet. Die Überempfindlichkeit sowie leichte latente dumpfe Schmerzen blieben noch bestehen. Die Akupunktur wurde einmal wöchentlich über zwei Monate durchgeführt. Das Basenpulver konnte nach unauffälligen Urin-pH-Werten nach ca. sechs Wochen abgesetzt werden. Die Konstitutions- und Diathesebehandlung wurde beibehalten.

Sieben Monate nach Behandlungsbeginn (12/2002) bestanden keine Überempfindlichkeit und auch keine Schmerzen mehr.

Prognose

Da Herpes-Viren eine sog. Slow-Virus-Form darstellen – Slow-Viren können sich in Zellverbände zurückziehen und dort persistieren – ist eine Dauerbelastung des Organismus zu erwarten. Bei immunologisch defizitären Situationen kann das Krankheitsbild neu aufflammen, somit ist eine kontinuierliche Stabilisierung der Immunbarrieren notwendig. Ebenso kann eine Nosodentherapie helfen, Erregerbelastungen abzubauen.

Naturheilkundliche Grundsätze und Zusatzinformationen

- **Orthomolekulare Therapie:** Versorgung mit B-Vitaminen
- **Ausleitende Therapie:** Ableitung über den Darm als unterstützende Maßnahme mit Ozovit oder zweimaliger Gabe von FX Passage
- **Alternativ einzusetzende Fertigarzneimittel:**
  – Nestmann Basistherapie: Rhus tox Kplx. 9, Euphorbium Kplx. 142, Nervensalbe 330, Mezereum Kplx. 122, Cedron Kplx.163, Zentragress
  – Hevert: Aconitum Hevert; bei Trigeminusneuralgien Gelsemium Comp. Hevert Ampullen und Tropfen
  – Infirmarius: Akut Infi-Symphytum Tropfen, Infi-Spigelia Injektion, Infi-Vitamin B_{15}-Injektion
  – Dioscorea Similiaplex, Dolo-Injektopas, Vitamin B_{12}-Injektopas 1000µg (alle Pascoe), Pflügerplex Rhus tox 353 (Pflüger); Aconitum napellus (Weleda)
  – Biochemie: Schüßler-Salz Nr. 7 (Magnesium phosphoricum)

3.6.4 Kasuistik: Tinnitus

Der Patient (geb. 1968) vernimmt seit ½ Jahr ein anhaltendes leises Pfeifen im Ohr. Es handelt sich um einen hohen Ton. Das Geräusch ist immer zu hören, es kann tagsüber von lauten Alltagsgeräuschen übertönt werden. Nachts stört das Geräusch den Schlaf des Patienten. Als das Symptom akut auftrat, wurden vom HNO-Arzt Infusionen zur Verbesserung der Durchblutung (Pentoxityllin) verabreicht, sie konnten das Geräusch aber nicht mildern. Der Patient erlernte daraufhin Autogenes Training, was aber bislang keine Besserung erbracht hat. Der Patient leidet außerdem seit ca. fünf Jahren an Hämorrhoiden, welche mit schmerzlindernd und abschwellend wirkender Analsalbe behandelt werden. Es besteht keine Obstipation.

Diagnostik

Körperliche Untersuchung, Labor

- **Körperliche Untersuchung:** sportlich athletischer Typ, guter Allgemeinzustand, guter Ernährungszustand (186 cm Körpergröße, 82 kg Körpergewicht); RR: 120/70, Puls: 50 und rhythmisch, Lunge-Herz auskultatorisch: o. B., periphere Pulse: tastbar, Darm auskultatorisch: o. B., keine Resistenzen, Lymphknotenstatus: o. B.
- **Vorbefunde:** keine
- **Labordiagnostik** – Erys: $5{,}4 \times 10^6/\mu l$, MCV: 96 fl, HK: 47%

Naturheilkundliche Hinweisdiagnostik

- **Iridologie:** lymphatische Konstitution mir neurogen sensibler Disposition
- **Dunkelfeld:** Geldrollenbildung mit verdickten weißlichen Membranen (Hinweis auf mögliche Übereiweißung)
- **EAV:** o. B.
- **Spenglersan:** o. B.
- **Uricolor:** Rotring-Bildung

Fallbewertung und Therapieziele

Bei Schädigungen des Innenohrs liegt die Berücksichtigung folgender Organsysteme und physiologischer Reaktionen nahe: z. B. Entzündungsreaktionen oder Durchblutungsstörungen im Ohrbereich, ebenso können Stress oder orthopädische bzw. gefäßsklerotische Veränderungen für den Tinnitus verantwortlich sein. Ebenfalls überprüft werden sollte der Zahnstatus, da mögliche Zahnherde als Entzündungsherde für Tinnitus infrage kommen können.

Hämorrhoidalleiden sind in erster Linie auf eine konstitutionelle Schwäche des Gefäßbindegewebes zurückzuführen und auf Stauungen im Pfortaderkreislauf. Ursachen dafür sind häufig Hepatopathien aber auch Obstipation, sitzende Lebensweise oder Herzinsuffizienz.

Liegen Stoffwechselstörungen zugrunde, muss differenziert werden zwischen einer anabol-katabolen bzw. einer katabol-anabolen Störung (> Kap. 1.2.3). Eine anabol-katabole Störung entwickelt sich meist infolge einer Übereiweißung durch zu hohe Eiweißzufuhr. Möglich wäre aber auch eine zu starke Kohlenhydratzufuhr, die wiederum zu einer Störung der anabolen katabolen Regulationssysteme führen kann. Dies lässt sich laboranalytisch sehr gut über eine starke Erhöhung der Triglyzeridfraktionen und des Ansteigens des HBA_{1C}-Wertes identifizieren.

Therapieziel ist neben der Reduzierung der Ohrgeräusche, die Besserung der Hämorrhoiden durch Entstauung des Pfortadersystems.

Therapiemaßnahmen

Maßnahmen zur Beeinflussung von Konstitution, Disposition und Diathese

- Lymphdiaral Basistropfen als Konstitutionsmittel (3 × 15 Tr.)
- Ruta Similiaplex + Arnica Similiaplex + Aesculus Similiaplex als Dispositions- und Diathesemittel (2 × 10 Tr.); wirken gefäßabdichtend und regulieren den venösen oder arteriellen Schenkel

Regressiv vikarisierende und organunterstützende Maßnahmen

- Hevert Stoffwechsel-Tee N (3 × 300 ml)
- Pascomucil (1 × 1/2 ML) zur Entlastung der analen Region durch Stuhlerweichung

Zusätzliche Maßnahmen

Als kausal wirksame, aber auch symptomatische Maßnahmen werden durchgeführt:
- GEB mit 30 µg O_3/ml/cm^3 auf 50 ml Blut mit 10 ml Natriumcitrat 3,13%, zuvor Mikroaderlass (60 ml) zur Verbesserung der Mikrozirkulation durch Erhöhung des Sauerstoffpartialdrucks in den Erythrozyten
- Blutegel zur Verbesserung der Mikrozirkulation und Entzündungshemmung; einmaliges Ansetzen von zwei Egeln an das Mastoid
- Ohrakupunktur: Null-Punkt: Punkt 55, Punkt 51, Punkt 29; Antitragus
- i. m.-Injektion mit Veno-N-Injektopas zur Beeinflussung der Hämorrhoiden (2 ×/Wo.)

Behandlungsverlauf

Nach zweimaliger Ozon- und Akupunktur- und einmaliger Blutegelbehandlung veränderte sich der Ton zeitweise in Höhenlage und Lautstärke. Pascomucil wurde nach zwei Wochen abgesetzt, da der Stuhl nun weich war. Die Blutegeltherapie wurde nach vier Wochen einmal wiederholt.

Nach ca. sechs Wochen ließ sich eine deutliche Minimierung der Lautstärke ausmachen: Tagsüber hörte der Patient den Ton gar nicht mehr. Zudem waren eine deutliche Abschwellung der Hämorrhoiden und damit auch eine Schmerzverbesserung zu bemerken. Akupunktur, Ozontherapie und medikamentöse Therapie wurden weitergeführt.

Drei Monate nach Behandlungsbeginn (12/1998) bestehen keine Hämorrhoiden mehr. Es werden keine Injektionen mehr durchgeführt. Der Tinnitus ist nur noch im niederfrequenten Bereich wahrzunehmen, stundenweise hört der Patient auch keinen Ton. Die Akupunktur wird einmal wöchentlich, die konstitutionelle und dispositionelle Therapie für drei Monate weitergeführt. Nach sechs Monaten ist keinerlei Therapie mehr notwendig, der Patient ist beschwerdefrei.

Prognose

Niederfrequente Töne sind prognostisch besser zu werten als hochfrequente Töne.

Naturheilkundliche Grundsätze und Zusatzinformationen

- **Manuelle Therapie:** chiropraktische Behandlung bedenken, da Subluxationen der HWS oft über Irritationen der Arteria vertebralis Ohrgeräusche verursachen können.
- **Ausleitende Verfahren:** Aderlass; Schröpfen der Nacken-Schulter Zonen, zur unterstützenden Lymphabflussförderung des Lymphbelts
- **Neuraltherapie:**
    - Dornenkranz zur Verbesserung der sog. Basisdurchflutung (Regulation der Durchblutung der A. basilaris und vertebralis)
    - Quaddeln der druckdolenten Ohrpunkte mit 1%igem Procain, manchmal wird infolge des Einspritzens in einen korrespondierenden Ohrpunkt ein Sekundenphänomen ausgelöst (= sofortiges Verschwinden der Symptome)
- **Ozontherapie:** GEB mit 32 µg O_3/ml/cm^3 auf 50 ml Blut mit 10 ml Natriumcitrat 3,13% (entionisiert die Calciumionen und macht damit das Blut ungerinnbar)
- **Alternativ einzusetzende Fertigarzneimittel:**
    - Nestmann Basistherapie: Avena Sativa Spezial 130, Aesculus Spezial 140, Petroleum Kplx. 301, Cepa Kplx. 305; zur Gefäßregulierung: Hypericum F Kplx. 52, Ferrum Phos. Kplx. 201; Wetterabhängige Belastung: Ruta Kplx. 141; Dulcamara Kplx.143
    - Hevert: Ginko Biloba comp. Hevert Tropfen, Injektionen und Tabletten, Heweginko dilut Tropfen, Heweginko purum Tropfen
    - Infimarius: Ginko-Plantin Tropfen und Tabletten
    - Pascoe: Pascovasan
    - Biochemie: Schüßler-Salze Nr. 4 (Kalium chloratum), Nr. 11 (Silicea), Nr. 3 (Ferrum phosphoricum)
- **Stressabbau:** Autogenes Training, Psychotherapie und Hypnose sollen dem Patienten helfen, eine optimale Stressbalance zu erreichen, was sich wiederum positiv auf die Gefäßregulation auswirkt.

3.6.5 Kasuistik: Schwindel

Der Patient (geb.1959) leidet seit ca. drei Monaten an Drehschwindel, der oft mit Übelkeit und Ohrgeräuschen einhergeht. Der Schwindel tritt anfallsartig ca. ein- bis zweimal täglich auf und ist von unterschiedlicher Dauer und Intensität: Vor ca. dreieinhalb Monaten war der Patient an einer starken Grippe mit Otitis media erkrankt, welche laut Ohrenarzt komplett ausgeheilt ist. Der Patient ist emotional sehr angespannt und macht sich existenzielle Sorgen um seine Zukunft, da er selbstständig ist und durch die Schwindelanfälle seit acht Wochen seiner Arbeit nicht mehr nachgehen kann.

Diagnostik

Körperliche Untersuchung, Labor

- **Körperliche Untersuchung:** reduzierter Allgemeinzustand, guter Ernährungszustand (178 cm Körpergröße, 80 kg Körpergewicht); RR: 140/90, Puls: 80 und rhythmisch, Lunge-Herz auskultatorisch: o. B., periphere Pulse: tastbar, Darm auskultatorisch: o. B., keine Resistenzen, Lymphknotenstatus: Kieferwinkellymphknoten sind beidseits geschwollen

- Vorbefunde (HNO-Arzt): Verdacht auf M. Menière
- Labordiagnostik: o. B.

Naturheilkundliche Hinweisdiagnostik

- **Iridologie:** hämatogene Konstitution mit stark rarifizierter erster großer Zone. Diese Zone ist entodermalen Ursprungs und repräsentiert den Magen-Darm-Trakt. Eine Rarifizierung ist als Schwächezeichen zu werten. Zudem zeigt sich ein Solarstrahl bei 12.00 Uhr. Dieses Zeichen – es verweist auf Schwindel oder Kopfschmerzen – wird in der Iridologie auch als Cocculuszeichen bezeichnet.
- **Dunkelfeld:** o. B.
- **EAV:** veränderte Messwerte Ly ↑, Ni ↑; dies deutet darauf hin, dass das Element Wasser irritiert ist und somit auch im Sinne der „Überdruckventilregulation" eine Auswirkung im Ohrenbereich zu finden ist.
- **Spenglersan:** Spenglersan D+++ (nach Testung zeigt sich ein ca. vier Stunden andauernder stechender Schmerz im rechten Ohr), A +++ (gut als Gefäßtonikum einzusetzen)
- **Uricolor:** o. B.

Fallbewertung und Therapieziele

Häufig gehen therapieresistente Schwindelzustände mit Infektionen der oberen Atemwege einher. Insbesondere Herpes-Infektionen (z. B. Herpes simplex oder Herpes zoster), aber auch entzündliche Ohrenerkrankungen können zu Schwindelzuständen führen. Auszuschließen sind insbesondere Entzündungsherde und Mikrozirkulationsstörungen mithilfe der Störfelddiagnostik mit Spenglersanen (Entzündungsherde) und der Dunkelfelddiagnostik (Mikrozirkulation). Außerdem sollte die HWS auf mögliche Subluxationen untersucht werden, da diese Schwindelzustände verursachen können. Aus energetischer Sicht ist insbesondere das Element Wasser (Niere und Blase) zu berücksichtigen: Denn die Ohren sind aus Sicht der TCM die „Öffner" der Nieren.

Therapieziel ist die Anregung der exsudativen Funktionen (Schleimproduktion und Schleimabsonderung) sowie die Beschwerdelinderung.

Therapiemaßnahmen

Maßnahmen zur Beeinflussung von Konstitution, Disposition und Diathese

- Quassia Similiaplex als Konstitutionsmittel (3 × 15 Tr.)
- Arnica Similiaplex als Dispositions- und Diathesemittel, reguliert den arteriellen Schenkel (3 × 10 Tr.)
- Vertigopas (3 × 20 Tr.) als Dispositions- und Diathesemittel enthält u. a. das „Schwindelmittel" Cocculus

Regressiv vikarisierende und organunterstützende Maßnahmen

- Blutegeltherapie an das Mastoid (alle 2 Wo., 2 Blutegel; 4 Behandlungen)
- Ohrkerzentherapie (2 ×/Wo.) zur reflektorischen Reizung von Mittel- und Innenohr durch Herstellung des Unterdrucks
- Spenglersan OM: enthält aufbereitete Streptokokken und Staphylokokken, um Störfeld im Bereich des Ohrs zu regulieren (1 × 3 Sprühstöße in die Armbeuge).

Zusätzliche Maßnahmen

- Als kausal wirksame, aber auch symptomatische Maßnahmen werden durchgeführt:
- Calycast-Injektopas SL + Ginseng-Cpl.-Injektopas + Vitamin-B_{12}-Injektopas (hier auch Folsäure) als Aufbauspritze (1 ×/Wo.)
- Akupunktur: Bl 10, Bl 18; Gb 2, Gb 20, Gb 38, Gb 41; Ren Mai 6; Pe 6; Le 3; Du Ma 20; 3E 3, 3E 5, 3E 17 (1 ×/Wo.) dieses Behandlungskonzept eignet sich besonders zur vegetativen Regulation und Normalisierung der zerebralen Mikrozirkulation.

Behandlungsverlauf

Eine Woche nach Behandlungsbeginn (06/03) zeigte sich, dass die Schwindelanfälle an Intensität abnahmen. Die Behandlung mit den Ohrkerzen wurde vom Patienten zu Hause durchgeführt. Nach ca. drei Wochen trat der Drehschwindel nicht mehr täglich, sondern nur noch zweimal wöchentlich auf. Die Akupunktur, Blutegeltherapie sowie die Injektionen wurden weiter durchgeführt und die Medikation beibehalten. Der Patient konnte nach vier Wochen wieder arbeiten gehen, da die Schwindelattacken nun immer seltener auftraten. Nach sechs Wochen wurde die Spenglersantherapie beendet.

Zwei Monate nach Behandlungsbeginn (08/03) traten keine Schwindelattacken mehr auf. Die konstitutionelle und dispositionelle Medikation wurde weitergeführt. Die Akupunktur wurde nach dreizehnmaliger Anwendung abgesetzt.

Prognose

Wenn sich eine Ursache für den Schwindel (z. B. Hypertonie oder chronische Otitis media) finden lässt, können die Beschwerden erfolgreich behandelt werden. Bei unklarer Ursache ist aufgrund der vielfältigen Ursachen die Prognose auf Heilung und auch auf Beschwerdefreiheit ungünstig.

Naturheilkundliche Grundsätze und Zusatzinformationen

- **Manuelle Therapie:** Chiropraktik, falls eine Subluxation im HWS Bereich vorliegt; zusätzlich Schwindellagerungstherapie, diese von speziell ausgebildeten Physiotherapeuten durchzuführende Therapie dient der Wiederherstellung der kristallinen Strukturen im Gleichgewichtsorgan.
- **Ausleitende Verfahren:** Blutegelbehandlung; Aderlass; Schröpfen der Nacken-Schulter Zonen
- **Neuraltherapie:** Dornenkranz nach Hopfner
- **Reflexzonentherapie:** Symptomzonen: Innenohr, obere HWS
- **Ozontherapie:** GEB mit 30 µg O_3/ml/cm^3 auf 50 ml Blut mit 10 ml Natriumcitrat 3,13%, zur Optimierung der Mikrozirkulation im Ohrbereich
- **Alternativ einzusetzende Fertigarzneimittel:**
  - Nestmann: Cocculus Kplx. 125; hypertoner Schwindel: Viscum-Nest 120; hypotoner Schwindel: Lupulinum Kplx. 202, Cactus Spezial 240; Verbesserung der Mikrozirkulation: Aesculus Spezial 140, Agaricus Kplx. 127
  - Hevert: Vertigo Hevert Injekt, Tabletten und Tropfen
  - Infimarius: Roth's Rotacard Tropfen, Infi-Camphora Injektion
  - Pascoe: Vertigopas, Glonoinum Similiaplex
  - Biochemie. Schüßler-Salze Nr. 1 (Calcium fluoratum), Nr. 2 (Calcium phosphoricum), Nr. 3 (Ferrum phosphoricum), Nr. 10 (Natrium sulfuricum)
- **Stressabbau:** Autogenes Training; Progressive Muskelrelaxation nach Jacobson

3.6.6 Kasuistik: Depression

Die Patientin (geb. 1936) klagt seit Jahren über Obstipation. Sie hat jeden 3. bzw. 4. Tag Stuhlgang, der Stuhl hat eine sehr feste Konsistenz. Bei Bedarf setzt sie Miniklistiere ein. Während der Anamnese beginnt die Patientin immer wieder zu weinen. Ihr Mann sei vor vier Monaten gestorben. Seitdem hätte das Leben kaum noch Sinn. Die Kinder seien weggezogen, keiner sei mehr da, der sich um sie kümmere. Zudem leide sie unter Schlafstörungen, welche zu Leistungsverlust führten. Die Patientin redet eine lange Zeit nur über sich und gibt oft Beschwerden an, welche sich in Befunden von Internisten und Hausärzten nicht bestätigen lassen: Vielmehr gibt sich ein schwermütiger und trauriger Mensch zu erkennen. Darauf angesprochen, dass sie sich in ihren Gedanken immer auf dasselbe Thema fixiert, gibt sie zu verstehen, dass dieses „Gedankenkreisen" sie am Einschlafen hindere. Sie sei müde, lege sich ins Bett und dann würden die Gedanken kommen und nicht wieder aufhören.

Diagnostik

Körperliche Untersuchung, Labor

- **Körperliche Untersuchung:** reduzierter Allgemeinzustand, adipöser Ernährungszustand (171 cm Körpergröße, 89 kg Körpergewicht); RR: 145/90, Puls: 86 und rhythmisch, Lunge-Herz auskultatorisch: o. B., Herzspitzenstoß links lateral verschoben (Linksherzhypertrophie, aber auch bei Roemheld zu finden) periphere Pulse: tastbar, Darm auskultatorisch: o. B., Resistenzen im Sigmakolon (Stuhlwalzen), Lymphknotenstatus: o. B.; Witwenbuckel (Hinweis auf Depression)
- **Vorbefunde** (Facharzt): Herzinsuffizienz und Depression
- **Labordiagnostik** – GOT: 35 U/l, GPT: 30 U/l, γ-GT: 45 U/l; Cholesterin: 260, HDL: 35 mg/dl, LDL: 180 mg/dl, Triglyzeride: 310 mg/dl; Alkalische Phosphatase: 125 mg/dl; Urin-pH-Wert permanent 5,9

Naturheilkundliche Hinweisdiagnostik

- **Iridologie:** hämotogene Konstitution mit Krampfringen und Solarstrahlen. Diese vegetativ spastische Diathese zeigt eine vegetativ schwache Konstitution an.
- **Dunkelfeld:** Geldrollen und Aspergillus Symplasten
- **EAV:** veränderte Messwerte von Ga ↑, Le ↑, He ↓; hier wird deutlich, wie nach der 5-Elementenlehre, besonders das Element Holz, das Element Feuer beeinflusst. Treten im Element Holz respektive Leber-Gallefunktionsstörungen auf, können diese das Herz (die dazu gehörige Emotion ist die Freude) negativ beeinflussen.
- **Spenglersan:** o. B.
- **Uricolor:** schaumige Blasenbildung (Hinweis auf schwere Dysbiosen)

Fallbewertung und Therapieziele

Bei reaktiven Depressionen lässt sich oft eine psychische Extremsituation in der Anamnese finden. Zur Regulierung des Vegetativums und zur psychischen Stabilisierung sollten v. a. Bach-Blüten, Zincum Similiaplex, Valeriana Similiaplex oder Zincum Valerianicum eingesetzt werden. Außerdem hat sich als Fertigarzneimittel Neurotropan bewährt, das für ein Gleichgewicht der Acetylcholinacetylase und Acetycholinesterase sorgt. Es kommt häufig vor, dass sich auf gastrointestinale Intoxikationen durch Eiweiß oder Kohlenhydratfäulnis mit nachfolgender Leberbelastung reaktive depressive Verstimmungszustände aufpropfen.

Therapieziele sind die Normalisierung der Verdauungsfunktion sowie die Entlastung des Leberstoffwechsels und die Stabilisierung der psychischen Situation.

Therapiemaßnahmen

Maßnahmen zur Beeinflussung von Konstitution, Disposition und Diathese

- Quassia Similiaplex als Konstitutionsmittel (3 × 10 Tr.)
- Neurapas balance als Dispositions- und Diathesemittel (3 × 2 Tbl.); gutes Begleitmittel bei reaktiver Depression, wirkt vegetativ ausgleichend (Johanniskraut und Passionsblume)

Regressiv vikarisierende und organunterstützende Maßnahmen

- Basentabs pH-Balance (3 × 2 Tbl. 1–2 Stunden nach den Mahlzeiten)
- 3 Amp. Neurotropan Infusion in 100 ml NaCl 0,9% (1 ×/Wo.) zur vegetativen Stabilisierung

Zusätzliche Maßnahmen

Als kausal wirksame, aber auch symptomatische Maßnahmen werden durchgeführt:
- Biochemie: Schüßler-Salze Nr. 5 (Kalium phosphoricum), Nr. 8 (Natrium chloratum). Natrium und Kalium sind wichtige extra- und intrazellulär regulierende Mineralien, die besonders bei Patienten mit psychischen Störungen fehlreguliert sein können.
- Wöchentliche lösungsorientierte Gesprächstermine

- Pascomucil zur Regulierung des Stuhls (2 × 1 ML)
- Zentramin Bastian bewirkt eine psychische Stabilisierung, da es extra- und intrazelluläre Mineralstoffkonzentrationsverhältnisse optimiert (3 × 1 Tbl.)

Behandlungsverlauf

Da sich ein Monat nach Behandlungsbeginn (11/2003) eine Besserung der Obstipation feststellen ließ, wurde Pascomucil abgesetzt. Ebenso wurde die Einnahme der Basentabs beendet, da der Urin-pH-Wert Basenfluten anzeigt. Die Medikation wird aufgrund der veränderten Stuhlgangsituation und als dauerhaftes Konstitutionsmittel auf 1 × 10 Tropfen Quassia Similiaplex reduziert. Die wöchentlichen Gesprächstermine werden von der Patientin eingehalten – sie liebt diese Gespräche und besteht darauf. Die Infusionen werden wöchentlich weitergeführt.

Drei Monate nach Behandlungsbeginn (01/04) traten die anfängliche Traurigkeit und das Gedankenkreisen in den Hintergrund. Neurapas, Schüßler-Salze und Infusionen werden weiter verabreicht.

Prognose

Ein reaktives depressives Verstimmungsbild kann hin und wieder durch die Normalisierung der Begleitsymptome (Leber, Darm, chronische Entzündungsherde) in einen Normalzustand zurückgeführt werden.

Naturheilkundliche Grundsätze und Zusatzinformationen

- **Ausleitende Verfahren:** Blutiges Schröpfen der Depressionszone (LWS) und Gallenzone; Baunscheidtieren des Rückens
- **Alternativ einzusetzende Fertigarzneimittel:**
  - Nestmann Basistherapie: Spigelia Kplx. 46, Platina Kplx. 49, Aurm Kplx. 63; bei Frauen: Nemapharm; bei Männnern: Nemaplex akiv
  - Hevert: bei Schlafstörungen: Hevert-Dorm, Hevert-Dorm Complex; bei Erschöpfung: Hewephos Complex, zur psychischen Stabilisierung: Hewepsychon mono; Hewepsychon uno 425, Hewepsychon uno Tropfen; bei nervöser Unruhe: Valeriana Hevert Beruhigungsdragees
  - Infimarius: Nervio-Plantin N Tropfen, Infi-Damiana Injektion, Infidys Injektion
  - Pascofemin (Pascoe), dysto-lux (Loges); Nervoregin H (Pflüger); Ferrum sidereum, Hypericum Herba (Weleda); Vitamin B_1, B_2, B_6, B_{12}
  - Biochemie. Schüßler-Salze Nr. 5 (Kalium phosphoricum), Nr. 8 (Natrium chloratum)
- **Störfelder und Herde:** bei psychischen Erkrankungen Beherdung abklären, z. B. Zahnwurzeln, impaktierte Weisheitszähne, devitale Zähne
- **Psychotherapeutische Maßnahmen:**
  - Suizidale Tendenzen in den Gesprächen prüfen, jede Suizidäußerung sollte ernst genommen werden und erfordert eine notwendige fachärztliche Therapie.
  - Systemische Familientherapie nach Hellinger

3.6.7 Kasuistik: Angstneurose

Die Patientin (geb. 1959) leidet an starker Angst vor dem Autofahren. Seit ca. sechs Monaten fährt sie nicht mehr selbstständig mit dem Auto. Sobald sie sich ins Auto setzt, treten thorakale Beklemmungen, Herzrasen, Schweißausbrüche und Übelkeit auf. Einmal sei es ihr gelungen, das Auto anzulassen, vor dem Losfahren sei ihr aber sehr schwindelig geworden. Als Beifahrerin verspürt sie keine Angst. Die Ursache ihrer Angst sieht die Patientin in einem starken Zerwürfnis mit ihrer Tochter. Sie sei schon immer ein eher ängstlicher Typ gewesen. Im Gespräch wirkt die Patientin emotional gehemmt. Zudem leide sie täglich an plötzlich einsetzendem Herzrasen, welches aber durch ihre innere Unruhe und Angst bedingt sei. Auch die seit mehreren Jahren bestehenden Durchschlafstörungen seien nervös bedingt, sie mache sich ständig Gedanken um alles. Die empfohlene schulmedizinische Behandlung möchte sie nicht weiterführen, da sie sich keinen Erfolg verspricht.

Diagnostik

Körperliche Untersuchung, Labor

- **Körperliche Untersuchung:** reduzierter Allgemeinzustand (ängstlich, nervös, unruhig), reduzierter Ernährungszustand (170 cm Körpergröße, 52 kg Körpergewicht), RR: 115/90 Puls: 86 und rhythmisch, Lunge-Herz auskultatorisch: o. B., Darm auskultatorisch: o. B., Lymphknotenstatus: o. B.
- **Vorbefunde:**
  - Hausarzt, Internist: o. B.
  - Neurologe: Bedarfsmedikation Tavor 1,0 und regelmäßige Insidon-Injektionen
- **Labordiagnostik:** pH-Wert (Urin) im Mittel unter 6

Naturheilkundliche Hinweisdiagnostik

- **Iridologie:** lymphatische Konstitution mit neurogen sensibler Disposition und Radiärenlockerungen im urogenitalen Sektor. Oft zeigt sich bei Angstpatienten eine genetisch angelegte Schwächestruktur der Iris im urogenitalen Sektor: Die TCM ordnet der Niere das Gefühl Angst zu. In diesen Fällen sollte das Organ Niere gestützt werden.
- **Dunkelfeld:** o. B.
- **EAV:** o. B.
- **Spenglersan:** o. B.
- **Uricolor:** o. B.

Fallbewertung und Therapieziele

Bei Angstsymptomen ist aus Sicht der TCM besonders an den Nieren- und Blasen-Meridian zu denken. Angst ist die emotionale Äußerung bei einer Funktionsstörung dieser Meridiansysteme. Zudem sollte bei Angstpatienten der Zahnstatus geprüft werden. Die vorderen Schneidezähne (1.1, 1.2; 2.1, 2.2; 3.1, 3.2 und 4.1, 4.2) sind dem Nieren- und Blasen-Meridian zugeordnet und zeigen bei Angstpatienten oftmals Entzündungsreaktionen.

Therapieziel ist die Beseitigung der Ängste und die Normalisierung der Lebensqualität.

Therapiemaßrahmen

Maßnahmen zur Beeinflussung von Konstitution, Disposition und Diathese

- Calcium phosphoricum als Konstitutionsmittel (3 × 10 Tr.)
- Dispositions- und Diathesemittel sind Zincum Similiaplex als (3 × 10 Tr.) und Juniperus Similiaplex R (3 × 10 Tr.) im täglichen Wechsel. Zincum Similiaplex dient der Stabilisierung der Angstsymptome, Juniperus Similiaplex R fördert die renale Ausscheidung, es wird auch die Verbindung Niere-Angst angesprochen (Iridologie)

Regressiv vikariisierende und organunterstützende Maßnahmen

Basentabs pH-Balance (4 × 2 Tbl., 1–2 Std. nach den Mahlzeiten)

Zusätzliche Maßnahmen

Als kausal wirksame, aber auch symptomatische Maßnahmen werden durchgeführt:
- Medizinische Hypnose., um die Angst vor dem Autofahren abzubauen
- s.c.-Injektion mit Psychoneuroticum, zur Angstlösung (1 ×/Wo.)
- Rytmopasc gegen paroxysmale Tachykardien (20 Tr. bei Bedarf)
- Bachblüten Rescuetropfen (4 × 4 Tr.)

Behandlungsverlauf

Schon nach den ersten beiden Hypnosebehandlungen bestand kein Herzrasen mehr. Das Aufarbeiten des Konflikts mit ihrer Tochter (gemeinsames supervidiertes Gespräch in der Praxis), die Hypnose und die Medikation besserten die Angstsymptome.

Nach drei Monaten (06/98) konnte die Patientin wieder durchschlafen. Da die pH-Werte ohne Medikation unverändert bestehen blieben, wurde die Basentherapie weitergeführt. Obwohl nach einer viermonatigen Therapie die Ängste soweit gebessert waren, dass die Patientin wieder Autofahren konnte, wurden weitere regelmäßige Hypnosesitzungen und lösungsorientierte Gesprächstherapien zur Stabilisierung der Ängste für weitere vier Monate beibehalten. Die Basentherapie konnte nach Normalisierung der pH-Werte nach sechs Monaten abgesetzt werden. Injektionen mit Psychoneurotikum werden bei Bedarf (angstauslösende Situationen) immer wieder vorgenommen. Auch die konstitutionelle und dispositionelle Therapie wurde als Dauermedikation weitergeführt (3 × 5 Tr.).

Prognose

Angst ist eine natürliche Regulationsmöglichkeit, um sich vor Gefahrensituationen zu schützen. Wenn Angst übersteigert auftritt, sollte geprüft werden, ob psychische Überforderung, Ausscheidungsfunktionsstörungen (Nieren) aber auch vegetative Regulationsstörungen durch Matrixbelastungen zugrunde liegen. Wenn diese auslösenden Faktoren positiv beeinflusst werden können, ist die Prognose günstig.

Naturheilkundliche Grundsätze und Zusatzinformationen

- **Ausleitende Verfahren:** Schröpfen; Baunscheidtieren der Nierenreflexzone
- **Akupunktur:** Bl 23; He 7; Ren Mai 14, Du Mai 20, Ma 36, Ni 3
- **Alternativ einzusetzende Fertigarzneimittel:**
  – Nestmann Basistherapie: Ignatia Kplx. 123, Avena Sativa Spezial 130; bei Sympatikotonie: Lobelia Kplx. 126; bei Vagotonie: Sabadilla Kplx. 124
  – Hevert: Kava Hevert Entspannungstropfen
  – Infimarius: Nervo-Plantin Tropfen, Infi-China Injektion, Infidsy Injektion
  – Neurapas Balance (Pascoe), dysto-loges N (Loges); Kalium phosphoricum comp. (Weleda)
  – Biochemie. Schüßler-Salze Nr. 2 (Calcium phosphoricum), Nr. 5 (Kalium phosphoricum), Nr. 8 (Natrium chloratum)
- **Stressabbau:** Progressive Muskelrelaxation nach Jacobson; Autogenes Training und Yoga; Gesprächstherapie

> Besonders bei Angstpatienten, die an spezifischen Ängsten z. B. infolge seelischer Traumata, Unfälle und Verletzungen leiden, haben sich Bachblüten sehr bewährt. Fragebögen helfen die individuell-hilfreiche Blütenmischung zu bestimmen.

3.6.8 Kasuistik: Vegetative Dystonie

Die Patientin (geb. 1966) leidet seit ca. sieben Monaten an starker Leistungsschwäche, Konzentrationsmangel und Herzklopfen, das sich zu einem Druckgefühl in der Brust ausweitet. Außerdem ist sie äußerst nervös und unruhig, sehr ängstlich, und sie hat Angst zu versagen. Die Patientin formuliert, dass sie Ansprüche an sich und ihre Mitmenschen stelle. Mit ihren beiden Kindern (12 und 10 Jahre alt) habe sie viel Stress in der Schule, ständig müssen sie beaufsichtigt werden und trotzdem klappt es in der Schule nicht so gut. Nachts kann sie nicht schlafen und klagt über Schmerzen in den Gelenken, die bevorzugt in den frühen Morgenstunden sehr stark sind und im Tagesverlauf abnehmen.

Diagnostik

Körperliche Untersuchung, Labor

- **Körperliche Untersuchung:** guter Allgemeinzustand, guter Ernährungszustand (168 cm Körpergröße, 55 kg Körpergewicht), RR: 110/60 Puls: 92 und rhythmisch, Lunge-Herz auskultatorisch: o.B, Darm auskultatorisch: o. B., Lymphknotenstatus: o. B. Die Patientin wirkt leicht fahrig, unruhig und nervös.
- **Vorbefunde** (Internist) – EKG und Labor: o. B.
- **Labordiagnostik** – Kreatinin: 1,0 mg/dl; Erys: $3{,}5 \times 10^6/\mu l$; HB: 11,8 g/dl; K: 3,6 mmol/l; Ca: 2,25 mmol/l

Naturheilkundliche Hinweisdiagnostik

- **Iridologie:** Mischkonstitutionstyp mit vegetativ spastischer Diathese
- **Dunkelfeld:** Filitbildung
- **EAV:** veränderte Messwerte von Ne ↑, Ly ↑, Ge ↑, Le ↑, Ni ↑; es zeigt sich, dass alle Funk-

tionskreise irritiert sind; dieser Befund liegt häufig bei Patienten mit vegetativer Dystonie vor.
- **Labor:** Stuhluntersuchung o. B.; pH-Wert (Urin): im Mittel 5,5
- **Spenglersan:** o. B.
- **Uricolor:** o. B.

Fallbewertung und Therapieziele

Der Symptomenkomplex der vegetativen Dystonie kann im Zusammenhang mit anderen Erkrankungen auftreten, beispielsweise mit einer reaktiven oder endogenen Depression. Sehr häufig liegt einer vegetativen Dystonie auch ein Störfeldgeschehen (chronisch lokale Entzündungsreaktionen) zugrunde. Bei der vegetativen Dystonie handelt es um eine Irritation der parasympathischen Fasern im Gewebe. Deshalb muss immer eine Matrixbehandlung (Entsäuerung und Entgiftung der Matrix) vorgenommen werden. Zudem deuten die bevorzugt nachts auftretenden Gelenkbeschwerden auf einen übersäuerten Patienten hin.

Therapieziele sind die Normalisierung der Matrixregulation mit Entsäuerung und die Regulation der vegetativen Stoffwechsellage.

Therapiemaßnahmen

Maßnahmen zur Beeinflussung von Konstitution, Disposition und Diathese

- Calcium phosphoricum Similiaplex als Konstitutionsmittel (3 × 15 Tr.)
- Avena sativa Similiaplex als Dispositions- und Diathesemittel (abends 30 Tr.) beseitigt vegetative Dysregulationen und neurasthenische Störungen

Regressiv vikarisierende und organunterstützende Maßnahmen

- Baseninfusionen zur Schmerzlinderung und wegen Elektrolytmangelsituation (Zentramin): 40 ml NaHCO$_3$ (8,4% von Braun) + 1 Amp. Zentramin in 500 ml NaCl 0,9% (1 ×/Wo. Infusionsdauer ca. 1 Stunde Montags)
- Infusionen mit 3 Amp. Neurotropan in 100 ml NaCl 0,9% (1 ×/Wo. Donnerstags): zur Regulation des Vegetativums durch Stabilisierung des Auf- und Abbaus von Acetylcholin am synaptischen Spalt
- Nieral zur Förderung der renalen Ausscheidung und Senkung des Kreatininwerts (3 × 2 Tbl.)
- i. m.-Injektion (Drei-Punkt-Therapie) mit Lymphdiaral-Injektopas + Pascorenal-Injektopas + Cholo-2-Injektopas zur Entgiftung der Matrix (1 ×/Wo.)

Zusätzliche Maßnahmen

Als kausal wirksame, aber auch symptomatische Maßnahmen werden durchgeführt:
- i. m.-Injektion mit dysto-loges N: bewährtes Komplexmittel zur Anxiolyse (1 ×/Wo.)
- Akupunktur: He 3, He 5, He 7; Ren Mai 6, Ren Mai 15; Du Mai 20 (1 ×/Wo.) vegetativ regulierende Punktkombination
- Biochemie: Schüßler-Salze Nr. 3 (Ferrum phosphoricum), Nr. 5 (Kalium phosphoricum), Nr. 11 (Silicea), Nr. 12 (Calcium sulfuricum) dienen der Rekonvaleszenz und der Neubildung der Erythrozyten

Behandlungsverlauf

Die Baseninfusionen wurden drei Wochen lang durchgeführt, danach traten die Schmerzen nicht mehr auf. Die Urin-pH-Werte zeigten einen normalen Verlauf. Während den wöchentlichen Akupunktursitzungen ließ sich eine Steigerung der Leistungs- und Konzentrationsfähigkeit beobachten. Die Drei-Punkt-Therapie (Pascoe) konnte nach vier Wochen beendet werden. Aufgrund des nach zwei Monaten normalisierten Kreatininwerts konnte Nieral abgesetzt werden. Die dysto-loges-Injektionen (14-tägig) und die konstitutionelle und dispositionelle Therapie wurden über mehrere Monate weitergeführt und konnten nach einem Jahr beendet werden. Die Patientin kommt als „Dauerpatientin" in unregelmäßigen Abständen zur Labor- und EKG-Kontrolle.

Prognose

Oft besteht bei dieser Erkrankung die Angst, an einer noch nicht diagnostizierten Erkrankung zu leiden. In regelmäßigen Gesprächen sollte den Patienten das Krankheitsgeschehen erläutert und beispielsweise aufgezeigt werden, dass das Herzrasen nicht durch eine organische Störung bedingt ist, sondern eine Störung der vegetativen Steuerung vorliegt. Wenn es dem Therapeuten gelungen ist, eine Vertrauensbasis herzustellen, beruhigt sich die vegetative Symptomatik. Eine häufige Aussage in der Naturheilpraxis ist der Satz: „Kaum betrete ich Ihre Praxis, geht es mir schon besser."

Naturheilkundliche Grundsätze und Zusatzinformationen

- **Ausleitende Verfahren:** Baunscheidtieren des Rückens
- **Entspannende und übende Verfahren:** Progressive Muskelrelaxation nach Jacobson; Autogenes Training und Yoga; Schlafprotokoll
- **Psychotherapeutische Maßnahmen:** lösungsorientierte Gesprächstherapie
- **Ernährungstherapie:** letzte Mahlzeit nicht nach 17.00 Uhr einnehmen, abends nur leichtverdauliche, fettarme Kost keine alkoholischen Getränke
- **Alternativ einzusetzende Fertigarzneimittel:**
  - Nestmann Basistherapie: Agaricus Kplx. 127, Acidum phos. Kplx. 25, Avena Sativa Spezial130; bei starker Unruhe Lycopus S170; bei Herzbeteiligung: Adonis Kplx. 43; bei Magenbeteiligung: Bismutum Kplx. 182; bei Darmbeteiligung: Nux Vomica Kplx. 181; bei Blasenbeteiligung: Natrium muriat. Kplx. 29; bei Unterleibsbeteiligung: Hypericum F Kplx. 52
  - Hevert: Zincum Hevert N Tabletten, Zincum valerianicum comp. Tropfen und Injektion
  - Infimarius: Infi-China Injektion N, Infi-Damiana Injektion, evtl. Infi-Thyreoidinum Injektion
  - Pascoe: Pascosedon, Pasconal Nerventropfen, Neurapas Balance
  - Dystophan (Kattwiga); Pascosedon, Nervoregin H (Pflüger); Bryophyllum Argentum cultum (Weleda), dysto-loges (Loges); Bodival H, Pflügerplex Anacardium 185 (Pflüger); Bryophyllum Argentum cultum (Weleda)
  - Biochemie: Schüßler-Salze Nr. 2 (Calcium phosphoricum), Nr. 7 (Magnesium phosphoricum), Nr. 11 (Silicea) oder Nr. 10 (Natrium sulfuricum)

> **TIPP**
> Bei müden Patienten, die im Bett wieder hellwach werden, lohnt ein Therapieversuch mit Neurapas Balance (2 Tbl. vor dem Schlafen). Neurapas enthält Johanniskraut, Passionsblume und Baldrian. Insbesondere die Kombination Passionsblume und Johanniskraut wirkt entspannend. In der Dreierkombination hat das Arzneimittel entspannende und beruhigende Eigenschaften und bewirkt ein Nachlassen des Gedankenkreisens. Sollte dieses Gedankenkreisen mit Ängsten einhergehen, wie z. B. Existenzängste oder Zukunftsängste, sind Psychoneurotikum Trinkampullen sehr zu empfehlen.

3.7 Erkrankungen des Hormonsystems

3.7.1 Grundlagen naturheilkundlicher Diagnostik und Therapie

Embryologie und Iridologie

Organsysteme aus Sicht der Embryologie

Das Hormonsystem wird aus dem Entoderm und dem Mesoderm gebildet (➤ Kap. 1.1.1). Aufgrund dieser Keimblattentwicklung besteht ein Zusammenhang zwischen den aus dem **Entoderm** gebildeten anatomischen Strukturen, den hormonwirksam aktiven Organen Schilddrüse und Nebenschilddrüse und den nachfolgend genannten Organsystemen:
- Magen-Darmtrakt, Leber und Pankreas
- Auskleidung des Atemtraktes, der Harnblase und Harnröhre
- Auskleidung der Paukenhöhle und der Eustachio-Röhre
- Tonsillengewebe
- Thymusdrüse.

Aufgrund der Bildung aus dem **Mesoderm** besteht ein Zusammenhang zwischen den Geschlechtsdrüsen (und ihren Ausführungsgängen) und folgenden anatomischen Strukturen:
- Blut- und Lymphzellen
- Bindegewebe, Knochen, Knorpel und die quer gestreifte Muskulatur, die die Bewegungsfähigkeit garantiert sowie die glatte Muskulatur, die die Funktionsfähigkeit der inneren Organe gewährleistet
- Auskleidungen von Herz-, Blut- und Lymphgefäßen
- Niere und Ureter, die **Nebennierenrindenkeile**
- Milz

> **TIPP**
> Da hormonelle Regulationsstörungen bei lymphatischer und hämatogener Konstitution sowie bei Mischkonstitution vorliegen können, sollte zusätzlich ein Konstitutionsmittel eingesetzt werden:
> - Lymphatische Konstitution: Scrophularia Similiaplex oder Lymphdiaral Basistropfen im 6-wöchigen Wechsel mit Lymphaden Hevert Complex
> - Mischkonstitution: Thuja Similiaplex
> - Hämatogene Konstitutionen: mit einem leber- und gallenunterstützenden Konstitutionsmittel, z. B. Quassia Similiaplex, Carduus marianus Similiaplex
>
> Lakunen zeigen eine genetisch angelegte Schwachstelle auf, die dem Iridologen das „Rezept aus dem Auge diktiert":
> - Patienten mit geschlossenen Lakunen sprechen sehr gut auf Komplexmittel an, die Fucus (Blasentang) und Wacholder enthalten.
> - Patienten mit zusätzlichen Insuffizienzzeichen – Waben in den Lakunen brauchen Komplexmittel, die Phytohormone enthalten.

Iridologische Hinweise auf embryologische Strukturen

Zu berücksichtigen sind iridologische Zeichen und Dispositionen, die mit einer „Insuffizienz" bestimmter Drüsen einhergehen: Es kann eine glandulär insuffiziente oder eine mesenchymal-insuffiziente Disposition vorliegen.
- Bei **glandulär insuffizienter Disposition** ist das vordere Irisstroma, das mesodermalen Ursprungs ist, teilweise zerstört. Es entwickeln sich krausenständige Lakunen. Oft findet man innerhalb des Krausenverlaufs auffällig viele Krypten, die auf eine Pankreasschwäche hinweisen. Da die Krausenzone endodermalen Ursprungs ist, sollte zusätzlich zur Unterstützung des Pankreas die Magen-Darm-Funktionen mittels der Intestinalen Barrierestabilisierung (IBS ➤ Kap. 3.2.5) normalisiert werden.
- Bei **mesenchymal-insuffizienter Disposition** ist das vordere Irisstroma vollständige zerstört. Bei dieser Maßliebcheniris liegt eine Schwäche der bindegewebigen Strukturen vor (Knorpelschwäche, Bänderschwäche, Venenschwäche). Diese Schwäche erfordert die Einnahme von Silicea als biochemisches Mittel (2 × jährlich über drei Monate).

Iridologische Hinweise auf entzündliche Prozesse

Begleitend zu der Zerstörung des vorderen Irisstromas zeigen sich häufig in der sich an die Krause anschließenden zweiten großen Zone Auffälligkeiten. In dieser sog. Blut-Lymphzone finden sich oftmals Ausschwitzungen von toxischen Pigmenten (z. B. melanine Pigment) über kleine Arterienzirkel in das Irisstroma: So wird bei Entzündungsreaktionen z. B. Melanin von Granulozyten in das Entzündungsgebiet eingeschleppt, um das Gewebe vor zusätzlichen Belastungen z B. durch Sonnenlicht zu schützen. Diese Lymphflüssigkeit kann Hinweise auf eine Matrixdauerbelastung geben.

Iridologische Hinweise auf Schwächen im Organsystem

In der **linken Iris** ist bei 9.00 Uhr der Sektor der Thyreoidea zu finden, bei 5.00 Uhr der der Testes/Ovarien. In der **rechten Iris** sind bei 3.00 Uhr Thyreoidea, 7.00 Uhr die Testes/Ovarien lokalisiert.
- **Strukturzeichen,** d. h. Radiärenlockerungen aber auch Radiärenverdichtungen im thyreoidalen Bereich der Iris sowie **topolabile Pigmente** weisen meist auf eine Funktionsstörung der Thyreoidea hin. Eine abgedunkelte offene Lakune mit weißem Rand kann auf eine jugendliche Hyperthyreose hinweisen. Intensiv rot gefärbte Pigmente, die wie Watte aussehen, sind laut Schnabel Zeichen für einen Hyperthyreoidismus.

- Iridologisch werden bei hormonellen Erkrankungen oft sog. **Achsenzeichen** bewertet, z. B. die neurohormonelle Achse auch Hypophysen-Nebennierenachse, genannt. Sie ist gekennzeichnet durch gegenüberliegende, auseinanderdrängende Radiären (von ca. 1.00 Uhr nach 7.00 Uhr in der linken Iris und von 11.00 Uhr nach 5.00 Uhr in der rechten Iris). Diese Achsenzeichen sind als Hinweis auf neurohormonelle Störungen zwischen Hypophyse und Nebennieren zu werten. Die sog. thyreokardiale Achse kann waagerecht durch beide Iriden verlaufen: Die auseinanderdrängenden Radiären bzw. Lakunen werden auch als Dysbalance-Linie beschrieben und zeigen eine beeinträchtigte Herzfunktion an, die über die Schilddrüse ausgelöst wurde.

Homotoxikologie

Die Homotoxikologie (➤ Kap. 1.1.6) ordnet die Erkrankungen des Hormonsystems folgenden Phasen zu:
- **Humorale Phase:** z. B. Adnexitis, Metritis, Ovariitis, Salpingitis, Prostatitis
- **Matrix-Phase:** z. B. Myome, Zysten, Prostatahypertrophie, Hydrozele, Ovarialzyste die Vorstadien von Tumoren (Adnexe, Uterus, Hoden), Adipositas, prämenstruelles Syndrom, Klimakterium
- **Zelluläre Phase:** z. B. Hyperthyreose, Impotentia virilis, Sterilität, Myxödem, Karzinome von Uterus, Ovarien, Hoden, Thyreoidea

Pathogenetische Grundmuster und Kausalketten

Leber und Ovarien

Die Kausalkette Leber (Kausalkette Nr. 4 nach Schimmel ➤ Kap. 2.2.3 und ➤ Abb. 2-10) formuliert einen Zusammenhang zwischen Leber-Galle und Pankreas, Herden im Kopfbereich, z. B. Nasennebenhöhlen, Tonsillen und Zähne, und dem urogenitalen System. Insbesondere bei Mastodynie und gynäkologischen Beschwerden, z. B. Amenorrhö, Dysmenorrhö und PMS sollte der Funktionskreis Leber-Gallenblase diagnostisch und therapeutisch berücksichtigt werden.

Kausalkette Prostata – Ovar – Uterus – Hoden

Die Kausalkette Nr. 6 nach Schimmel (➤ Kap. 2.2.3 und ➤ Abb. 2-12) stellt Zusammenhänge her zwischen Störherden im Kopfbereich und Erkrankungen des reproduktiven Systems sowie zwischen Blasen- und Nierenaffektionen und Erkrankungen der Geschlechtsorgane, da sich diese im Verlauf des Nieren- und Blasen-Meridians befinden:
- Sinusitiden, Sehstörungen oder Kopfschmerzen können Störungen im reproduktiven System verursachen.
- Blasen- und Nierenaffektionen können für lange Zeit blande verlaufen, um später im reproduktiven System wieder aufzuflammen.
- Die TCM beschreibt die enge Verbindung zwischen Blase und Nieren (Yin- und Yang Meridiane). Falls einer der Meridiane eine Störung erfährt, sind in der Regel beide betroffen. Dieser Zusammenhang könnte dabei hilfreich sein, die Verbindung von Prostata, Ovarien, Uterus und Tuben zu Erkrankungen der Wirbelsäule zu erklären, z. B. Rückenschmerzen während der Menstruation, da die Meridiane des Blasen- und Nieren-Meridians über diese Region verlaufen.

Kausalkette ZNS

Die Kausalkette Nr. 12 nach Schimmel (➤ Kap. 2.2.3 und ➤ Abb. 2-18) formuliert Beziehungen zwischen dem ZNS als übergeordnetem Regulationszentrum, dem Hormonsystem als untergeordnetem Regulationszentrum und den peripheren Organen:
- Bei einer **psychosomatischen Störung** sollte versucht werden, störende Informationen im ZNS mit geeigneten Therapeutika zu reduzieren, wie Bach-Blütentherapie, homöopathischen Hochpotenzen oder sedierenden Phytotherapeutika z. B. Avena sativa.
- Bei einer **somatopsychischen Störung** ist es möglich, die irritierende dominante Organstörung mit Nosoden, Homöopathika, Phytotherapeutika zu dämpfen oder zu beseitigen.

Exkurs

Prostata – Ovar – Uterus – Hoden

Eine optimale Funktion des Uterus hängt ab von der richtigen Funktion des Herzens (reguliert das Blut), Milz (beherrscht das Blut) und der Leber (speichert das Blut).

- Wenn in Herz oder Milz ein Qi-Mangel besteht, wird der Menstruationsfluss spärlich oder versiegt. Therapie bei schwacher Blutung: Milz-Meridian und Herz-Meridian über Tonisierungspunkte behandeln und die Wirkung der Tonisierungspunkte über Quellpunkte verstärken.
- Wenn die Leber das Blut nicht richtig speichert, ist die Menstruationsblutung heftig. Therapie bei starker Blutung: Leber-Meridian über Sedierungspunkt behandeln und über Quellpunkt verstärken.

Da die hormonelle Regulation als dem ZNS untergeordnetes Regulationssystem anzusehen ist, kommt ihm bei der Kompensation psychosomatischer und somatopsychischer Störungen eine entscheidende Rolle zu: Eingesetzt werden hormonell regulierende und unterstützende Therapeutika, wie z. B. Steierl-Präparate oder auch Komplexhomöopathika wie Cimicifuga Similiaplex, Remifemin.

Exkurs

Kausalkette Lunge

Der Lungen-Meridian hat eine sehr enge Beziehung zum Herzen (Kreislauf) und stellt, indem er das Zwerchfell durchzieht, auch eine Verbindung nach innen mit dem Dickdarm, seinem Partnerorgan, her.

- Eine Störung im Thorax kann eine Störung im Abdomen (Magen, Leber, Gallenblase, Pankreas) und Becken (Darm, Nieren, Prostata) auslösen.
- Aus Sicht der TCM (➤ Kap. 2.1.2 bis ➤ Kap. 2.1.5) kontrollieren die Lungen das Körperhaar (die Nieren kontrollieren das Kopfhaar). Bei Frauen mit zu vielen Körperhaaren liegt oft ein Füllezustand im Lungen-Meridian vor. Dieser kann auch durch Hormone verursacht werden, z. B. bei polyzystischen Ovarien.

Matrixregulation – Dunkelfelddiagnostik

Bei der Diagnostik der Erkrankungen des Hormonsystems zeigen sich im Dunkelfeld oftmals Filite als Ausdruck einer möglichen Säureregulationsstörung in der Matrix. Auch eine gestörte Säure-Basenregulation stellt ein häufiges Problem dar.

3.7.2 Kasuistik: Hyperthyreose

Der Patient (geb. 1968) verliert seit einem Jahr trotz gutem Appetit Gewicht. Außerdem verspüre er Herzklopfen und innere Unruhe, seine Nervosität bestehe seit ca. neun Monaten. Zudem ist er ständig müde – dies bringt sein Beruf (Bauarbeiter) mit sich. Der Patient hat drei Kinder. Seit vier Wochen bemerkt er einen Libidoverlust mit Potenzschwäche. Nach Vorerkrankungen befragt, gibt der Patient an, dass vor zwei Jahren eine Hyperthyreose diagnostiziert und mit L-Thyroxin (75 mg) behandelt wurde.

Diagnostik

Körperliche Untersuchung, Labor

- **Körperliche Untersuchung:** guter Allgemeinzustand, reduzierter Ernährungszustand, (184 cm Körpergröße, 75 kg Körpergewicht); erhöhte Körpertemperatur (37,8 °C), warme feuchte

Haut; RR: 125/80, Puls: 100 und rhythmisch, Lunge-Herz auskultatorisch: o. B., periphere Pulse: tastbar, Darm auskultatorisch: o. B., keine Resistenzen, Lymphknotenstatus: o. B.; grob neurologisch o. B., alle Reflexe seitengleich, kein Hinweis auf pseudoradikuläre oder radikuläre Symptomatik insbesondere im HWS-Bereich.
- **Labordiagnostik** – TSH: 0,14 µU/ml; T_3 und T_4: o. B.
- **Vorbefund** (Fremdbefund): Vergrößerung der Schilddrüse um das zweifache der Norm, hyperthyreote Stoffwechsellage

Naturheilkundliche Hinweisdiagnostik

- **Iridologie:** Mischkonstitution mit thyreokardialer Achsenzeichnung (Disharmonielinie). Patienten mit Disharmonielinie sind oft unausgeglichen, neigen zu überschießenden aggressive Reaktionen und wirken übernervös.
- **Dunkelfeld:** o. B.
- **EAV:** o. B.
- **Spenglersan:** o. B.
- **Uricolor:** o. B.

Fallbewertung und Therapieziele

Nach Ausschluss einer Hyperthyreose sollte mithilfe der Kausalketten (➤ Kap. 2.2.3) die Funktionsfähigkeit der sog. Drüsenkette überprüft, d. h. Beziehungen zwischen Hypophyse, Schilddrüse, Nebenschilddrüse, Nebenniere, Pankreas, Prostata, Hoden und Ovar berücksichtigt werden: Insbesondere chronische Entzündungsreaktionen können durch den Verbrauch an Cortisol in erster Linie zu Erschöpfung der Nebennieren führen und das empfindliche Regulationssystem der hormonabhängigen Organe stören.

Ziel ist es, diese Störstelle zu identifizieren. Zudem gilt es die anabole-katabole Regulation zu berücksichtigen. Da die Schilddrüsenhormone den katabolen Stoffwechsel der Zelle steuern und über anabole Irritationen beeinflusst werden können, sollte immer der Leberstoffwechsel und seine Freisetzung von IGF (Insulin Like Groth Factor) bewertet werden.

Das Therapieziel besteht in der Normalisierung der hormonellen Fehlregulation.

Therapiemaßnahmen

Maßnahmen zur Beeinflussung von Konstitution, Disposition und Diathese

- Conium Similiaplex als Konstitutionsmittel (3 × 10 Tr.)
- Thyreopasc N als Dispositions- und Diathesemittel (3 × 2 Tbl.) zur Normalisierung der Schilddrüsenfunktion
- Testiculus Similiaplex als Dispositions- und Diathesemittel (3 × 10 Tr.) zur Regulation der Erschöpfungszustände und der mangelnden Libido

Regressiv vikarisierende und organunterstützende Maßnahmen

- Basenreiche Kost, z. B. wenig Milchprodukte, überwiegend pflanzliche Nahrungsmittel, kein jodiertes Speisesalz bei Hyperthyreose
- Infusionstherapie mit 3 Amp. Neurotropan in 100 ml NaCl 0,9% zur Regulation des Vegetativums durch Stabilisierung des Auf- und Abbaus von Acetylcholin am synaptischen Spalt.(1×/Wo.)

Zusätzliche Maßnahmen

Als kausal wirksame, aber auch symptomatische Maßnahmen werden durchgeführt:
- Thyreo-Injektopas SD an die Schilddrüse (1 ×/Wo.)
- Horvi-Nucleozym comp. 11 als Regulationstherapeutikum bei Tachykardien, Hyperthyreosen, aber auch bei Struma (3 × 8 Tr.)
- Rytmopasc Begleitmittel bei tachykarden Rhythmusstörungen (3 × 15 Tr.)
- Progressive Muskelrelaxation nach Jacobson

Behandlungsverlauf

Bereits nach zwei Wochen besserten sich das Herzrasen und die Nervosität. Einen Monat (8/2003) nach Behandlungsbeginn konnte der Patient ein Stagnieren der Gewichtsabnahme beobachten. Da sich die Laborwerte inzwischen im Normbereich aufhielten, musste Thyreo-Injektopas nur noch 14-tägig injiziert werden. Zudem wurde die Dosierung der

Medikamente reduziert (Thyreopasc 3 × 1 Tbl; Rytmopasc 15-5-5 Tr.), die Infusionen wurden abgesetzt. Nach weiteren drei Monaten (11/2003) sind alle Laborwerte unauffällig. Nach Absprache mit dem behandelnden Arzt wurde l-Thyroxin abgesetzt. Die konstitutionelle und dispositionelle Therapie wurde sechs Monate lang durchgeführt.

Prognose

Sollten die Therapiemaßnahmen greifen, ist die Prognose günstig. 50% der Hyperthyreosen gehen in eine chronisch rezidivierende Form über.

Naturheilkundliche Grundsätze und Zusatzinformationen

- **Injektionen:**
  - Neuraltherapie: Quaddeln der oberen und unteren Schilddrüsenpole
  - S.c.-Injektionen mit Mukokehl D5 + Nigersan D5 an die Schilddrüse
- **Alternativ einzusetzende Fertigarzneimittel:**
  - Nestmann Basistherapie: Strontium F Kplx. 71, Lycopus Kplx. 170; bei Erregungszuständen: Adonis Kplx. 43, Hyoscyamus Kplx. 4
  - Hevert: Hewethyreon N Injektion, Tabletten; bei Struma: Spongia Hevert Complex
  - Infimarius: Infi-Damiana Injektion; Infi-Thyreoidinum Injektion
  - Mutellon (Dr. Gustav Klein); thyreo-loges (Loges); Thyreoidinum H (Pflüger); Thyreodoron Salbe (Weleda)
  - Biochemie: Schüßler-Salze Nr. 1 (Calcium fluoratum), Nr. 2 (Calcium phosphoricum)
- **Entspannende und übende Verfahren:** Entspannungstherapie; Autogenes Training; Stressbewältigung, leichte sportliche Betätigung
- Jodkarenz

> **TIPP**
> - Wichtiger Therapieansatz bei Hypothyreose ist die Berücksichtigung der sog. katabolen Hemmung (➤ Kap. 1.2.3), die meist durch chronische Entzündungsreaktionen verursacht wird und somit die Suche nach dem chronischen Entzündungsherd mit anschließender neuraltherapeutischer Behandlung erfordert. Als unterstützende Therapie empfiehlt Dorcsi die tägliche Einnahme der Nosode Thyreoidinum D10 und zusätzlich Calcium carbonicum D6; Barium carbonicum D6; Kalium carbonicum D6 und Graphites D6.
> - Ernährungstherapie: Bei Jodmangel Jodsubstitution, sonst salzarme, kalorienarme aber vitaminreiche Kost
> - Physikalische Therapie: Kneipp-Güsse, ansteigende Arm- und Fußbäder, Ausdauertraining, jodhaltige Solebäder
> - Hypothyreose ist meist eine Ursache für Kinderlosigkeit.

3.7.3 Kasuistik: Adipositas

Der Patient (geb. 1962) leidet seit ca. vier Jahren zunehmend an Adipositas. Er ermüdet rasch und ist nicht mehr leistungsfähig. Bei Anstrengung wird er kurzatmig und schwitzt sehr stark. Der Patient schläft sehr viel, hat aber einen unruhigen Schlaf und fühlt sich nie ausgeruht. Früher hat er viel Sport getrieben (Fußball und Badminton), aufgrund beruflicher Veränderungen konnte er seinen sportlichen Aktivitäten nicht mehr regelmäßig nachkommen. Der Patient beschreibt sein Essverhalten als Frustessen, tagsüber ernähre er sich ausgewogen, abends greife er zu Nüssen, Süßigkeiten und Bier.

Diagnostik

Körperliche Untersuchung, Labor

- **Körperliche Untersuchung:** guter Allgemeinzustand, adipöser Ernährungszustand, (174 cm Körpergröße, Gewicht: 121 kg, Taillenumfang: 121 cm (je mehr Bauchfett, je höher das Herz-Gefäß-Diabetes Risiko); RR: 155/95, Puls: 100 und rhythmisch, Lunge-Herz auskultatorisch: o. B., periphere Pulse: tastbar, Darm auskultatorisch: o. B., keine Resistenzen, Lymphknotenstatus: o. B.; grob neurologisch o. B., alle Reflexe seitengleich
- **Vorbefunde:** β-Blocker zur Blutdrucksenkung
- **Labordiagnostik:**
  - γ-GT: 66 U/l; GOT: 45 U/l, GPT: 55 U/l, Cholesterin: 250, Triglyzeride: 280 mg/dl, LDL: 210 mg/dl, HDL: 55 mg/dl Cholinesterase:

7000 – dies kann ein Hinweis auf Entgiftungsfunktionsstörungen der Leber sein.
- Erys: 5,7 × 10⁶/μl, MCV: 96 fl, HK: 49%; TSH: 4,1 μU/ml (Normbereich: in Deutschland 4,5, in anderen Ländern 2,5)

Naturheilkundliche Hinweisdiagnostik

- **Iridologie:** lymphatische Konstitution mit mesenchymal insuffizienter Disposition und zentraler Heterochromie (Braunpigment), die gastrointestinale Schwächen anzeigt
- **Dunkelfeld:** Geldrollenbildung
- **EAV:** veränderte Messwerte von Le ↑, Fe ↑, Dü ↑, Di ↑, He ↑; das Element Holz stört das Element Feuer, das wiederum Element Metall negativ beeinflusst.
- **Spenglersan:** D+++, DX+++
- **Uricolor:** Blaufärbung und Blasenbildung

Fallbewertung und Therapieziele

Bei Adipositas handelt es sich um eine anbole Stoffwechselentgleisung (➢ Kap. 1.2.3), dabei spielt in erster Linie der Insulin-Spiegel eine zentrale Rolle. Die Einschränkung von Kohlenhydraten sollte überdacht werden. Zudem gilt es, die hormonelle Achse zu überprüfen: Bei chronischen Entzündungsreaktionen werden der Cortisolspiegel und somit die Nebennieren beeinflusst. Damit geht oft eine Veränderung der Schilddrüsenregulation (Hypothyreose) einher.

Therapieziele sind die Stabilisierung der hormonellen Dysbalance aus Sicht des anabolen-katabolen Stoffwechsels. Zudem sollen die Darmfunktionen reguliert und damit eine Entlastung des Leberstoffwechsel erzielt werden: Belastungen des Leberstoffwechsels sind häufig Ursache für Hormonstörungen (auch 5-Elementenlehre Holz-Feuer). Zudem sollte durch die Beeinflussung chronischer Entzündungsherde die anabole-katabole Steuerung stabilisiert werden.

Therapiemaßnahmen

Maßnahmen zur Beeinflussung von Konstitution, Disposition und Diathese

- Calcium carbonicum Similiaplex als Konstitutionsmittel (3 × 20 Tr.)
- Arsenum jodatum Similiaplex + Phaseolus Similiaplex + Fucus Similiaplex + Sanguinaria Similiaplex als Dispositions- und Diathesemittel (2 × 15 Tr.) für die glanduläre Disposition zur Beeinflussung der hormonellen Regulation bei Adipositas

Regressiv vikarisierende und organunterstützende Maßnahmen

- Gesund und Aktiv Stoffwechselprogramm (➢ Kasten)
- Flüssigkeitszufuhr (mind. 0,03 l/Kilogramm Körpergewicht)
- Ozovit MP Pulver zur Reduzierung anaerober Keime im Darm (2 × 1/2–3 ML 3 Wo.). Dosierung nur so lange steigern, bis der Stuhl weich und breiig ist, es sollten sich weder Durchfall, Bauchkrämpfe noch Blähungen entwickeln.

Zusätzliche Maßnahmen

Als kausal wirksame, aber auch symptomatische Maßnahmen werden durchgeführt:
- Leichte sportliche Betätigung unter Aufsicht (Pulsuhr max. Belastung im Fettverbrennungsbereich bei ca. Pulsfrequenz 90–100 Schlägen/Minute) in diesem Fall reicht leichtes Gehen aus
- i. m.-Injektion mit Fucculaca (2 ×/Wo.)
- Akupunktur: Di 4, Di 10; Du Ma 20; Ma 25; MP 6; Frustrationspunkt, Antiaggressionspunkt und Punkt der Begierde am Ohr mit Dauernadeln stimulieren (1 ×/Wo.)
- Mikroaderlässe 50 ml (1 ×/Wo.) zur Reduzierung des Hämatokrits

Behandlungsverlauf

Einen Monat nach Behandlungsbeginn (02/05) zeichnet sich noch keinerlei Veränderung ab. Erst jetzt beginnt der Patient mit dem Stoffwechselprogramm. Während der nächsten zwei Wochen tritt eine Verbesserung des Wohlbefindens ein: Er schläft besser und ist ausgeruhter. Die Akupunktur wird weitergeführt. Die Mikroaderlässe wurden nach Stabilisierung der Laborwerte nach sechs Wochen nicht mehr durchgeführt.

Drei Monate später (06/05) hat der Patient 7 kg abgenommen. Er hält sich sehr gut an die Ernährungsempfehlungen, die regelmäßig in Gesprächen erläutert werden. Injektionen erfolgten nur noch wöchentlich und werden nun nicht mehr verabreicht, auch das Dispositionsmittel wird abgesetzt. Ein halbes Jahr später (12/05) hat der Patient auch durch die Steigerung seiner sportlichen Tätigkeit weitere 9 kg abgenommen. Der Blutdruck ist wieder normalisiert. Die weitere Einnahme des Konstitutionsmittels für mind. ein Jahr wird empfohlen.

Prognose

Aufgrund der erkennbaren Veränderungen im Leber-Galle-Stoffwechsel, im Fettstoffwechsel und in der adipösen Entgleisung ist bei Optimierung des Ernährungs- und Trinkverhaltens sowie ausgewogener Bewegung davon auszugehen, dass sich eine normale Stoffwechsellage entwickelt. Somit ist die Langzeitprognose günstig.

Naturheilkundliche Grundsätze und Zusatzinformationen

- **Ozontherapie:** HOT oder Ozon zur besseren Versorgung der Mikrozirkulation
- **Alternativ einzusetzende Fertigarzneimittel:**
  - Nestmann Antimon. crudum Kplx. 244; zur Anregung der Drüsenfunktionen: Aurum Kplx. 63; zur Aktivierung der Schilddrüse: Spongia Kplx. 70; zur Mesenchymstabilisierung: Myrtillus Kplx. 31
  - Infimarius: Elian Tropfen, Helianthus comp., Infikausal Tropfen
  - Pascoe: Pascomucil Pulver, Fucus Similiaplex
  - Biochemie: Schüßler-Salze: Nr. 1 (Calcium fluoratum), Nr. 3 (Ferrum phosphoricum), Nr. 5 (Kalium phosphoricum), Nr. 6 (Kalium sulfuricum), Nr. 8 (Natrium chloratum), Nr. 9 (Natrium phosphoricum), Nr. 10 (Natrium sulfuricum)
- **Entspannende und übende Verfahren:** Progressive Muskelrelaxation nach Jacobson, Autogenes Training

TIPP

Das Gesund und Aktiv Stoffwechselprogramm ist ein individuelles Ernährungsprogramm zur Aktivierung des körpereigenen Stoffwechsels. Basierend auf Laborwerten (u. a. Blutgruppe, Leberwerte, Fettwerte, Elektrolyte), Körpermaßen und unter Berücksichtigung von Erkrankungen wird für den Patienten individuell ein Ernährungsprogramm erstellt. Es basiert auf den neuesten Erkenntnissen des Zusammenspiels zwischen dem individuellen Stoffwechselgeschehen eines Menschen und einer darauf ausgerichteten Ernährung (auch www.gesund-aktiv.com).

3.7.4 Kasuistik: Klimakterische Beschwerden

Die Patientin (geb. 1943) leidet seit drei Jahren an übermäßigem Schwitzen am Oberkörper. Zusätzlich treten belastungsunabhängige Herzsensationen wie Herzrasen mit Kurzatmigkeit und Herzstolpern auf. Das Ausbleiben der Menstruation vor sechs Jahren ging mit einer Gewichtszunahme von 5 kg einher. Gemütsverstimmungen oder andere klimakterisch bedingte Beschwerden bestehen jedoch nicht. Die Patientin hat sich vor sechs Monaten von ihrem Mann getrennt. Eine Hormonersatztherapie wird nicht durchgeführt.

Diagnostik

Körperliche Untersuchung, Labor

- **Körperliche Untersuchung:** guter Allgemeinzustand, leicht adipöser Ernährungszustand, (169 cm Körpergröße, Gewicht: 72 kg); RR: 125/75, Puls: 96 und rhythmisch, Lunge-Herz auskultatorisch: o. B., periphere Pulse: tastbar, Darm auskultatorisch: o. B., keine Resistenzen, Lymphknotenstatus: o. B.; grob neurologisch o. B., alle Reflexe seitengleich, Kaiserschnittnarbe.

- **Vorbefunde:** klimakterische Beschwerden (Gynäkologin), o. B. (Neurologe, Internist)
- **Labordiagnostik** – HK: 49%; Erys: 5,2 × 10^6/µl; MCV: 103 fl

Naturheilkundliche Hinweisdiagnostik

- **Iridologie:** lymphatische Konstitution mit glandulärer insuffizienter Disposition, krausenständige Lakunen
- **Dunkelfeld:** Geldrollenbildung mit starker heller Aufquellung der Erythrozytenmembranen mit Hinweis auf Übereiweißung (auch hoher Hämatokrit)
- **EAV:** veränderte Messwerte bei 3E ↑, erhöhte Werte des Dreifachen Erwärmers (3E) zeigen häufig eine hormonelle Dysregulation an
- **Spenglersan:** o. B.
- **Uricolor:** o. B.

Fallbewertung und Therapieziele

Die Kausalketten (➤ Kap. 2.2.3) legen nahe, bei Regulationsstörungen der Sexualhormone ein Störherdgeschehen im Kopfbereich auszuschließen, v. a. Sinusitiden können Beschwerden verursachen. Da das Klimakterium keine Erkrankung im eigentlichen Sinne darstellt, aber diverse Begleitsymptome die Lebensqualität beeinträchtigen können, ist die nachfolgende Behandlung sinnvoll Linderung der Symptome durch eine lymphabflussfördernde Behandlung – eine Quaddelung der Punkte des Lymphbelts nach Dr. Gleditsch: Quaddelreihe mit 2 Amp. Lymphdiaral im Abstand von 2–3 cm oberhalb der Schlüsselbeine und auf dem Rücken auf Höhe von C7. Zudem sollte versuchsweise eine Infusionstherapie mit Neurotropan erfolgen, um eine sich entwickelnde Störung im Vegetativum positiv zu beeinflussen. Für die medikamentöse Therapie sind insbesondere Komplexhomöopathika zu empfehlen, die Cimicifuga enthalten.

Therapieziele sind die Linderung der klimakterischen Beschwerden, eine Gewichtsreduktion sowie die positive Beeinflussung der sehr stark beeinträchtigenden Herzrhythmusstörungen.

Therapiemaßnahmen

Maßnahmen zur Beeinflussung von Konstitution, Disposition und Diathese

- Lymphdiaral Basistropfen als Konstitutionsmittel (3 × 20 Tr.)
- Sanguinaria Similiaplex R + Cimicifuga Similiaplex als Dispositions- und Diathesemittel (2 × 20 Tr.) zur Stabilisierung der hormonellen Regulation
- Rytmopasc bei Bedarf als Symptommittel bei Herzrhythmusstörungen (bis 6 × 20 Tr.)

Regressiv vikarisierende und organunterstützende Maßnahmen

- Neuraltherapie: intrakutan in die Kaiserschnittnarbe
- Lasertherapie tiefer Strukturen der Kaiserschnittnarbe: mit Infrarotlaser mit 30 mWatt 5 Min. flächenbestrahlt (Befund jedes Mal mit Punktsuchgerät auf durchgängige Leitfähigkeit geprüft)
- Eiweißreduktion auf 0,8 g/kg Körpergewicht in 24 Std. verbessern den Dunkelfeldbefund
- Mikroaderlass 60 ml, um HK auf 41% zu senken und den Dunkelfeldbefund zu verbessern (1 ×/Wo.)

Zusätzliche Maßnahmen

Als kausal wirksame, aber auch symptomatische Maßnahmen werden durchgeführt:
- Lymphbeltquaddelung nach Gleditsch als i.c.-Injektion mit Lymphdiaral + Pascofemin; im Schultergürtel und oberhalb der Schlüsselbeine streng intrakutan im Abstand von 2–4 cm Quaddelreihe setzten (1 ×/Wo.). Ziel der Therapie ist eine Verbesserung des Lymphabflusses in die Venenwinkel.
- Biochemie: Schüßler-Salze Nr. 7 (Magnesium phosphoricum), Nr. 1 (Calcium fluoratum), Nr. 3 (Ferrum phosphoricum), Nr. 2 (Calcium phosphoricum) als Osteoporoseprophylaktikum während des Klimakteriums.

Behandlungsverlauf

Während der wöchentlichen Injektionen verbesserte sich schon in den ersten drei Wochen das Schwitzen merklich, war aber nicht vollständig gebessert. Die neuraltherapeutischen Injektionen und Laserbehandlungen wurden insgesamt achtmal durchgeführt, bis der Narbenverlauf mit einem Punktsuchgerät durchgängig elektrisch leitfähig war. Die Aderlässe konnten nach viermaliger Anwendung und einem normalen HK beendet werden.

Zwei Monate nach Behandlungsbeginn (2/2000) traten die Herzbeschwerden nur noch bei starker Aufregung auf. Das Schwitzen bestand nicht mehr. Die Quaddelungen des Lymphbelts wurden 14-tägig durchgeführt. Die Dispositionstherapie erfolgte drei Monate. Nach weiteren zwei Monaten (04/2000) und jeweils dreiwöchentlich durchgeführter Lymphbeltquaddelung bestanden keine Schweißausbrüche mehr. Die Herzbeschwerden traten auch bei Anstrengung nicht mehr auf. Rytmopasc wurde jetzt abgesetzt. Das Konstitutionsmittel und die Schüßler-Salze werden für mind. sechs Monate als Dauermedikation weitergegeben. Die Patientin kommt nach Bedarf ca. alle vier Wochen zur Lymphbeltquaddelung.

Prognose

Bei klimakterischen Beschwerden kann mit Verbesserung des Lymphabflusses und einer Normalisierung der Matrixregulation ein symptomfreies Bild erreicht werden. Somit besteht eine günstige Prognose.

Naturheilkundliche Grundsätze und Zusatzinformationen

- **Akupunktur:** Bl 31; Gb 21; Pe 6; Du Mai 20; Ma 36
- **Ausleitende Verfahren:**
  - Schröpfen der Zonen der Hypotonie und Depression C5 (bei Gelose blutig)
  - Baunscheidtieren der Außenseite der Oberschenkel vom Trochanter major bis zum Knöchel
- **Reflexzonentherapie:** Fußreflexzonen von Hypophyse, Geschlechtsorganen, Thyreoidea
- **Alternativ einzusetzende Fertigarzneimittel:**
  - Nestmann: Nemafam, Spigelia Kplx. 46, Sepia Kplx. 55; bei Schweißausbrüchen, Sambucus Kplx. 82
  - Hevert: Agnus castus comp.; Bomaklim Complex, Hewekliman Complex
  - Infimarius: LÖWE Komplex Nr. 14
  - Pascoe: Pascofemin, Pascofemin-Injektopas, Sanguinaria Similiaplex R
  - Sepia Synergon Nr. 6 (Kattwiga); dysto-loges N (Loges); Pflüger`s Frauentonikum HM, Turnera comp. Inj. (Pflüger); Ovarium D6, Cimicifuga comp (Weleda); Vitamin E
  - Biochemie: Schüßler-Salze Nr. 4 (Kalium chloratum), Nr. 7 (Magnesium phosphoricum), Nr. 1 (Calcium fluoratum), Nr. 3 (Ferrum phosphoricum). Nr. 2 (Calcium phosphoricum)
- **Ordnungstherapie:** psychosoziale Faktoren berücksichtigen, geregelte Tagesordnung
- **Entspannende Verfahren:** Progressive Muskelrelaxation nach Jacobson

3.7.5 Kasuistik: Prämenstruelles Syndrom

Die Patientin (geb. 1980) klagt über depressive Verstimmungen im Wechsel mit Aggressivität, welche ca. eine Woche vor der Menstruation beginnen und mit Beginn der Menstruation nachlassen. Sie hat während der Menstruation auch Schmerzen im Rücken und Unterleib, der Zyklus ist regelmäßig. Seit zwei Jahren tritt drei Tage vor Beginn der Menses eine Migräne auf (im Verlauf des Dreifachen Erwärmer-Meridians), welche in den letzten zwei Monaten auch mit Übelkeit und Erbrechen einhergeht. Sonst liegen keine Beschwerden vor. Die Patientin nimmt seit sechs Jahren die Pille.

Diagnostik

Körperliche Untersuchung, Labor

- **Körperliche Untersuchung:** guter Allgemeinzustand, guter Ernährungszustand (171 cm Körper-

größe, Gewicht: 70 kg); RR: 110/75, Puls: 92 und rhythmisch, Lunge-Herz auskultatorisch: o.B, periphere Pulse: tastbar, Darm auskultatorisch: o. B., keine Resistenzen, Lymphknotenstatus: o. B.; grob neurologisch o. B., alle Reflexe seitengleich
- **Vorbefunde:** keine
- **Labordiagnostik:** o. B., Vitamin-B_6-Mangelzustände sind häufig mit verantwortlich für PMS, hier jedoch o. B.; pH-Wert (Urin): im Mittel 6,7 nie über 7,0 – deutet auf eine extrazelluläre Übersäuerungssituation hin

Naturheilkundliche Hinweisdiagnostik

- **Iridologie:** lymphatische Konstitution mit neurogen sensibler Disposition. In der Iris finden sich bei 12.00 Uhr als Solarstrahl Cocculuszeichen – Hinweis auf Schwindel oder Kopfschmerzsymptomatik
- **Dunkelfeld:** Filitbildung
- **EAV:** o. B.
- **Spenglersan:** o. B.
- **Uricolor:** o. B.

Fallbewertung und Therapieziele

Insbesondere bei Migräne sind die Meridianverläufe der über den Kopf ziehenden Meridiane zu berücksichtigen (Gallenblasen-, Blasen-, 3-Erwärmer- und Magen-Meridian): Evtl. liegen Narben vor, oder es bestehen in den mit dem Meridian assoziierten Organen chronische Entzündungsreaktionen (z. B. Nebenhöhlen, Gallenblase). Zu beachten sind ebenfalls die Kausalketten (v. a. Leber, Galle, Pankreas), die eine Verknüpfung in andere Organsysteme thematisieren: So können gastrointestinale Beschwerden und hier v. a. Fäulnisprozesse eine Migräne auslösen, aber auch Funktionsstörungen im Leber-Gallesystem. Oft liegt aufgrund der Einnahme von Kontrazeptiva ein Vitamin-B_6-Mangel vor. Möglicherweise bestehen Störfelder und toxische Belastungen in „Kopfhöhlen", Leber, Galle, Pankreas und kleinem Becken, die durch gastrointestinale Insuffizienzen bedingt sind.

Therapieziel ist die Linderung der PMS-Beschwerden sowie die positive Beeinflussung der Migräne in Schmerzintensität und Häufigkeit.

Therapiemaßnahmen

Maßnahmen zur Beeinflussung von Konstitution, Disposition und Diathese

- Calcium phosphoricum Similiaplex als Konstitutionsmittel (3 × 10 Tr.)
- Sanguinaria Similiaplex + Iris Similiaplex + Antimigren als Dispositions- und Diathesemittel (3 × 10 Tr.) – eine bewährte Kombination bei hormonell bedingter Migräne

Regressiv vikarisierende und organunterstützende Maßnahmen

- Basentabs pH-balance (4 × 2 Tbl. ein bis zwei Stunden nach den Mahlzeiten)
- Ustilakehl D5 hat ergotaminartige Wirkung auf den Uterus und stabilisiert menstruationsbedingte Kopfschmerzen und Migräne, auch angezeigt bei Dysmenorrhö und Menorraghie (1 × 1 Supp., 3 Tage vor Mensesbeginn abends vaginal einführen)
- i. m.-Injektion (Drei-Punkt-Therapie) mit Lymphdiaral-Injektopas + Pascorenal-Injektopas + Cholo-2-Injektopas) zur Entgiftung der Matrix (1 ×/Wo.)

Zusätzliche Maßnahmen

Als kausal wirksame, aber auch symptomatische Maßnahmen werden durchgeführt:
- S.c.-Injektionen: Petadolex + Pascofemin + Cuprum-Injektopas: bewährte Kombination bei der Behandlung von Kopfschmerzen und Migräne, die v. a. HWS-Verspannungen ausgelöst wurden (2 ×/Wo., im Halsverlauf des Blasen- und Gallenblasen-Meridians)
- Akupunktur: Bl 31, Bl 32; Ren Mai 2, Ren Mai 3, Ren Mai 6; Le 3; MP 6; Ni 3; bewährt bei PMS, die mit Migräne einhergeht. Bei MP 6 (Reunionspunkt) Dauernadel setzen, der Punkt reguliert die Störungen des kleinen Beckens.
- Infidyston + Psychoneurotikum zur Regulierung des Vegetativums; bei Bedarf 1 Sprühstoß

Behandlungsverlauf

Zwei Monate nach Behandlungsbeginn (08/2002) bezeichnete sich die Patientin als deutlich ausgeglichener. Die Migräne im zweiten Zyklus nach Behandlungsbeginn trat abgeschwächter auf. Übelkeit und Erbrechen blieben aus. Die Injektionen wurden nur noch wöchentlich durchgeführt. Die anderen Therapiemaßnahmen wurden beibehalten. Nach weiteren zwei Monaten (10/2000) bestanden keinerlei Stimmungsschwankungen mehr. Die Drei-Punkt-Therapie (Pascoe) wurde nicht mehr weiter geführt, auch die Injektionen und Akupunktur wurden beendet, da die letzten beiden Blutungen schmerzfrei verliefen. Die Basentabs werden nur noch kurmäßig nach Messung des pH-Werts eingenommen. Die Einnahme des Diathesemittels Antimigren und des Konstitutionsmittels wurde für weitere sechs Monate empfohlen.

Prognose

Etwa 60% der Frauen leiden trotz regelmäßiger und normaler Menstruation unter PMS. Die Behandlung mit Komplexhomöopathika und Phytotherapeutika wirkt sich günstig auf die Beschwerden aus.

Naturheilkundliche Grundsätze und Zusatzinformationen

- **Reflexzonentherapie:** im Genitalsegment
- **Neuraltherapie:**
  - Quaddelung oberhalb der Schilddrüsenregion und über der Blasen-Kreuzbeinregion
  - Störfelder berücksichtigen – v. a. wurzelbehandelter Zähne 17, 27,37 und 47 in Ober- und Unterkiefer, sowie Tonsillen
- **Alternativ einzusetzende Fertigarzneimittel:**
  - Nestmann Basistherapie: Platina Kplx. 49, Hypericum F Kplx. 52
  - Hevert: Agnus castus Comp., Agnus castus Femin
  - Biochemie: Schüßler-Salze Nr. 1, Nr. 7
  - Pascoe: Vitamin B_6-Injektopas 100mg, Pascofemin, Dysmopas F
- **Entspannende und übende Verfahren:** Beckenlockerungsübungen, Progressive Muskelrelaxation nach Jacobson; Autogenes Training

3.8 Erkrankungen des Bewegungsapparats

3.8.1 Grundlagen naturheilkundlicher Diagnostik und Therapie

Embryologie und Iridologie

Organsysteme aus Sicht der Embryologie

Aus dem **Mesoderm** entwickeln sich folgende anatomischen Strukturen, die in direkter Beziehung stehen zu Erkrankung des Bewegungsapparats: Bindegewebe, Knochen, Knorpel und die quergestreifte Muskulatur, die die Bewegungsfähigkeit garantieren sowie die glatte Muskulatur, die die Funktionsfähigkeit der inneren Organe gewährleistet. Weitere Organsysteme:
- Blut- und Lymphzellen
- die Auskleidungen von Herz-, Blut- und Lymphgefäßen
- Nieren und Keimdrüsen und deren Ausführungsgänge
- Nebennierenrindenkeile
- Milz.

> **TIPP**
> - Bei Erkrankungen des Bewegungsapparats liegt oft eine mesenchymal insuffiziente Iris vor, die sich an der Zerstörung des vorderen Irisstroma (mesodermalen Ursprung) erkennen lässt. Die mesenchymal insuffiziente Iris findet man sowohl bei lymphatischer und hämatogener Konstitution als auch bei Mischkonstitution, die durch die Gabe von Konstitutionsmitteln gestützt werden können:
>   - Lymphatische Konstitution: Scrophularia Similiaplex oder Lymphdiaral Basistropfen im 6-wöchigen Wechsel mit Lymphaden Hevert Complex
>   - Mischkonstitutionen: Thuja Similiaplex
>   - Hämatogene Konstitutionen: Leber und Galle unterstützendes Konstitutionsmittel, z. B. Quassia Similiaplex, Carduus marianus Similiaplex (➤ Kap. 1.1.2)
> - Zusätzlich sollte bei allen Konstitutionen ein Siliceapräparat gegeben werden, da Silicea als das Nährsalz für das Bindegewebe gilt. z. B. Silicea Similiaplex R oder Schüßler-Salz Nr. 11 Silicea

- Da sowohl die quer gestreifte als auch die glatte Muskulatur aus dem Mesoderm gebildet wird, muss bei mesenchymalinsuffizienten Dispositionen (➤ Kap. 1.1.3) immer berücksichtigt werden, dass auch Erkrankungen der Nieren, Herz-Kreislauferkrankungen sowie Erkrankungen des Lymphsystems eine Rolle spielen. Therapiemaßnahmen, die den Lymphabfluss, das Gefäßsystem und die Nieren unterstützen, und hier v. a. Entgiftungstherapien sollten berücksichtigt werden (z. B. Phönix Entgiftung, Drei-Punkt-Therapie [Pascoe] oder Nestmann Entgiftung).
- Zusätzlich sollten Vitamin C hochdosiert gegeben werden, da Vitamin C zentral ist für die Kollagensynthese.

Iridologische Hinweise auf embryologische Strukturen

Die teilweise Zerstörung des vorderen Irisstroma (mesodermales Keimblatt) wird auch als glandulär insuffiziente Irisdisposition beschrieben. In der Praxis zeigt sich oft ein Zusammenhang zwischen Erkrankungen des Bewegungsapparats und der hormonellen Regulation, z. B. bei Osteoporose und dem Fibromyalgie-Syndrom.

TIPP

Untersuchungen haben gezeigt, dass Schmerzen bei **Fibromylagie-Patienten** als besonders stark empfunden werden von Personen mit besonders niedrigem Serotonin- und Tryptophanspiegel. Der niedrige Serotoninspiegel kann auch durch eine unzureichende Versorgung an Vitamin B_1, B_6 und Vitamin C bedingt sein, die für den Serotoninstoffwechsel benötigt werden. Auf eine Supplementierung von Tryptophan – Tryptophan synthetisiert Serotonin – reagierten die meisten Patienten mit einer deutlichen Besserung der Schmerzen, der Morgensteifheit und der Depressionen.
- Konstitutionstherapie: Konstitutionsmittel + Neurapas balance (3 × 2 Tbl.) + Ardeydorm (2 × 1 Tbl.); Neurapas kompensiert die Negativsymptomatik und beeinflusst die Schmerzsituation, Ardeydorm hebt den Tryptophanspiegel an
- Basentherapie: Gelumtropfen (3 × 20/ Tr.) + Basentabs Pascoe (3 × 20/ Tr.) zur Kompensation der intrazellulären und extrazellulären Azidose
- Schmerztherapie: 7,5 g Pascorbin + Injektion an alle schmerzhaften Triggerpunkte mit Allya-Injektopas + Lymphdiaral + 1 Cuprum-Injektopas (als Schmerztherapiekonzept 1 ×/Wo.)
- Aufbautherapie: i. m.-Injektionen mit Calycast-Injektopas + Vitamin-B_{12}-Injektopas + Ginseng-Injektopas auf die rechte Körperseite; zusätzlich auf andere Körperseite i. m.-Injektion Vitamin B_1-Injektopas

Iridologische Hinweise auf Schwächen im Organsystem

Die iridologischen Zeichen des Bewegungsapparats liegen in der 5. kleinen Zone, der sog. Muskel-Knochenzone. Dort lassen sich oft sog. Wische, Wolken oder Tophi (= Ausschwitzungen von toxischen Pigmenten über den großen Arterienzirkel in das Irisstroma) erkennen, die auf **harnsaure Diathese** aber auch auf **rheumatische Diathesen** hinweisen. Im modernen iridologischen Sprachgebrauch benutzt man für diese Zeichen den Begriff der **Übersäuerungsdiathese**. Diese Zeichen finden sich auffällig oft bei Patienten mit entzündlichen, aber auch degenerativen Erkrankungen der Muskulatur und des Gelenkapparats.

TIPP

Patienten mit mesenchymal insufffizienten aber auch ektodermalen Iriszeichen haben auffällig oft sog. Therapieblockaden, d. h. gut gewählte Therapiemaßnahmen sprechen bei Erkrankungen des Bindegewebes, aber auch bei Haut- und Schleimhauterkrankungen nicht an. Hier kann der Einsatz sog. **Reaktionsmittel** die Therapie der Wahl sein.
- Reaktionsmittel sind Katalysatoren zur Reiz- und Umstimmungstherapie bei anergischer Reaktionslage des Mesoderms (Silicea) und können eine mesenchymale Starre aufbrechen. Silicea Similiaplex R (alle 14 Tage, 2 × 1 Tbl.). Nach ca. 4–6 Wochen sollten mögliche Reaktionsblockaden gelöst sein und die Therapiekonzepte wirksam werden.
- Auch bei ektodermalen Störungen, d. h. wenn Haut- und Schleimhauttherapien nicht adäquat beantwortet werden, kann mit einem Reaktionsmittel gearbeitet werden, hier eignet sich Sulfur Similiaplex (alle 2 Tage, 2 × 1 Tbl., für 2 Wo.).

Homotoxikologie

Die Homotoxikologie (➤ Kap. 1.1.6) ordnet Erkrankungen des Bewegungsapparates folgenden Phasen zu:

- **Humorale Phase:** z. B. Polyarthritis, Muskelrheuma, Myositis, Steigerung der Gelenkflüssigkeitsproduktion, Ischialgie, Arthritis
- **Matrix-Phase:** Myogelosen, Myositis ossificans, Dystrophia musculorum, progressiva Coxarthrose, Gichtkristallentwicklung, Gelenkschwellung und Rheuma. Die Osteoporose gehört in den Übergang zwischen Matrixphasen und zellulärer Phase
- **Zelluläre Phase:** Arthrose, Chondrosarkome, Myosarkome und Knochenkrebs
- Zu den Therapieoptionen der weiteren Matrix Phasen ➤ Kap. 1.1.6.

Anaboler oder kataboler Stoffwechsel

Da Erkrankungen des Bewegungsapparats oft einhergehen mit chronischen Entzündungsprozessen in Körperhöhlen, Muskulatur, Gelenken oder durch diese verursacht werden, sollte v. a. der Redox-Status, z. B. durch Malondialdehydtest (Fa. Orthomol), beurteilt werden, denn dieser bestimmt die Stoffwechselaktivität der Körperzellen. Lang andauernde chronische Entzündungsprozesse bedingen aufgrund des hohen Cortisolbedarfs eine Erschöpfung der Nebenniere, die mit einer katabolen Hemmung mit nachfolgender anaboler Entgleisung (es überwiegt die Reduktion) einhergeht. Weitere Gewebeerkrankungen, z. B. Muskelrheumatismus, Myositiden und Sklerosen (z. B. Dermatomyositis), sind die Folge. Die anabole Entgleisung lässt sich durch eine gut abgestimmte oxidative Therapie beeinflussen, z. B. GEB mit 32 µg O_3/ml/cm^3 auf 50 ml Blut mit 10 ml Natriumcitrat 3,13% (1 ×/Wo.).

Pathogenetische Grundmuster und Kausalketten

Galle/Leber und Uretern

Das pathogenetische Grundmuster 1 (➤ Kap. 2.2.2 und ➤ Abb. 2-2) formuliert Zusammenhänge zwischen den Organen Leber und Galle und den anatomischen Strukturen des Bewegungsapparats. Die Behandlung von Gelenk- und Muskelerkrankungen erfordert demnach eine Unterstützung des Stoffwechselorgans Leber und Galle. Geeignet sind hier die sog. Entgiftungstherapien, z. B. Phönix Entgiftung, Drei-Punkt-Therapie (Pascoe) oder durch das Entgiftungskonzept von Nestmann.

Kopfschleimhäute – Nasennebenhöhlen – Tonsillen – Zähne

Da über Meridianverbindungen kaudal-kraniale und kranio-kaudale Beziehungen zwischen Organen bestehen, lassen sich Verbindungen zwischen den großflächigen Schleimhäuten des Verdauungstrakts und den „Kopfschleimhäuten" herstellen (Kausalkette Nr. 7 ➤ Kap. 2.2.3 und ➤ Abb. 2-13). Wenn Nebenhöhlen, die Tonsillen und die Zähne durch chronifizierte Prozesse oder toxische Belastungen in ihrer Funktion blockiert sind, können die Organe in Bauch und Becken Schaden nehmen. Bevorzugte „Zielorgane" von Kopfherden im Sinne einer Belastung der Matrix und damit Grundlage für die Entwicklung von Erkrankung des Bewegungsapparates sind: Gelenke, Bänder, Muskeln, Nerven insbesondere Wirbelsäule (Fibrositis, Polyarthritis, Spondylarthritis).

Dunkelfelddiagnostik

Insbesondere Erkrankungen des Bewegungsapparats verweisen auf eine Regulationsstörung der Matrix: Den Schmerzen in Bändern und Sehnen liegt aus naturheilkundlicher Sicht ein funktionsbehindernder Gel-Zustand der Matrix zugrunde. Im Dunkelfeld zeigt sich Matrixregulationsstörung häufig als Geldrollen- und Filitbildung, die als Zeichen von Störungen der Mikrozirkulation und extrazellulären Säure-Basenregulation gewertet werden. Zudem sollten Störfelder ausgeschlossen werden (z. B. Spenglersantest).

3.8.2 Kasuistik: Gicht

Die Patientin (geb. 1950) stellt sich mit immer wiederkehrenden Schmerzattacken in den Gelenken der unteren Extremitäten vor. Die Schmerzen treten seit ca. drei Jahren immer häufiger, überwiegend nachts auf und nehmen an Intensität zu. Sie sind an Zehen und Fußgelenken lokalisiert und gehen mit einer Rötung und Überwärmung einher. Die Zehengelenke sind geschwollen und erschweren das Gehen in engen Schuhen. Eine familiäre Belastung lässt sich anamnestisch nicht bestätigen. Die Patientin ist für die Versorgung einer Großfamilie (drei Kinder, vier Enkelkinder) zuständig. Nach eigenen Angaben ist sie ein geselliger Typ, der gerne isst und feiert. Die Patientin nimmt in Eigenverantwortung, ohne ärztliche Empfehlung ein kaliumsparendes Diuretikum (Dytide H) ein, in der Hoffnung, Gewicht zu reduzieren. Das Diuretikum kann in der Langzeitanwendung zu Erhöhung der Kreatininwerte führen.

Diagnostik

Körperliche Untersuchung, Labor

- **Körperliche Untersuchung:** reduzierter Allgemeinzustand durch die Einschränkung beim Gehen; adipöser Ernährungszustand, (169 cm Körpergröße, 98 kg Körpergewicht), RR: 130/85, Puls: 76 und rhythmisch, Lunge-Herz auskultatorisch: o.B, periphere Pulse: tastbar, Darm auskultatorisch: o. B., keine Resistenzen, Lymphknotenstatus: o. B.; grob neurologisch o. B., alle Reflexe seitengleich.
- **Vorbefunde** (Orthopäde): Röntgenbefund bestätigen die Diagnose Gicht
- **Labordiagnostik** – Glukose: 130 mg%; HS: 8,4 mg/dl; Kreatinin 1,1 mg/dl; BSG 27/56 mm; Cholinesterase 4000 – deutet auf Entgiftungsfunktionsstörung der Leber hin

Naturheilkundliche Hinweisdiagnostik

- **Iridologie:** lymphatische Konstitution mit Tophiebildung in der 4.–5. kleinen Zone. Eine Tophiebildung zeigt eine Exsudationsschwäche an (harnsaure Diathese).
- **Dunkelfeld:** massive Haufenbildung der Erythrozyten
- **EAV:** veränderte Messwerte von Le ↑, Ge ↑; gilt als Zeichen eine Störung im Element „Holz"
- **Spenglersan:** D++; DX++; R++ (Stirnhöhle und Kiefernhöhle nach 72 Std.)
- **Uricolor:** o. B.

Fallbewertung und Therapieziele

Differenzialdiagnostisch sind eine reaktive Arthritis, rheumatisches Fieber und eine Arthritis psoriatica auszuschließen (Bestimmung von CRP, BSG und ASL-Titer). Da die Gicht aus Sicht der Homotoxikologie den Matrix-Phasen zugeordnet wird, steht die therapeutische Beeinflussung der Grundsubstanz (➤ Kap. 1.3.1) im Vordergrund: Dies betrifft die Ablagerungen in proteoglykanen Strukturen (Säure-Basen Regulation) sowie die Ausscheidungsfähigkeit des Organismus (Leber-Galle-, Nieren- und Lymphentgiftung). Oftmals zeigt sich ein Ansteigen der Harnsäure bei erhöhter Leberbelastung z. B. durch toxische Belastungen aus dem Darm (Eiweiß oder Kohlenhydratfäulnisvorgänge). Diese sollten kausal behandelt werden durch Einnahme von Ozovit (Reduzierung der anaeroben Bekeimung) bzw. durch eine Umstellung auf eiweißreduzierte Kost.

Therapieziele sind die Reduzierung des Harnsäurespiegels, Normalisierung der Blutzuckerregulation sowie die Beseitigung der lokalen Entzündungsreaktionen der Gelenke.

Therapiemaßnahmen

Maßnahmen zur Beeinflussung von Konstitution, Disposition und Diathese

- Scrophularia Similiaplex als Konstitutionsmittel (3 × 10 Tr.)
- Colchicum Similiaplex als Dispositions- und Diathesemittel (3 × 10 Tr.), Cholchicin, der Wirkstoff der Herbstzeitlose, ist auch Bestandteil der naturheilkundlichen Arzneimittel bei Gicht

Regressiv vikarisierende (heilend), organfunktionsverbessernde Maßnahmen

- Infusionstherapie mit Pascorbin 7,5 g in 100 ml NaCl 0,9% (1 ×/Wo.)
- i. m.-Injektion (Drei-Punkt-Therapie) mit Lymphdiaral-Injektopas + Pascorenal-Injektopas + Cholo-2-Injektopas zur Entgiftung der Matrix (1 ×/Wo.)

Zusätzliche Maßnahmen

Als kausal wirksame, aber auch symptomatische Maßnahmen werden durchgeführt:
- i. m.-Injektion mit Rheuma-Pasc + Allya-Injektopas N SL im wöchentl. Wechsel (1 × 1 Amp./Wo); zur Förderung des Abbaus der Entzündungsmediatoren
- Störfeldsanierung (Neuraltherapie): i.c-Infiltration von 1 ml Procain 1% an Yin Trang (Punkt auf der Glabella) und an die Kieferhöhle
- Ernährungstherapie: purinarme, laktovegetabile Kost und Obst sind zu bevorzugen. In diesem Fall kohlenhydratreduzierte Kost, zur Entlastung von Pankreas und Leber
- Biochemie: Schüßler-Salze Nr. 3 (Ferrum phosphoricum), Nr. 8 (Natrium chloratum), Nr. 9 (Natrium phosphoricum), Nr. 10 (Natrium sulfuricum) – ein bewährtes Kombinationsbehandlungskonzept bei Gicht
- Akupunktur: MP 5, MP 6 (1 ×/Wo.). MP 6 ist ein Reunionspunkt, der insbesondere auch bei Störungen der Leber- und Bauchspeicheldrüsenfunktion eine wichtige Rolle einnimmt und wird unterstützend mit dem Sedierungspunkt MP 5 behandelt.
- Entwässerungstropfen von Schuck (2 × 10 Tr.) als Ersatz von Dytide H

Behandlungsverlauf

Zwei Wochen nach Behandlungsbeginn (06/99) zeigte sich bereits, dass die nächtlichen Schmerzen nachlassen. Die Therapie wurde unverändert weitergeführt. Nach dreimaliger Anwendung konnten die neuraltherapeutischen Injektionen, nach viermaliger Anwendung die Drei-Punkt-Therapie (Pascoe) beendet werden. Die Patientin hielt sich an die Ernährungsempfehlungen.

Zwei Monate nach Behandlungsbeginn (08/99) traten keine nächtlichen Schmerzen mehr auf. Obwohl sich die Schwellung nur geringfügig zurückbildete, verursachte das Gehen nur noch geringe Schmerzen. Die i. m.-Injektionen mit Allya-Injektopas und Rheuma-Pasc sowie die Akupunkturbehandlung wurden in wöchentlichen Abständen durchgeführt, die Infusionen mit Pascorbin beendet.

Nach ½ Jahr war die Patientin weiterhin schmerzfrei. Die Injektionen konnten nach vier Monaten abgesetzt werden. Die Konstitutionstherapie wurde ein Jahr durchgeführt.

Prognose

Die Prognose ist eher schlecht, da eine lebenslange Therapie die Symptome nur lindern, aber nicht heilen kann. Zudem ist die oft auf Ernährungsfehlern beruhende Diagnose für Patienten schlecht zu akzeptieren.

Naturheilkundliche Grundsätze und Zusatzinformationen

- **Ernährungstherapie:** purinarme laktovegetabile Kost; kein Fleisch, Fisch, Geflügel; viel Obst, Saftfasten; Alkoholkarenz; auf ausreichende Flüssigkeitszufuhr achten
- **Ausleitende Verfahren:**
  - Blutegeltherapie bei akut entzündlichen Prozessen an große Gelenke, nicht aber an Zehen- und Fingergelenke
  - Mikroaderlass; Baunscheidtieren über dem M. longissimus dorsi
- **Physikalische Therapie:** bei akuten Beschwerden Eiskompressen, kalte Umschläge; bei chronischen kalte Kneipp-Güsse, warme und ansteigende Vollbäder mit Heublumen; Sauna, heiße Umschläge; leichter Ausdauersport
- **Alternativ einzusetzende Fertigarzneimittel:**
  - Nestmann: Dulcamara Kplx. 143, Berberis Kplx. 145, Polygonum S 150; zur Lösung der Harnsäure: Equisetum Kplx. 23; gegen eine beginnende Versteifung und Knotenbildung: Urtica Kplx. 146, Silicea Kplx. 14
  - Hevert: Colchicum Hevert Complex, Hewedolor Einreibung N, Heweurath Harnsäure Tropfen N
  - Infimarius: Infi-Betula, Rheuma-Gicht Tee ST, Infi-Urtica Injektion
  - Acidum Oxalicum Similiaplex (Pascoe), Apis Synergon Nr. 11 (Kattwiga); rheuma-loges Tropfen (Loges); Girheulit HM (Pflüger); Colchicum Tuber RH, Mandragora comp. (Weleda)

- Sekundäre Gicht bei myeloischer Leukämie und Polyzythämia

3.8.3 Kasuistik: Osteoporose

Bei der Patientin (geb. 1941) wurde Osteoporose diagnostiziert. Die Erkrankung begann bereits vor etwa vier Jahren mit Rückenschmerzen bei Belastung. Am Anfang seien die Schmerzen nur selten aufgetreten, nun leide sie aber Tag und Nacht an „rheumaartigen" Schmerzen. Als sich die Patientin vor einem Jahr am Treppengeländer gestoßen hatte, trat eine Rippenfraktur auf. Durch die anhaltenden Schmerzen ist das Allgemeinbefinden reduziert, da sich die Patientin nur eingeschränkt bewegen kann. Die Menopause trat bereits im Alter von 40 Jahren auf (Osteoporose kann sich in der Menopause auch aufgrund eines Östrogenmangels entwickeln). Vor 20 Jahren wurde der Patientin wegen eines Mammakarzinoms die rechte Brust entfernt. Heute zeigt sich durch die Entfernung der Lymphknoten ein ausgeprägtes Lymphödem im rechten Arm, welches durch Lymphdrainage und Wickeln behandelt wird.

Diagnostik

Körperliche Untersuchung, Labor

- **Körperliche Untersuchung:** reduzierter Allgemeinzustand Raucherin 10 Zigaretten/Tag (begünstigt die Entstehung einer Osteoporose), guter Ernährungszustand, (172 cm Körpergröße, 69 kg Körpergewicht), RR: 120/80, Puls: 78 und rhythmisch, Lunge-Herz auskultatorisch: o. B., periphere Pulse: tastbar, Darm auskultatorisch: o. B., keine Resistenzen, Lymphknotenstatus: o. B.; grob neurologisch o. B., alle Reflexe seitengleich.
- **Vorbefunde** (Radiologe): Knochenszintigramm = Osteoporose besonders mit Deckplatteneinbrüchen in Th 3–5
- **Labordiagnostik:** SBH 0,036 zeigt eine intrazelluläre Übersäuerung an (➤ Kap. 1.2.2)

Naturheilkundliche Hinweisdiagnostik

- **Iridologie:** Mischkonstitution mit mesenchymaler Insuffizienz – Maßliebcheniris gekennzeichnet durch vollständige Zerstörung des vorderen Irisstromas
- **Dunkelfeld:** massive Geldrollenbildung
- **EAV:** veränderte Messwerte des Bg ↑ ↑ – deutet auf stake Bindegewebebelastung hin
- **Spenglersan:** o. B.
- **Uricolor:** roter Ring mit Blasenbildung

Fallbewertung und Therapieziele

Die Osteoporose zählt zu den degenerativen Erkrankungen, die über hormonelle Steuerungsmechanismen beeinflusst werden kann. Bei Osteoporose-Patienten sind zudem ernährungstherapeutische Maßnahmen zu berücksichtigen: Häufig liegt eine zu hohe Eiweißkonzentration vor infolge einer zu hohen Zufuhr von Milch und Milchprodukten (Kalzium). Vormann und Gödecke konnten zeigen, dass bei Zufuhr von Eiweiß die Ausscheidung von Kalzium überproportional ansteigt. Erforderlich sind also eine Regulation des Säure-Basen-Haushalts sowie eine Optimierung der Eiweißzufuhr. Bei Osteoporose sollten zudem chronische Entzündungsherde ausgeschlossen werden, die die Nebennieren beeinträchtigen (➤ Kap. 2.2.3) und eine Osteoporose in ihrer Entwicklung unterstützen können.

Therapieziele sind die Optimierung der Ernährungssituation, die Regulierung der gastrointestinalen Funktion sowie die Verbesserung der bindegewebigen Knochenstruktur.

Therapiemaßnahmen

Maßnahmen zur Beeinflussung von Konstitution, Disposition und Diathese

- Lymphdiaral Basistropfen als Konstitutionsmittel (2 × 15 Tr.)
- Silicea Similiaplex als Dispositions- und Diathesemittel (2 × 1 Tbl.); Hauptmittel bei Störungen im Bindegewebe besonders bei Gelenk- und Knochenfunktionsstörungen

Regressiv vikarisierende und organunterstützende Maßnahmen

- Basentabs pH-balance (4 × 2 Tbl. ein bis zwei Stunden nach den Mahlzeiten)
- Neukönigsförder Mineraltabletten, um Mineralstoffdefizite auszugleichen (3 × 2 Tbl.)
- Ernährungsumstellung: Fisch, Geflügel; viel Obst, zusätzlich 3 Feigen/Tag

TIPP
Drei frische oder getrocknete Feigen täglich gewährleisten eine optimale Mineralstoffabstimmung des Knochenstoffwechsels.

Zusätzliche Maßnahmen

Als kausal wirksame, aber auch symptomatische Maßnahmen werden durchgeführt:
- Infusionstherapie mit Pascorbin 7,5 g in 100 ml NaCl 0,9% (2 ×/Wo.) zur Verbesserung der Kollagenose
- i. m.-Injektion mit Sanuvis; bei jeder Pascorbininfusion zur Verbesserung der intrazellulären Säureregulationsstörung
- Leichte Bewegungsübungen (Physiotherapeut) – Osteoporose entwickelt sich schneller, wenn die Gelenke wenig oder nicht bewegt werden

Behandlungsverlauf

Einen Monat nach Behandlungsbeginn (05/02) konnte die Patientin über eine geringere Intensität der Schmerzen berichten. Die Schmerzen traten immer noch ständig auf, waren aber erträglicher. Durch die physiotherapeutischen Übungen konnte die Bewegungseinschränkung verbessert werden. Die Infusion und i. m.-Injektion wurde nur noch wöchentlich durchgeführt und nach weiteren vier Wochen (06/02) beendet, da die Patientin zu diesem Zeitpunkt keine Schmerzen mehr verspürte. Dadurch verbesserte sich auch der Allgemeinzustand.

Sechs Monate später (10/02) konnte die Patientin über eine stabile schmerzfreie Situation berichten. Die Basentherapie konnte beendet werden, nachdem die Messungen des pH-Werts im Urin stabil blieben. Die Basentherapie wird kurmäßig zweimal jährlich für vier Wochen wiederholt. Die konstitutionelle Therapie wurde ein Jahr weiter empfohlen. Zwei Jahre nach Behandlungsbeginn zeigt eine Kontrolluntersuchung (Knochenszintigraphie) eine beginnende Stabilisierung der Osteoporose.

Prognose

Da die Osteoporose aus naturheilkundlicher Sicht, ein schwer zu therapierendes klinisches Bild darstellt und oftmals die Patienten durch allgemeine Therapieempfehlungen wie „essen Sie mehr Milchprodukte" irritiert werden, ist die Prognose auf Heilung als ungünstig anzusehen.

Naturheilkundliche Grundsätze und Zusatzinformationen

- **Ernährungstherapie:** Kalzium-, vitamin- und mineralstoffreiche Kost, Nüsse, viel Obst und Gemüse, Sonnenblumenkerne sind zu empfehlen, wenig Kaffee und Alkohol
- **Physikalische Therapie:** keine längere Ruhigstellung, keine schwere Lasten tragen, leichte aber viel Bewegung, Physiotherapie, Fangopackung, Packungen mit Heublumen
- **Leaky Gut-Syndrom** (➤ Kap. 3.4.2) ausschließen, weil dieses bei vielen Patienten mit hohem Milcheiweißkonsum zu finden ist
- **Alternativ einzusetzende Fertigarzneimittel:**
  – Nestmann: Silicea Kplx. 14, Calcarea carbonica Kplx. 24; zur Regulation der hormonellen Anteile: Aurum Kplx. 63, Spongia Kplx. 70; bei azidotischer Stoffwechsellage: Equisetum Kplx. 23, Hyssopus Kplx. 30
  – Infimarius: Infiossan Tropfen, Infi-Symphytum N Tropfen, Infi-Para B und H Injektionen, Paravertebral Injektion LWS
  – Calcivitan-Pascoe Vital (Pascoe), Ilex S Schuck Rheumatropfen (Schuck); Pflügerplex Hekla 312 H (Pflüger), Apatit (Weleda)
  – Biochemie: Schüßler-Salze: Nr. 2 (Calcium phosphoricum), Nr. 1 (Calcium fluoratum), Nr. 7 (Magnesium phosphoricum), Nr. 9 (Natrium phosphoricum), Nr. 5 (Kalium phosphoricum)

3.8.4 Kasuistik: Arthrose

Der Patient (geb. 1969) leidet seit zwei Jahren an morgendlicher Steifigkeit des rechten Kniegelenks. Er klagt über zunehmende Bewegungseinschränkung und Schmerzen. Als Marktleiter eines Supermarkts muss er viel gehen, stehen und schwere Dinge tragen. Außerdem spielt er in seiner Freizeit seit Jahren Golf und Tennis. Im Moment ist das Tennisspiel nicht möglich, da das Knie besonders nach Ruhephasen, aber auch nach dem Tennisspielen schmerzt. Zudem sind die Füße des Patienten abends angeschwollen.

Diagnostik

Körperliche Untersuchung, Labor

- **Körperliche Untersuchung:** guter Allgemeinzustand, guter Ernährungszustand, (182 cm Körpergröße, 80 kg Körpergewicht), RR: 125/85, Puls: 84 und rhythmisch, Lunge-Herz auskultatorisch: o.B, periphere Pulse: tastbar, Darm auskultatorisch: o. B., keine Resistenzen, Lymphknotenstatus: o. B.; grob neurologisch o. B., alle Reflexe seitengleich. „Schwangerschaftsstreifen" im gesamten Bauchgewebe lassen auf eine Bindegewebsschwäche deuten, diskrete leicht eindrückbare Knöchelödeme (Stemmer-Zeichen negativ)
- **Vorbefunde** (Orthopäde): Arthroskopie ergibt eine Gonarthrose
- **Labordiagnostik** – BSG: 18/35 mm; CRP: 8,2 mg/dl

> Knöchelödeme (Stemmer-Zeichen negativ) zeigen ein Lymphödem an. Wenn sich im Schwimmhautbereich zwischen den Zehen bei bestehenden Ödemen die Haut nicht in Falten abheben lässt, liegt ein Lymphödem vor.

Naturheilkundliche Hinweisdiagnostik

- **Iridologie:** hämatogene Konstitution mit diversen Krampffurchen zeigt eine erhöhte muskuläre Krampfbereitschaft an
- **Dunkelfeld:** o. B.
- **EAV:** Ge ↑, Bg ↑ Achsenstörung in den Elementen Holz und Metall
- **Spenglersan:** D+++, Testung zeigt keinen erkennbaren Störherd
- **Uricolor:** o. B.

Fallbewertung und Therapieziele

Die Arthrose gilt aus Sicht der Homotoxikologie als eine Erkrankung der Matrix-Phasen mit Übergang in die zelluläre Phase (➤ Kap. 1.1.6). Aus diesem Grund sollten auch intrazelluläre Übersäuerungsprozesse und die mitochondriale Atmungskette in Diagnostik und Therapie berücksichtigt werden. Die Optimierung der Matrixregulation mit nachfolgender Verbesserung des Versorgungsstoffwechsels vom Gefäßsystem zur Organzelle ist das primäre Ziel. Oft spielen bei der Entwicklung einer Arthrose chronische Entzündungsreaktionen durch bakterielle Infektionen eine Rolle. Zudem sollten potenzielle Störherde, z. B. chronische Entzündungsherde v. a. im Bereich der Nasennebenhöhlen ausgeschlossen werden. Matrixbeeinflussende negative Faktoren, wie z. B. mangelnde Sauerstoffversorgung, eine ungenügende Säure-Basenregulation durch zu hohe Eiweißzufuhr sowie die Anhäufungen von Stoffwechselendprodukten z. B. Harnsäuren aufgrund von Organschwächen (Leberfunktionsstörungen) sind ebenfalls zu beachten und zu meiden. Die Ursache der abendlichen Schwellung der Füße ist in einer venösen Gewebeschwäche zu sehen.

Das Therapieziel besteht in der Regeneration der Knorpelanteile mit einer optimierten Produktion von Gelenkflüssigkeit (Wiederherstellung der schmerzfreien und reizfreien Gelenkbeweglichkeit) sowie in der Beeinflussung der genetisch angelegten Bindegewebsschwäche über den Langzeiteinsatz von Silicea.

Therapiemaßnahmen

Maßnahmen zur Beeinflussung von Konstitution, Disposition und Diathese

- Quassia Similiaplex als Konstitutionsmittel (2 × 15 Tr.)
- Silicea Similiaplex als Dispositions- und Diathesemittel (2 × 1 Tbl.); Hauptmittel bei Störungen

im Bindegewebe besonders bei Gelenk- und Knochenfunktionsstörungen

Regressiv vikarisierende und organunterstützende Maßnahmen

- Infusionstherapie mit Pascorbin 7,5g in 100 ml NaCl 0,9% (2 ×/Wo.)
- Aronia Pascoe als antioxidativ wirksames Arzneimittel, um ein Fortschreiten der Arthrose zu verhindern (2 × 2 Tbl.)
- Phlogenzym (3 × 2 Tbl.) zur Verbesserung der Durchblutung und Aktivierung des Fibrinabbaus

Zusätzliche Maßnahmen

Als kausal wirksame, aber auch symptomatische Maßnahmen werden durchgeführt:
- Blutegel an das Kniegelenk, es sollten acht Blutegel aufgebracht werden (2 ×/Wo.)
- S.c.-Injektionen an die Kniepunkte mit Allya-Injektopas + Steirocall, im wöchentl. Wechsel (1 × 1 Amp./Wo.)
- Ozontherapie: mit 50 µg O_3/ml/cm³ auf 30 ml Blut mit 10 ml Natriumcitrat 3,13% an den lateralen und medianen Gelenkspalt in die Subcutis als unterstützenden Maßnahme
- I. m.-Injektion mit Horvi-Enzym-Lactromactan als Kur über acht Wochen zur Regeneration der degenerativen Knorpelprozesse (2 × 1 Amp./Wo.)
- Lokale Einreibung mit folgender Rezeptur: Horvi-Enzym-Chiroprac-Salbe (50 ml) + Lymphdiaral Basissalbe (50 ml)
- Akupunktur: Bl 40; Gb 33; Le 9; MP 9; Ni 10 zur Behandlung von athrotischen Prozessen (1 ×/Wo.)

Behandlungsverlauf

Nach der ersten Blutegelbehandlung trat eine sofortige Schmerzminderung ein, das Knie war außerdem beweglicher. Zwei Monate nach Behandlungsbeginn (12/04) traten die Schmerzen nur noch nach starker Belastung auf. Die Infusionstherapie (Pascorbin) und i. m.-Injektionen wurden nicht weiter durchgeführt. Die Blutegeltherapie wurde wiederholt, danach nahm die Beweglichkeit des Kniegelenks weiter zu. Die Medikamente wurden weiter eingenommen, Phlogenzym wurde nach sechs Wochen abgesetzt.

Vier Monate nach Behandlungsbeginn (02/05) erfolgten keinerlei Injektionen und auch keine Akupunkturbehandlung mehr. Der Patient ist zu diesem Zeitpunkt schmerzfrei. Der Patient kommt zweimal jährlich zur Blutegelbehandlung. Die konstitutionelle Behandlung wird für die Dauer eines Jahres weitergeführt. Silicea wird als Dauermedikation angesetzt.

Prognose

Da die Arthrose dem rheumatischen Formenkreis zugeordnet werden kann, ist meist eine Behandlung über Jahre nötig. Dabei kann aber nur der degenerative Prozess aufgehalten werden. Die Prognose ist eher schlecht.

Naturheilkundliche Grundsätze und Zusatzinformationen

- **Naturheilkundliche Diagnostik:** Azidose prüfen (Urin-pH + Ca+, Na+, K), Gewicht regulieren, oft besteht ein Störfeld Zähne.
- **Enzymtherapie:** (z. B. Phlogenzym) beeinflussen entzündliche Ödeme im gelenknahen Bereich positiv; sie wirken antiphlogistisch, erhöhen die Plasmaviskosität, vermindern die Erythrozytenaggregation und verbessern so die Mikrozirkulation
- **Ernährungstherapie:** kein Fleisch, Fisch, Geflügel, Heilfasten, viel frisches Obst
- **Ausleitende Verfahren:** Schröpfen der Gelosen über den Liosakralgelenken (ISG-Arthrosen) ebenso Gelosen der paravertebralen Muskulatur (bei Spondylarthrosen), Cantharidenpflaster, Baunscheidtieren über den großen Gelenken (Schulter, Hüfte)
- **Neuraltherapie:** Quaddelung um die Patella sowie in und um das Kniegelenk
- **Physikalische Therapie:** bei akuten Beschwerden keine Wärme, kalte Moorauflagen, Heilerde, Physiotherapie, Wärmebehandlungen wie Fango- und Moorpackung, Ansteigende Wärmebäder mit Heublumen, Sauna, Massagen, Bewegungstherapie

- **Alternativ einzusetzende Fertigarzneimittel:**
  - Nestmann: Silicea Kplx. 12; Urtica Kplx. 146; um proliferative Prozesse zu stoppen: Aethiops Kplx. 19, Malva Kplx. 84
  - Hevert: Harpagophytum Injektion, Hewedolor Einreibung N
  - Infimarius: Infiossan Tropfen, Infi-Symphytum Tropfen, Infitraumex Tropfen, Goldampullen Bock N, Infitramex Injektionen
  - Allya, Spondylose-Injektopas SL (Pascoe), Kytta-Salbe (Kytta); flexi-loges (Loges), Chiroplexan H Inj. (Pflüger); Mandragora comp. (Weleda)
  - Biochemie: Schüßler-Salze Nr. 1 (Calcium fluoratum), Nr. 8 (Natrium chloratum), Nr. 9 (Natrium phosphoricum), Nr. 2 (Calcium phosphoricum), Nr. 11 (Silicea)

> **TIPP**
>
> Im Gegensatz zur Arthrose erfordert die **Arthritis** eine antientzündliche Therapie. Ziel einer Arthritisbehandlung ist primär das Beseitigen der akuten Entzündungsreaktion und die Resorption der serös fibrinösen Exsudate. Gut geeignet hierfür sind nachfolgende Maßnahmen:
> - Ausleitende Verfahren über Haut, Niere und Darm: z. B. Blutegel, Cantharidenpflaster, blutiges oder unblutiges Schröpfen sowie Förderung der Diurese mit solidagohaltigen Präparaten
> - Herdsanierung
> - Entsäuernde Maßnahmen: z. B. Basentabs pH Balance
> - Physikalische Therapie: bei akuten Beschwerden kalte Güsse und Umschläge, Eiskompressen; im beschwerdefreien Intervall Wärmebehandlungen, Wasserbehandlungen, Gelenkübungen
> - Alternativ einzusetzende Fertigarzneimittel: rheumaloges Tropfen, flexi-loges (Loges); Rheuma-Pasc, Ledum Similiaplex (Pascoe); Gualedum H (Pflüger)

3.8.5 Kasuistik: Chronische (rheumatoide) Polyarthritis

Die Patientin (geb. 1960) leidet seit etwa sechs Jahren an schleichenden, ziehenden Schmerzen in Finger- und Handgelenken. Eine zunehmende morgendliche Steifigkeit der Gelenke ist seit ca. zwei Jahren zu beobachten. Als selbstständige Floristin befürchtet die Patientin, dass ihre Arbeitsfähigkeit eingeschränkt wird und macht sich deswegen Sorgen um ihre Zukunft. Sie ist eher eine Kämpfernatur, die gegen den Schmerz angeht, sie treibt viel Sport (verschlimmert Schmerzen), hat sich vor drei Jahren das Rauchen abgewöhnt und ernährt sich nach einer Ernährungsberatung vor einem Jahr hauptsächlich vegetarisch. Da bisherige Therapien nicht wirklich geholfen haben, rutscht die Patientin immer wieder in depressive Phasen ab. Die Therapie beim Rheumatologen brachte ihr bisher immer nur wenige Tage Schmerzlinderung, aber keine dauerhafte Besserung. Die Patientin wirkt bedrückt und emotional gereizt. In der Anamnese berichtet sie über eine Infektanfälligkeit, die eine gewisse Zeit bestanden habe: Vor ca. 15 Jahren war sie immer wieder erkältet, sie hatte Halsschmerzen und Sinusitiden, welche aber seit Jahren nicht mehr auftreten. Nachdem sie mit dem Rauchen aufgehört hat, habe sich die immunologische Situation noch mehr stabilisiert.

Diagnostik

Körperliche Untersuchung, Labor

- **Körperliche Untersuchung:** guter Allgemeinzustand, guter Ernährungszustand, (170 cm Körpergröße, 65 kg Körpergewicht), RR: 115/75, Puls: 74 und rhythmisch, Lunge-Herz auskultatorisch: o.B, periphere Pulse: tastbar, Darm auskultatorisch: o. B., keine Resistenzen, Lymphknotenstatus: o. B.; grob neurologisch o. B. Alle Reflexe seitengleich. Fingergelenke knotenartige Veränderungen (Heberden Knötchen)
- **Vorbefunde** (Rheumatologen): chronische Polyarthritis
- **Labordiagnostik** – Leukozyten: 9000; Erys: $3,7 \times 10^6/\mu l$; HB: 11,8 g/dl; Elektrophorese, γ-Globulin: 10,8% (11-16); BSG: 27/56 mm; CRP ++; ASL ++

Naturheilkundliche Hinweisdiagnostik

- **Iridologie:** lymphatische Konstitution mit ausgeprägten Wischen und deutlicher Tophiebildung in den Randbereichen der Iris in der 3., 4. und 5. kleinen Region – diese Zeichen werden als Übersäuerungs- oder auch rheumatoide Diathese bewertet.

- **Dunkelfeld:** Filitbildung und Geldrollenbildung Hinweis auf Mikrozirkulationsstörung und Matrixregulationsstörung
- **EAV:** erhöhte Messwerte von Bg ↑, Hat ↑, Ge ↑. Bindegewebe und Haut werden in der TCM dem Element Metall zugeordnet. Das Element Metall kontrolliert das Element Holz (Gelenke, Sehnen und Muskel), d. h. Gelenkveränderungen sind in diesem konkreten Fall durch Störungen der Bindegewebsregulation verursacht.
- **Spenglersan:** R +++; K++; T++; D++; DX++; Testung auf Herd nach 72 Std. Stirn und Nebenhöhlen; HWS 7 HWK rechts subluxiert (Sell-Druckpunkt)

Fallbewertung und Therapieziele

Da dieses Krankheitsbild aus Sicht der Homotoxikologie dem Übergangsbereich von humoralen Phasen in Matrixphasen zugeordnet wird, sollte neben einer ausgeprägten humoralen Therapie (Haut- und schleimhautableitende Verfahren) eine auf die Matrix-Phase gerichtete Behandlung erfolgen: Hier ist das Ziel, die Mikrozirkulation zu verbessern, den Säure-Basen-Haushalt zu optimieren und durch lymphabflussfördernde Maßnahmen die Matrix aus dem Gel- in den Solzustand zu überführen. Bei entzündlich rheumatischen Erkrankungen sind potenzielle Störherde (z. B. Sinusitiden, Zähne, Tonsillen) auszuschließen. Zudem muss die Funktionsfähigkeit des Immunsystems bewertet werden. Häufig sind die γ-Globuline erhöht und es besteht eine Lymphozytopenie. Therapie: Regulation der immunologischen Funktion z. B. über eine Intestinale Barrierestabilisierung (IBS ➤ 3.2.5) aber auch über Eigenblutbehandlungen.

Das Therapieziel besteht in der Unterbrechung des progredienten Krankheitsgeschehens sowie in der Stabilisierung der Gelenksymptomatik.

Therapiemaßnahmen

Maßnahmen zur Beeinflussung von Konstitution, Disposition und Diathese

- Scrophularia Similiaplex als Konstitutionsmittel (3 × 20 Tr.)
- Ledum Similiaplex + Berberis Similiaplex als Dispositions- und Diathesemittel, die im tgl. Wechsel einzunehmen sind (3 × 10 Tr.)
- i. m.-Injektionen mit Allya-Injektopas N + Gnaphalium-Injektopas + Symphitum-Injektopas SL zur Regenerationsbehandlung und als antientzündlichen Therapie für Gelenke (2 ×/Wo.)

Regressiv vikarisierende und organunterstützende Maßnahmen

- Störfeldsanierung (Neuraltherapie): i.c-Infiltration von 1 ml Procain 1% an JinTrang (Punkt auf der Glabella), Kieferhöhle und an Tonsillen (Neuraltherapie durch ganzheitliche Zahnärzte durchführen lassen)
- Rotlichttherapie (Infrarotstrahler) der schmerzhaften Fingergelenke
- Baseninfusionen gegen die Schmerzen mit 40 ml NaHCO$_3$ (8,4% von Braun) + Zentramin in 500 ml NaCl 0,9% (1 ×/Wo. Infusionsdauer ca. 1 Stunde)

Zusätzliche Maßnahmen

Als kausal wirksame, aber auch symptomatische Maßnahmen werden durchgeführt:
- Oberflächiges Baunscheidtieren am Rücken unterstützt als humorale Therapie die bei Gelenkentzündungen eingeschränkte Exsudationsfähigkeit
- Neurapas Balance, um reaktive depressive Verstimmung positiv zu beeinflussen (3 × 2 Drg.)
- Spenglersan R+T+K für die Regulation des Immunsystems (1 × 3 Hub in die Armbeuge)
- Akupunktur: Bafeng Punkte, Punkte zwischen den Schwimmhäuten an Händen und Füßen nadeln (1 ×/Wo.)

Behandlungsverlauf

Drei Wochen nach Behandlungsbeginn (03/02) begann sich eine Veränderung der Schmerzen abzuzeichnen: Die Schmerzen waren nicht mehr so intensiv und die morgendliche Steifigkeit ließ zu ca. 30% nach. Daraufhin wurden die Baseninfusionen nicht mehr weitergeführt. Die depressive Stimmung ging in eine Art Euphorie über, die allerdings aufgrund der Prognose etwas gebremst werden musste. Die medikamentöse Therapie und Akupunktur wurden beibehalten. Die Baunscheidt-Therapie wurde nur einmal angewendet, da diese Therapie für die Patientin zu schmerzhaft war. Die Neuraltherapie wurde insgesamt neunmal wiederholt.

Drei Monate nach Behandlungsbeginn klagt die Patientin nur noch über gelegentlich, nach starker Belastung, auftretende Schmerzen in den Handgelenken. Die Spenglersantherapie wurde nach sechs Wochen beendet. Die konstitutionelle Therapie als Dauermedikation mind. ein Jahr weitergeführt.

TIPP
- 500 ml NaCl 0,9 % + 2 × 20 ml NaHCO$_3$ (8,4 % einmolar, Fa. Braun), Infusionsdauer ca. 1 Stunde.
- Baseninfusionen werden seltener durchgeführt und dienen als Anstoß zur Säure-Basenregulation, wenn orale Basengaben nicht die gewünschten Ergebnisse zeigen.

Prognose

Eine Ausheilung der rheumatischen Erkrankung ist nicht zu erwarten. Meist sind eine intensive und jahrelange Therapie sowie eine dauerhafte Optimierung der Lebensgewohnheiten erforderlich, um die Beschwerden zu bessern.

Naturheilkundliche Grundsätze und Zusatzinformationen

- **Ernährungstherapie:** Heilfasten, Trennkost, kein Fleisch, Fisch, Geflügel, viel Obst, Saftfasten, auf ausreichende Flüssigkeitszufuhr achten; Alkoholkarenz
- **Physikalische Therapie:** bei akuten Beschwerden kalte Güsse und Umschläge, Eiskompressen; im inaktiven Intervall: Wärmebehandlungen, Wasserbehandlungen, Gelenkübungen
- **Alternativ einzusetzende Fertigarzneimittel:**
  – Nestmann: Euphorbium Kplx. 142, Polygonum S150; bei Gewebeschwellungen: Berberis Kplx. 145, Dulcamara Kplx. 143
  – Hevert: Bomarthros Harpagophytum Tabletten; Bomarthros Harpagophytum Complex Tropfen, Harpagophytum Hevert Injektionen, Rheuma Hevert Tabletten, Tropfen und Injekt
  – Infimarius: Infi-Betula Tropfen; LÖWE Komplex Nr. 8; Rheuma-Gicht Tee ST; Infi-Lachesis Injektion, Infi-Colocynthis Injektion, Goldampullen Bock N
  – Pascoe: Rheuma-Pasc SL, Allya, Ledum Similiaplex
  – Salicort R, Colchicum Synergon Nr. 93 (Kattwiga); rheuma-loges Tropfen, flexi-loges (Loges); Gualedum H (Pflüger); Colchicum Tuber RH, Rheumodoron (Weleda)
  – Biochemie: Schüßler-Salze: Nr. 3 (Ferrum phosphoricum), Nr. 4 (Kalium chloratum), Nr. 8 (Natrium chloratum), Nr. 9 (Natrium phosphoricum), Nr. 11 (Silicea), Nr. 12 (Calcium sulfuricum)
- **Entspannende und übende Verfahren:** Autogenes Training; Enzymtherapie
- Darmsanierung
- Basenregulation und Baseninfusionen, um eine Geweberegulation in Gang zu bringen

3.8.6 Kasuistik: Ischialgie

Der Patient (geb. 1967) stellt sich mit einer akuten, rezidivierenden Lumboischialgie („Hexenschuss") vor. Seit fünf Monaten treten zweimal im Monat stechende, brennende Schmerzen auf. Sie beginnen im Gesäßmuskel und verlaufen entlang des Ischiasnervs am hinteren rechten Oberschenkel bis in die Kniekehle. Während des Liegens in Seitenlage verschlechtern sich die Beschwerden, beim Liegen auf fester Unterlage und in Rückenlage besteht Schmerzfreiheit. Der Patient übt eine sitzende Tätigkeit aus. Hervorgerufen werden die Schmerzen meist durch Beugen oder beim Heben eines schweren Gegenstands.

Diagnostik

Körperliche Untersuchung, Labor

- **Körperliche Untersuchung:** guter Allgemeinzustand, guter Ernährungszustand (185 cm Körpergröße, 90 kg Körpergewicht), RR: 130/80, Puls: 76

und rhythmisch, Lunge-Herz auskultatorisch: o.B, periphere Pulse: tastbar, Darm auskultatorisch: o. B., keine Resistenzen, Lymphknotenstatus: o. B.; grob neurologisch o. B. Alle Reflexe seitengleich. Schiefstand durch Entlastung des schmerzenden Beines, Missempfindung der Hautoberfläche im schmerzenden Bereich. Ein Anheben des rechten Beines ist mit angewinkeltem Knie möglich, mit durchgestecktem Knie nicht möglich (die erforderliche Dehnung des Ischiasnervs verursacht starke ausstrahlende Schmerzen = Test nach Lasègue)
- **Vorbefunde** (Orthopäde): im MRT kein Hinweis auf Bandscheibenprolaps oder Protrusion

Naturheilkundliche Hinweisdiagnostik

- **Iridologie:** hämatogene Konstitution
- **Dunkelfeld:** o. B.
- **EAV:** o. B.
- **Labordiagnostik:** o. B.
- **Spenglersan:** o. B.
- **Uricolor:** o. B.
- **Zusätzliche diagnostische Maßnahmen:** pH-Wert (Urin) im Mittel unter 5,9

Fallbewertung und Therapieziele

Da der Ischiasnerv im Verlauf des Blasen-Meridians liegt, sollte bei Lumboischialgien Störungen im Funktionskreis Niere-Blase als lokal betroffene Meridiansysteme ausgeschlossen werden. Insbesondere chronische Entzündungen der Nasennebenhöhlen, aber auch Beschwerden im Bereich der Tonsillen können Ursache bzw. Auslöser für akute Lumboischialgien darstellen.

Das Therapieziel besteht in der Normalisierung der lumboischialgischen Muskulatur.

Therapiemaßnahmen

Maßnahmen zur Beeinflussung von Konstitution, Disposition und Diathese

- Quassia Similiaplex als Konstitutionsmittel (3 × 20 Tr.)
- Aconitum Similaplex als Dispositions- und Diathesemittel, bei Neuralgien und Schmerzen, hier als Hauptmittel gegen Ischiasschmerz (3 × 20 Tr.)

Regressiv vikarisierende und organunterstützende Maßnahmen

- Infusionstherapie mit 5 Amp. Lactopurum in 250 ml NaCl 0,9% (1 ×/Wo.) zur Normalisierung der Säureregulation im Gewebe

Zusätzliche Maßnahmen

Als kausal wirksame, aber auch symptomatische Maßnahmen werden durchgeführt:
- Rückenschmerzprogramm nach Kämmerer (3 ×/Wo. ➤ Kasten)
- Ohrakupunktur: Nullpunkt + Punkt 55 + LWS und BWS Punkte + Punkt Vegetativum
- Sollten noch Schmerzen bestehen, ist eine segmentbezogene Neuraltherapie durchzuführen; i.c.-Injektion mit Lymphdiaral + Pasconeural-Injektopas + Allya

> **TIPP**
>
> Bei **Rückenschmerzen** hat sich das folgende Behandlungskonzept (nach Kay Kämmerer) bewährt, bei dem nacheinander die folgenden Punkte genadelt werden:
> - Handakupunktur: HP 1 (Handpunkt) + NP 67 (Neupunkt) beidseits stechen (vorsichtig bewegen lassen): dient der Entkrampfung des M. iliopsoas major und M. piriformis
> - Körperakupunktur: Gb 34 (wirkt muskelentspannend) – je nach Schmerzlokalisation zusätzlich folgende Punkte:
>   – Gürtelförmiger Schmerz: 3 E 5 + Gb 41
>   – Von kranial nach kaudal paravertebral verlaufende Schmerzen: Dü 3 + Bl 62
> - Mo-Paar – Dü 3 + Bl 62: schaltet den Sonder-Meridian Du Mai ein, der die Schmerzen im Bereich der Rückenmuskulatur (Rücken, Hinterkopf) beeinflusst
> - Mo-Paar – 3 E 5 + Gb 41: schaltet den Sonder-Meridian Dai Mai ein, der gürtelförmiger Schmerzen (Nabel- und LWS) beeinflusst.

Behandlungsverlauf

Bereits nach der ersten Akupunkturbehandlung besserten sich die Schmerzen um 70%, nach dreimaliger

Akupunktur bestanden keine Schmerzen mehr. Die Infusionen (Lactopurum) wurden fünf Wochen weiter verabreicht, die Konstitutionstherapie drei Monate lang durchgeführt. Während der wöchentlichen Infusionsgaben trat nach zwei Wochen ein Rückfall auf, der durch die zweimalige Akupunkturbehandlung behoben werden konnte. Zwei Monate nach Behandlungsbeginn (06/02) bestanden keine Schmerzen mehr. Bei einem Nachgespräch 12/05 teilte der Patient mit, dass seit damals keine Rückenbeschwerden mehr aufgetreten seien.

Prognose

Eine Lumboischialgie kann auch bei rezidivierendem Verlauf bei Normalisierung der Muskelspannung und der Beseitigung möglicher Entzündungsprozesse vollständig ausheilen, somit ist die Prognose günstig.

Naturheilkundliche Grundsätze und Zusatzinformationen

- **Manuelle Therapie:** chiropraktische Maßnahmen
- **Ausleitende Verfahren:** Schröpfen über LWS und Iliosakralregion; Cantharidenpflaster, blutiges Schröpfen auf Lumbalgelosen
- **Neuraltherapie:** paravertebrale intrakutane Infiltrationen im Bereich L1 bis S1 zur Beeinflussung der tieferliegenden Muskelgruppen
- **Physikalische Therapie:** Wärme, Lehmwickel, Fangopackung, Warme bis heiße Heublumenbäder
- **Reflexzonentherapie:** Symptomzonen LWS, Iliosakralgelenk
- **Alternativ einzusetzende Fertigarzneimittel:**
  - Nestmann Basistherapie: Acidum benzoicum Kplx. 28, Polygonum S150, Nervensalbe 330; bei rechtsseitigem Befall: Cyclamen Kplx. 128; bei linksseitiger Symptomatik: Verbascum Kplx. 129; zur Entkrampfung: Cuprum Kplx. 121, Mezereum Kplx. 122; bei chronischen Verläufen: Urtica Kplx. 146, Silicea Kplx. 14
  - Hevert: Aconitum Hevert, Gelsemium comp. Hevert Tropfen und Ampullen; Hewedolor Procain 2%; Heweneural 1%
  - Infimarius: Infi-Symphytum N, Infi-Colocynthis Injektion; Infi Vitamin B_{15} Injektion, Paravertebral Injektion LWS
  - Biochemie: Schüßler-Salze Nr. 7 (Magnesium phosphoricum), Nr. 3 (Ferrum phosphoricum), Nr. 2 (Calcium phosphoricum), Nr. 1 (Calcium fluoratum)
  - Pascoe: Allya-Injektopas N, Dolo-Injektopas
  - Pflügerplex Colocynthis 192 (Pflüger), Arnica/Levisticum D6 comp (Weleda)
- **Entspannende und übende Verfahren:** Autogenes Training, Progressive Muskelrelaxation nach Jacobson
- **Orthomolekulare Therapie:** Vitamin B_1, B_6 und Vitamin E
- **Störfelder und Herde:** Immer an Zähne und Schwermetalle denken, insbesondere eine Quecksilberbelastung wirkt neurotoxisch und sollte bei chronischen Nervenirritationen analysiert und eliminiert werden.
- **Darmsanierung**

3.9 Erkrankungen der Atemwege und HNO-Erkrankungen

3.9.1 Grundlagen naturheilkundlicher Diagnostik und Therapie

Embryologie und Iridologie

Organsysteme aus Sicht der Embryologie

Aus dem **Entoderm,** dem mittleren Keimblatt, entwickeln sich die epitheliale Auskleidung des Atemtrakts sowie folgende anatomischen Strukturen:
- Magen-Darmtrakt, Leber und Pankreas
- Epitheliale Auskleidung von Harnblase und Harnröhre sowie der Paukenhöhle und Eustachio-Röhre
- Tonsillengewebe

- Schilddrüse und Nebenschilddrüse
- Thymusdrüse

Aus dem **Ektoderm** entwickeln sich:
- Sinnesepithelien von Augen, Ohren und Nase
- Haare, Nägel, Zahnschmelz
- Hypophyse
- Milchdrüsen
- Rückenmark und Gehirn, zentrales und peripheres Nervensystem und Signalganglien

TIPP
- In der Praxis lässt sich immer wieder beobachten, dass Patienten mit lymphatischer Konstitution bevorzugt Erkrankungen im ektodermalen und entodermalen Gewebe entwickeln (➤ Kap. 1.1.1 und ➤ Kap. 1.12), da der „Locus minoris resistentia" sowohl im Ektoderm als auch im Entoderm liegt.
- Insbesondere bei Erkrankungen, die aus Sicht der Homotoxikologie den Depositions- und Imprägnationsphasen zuzuordnen sind, wie z. B. bei Zysten und Polypen im Nasen-Rachen-Raum, die häufig mit Schleimhautpolypen im Darm oder Obstipation einhergehen, aber auch bei Asthma bronchiale und Ulcus ventriculi, ist auf eine optimale Funktion der Matrix zu achten.

Iridologische Hinweise auf embryologische Strukturen

Über den Zustand des **Entoderms** geben folgende Strukturen der Iris Auskunft:
- Die sog. Krausenzone gibt Hinweise auf Magen-Darm- und Schleimhautempfindlichkeiten. Veränderungen, wie z. B. Krypten, Radiärenlockerungen oder Radiärenverdichtungen, zeigen eine mögliche Anlageschwäche des Entoderms.
- In der Praxis lässt sich oft beobachten, dass Patienten mit Auffälligkeiten in der Krausenzone nicht nur zu Magen-Darmerkrankungen neigen, sondern auch zu Atemwegserkrankungen sowie zu infektbedingten HNO-Erkrankungen (z. B. Tonsillitis, Otitis media, Sinusitis).

Über den Zustand des **Ektoderms** geben folgende Strukturen der Iris Auskunft: Das Irisbasisblatt (= Irisgrundblatt) und der Pupillensaum entwickeln sich aus dem Ektoderm. Da insbesondere blaue Lichtanteile vom hinteren Stroma reflektiert werden, kann eine blaue Iris (= lymphatische Konstitution) eine ektodermale Empfindlichkeit anzeigen. Wegen dieser ektodermalen Empfindlichkeit sollte bei pulmonalen Erkrankungen begleitend ein Konstitutionsmittel gegeben werden.

- Bei lymphatischer Konstitution z. B. Scrophularia Similiaplex oder Lymphdiaral Basistropfen im 6-wöchigen Wechsel mit Lymphaden Hevert Complex. Bei zusätzlich auffälligem Krausenverlauf, sollte eine Stabilisierung der Magen-Darm-Funktionen angestrebt werden, da die Krausenzone entodermalen Ursprungs ist.
- Bei hämatogener oder dyskratischer Konstitution als Konstitutionsmittel z. B. Quassia Similiaplex oder Cistus Similiaplex.

Iridologische Hinweise auf entzündliche Prozesse

Eine Entzündungsbereitschaft der oberen Luftwege zeigt sich in Form von weißen **Flocken** oder **Wolken (Wische)** im Übergang von der 5. zur 6. kleinen Zone: Die Wische entstehen durch das Ausschwitzen toxischer Stoffwechselprodukte von z. B. Tryptophan, das bei gastrointestinaler Fäulnis entsteht und die Bildung von Uroseinpigmenten hervorruft. Ausschwitzen meint die Freisetzung von Lymphflüssigkeit über den großen Arterienzirkel und das Kammerwasser in die Iris und die vordere Augenkammer. Die Uroseinpigmente zeigen durch ihr Erscheinen in der Iris eine Überlastung des lymphatischen Systems und der renalen Eliminationsfähigkeit an. Auch hier zeigt sich der Zusammenhang zwischen Darmgesundheit und Schleimhautgesundheit.

- Weiße Wische bis zum Irisrand sind Zeichen einer Krankheitsbereitschaft für fließende akute Katarrhe.
- Wenn Wische gelblich oder grau-dunkel werden, neigen Katarrhe zur Chronifizierung.

Iridologische Hinweise auf Schwächen im Organsystem

Differenzialdiagnostisch liegen Herzzeichen im kardiopulmonalen Sektor am Krausenrand bzw. gehen vom Krausenrand innerhalb der 3. kleinen Region, Zeichen, die weiter ziliarwärts liegen, stehen in Beziehung zum rechten bzw. linken Lungensektor.

- In der **linken Iris** findet man zwischen 2.00 Uhr bis 4.00 Uhr vom Krausenfaden entfernt den pulmonalen Sektor.
- In der **rechten Iris** findet man zwischen 8.00 Uhr bis 9.00 Uhr vom Krausenfaden entfernt den pulmonalen Sektor.

Lakunen sind genetisch determinierte Zeichen. Sie zeigen eine genetisch angelegte Schwachstelle auf, die dem Iridologen das „Rezept aus dem Auge diktiert". Innerhalb dieser lakunären Schwächezeichen auftretende Substanzdefekte und abgeblasste Radiären, können Folgen abgelaufener pathologischer Prozesse im Bereich des Lungengewebes sein.

TIPP
- Patienten mit Lakunen sprechen sehr gut auf Mittel an, die Spitzwegerich, Salbei und Thymian enthalten. Diese fördern die Sekretolyse und verbessern so das Abhusten.
- Patienten mit zusätzlichen Insuffizienzzeichen – in diesem Fall findet man Waben in den Lakunen – sprechen gut auf percutane Reize an, auf eine „heiße Rolle", aber auch auf Brustwickel mit verschiedenartigen Zusätzen.

Homotoxikologie

Nach den Gesetzmäßigkeiten der Homotoxikologie (➤ Kap. 1.1.6) werden Erkrankungen der Atemwege und HNO-Erkrankungen folgenden Phasen zugeordnet:

- **Humorale Phase:** z. B. Stomatitis, Rhinitis, Soor, Pharyngitis, Laryngitis, Bronchitis, Otitis media, Tonsilitis, Sinusitis
- **Matrix-Phase:** z. B. Pollinose, Schleimhautpolypen, Nasenpolypen, Zysten, Asthma, Heiserkeit, Staublunge
- **Zelluläre Phase:** z. B. Lungenemphysem, Lungentuberkulose, Ozaena, Rhinitis atrophicans, Karzinom der Larynx, der Nasen- und Mundschleimhaut

Wenn sich Erkrankungen in den humoralen Phasen befinden – hier muss besonders an die Schleimbildung und Entzündungsreaktion gedacht werden – sind folgende Therapieüberlegungen sinnvoll: alle umstimmenden, ausleitenden, regulierenden Maßnahmen, wie z. B. Schwitzen, Unterschenkelwickel, Baunscheidtieren der Rückens zur Exsudationsförderung, Schüßler-Salze, Nr. 3 (Ferrum phosphoricum) und Nr. 4 (Kalium chloratum) und Nr. 6 (Kalium sulfuricum). Zu den Therapieoptionen der einzelnen Phasen (➤ Kap. 1.1.6).

TIPP
- Hier zeigt sich der immer wieder in der Praxis zu findende Zusammenhang zwischen dem embryonalem Keimblatt, der konstitutionellen Schwäche (lymphatische Iris) und der progressiven Vikariation im ektodermalen und entodermalen Gewebe.
- Da hier der „Locus minoris resistentia" sowohl im Ektoderm als auch im Entoderm liegt, muss auf die optimale Funktion der Matrix geachtet werden. Besonders wenn es sich um Erkrankungen handelt, die den Speicherphasen zuzuordnen sind. Diese sind z. B. Zystenbildung und Nasenpolypen im Bereich des Nasen-Rachen-Raumes, oft mit gleichzeitigen Darmfunktionsstörungen im Sinne von Schleimhautpolypen oder Obstipation, aber auch mit Asthma bronchiale und Ulcus ventriculi verbundene Situationen. Hier eignen sich Dunkelfeldmikroskopie, Laboranalytik, die EAV und die Beurteilung des Säure-Basen-Haushalts, sowie die Untersuchung mit dem Uricolorverfahren zur Einschätzung der Darmfunktion.

Pathogenetische Grundmuster und Kausalketten

Leber/Galle und Dick- und Dünndarm

Das pathogenetische Muster Nr. 2 (➤ Kap. 2.2.2 und ➤ Abb. 2-3) beinhaltet das Muster Nr. 1 und zusätzliche Störungen im Dünn- und Dickdarm. Dickdarmstörungen treten häufig als Dysbiosen oder infolge Fuselalkoholbildung durch Gärungsvorgänge im Gastrointestinaltrakt auf. Dadurch werden Leber und Galle mit zusätzlichen Toxinen belastet und die Schleimhäute im Kopfbereich werden über die Meridiane von Dick- und Dünndarm irritiert. Therapie: Darmsanierung mit einer Intestinalen Barrierestabilisierung (IBS ➤ Kap. 3.2.5).

Kopfschleimhäute – Nasennebenhöhlen – Tonsillen – Zähne

Da über Meridianverbindungen kaudal-kraniale und kranio-kaudale Beziehungen zwischen Organen bestehen, lassen sich Verbindungen zwischen den

großflächigen Schleimhäuten des Verdauungstrakts und den Kopfschleimhäuten herstellen (Kausalkette Nr. 7 ➤ Kap. 2.2.3 und ➤ Abb. 2-13).
- Eine Störung im Abdomen (gastrointestinales System: Pankreas, Leber, Gallenblase, Magen) oder im Becken (Urogenital-System) kann über den Verlauf der Meridiane, ebenfalls pozentieller Ausgangspunkt einer Entwicklung entzündlicher Prozesse im Kopf-Hals-Bereich sein.
- Wenn Nebenhöhlen, Tonsillen und Zähne durch chronifizierte Prozesse oder toxische Belastungen in ihrer Funktion blockiert sind, können die Organe in Bauchraum und Becken Schaden nehmen.
- Patienten, bei denen z. B. aufgrund einer Quecksilbertoxizität ein Zahnherd vorliegt, können Beschwerden in Schultern und Nacken, in den Gelenken, der Wirbelsäule und im Urogenitalsystem entwickeln. Diejenigen, die Quecksilber nicht ausscheiden können, speichern das Gift im ZNS, in den Nieren oder der Haut, dort können sich ebenfalls Symptome entwickeln.

Therapie: korrekte fachärztliche Zahnsanierung und Quecksilberausleitung mit sog. Entgiftungskonzepten. Besonders gut geeignet sind sog. Entgiftungstherapien, die sich aus Lymph-, Leber-, und Nierenmitteln zusammensetzen, z. B. Phönix-Entgiftung, Drei-Punkt-Therapie (Pascoe), Entgiftungskonzept (Nestmann).

- Schimmel schreibt, dass es keine Spondylose ohne chronische Sinusitis gibt und bei chronischer Sinusitis immer von einer Dysbiose auszugehen ist.

> Bei chronischen Sinusitiden lassen sich immer wieder auffällige Unterschichtungsreaktionen (Blasenbildung in den Schenkeln des U-Rohres) nachweisen. Diese zeigen eine Dysbiose an.

TIPP

Die Adler-Langer Druckpunkte (➤ Abb. 3-2) stellen Verbindungen zwischen dem Areal der Querfortsätze der Halswirbel und Kopfarealen dar, sind daher besonders bei HNO-Erkrankungen sehr genau zu prüfen. Hier zeigen sich ebenfalls Störfeldzusammenhänge zwischen Odontonen, Nasennebenhöhlen und Tonsillen, die über Spenglersan Herdtestung und die EAV geprüft werden sollten.

Kausalkette Lunge

Der Lungen-Meridian hat eine sehr enge Beziehung zum Herzen (Kreislauf) und stellt, da er das Zwerchfell durchzieht, auch eine Verbindung nach innen mit dem Dickdarm, seinem Partnerorgan, her. Eine Störung im Thorax kann eine Störung im Abdomen (Magen, Leber, Gallenblase, Pankreas) und Becken (Darm, Nieren, Prostata) auslösen. Eine Störung im Abdomen oder Becken wiederum kann eine Dishar-

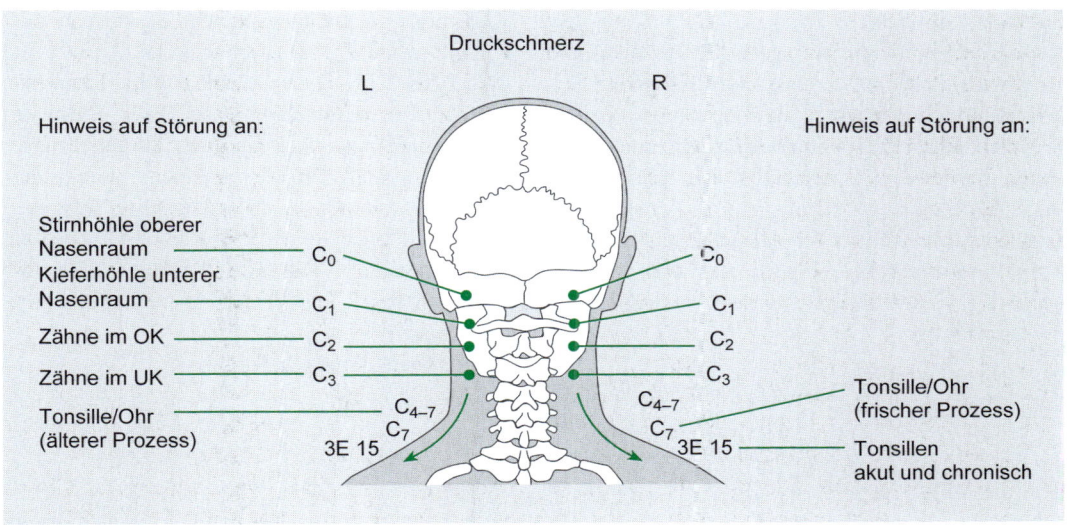

Abb. 3-2 Adler-Langer-Druckpunkte

monie in Thorax und Lungen verursachen (➤ Kap. 2.2.3 und ➤ Abb. 2-15).

Matrixregulation

Bei Erkrankungen der Atemwege und HNO-Erkrankungen zeigen sich im Dunkelfeldbild immer wieder Geldrollenbildung und Filitbildung, zusätzlich finden sich häufig zitronenförmige Erythrozyten, die auf Leberfunktionsstörungen hindeuten. Zudem können gelbe Symplasten ein Hinweis sein für eine allgemeine Symptomatik, wie z. B. Oberbauchstörungen. Diese können differenzialdiagnostisch über einen Spenglersantest weiter differenziert werden und im Anschluss mit Uricoloruntersuchungen und gezielter Stuhldiagnostik in der Diagnose bestätigt werden. Wenn sich im Spenglersantest, die Kolloidlösung DX bräunlich verfärbt, sollte immer an eine Darmdysbiose gedacht werden, die eine Symbioselenkung nach Herget erfordert.

3.9.2 Kasuistik: Sinusitis, Darmdysbiose

Fallbeschreibung und Anamnese

Die Patientin (geb. 1992) stellte sich mit einer akuten Sinusitis vor, die mind. viermal jährlich für ca. vier Wochen auftritt. Sie leidet zunächst an dumpfen Kopfschmerzen in der Stirngegend, später bekommt sie schlecht Luft, weil die Nase schleimig eitriges Sekret absondert. Zurzeit hat die Patientin aufgrund der schleimig-eitrigen Absonderungen an der Rachenhinterwand Halsschmerzen. Außerdem fühlt sie sich erschöpft und ziemlich krank. Zudem leidet sie auch an plötzlich auftretendem Durchfall, an Blähungen und starkem Aufstoßen. An diesen Verdauungsbeschwerden leidet sie immer, unabhängig von den Sinusitiden.

Diagnostik

Körperliche Untersuchung, Labor

- **Körperliche Untersuchung:** guter Allgemeinzustand (erschöpft), guter Ernährungszustand (169 cm Körpergröße, 58 kg Körpergewicht); RR: 125/80, Puls: 68 und rhythmisch, Lunge-Herz auskultatorisch: o. B., periphere Pulse: tastbar, Darm auskultatorisch: verstärkte Darmgeräusche über dem Abdomen, keine Resistenzen, Lymphknotenstatus: beidseits geschwollene Halslymphknoten, Schleimstraße, gelbliche Eiterabsonderungen aus der Nase
- **Vorbefunde:** keine
- **Labordiagnostik** – Leukozyten: $10,2 \times 10^3/\mu$; BSG: 25/45 mm

Naturheilkundliche Hinweisdiagnostik

- **Iridologie:** lymphatische Konstitution mit aufgequollener heller erster Blut-Lymphregion, zudem viele Reizradiären in der rechten Iris zwischen 1.00 Uhr und 1.30 Uhr. Der Bereich zwischen 1.00 Uhr und 1.30 Uhr wird iridologisch als Nasennebenhöhlenzone bewertet.
- **Dunkelfeld:** zwei Stunden nach Blutabnahme wird eine endobiontische Belastung sichtbar, durch Ausbrechen von Chondritdentroiden, die auf eine bakterielle Belastung der Erys hindeuten (Hinweis auf geschwächte zelluläre Abwehr)
- **EAV:** veränderte Messwerte von Lu ↑, Di ↑, Ht ↑, Ly ↑, die als typische Konstellation eines Metallkonstitutionstyps gelten. Die Schwäche im Funktionskreis Lunge-Dickdarm bei gleichzeitiger Belastung des Bindegewebes oft mit toxischer Genese manifestiert sich an Haute und Schleimhäuten.
- **Spenglersan**: D+++, DX+++, OM+++ Störfelddiagnostik mit Spenglersantest und Zahnpanoramaröntgen
- **Uricolor:** Rot mit Blasenbildung

Fallbewertung und Therapieziele

Nach den Kausalketten (➤ Kap. 2.2.3) ist bei chronischen Sinusitiden an den Magen-Darmtrakt, insbesondere an den Dünndarm und das Leber-Gallesystem zu denken. Oft entwickelt sich eine Sinusitis infolge einer Darmdysbiose. Zudem sollte der Zahnstatus überprüft werden: Insbesondere die Zähne 1.4-1.7; 2.4-2.7; 3.6 und 3.7; 4.6 und 4.7 stehen im direkten Zusammenhang mit chronisch rezidivierenden Sinusitiden. Zudem lassen sich häufig Subluxationen im HWS-Bereich bei C0 und C1 beobachten.

Therapieziele sind die Beseitigung der Dysbiose sowie die Beschwerdefreiheit.

> **TIPP**
> - 15 cm lange Wattenträger mit Reflexöl benetzen. Mit den Wattenträgern nacheinander die rechte und die linke obere, mittlere und untere Nasenmuschel mit Reflexzonenöl ausmassieren. Die Behandlung 2–3 × täglich wiederholen. Bei konsequenter Anwendung über 2–4 Monate kann eine vasomotorische Rhinitis oder auch chronische Sinusitis erfolgreich therapiert werden.
> - Nasenreflexöl (Rezeptur): 115 ml Ol. Zitri, 110 ml Ol. Eucalipti, 80 ml Ol. Menthaepip, 35 g Campher echt. Ad 1000 ml Ol. Amygdal.

Therapiemaßnahmen

Maßnahmen zur Beeinflussung von Konstitution, Disposition und Diathese

- Scrophularia Similiaplex als Konstitutionsmittel (3 ×15 Tr.)

Regressiv vikarisierende und organunterstützende Maßnahmen

- Symbioflor I (2 × 20 Tr. um 8.00 Uhr und 16.00 Uhr)
- Symbioflor II (2 × 5 bis 2 × 20 Tr. steigern, um 12.00 Uhr und 20.00 Uhr) zur Stabilisierung der Schleimhautanstriche mit sekretorischem IgA

Zusätzliche Maßnahmen

Als kausal wirksame, aber auch symptomatische Maßnahmen werden durchgeführt:
- Infrarotbestrahlung mit der Hydro-Sun-Lampe (3 ×/Wo. 20 Min.)
- Akupunktur: Bl 2; Di 4, Di 20; Dü 18; Ma 40; Yintrang (Extrapunkt zwischen den Augenbrauen) zur Stabilisierung des Verdauungstrakts und unterstützende Behandlung der chronischen Sinusitis (1 ×/Wo.)
- Biochemie: Schüßler-Salze Nr. 4 (Kalium chloratum), Nr. 6 (Kalium sulfuricum), Nr. 8 (Natrium chloratum) zur Normalisierung der Schleimhautregulation
- Nasenreflexzonentherapie nach Nils Kraak
  ➤ Kasten)

Behandlungsverlauf

Zwei Wochen nach Behandlungsbeginn (04/00) besserte sich der Schnupfen, der eitrige Schleim bestand nicht mehr und die Kopfschmerzen zeigten eine Besserung um 60%. Die Patientin fühlte sich wieder leistungsfähig. Die Infrarotbestrahlung wurde 2 ×/Wo. und die Akupunktur 1 ×/Wo. weitergeführt, die Nasenreflexzonenmassage nahm die Patientin selbst vor (2 ×/Tag).

Nach zwei weiteren Wochen bestanden keine Erkältungssymptome mehr. Die Laborbefunde lagen im Normbereich. Blähungen und Durchfälle traten nicht mehr auf. Die Patientin konnte über eine normale Darmfunktion berichten. Die mikrobiologische Therapie wurde sechs Wochen lang durchgeführt, nach sechs Monaten wiederholt und die Akupunktur und Infrarotbestrahlung wurden nach vier Wochen beendet. Das Konstitutionsmittel Scrophularia wird für mind. sechs Monate weiter verabreicht. Sechs Monate später (10/00) sind immer noch keine Erkältungskrankheiten aufgetreten.

Prognose

Da eine chronische Sinusitis in der Regel durch Störherde (Darm, Zähne) bedingt ist, kann bei korrekter Therapie eine Ausheilung stattfinden.

Naturheilkundliche Grundsätze und Zusatzinformationen

- Panoramaröntgen als Übersichtsaufnahme der Zähne wegen Störfeldsuche, mit anschließendem Einzelröntgen der auffälligen Areale
- Intestinale Barrierestabilisierung (IBS ➤ Kap. 3.2.5)
- Wasserdampfinhalationen mit ätherischen Ölen z. B. Menthol, Campher (nicht bei Säuglingen wegen Unverträglichkeit)
- Bei Säuglingen mit Sinusitis einen Tropfen Muttermilch in die Nase geben
- **Enzymtherapie** mit Bromelain-Präparaten über 6 Wo.
- **Ausleitende Verfahren:** Behandlung der Reflexzone Schulterdreieck zur Verbesserung des Lymphabflusses
- **Neuraltherapie:** Quaddelung von Akupunkturpunkten; Injektionen an das Periost der Nasenwurzel
- **Alternativ einzusetzende Fertigarzneimittel:**
  - Nestmann Basistherapie: Stibium Kplx. 18, Belladonna Kplx. 21, Luffanest 210; bei eitrigem Verlauf: Acidum nitricum F Kplx. 66,; mit Kopfschmerzen: Verbascum Kplx. 129; zur Sekretolyse: Kreosotum Kplx. 102, Hepar Sulfuricum Kplx. 68
  - Hevert: Hewenasal SL, Luffa Hevert gegen Schnupfen, Sinusitis Hevert Tabletten, Tropfen und Injekt; bei allergischer Beteiligung: Hewallergica Complex
  - Infimarius: Infi-Arsenicum Tabletten, Infi-Echinacea Injektionen
  - Pascoe: Sinupas N, Scrophularia Similiaplex, Kalium chloratum I Similiaplex + II Similiaplex
  - Pflügerplex Aurum natr. 323 (Pflüger); Gelo Myrtol (Pohl-Boskamp); Argentum/Berberis comp. (Weleda)

> **TIPP**
> Häufig ist eine Sinusitisbehandlung wenig erfolgreich, wenn Störungen im Verdauungstrakt vorliegen (Magen-Darm-Trakt, Leber-Galleabflussbehinderungen, Pankreasinsuffizienzen). Diese Organe müssen ausreichend Verdauungssäfte sezernieren, um eine ausreichende Regulation zu gewährleisten. Bei Therapieresistenz sollte als Reaktionsmittel Sulfur Similiaplex eingesetzt werden (alle 14 Tage für zwei Tage 2 Tabletten/Tag einnehmen).

3.9.3 Kasuistik: Rhinitis allergica

Fallbeschreibung und Anamnese

Die Patientin (geb. 1971) stellt sich mit akuten Symptomen einer Rhinitis allergica vor. Die Augen sind geschwollen und entzündlich gerötet. Die Nasenatmung ist behindert, klares Nasensekret läuft aus der Nase. Die Symptome bestehen seit fünf Jahren jeweils zwischen Februar und Mai. Vorher hätte nie eine Allergiebereitschaft bestanden. Als Kind habe sie Milchschorf gehabt. Die Patientin hat Jura studiert und ist vor sechs Jahren in eine Anwaltskanzlei eingestiegen. Ihr 14-stündiger Arbeitstag hat möglicherweise zu einer psychischen und physischen Überbelastung geführt, die sich phasenweise in einer Leistungsminderung zeigt. Die Patientin leidet oft an trockener juckender Haut, besonders in den Armbeugen.

Diagnostik

Körperliche Untersuchung, Labor

- **Körperliche Untersuchung:** athletisch, sportliche Konstitution. Guter Allgemeinzustand, guter Ernährungszustand (173 cm Körpergröße 60 kg Körpergewicht); RR: 115/75, Puls: 58 und rhythmisch, Lunge-Herz auskultatorisch: o. B., periphere Pulse: tastbar, Darm auskultatorisch: o. B., keine Resistenzen, Lymphknotenstatus: o. B.
- **Vorbefunde** (Allergologe): Allergie auf Früh- und Spätblüher
- **Labordiagnostik:** Eosinophile 18%; IgE 460 IU/m (Hinweis auf Typ-I-Allergie); IgA 45 ↓ sonst o. B.

Naturheilkundliche Hinweisdiagnostik

- **Iridologie:** hämatogene Konstitution, wenig Auffälligkeiten
- **Dunkelfeld:** o. B.
- **EAV:** veränderte Messwerte von Al ↑ auffällig waren: Hasel, Erle, Weide; hier dient die EAV zur Identifizierung der allergenen Substanzen
- **Spenglersan:** o. B.
- **Uricolor:** o. B.

Fallbewertung und Therapieziele

Bei Schnupfensymptomen muss an Sinusitiden gedacht und somit eine Verbindung zum Verdauungstrakt (➤ Kap. 2.2.3) hergestellt werden. Bei allergisch bedingter Rhinitis sollte die immunologische Leistungsfähigkeit geprüft werden, sehr häufig ist das sekretorische Immunglobulin A vermindert, das der lokalen Abwehr von Erregern dient, die auf Schleimhäuten siedeln. Auch hier ist es sinnvoll, eine mikrobiologische Therapie durchzuführen.

Das Therapieziel besteht darin, die immunologisch überschießenden Reaktionen mithilfe einer mikrobiologischen Therapie zu stabilisieren.

Therapiemaßnahmen

Maßnahmen zur Beeinflussung von Konstitution, Disposition und Diathese

- Quassia Similiaplex als Konstitutionsmittel (3 × 20 Tr.)
- Juniperus Similiaplex + Lymphdiaral Basistropfen (3 × 20 Tr.) als Dispositions- und Diathesemittel

Regressiv vikarisierende und organunterstützende Maßnahmen

- Autonosoden mit Eigenblut, Eigenurin oder Sputum (ASAN-Kit) zur immunologischen Regulation bei allergischen Erkrankungen
- Intestinale Barrierestabilisierung (IBS ➤ Kap. 3.2.5)
- i. m.-Injektion mit Calycast-Injektopas + Gingseng-Injektopas (kein Vit. B_{12}), diese Mischung eignet sich sehr gut als Rekonvaleszenzmittel bei Erschöpfungszuständen (1 ×/Wo.)

Zusätzliche Maßnahmen

Als kausal wirksame, aber auch symptomatische Maßnahmen werden durchgeführt:
- Akupunktur: Bl 2, Bl 12 (Pollinose); Di 11 (Urticaria), Di 20 (Nasennebenhöhle); Ma 8 (Augenpunkt); Yintrang (Extrapunkt zwischen den Augenbrauen) (1 ×/Wo.)
- Nasenreflexzonentherapie: (2 ×/täglich) nach Niels Kraak (➤ Kap. 3.9.2)

Behandlungsverlauf

Zwei Wochen nach Behandlungsbeginn (03/04) hat sich die Nasenatmung verbessert, die Rötung und Schwellung der Augen bildeten sich zurück bis auf eine leichte Rötung unterhalb der Augen. Nach ca. einem Monat war auch eine deutliche Besserung des Hautzustands zu verzeichnen: Die Haut war nicht mehr trocken und juckte auch nicht mehr. Die Leistungsfähigkeit steigerte sich deutlich infolge der Calycast- und Gingseng-Injektionen. Die allergische Symptomatik bestand nicht mehr.

Die konstitutionelle Therapie wurde sechs Monate lang durchgeführt. Danach war die Haut beschwerdefrei. Ein Jahr später (02/05) stellte sich die Patientin wieder zur wöchentlichen Akupunkturbehandlung als Vorbeugung gegen die beginnende Pollinosis vor. Auch die konstitutionelle und dispositionelle Therapie wurde zur Unterstützung sechs Monate durchgeführt: Die Rhinitis allergica trat nicht mehr auf. ASAN-Kit wurde einmalig von der Potenz C9 bis C5 verabreicht.

Prognose

Oft führen eine mikrobiologische Therapie und das Weglassen von Eiweißprodukten (z. B. wie Milch-, Hühner- oder Weizeneiweißen ➤ unten) zur Beschwerdefreiheit.

Naturheilkundliche Grundsätze und Zusatzinformationen

- **Herde und Störfelder:** bei Rhinitis allergica an Zahntaschen (bakterielle Belastung) denken
- Nasentropfen absetzen, stattdessen „Nasenreflextherapie" durchführen
- **Mikrobiologische Therapie**
- **Ozontherapie:** KEB (immunregulierend bei allergischen Erkrankungen): i. m.-Injektion 1 ml Eigenblut mit 20 µg O_3/ml/cm^3 auf 10 ml Blut (2 ×/Wo. ventrogluteal nach von Hochstetter)

- **Neuraltherapie:** Quaddelungen über der Nasenwurzel am Yintrang (Extrapunkt zwischen den Augenbrauen)
- **Alternativ einzusetzende Fertigarzneimittel:**
  - Nestmann: Calcarea carbonica Kplx. 28, Aralia Spezial 230, Scolopendrium Spezial 275
  - Hevert: Hewallergia Complex
  - Infimarius: Infi-Drosera Injektion, Infi-Lachesis Injektion, Infi-Myositis Injektion
  - Pascallerg (Pascoe), Allergo-loges (Loges); Sinupas N, Pascosalin plus C (Pascoe); Pflügerplex Lemna 322 (Pflüger); Nasenöl von Weleda
  - Biochemie: Schüßler-Salz Nr. 8 (Natrium chloratum)

> Häufiges Therapiehindernis bei einer Pollinosis ist eine unerkannte Unverträglichkeitsreaktion oder sogar eine allergische Reaktion auf Grundnahrungsmittel aus der Gruppe der Milcheiweiße, Hühnereiweiße oder Weizeneiweiße. Sollten Regulationsstörungen vorliegen, muss eine Auslassdiät durchgeführt werden, um erfolgreich zu behandeln.

3.9.4 Kasuistik: Bronchitis

Der Patient (geb. 1929) beklagt sich seit einem halben Jahr über starken Husten mit glasigem Auswurf: Minutenlange Hustenanfälle, die etwa zehnmal täglich auftreten, schwächen den Patienten sehr. Im Anschluss daran wird er kurzatmig. Der Patient beschreibt eine immer stärker spürbare Erschöpfung und Schwäche. Er leidet außerdem an Diarrhö im Wechsel mit Obstipation. Dieses Symptom besteht seit einigen Jahren.

Diagnostik

Körperliche Untersuchung, Labor

- **Körperliche Untersuchung:** reduzierter Allgemeinzustand, reduzierter Ernährungszustand (178 cm Körpergröße, 50 kg Körpergewicht); RR: 145/75, Puls: 88 und rhythmisch, Lunge-Herz auskultatorisch: Rasselgeräusch über den Lungen, Lippen zyanotisch, periphere Pulse: tastbar, Darm auskultatorisch: o. B., keine Resistenzen, Lymphknotenstatus: o. B.
- **Vorbefunde** (Internist): Ausschluss eines Lungentumors und einer Herzinsuffizienz
- **Labordiagnostik:**
  - Leukozyten: $11 \times 10^3/\mu$; Harnstoff 50 mg/dl – hohe Harnstoffwerte bei normalem Kreatinin deutet auf Störungen der Ammoniakentgiftung hin; ammoniakbildende Bakterien im Darm
  - Kreatinin 0,7 mg/dl; Eosinophile 18%; IgE 460 IU/m (Hinweis auf Typ I Allergie)

Naturheilkundliche Hinweisdiagnostik

- **Iridologie:** lymphatische Konstitution mit Radiärenlockerung im kardiopulmonalen Sektor in der linken Iris – die Radiären werden als Schwächezeichen von Herz und Lunge bewertet.
- **Dunkelfeld:** Geldrollenbildung
- **EAV:** veränderte Messwerte bei Lu ↓, Dü ↑, Di ↑; nach den 5 Wandlungsphasen kontrolliert das Element Feuer (He/Dü) das Element Metall (Lu/Di) – demnach führen Dünndarmstörungen oft zu Störungen des Meridiansystems Lunge-Dickdarm (Husten, Obstipation).
- **Spenglersan:** OM+++ Störfelddiagnostik mit Spenglersantest OM; findet sich häufig in Kombination mit Spenglersan A und K mit Hinweis auf eine allergische Diathese
- **Uricolor:** Blasenbildung

Fallbewertung und Therapieziele

Durch Röntgen und Belastungs-EKG müssen Lungentumoren und Herzinsuffizienz ausgeschlossen werden. Aus Sicht der Homotoxikologie stellt die Bronchitis eine Erkrankung der humoralen Phase dar und erfordert humoraltherapeutische Maßnahmen, z. B. aus- und ableitende Therapieverfahren sowie die Regulation einer möglichen Fehlsteuerung des Immunsystems durch die Gabe von immunregulatorisch und immunmodulatorisch wirksamen Therapeutika (➤ Kap. 1.3.2).

Bei pulmonalen Erkrankungen sollten zudem potenzielle Störherde im Kopfbereich sowie gastrointestinale Funktionsstörungen ausgeschlossen werden. Nach den Kausalketten (hier Kausalkette Nr. 9 Lunge ➤ Kap. 2.2.3 und ➤ Abb. 2-15) besteht zudem ein Zusammenhang zwischen Lungen, Beckenorganen, wie Niere und Prostata, der abzuklären ist: In der Praxis zeigt sich oft, dass eine chronische Prostatitis in Verbindung mit einer Bronchitis zu sehen ist. Eine Bronchitis kann nach den 5 Wandlungsphasen auch durch Störungen folgender Funktionskreise bedingt sein: Lunge-Dickdarm-Meridian, Magen-Meridian, Konzeptions- und Lenkergefäß sowie der Nieren- und Gallenblasen-Meridian – diese Meridiane verlaufen über den Thorax.

Therapieziele sind die Normalisierung der gastrointestinalen Funktion sowie das Wiederherstellen der respiratorischen Leistungsfähigkeit.

Therapiemaßnahmen

Maßnahmen zur Beeinflussung von Konstitution, Disposition und Diathese

- Lymphdiaral Basistropfen als Konstitutionsmittel (3 × 20 Tr.)
- Cetraria Similiaplex als Dispositions- und Diathesemittel (3 × 15 Tr.) zur Beseitigung der Schleimbildung

Regressiv vikarisierende und organunterstützende Maßnahmen

- Intestinale Barrierestabilisierung (IBS ➤ Kap. 3.2.5)

Zusätzliche Maßnahmen

Als kausal wirksame, aber auch symptomatische Maßnahmen werden durchgeführt:
- s.c.-Injektion mit Broncho-Injektopas SL im Wechsel mit Spasmo-Injektopas SL zur Spasmolyse und Sekretolyse der Bronchien (2 × 2 Amp./Wo.)
- Akupunktur: Bl 13, Bl 11 (Bronchitis); Ren Mai 17 (Asthma bronchiale); Lu 2 (Bronchitis); Ma 40 (Husten mit Auswurf) (1 ×/Wo.)
- Biochemie: Schüßler-Salze Nr. 4 (Kalium chloratum), Nr. 11 (Silicea), Nr. 6 (Kalium sulfuricum), die Kaliumsalze dienen der Optimierung der Schleimhautregeneration, Silicea ist ein Bindegeweberegulativ.

Behandlungsverlauf

Bereits zwei Wochen nach Behandlungsbeginn (09/00) war eine deutliche Besserung der Hustenanfälle zu verzeichnen. Diese traten jetzt nur noch sechsmal täglich und in verminderter Intensität auf. Die Therapie wurde unverändert weitergeführt.

Weitere zwei Wochen später (10/00) bestanden keinerlei Hustenanfälle mehr. Die körperliche Schwäche besserte sich zunehmend, nach acht Monaten hatte der Patient seine alte Leistungsfähigkeit wieder erreicht. Die therapeutische Einflussnahme auf Konstitution, Disposition und Diathese erfolgte sechs Monate. Die Intestinale Barrierestabilisierung (IBS ➤ Kap. 3.2.5) wurde einmal durchgeführt, die Injektionen (Broncho- und Spasmo-Injektopas) zehnmal verabreicht.

Prognose

Wenn die gastrointestinale Belastung beseitigt ist und die Exsudationsvorgänge – Schleimproduktion und Schleimabgang aber auch normale Schweißproduktion – gut regulieren, ist die Bronchitis prognostisch als sehr günstig auf Heilung anzusehen.

Naturheilkundliche Grundsätze und Zusatzinformationen

- Pneumonieprophylaxe in schweren Fällen mit Phosphorus D30 (3 × 5 Globuli), Schröpfen der Haut
- Herde und Störfelder: Störfeldsuche Zähne (14 + 15 + 24 + 25 + 36 +37 + 46 + 47) und Nasennebenhöhlen
- Bei Kindern wird eine Bronchitis häufig durch eine Sinusitis und Tonsillitis verursacht.
- **Ausleitende Verfahren:**
  - Ableitung auf Niere, Darm und Haut durch feuchte Brustwickel, Inhalationen mit Emsersalz, Transpulmin
  - Blutiges oder unblutiges Schröpfen über der paravertebralen Muskulatur
  - Baunscheidtieren im Bereich des M. longissimus dorsi rechts und links der WS zwischen C3–TH12

- **Alternativ einzusetzende Fertigarzneimittel:**
  - Nestmann: Stibium Kplx. 18, Eupatorium Kplx. 83, Pulmonaria S 110, Pulmonest; bei weißlichem Auswurf: Bryonia Kplx. 101; bei gelbgrünem Auswurf: Kreosotum Kplx. 102; auswurffördernd: Yerba Santa Kplx. 106; bei obstruktiven Verläufen: Ipecacuanha Kplx. 104, Cuprum Kplx. 121
  - Hevert: Abhusten von festsitzendem Schleim: Nimopect; reizlindernd bei Husten und Heiserkeit: Pulmo Hevert Bronchialcomplex; krampflösend: Pulmo Hevert Bronchialcomplex
  - Infimarius: Infi-Calcium-carbonicum Tropfen, Infi-Sticta-pulmonaria Tropfen, Roth`s Pulmonaria Classic Tropfen, Inf-Drosera Injektion
  - Pascoe: Tussiflorin Thymian, Drosera Similiaplex
  - Pflügerplex Grindelia100H, Myrtus 319 (Pflüger), Pneumodoron1 (Weleda)
- **Entspannende und übende Verfahren:** Autogenes Training, Progressive Muskelrelaxation nach Jacobson
- Abkochung von Zwiebeln mit Milch und Honig, Inhalationstherapie mit Meerwasser, Atemgymnastik, Ausleitung der Niere, Darmsanierung, Enzymtherapie

3.9.5 Kasuistik: Asthma bronchiale

Der Patient (geb. 1981) leidet seit seinem 15. Lebensjahr an allergischem Asthma bronchiale. Die nächtlichen Anfälle traten zu Beginn vier- bis fünfmal wöchentlich auf mit anfallsartigem Husten und beklemmender Atemnot. Das Ausatmen ist durch die Verkrampfung der Atemmuskulatur behindert. Während der etwa halbstündig anhaltenden Anfälle hat der Patient Erstickungsängste. Da die Anfälle nun auch gehäuft tagsüber auftreten, lebt er in ständiger Anspannung. Außerdem leidet der Patient an Rückenschmerzen und Obstipation. Seit ca. fünf Jahren ist eine Hyperthyreose bekannt.

Diagnostik

Körperliche Untersuchung, Labor

- **Körperliche Untersuchung:** reduzierter Allgemeinzustand, reduzierter Ernährungszustand (176 cm Körpergröße 68 kg Körpergewicht); RR: 135/85, Puls: 92 und rhythmisch, Lunge-Herz auskultatorisch: Giemen und Brummen, periphere Pulse: tastbar, Darm auskultatorisch: träge, wenig Darmgeräusche, im absteigenden Kolon eine ca 15 cm lange Stuhlwalze tastbar, Lymphknotenstatus: o. B.
- **Vorbefunde** (Hautärztin): Pricktest Hausstaub, L-Thyroxin 50 mg/Tag
- **Labordiagnostik:** Sekretorische IgA im Stuhl reduziert; IgA im Serum vermindert; Eosinophile 10,7%

Naturheilkundliche Hinweisdiagnostik

- **Iridologie:** lymphatische Konstitution mit neurogen sensibler Disposition und allergischer Diathese, die allergische Komponente zeigt sich iridologisch durch einsprossende Gefäße im iridokornealen Winkel.
- **Dunkelfeld:** o. B.
- **EAV:** veränderte Messwerte von Al ↑, Lu ↓; bei Hausstaubmilben und Hausstauballergie dient die EAV zur Identifizierung allergener Substanzen, v. a. der Nahrungsmittel- und Inhalationsallergene
- **Spenglersan:** OM+++; dieses Mittel findet man sehr häufig bei Allergikern. Oft auch in Kombination mit A und K positiv
- **Uricolor:** Rotring- und Blasenbildung

Fallbewertung und Therapieziele

Zunächst sind Herz-Kreislauferkrankungen auszuschließen, v. a. die Krankheiten, die durch einen Rückstau in das linke Herz bedingt sind (Verlagerung des Herzspitzenstoßes linkslateral = linksventrikuläre Hypertrophie) sowie durch Medikamentennebenwirkungen (z. B. Betablocker) hervorgerufen werden. Häufig ist Asthma bronchiale allergisch bedingt und erfordert die Einflussnahme auf die immunologische Fehlregulation.

Da Asthma bronchiale aus Sicht der Homotoxikologie zu den Erkrankungen der Matrix-Phasen zählt, steht therapeutisch die Berücksichtigung der Mikrozirkulation und Säureregulation im Vordergrund. Zusätzlich sollte das Krankheitsgeschehen über humoraltherapeutische Maßnahmen (Schröpfen, Baunscheidtieren) behandelt werden. Über die Kausalketten (➤ Kap. 2.2.3) sollten mögliche Störfelder im Kopfbereich oder Zahnbereich ausgeschlossen werden, ebenso Funktionsstörungen der Darmschleimhaut (sIgA-Mangel). Zudem sind aufgrund der topographischen Bezüge (Thorax) folgende Meridiane und Funktionskreise zu prüfen: Lenkergefäß, Konzeptionsgefäß, Blasen-, Gallenblasen-, Nieren- und Magen-Meridian. Im Vordergrund steht der Lungen-, und Dickdarm-Meridian. Im Verlauf dieser Meridiane liegende Störfelder sollten ausgeschlossen werden.

Therapieziele sind die Normalisierung der gastrointestinalen Funktion, die Stabilisierung des Immunsystems sowie die Beschwerdelinderung (Reduzierung der Intensität und Häufigkeit).

Therapiemaßnahmen

Maßnahmen zur Beeinflussung von Konstitution, Disposition und Diathese

- Phosphorus Similiaplex als Konstitutionsmittel (3 × 20 Tr.)
- Hyoscyamus Similiaplex + Lobelia Similiaplex als Dispositions- und Diathesemittel (3 × 20 Tr.) zur Sedierung und organotrop-funktionellen Unterstützung der Atemwege und Bronchien

Regressiv vikarisierende und organunterstützende Maßnahmen

- Intestinale Barrierestabilisierung (IBS ➤ Kap. 3.2.5)
- Verminderung der Allergene (z. B. verwenden allergiefreier Bettwäsche, entsorgen von Teppichen, Polstermöbeln) und Einsatz von Milbiol Spray (= beseitigt Milben)
- Spenglersan OM zur Steigerung der Immunabwehr (2 × 3 Sprühstöße in die Ellenbeuge)

Zusätzliche Maßnahmen

Als kausal wirksame, aber auch symptomatische Maßnahmen werden durchgeführt:
- Bioresonanztherapie mit Regumed Bicom Programm 998 (ohne Karenz, 1 ×/Wo.) alternativ Autonosoden einsetzten (Asan-Kit)
- Ohrakupunktur (bewährt bei Asthma bronchiale 1 ×/Wo.):
  – Fernpunkte Di 4, Di 11, Lu 7, Lu 9, MP 6
  – Nahpunkte: Bl 13; Ren Mai 17; Lu 1; Ni 27
- Biochemie: Schüßler-Salze Nr. 7 (Magnesium phosphoricum) als „Heiße Sieben", Nr. 6 (Kalium sulfuricum), Nr. 10 (Natrium sulfuricum)
- Progressive Muskelrelaxation nach Jacobson

Behandlungsverlauf

Vier Wochen nach Behandlungsbeginn (02/99) traten die nächtlichen Anfälle nur noch ca. zweimal wöchentlich auf. Die Spenglersantherapie wurde nicht mehr weitergeführt. Nach drei Wochen bestanden weder Obstipation noch Rückenschmerzen. Die Bioresonanztherapie wurde insgesamt sechsmal durchgeführt. Während der viermonatigen Akupunkturbehandlung besserten sich die Asthmaanfälle weiterhin, die Anfallshäufigkeit nahm ab und insbesondere die als bedrohlich empfundene Atemnot war geringer ausgeprägt.

Da sich fünf Monate nach Behandlungsbeginn (07/99) die Darmbeschwerden normalisiert hatten und der Uricolor-Befund in der Norm lag, konnte die IBS-Behandlung (➤ Kap. 3.2.5) beendet werden. Zudem waren in letzten drei Wochen keine Asthmaanfälle aufgetreten. Die medikamentöse konstitutionelle und dispositionelle Therapie wurde beibehalten und für ein Jahr weitergeführt. Nach weiteren zwei Monaten (09/99) trat einmalig ein leichter Asthmaanfall auf, der mit Bioresonanztherapie und Akupunktur behandelt wurde. Ein Jahr nach Behandlungsbeginn (02/00) traten keine weiteren Asthmaanfälle mehr auf. Bei einem fachärztlichen Konsil wurde das Schilddrüsenmedikament aufgrund einer Normalisierung der Schilddrüsenregulation (TSH basal, T3 und T4 im Normbereich) abgesetzt.

Prognose

Da sehr viele Faktoren die Entwicklung eines allergischen Asthmas bedingen, ist in vielen Fällen eine Langzeittherapie erforderlich.

Naturheilkundliche Grundsätze und Zusatzinformationen

- **Ausleitende Verfahren:**
  - Baunscheidtieren im Bereich des M. longissimus dorsi rechts und links der WS zwischen C 3 und Th 12
  - Trockenes Schröpfen des Akupunkturpunktes Bl 12 (Tor der Windes)
  - Ausleitung über Niere und Haut zur Anregung der Exsudation, um Schleimproduktion und Schleimabgang, aber auch normale Schweißproduktion zu erzielen
- **Neuraltherapie:** paravertebral Th 1–Th 8, Quaddeln setzen neben dem Sternum
- **Reflexzonentherapie:** z. B. der Symptomzonen (Fußreflexzonen): Nasen-Rachenraum, Bronchialgebiet
- **Ozontherapie** (GEB und KEB zur Verbesserung der Mikrozirkulation):
  - GEB: mit 32 µg O_3/ml/cm^3 auf 50 ml Blut mit 10 ml Natriumcitrat 3,13% (entionisiert die Calciumionen und macht damit das Blut ungerinnbar)
  - KEB (immunregulierend bei allergischen Erkrankungen): i.m-Injektion 1 ml Eigenblut mit 20 µg O_3/ml/cm^3 auf 10 ml Blut (2 ×/Wo.; ventrogluteal nach von Hochstetter)
- **Alternativ einzusetzende Fertigarzneimittel:**
  - Nestmann: Ipecacuanha Kplx. 104, Yerba Santa Kplx. 106, Pulmonaria S110; zur Entkrampfung: Cuprum Kplx. 121; zur Schleimlösung: Arum triphyllum Kplx. 107
  - Hevert: Krampflösend: Pulmo Hevert Bronchialcomplex
  - Infimarius: Roth's RKT classic Tropfen, Roth's Pulmonaria classic Tropfen, Infi-Cuprum Injektion; Infi-Drosera Injektion
  - Pascoe: Bronchopas, Asthma-Injektopas SL im Wechsel mit Broncho-Injektopas SL
  - Asthma-Bomin H (Pflüger); Lobelia comp. (Weleda)
- **Herde und Störfelder:** Wurzelbehandelte Zähne sowie ausgeschälte oder zerklüftete Tonsillen stellen mögliche Störherde dar: Einem Asthma bronchiale liegt oft eine Störung im Nasenrachenraum zugrunde.
- **Entspannende und übende Verfahren:** Autogenes Training, Atemgymnastik
- Psychotherapie

3.9.6 Kasuistik: Tonsillitis

Die sechsjährige Patientin (geb. 2000) ist seit ihrem zweiten Lebensjahr das ganze Jahr durchgehend erkältet. Die Mutter berichtet, dass nach monatelangem Schnupfen jetzt akute Halsschmerzen mit Schluckbeschwerden aufgetreten sind. Die Tochter ist seit ihrem ersten Lebensjahr in einem Hort und kommt dort ständig mit anderen kranken Kindern in Kontakt. Das Mädchen ist zierlich und wirkt in ihrer Entwicklung eher gehemmt. Sie sei durch die ständigen Krankheiten nicht belastbar und schnell müde. Während der ersten Lebensmonate seien Dreimonatskoliken aufgetreten, außerdem litt das Mädchen an Obstipation. Im Moment hat das Mädchen alle 3–4 Tage Stuhlgang (fester Stuhl).

Diagnostik

Körperliche Untersuchung, Labor

- **Körperliche Untersuchung:** reduzierter Allgemeinzustand (erschöpft, wirkt eingeschüchtert), guter Ernährungszustand (112 cm Körpergröße, 18 kg Körpergewicht); RR: 100/55, Puls: 88 und rhythmisch, Lunge-Herz auskultatorisch: o. B., periphere Pulse: tastbar, Darm auskultatorisch: wenig Darmgeräusche., keine Resistenzen, Lymphknotenstatus: beidseits geschwollene Halslymphknoten, Schleimstraße, der Rachenraum zeigt sich bei der Untersuchung stark gerötet, hypertrophierte Tonsillen
- **Vorbefunde:** Antibiotika wegen zahlreicher Otitiden

- **Labordiagnostik:** aufgrund der Ängstlichkeit verzichtet

Naturheilkundliche Hinweisdiagnostik

- **Iridologie:** Mischkonstitution mit Lakunen; die geschlossenen Lakunen (li. Iris: zwischen 9.30 Uhr und 10.00 Uhr, re. Iris: zwischen 2.00 Uhr und 2.30 Uhr) werden iridologisch als genetische Schwachstelle für den Ohr- und Nasenhöhlenbereich angesehen. Beachte: die Ausbildung der Iris ist nach ca. 6 bis 8 Lebensjahren hinsichtlich der Bewertung von Konstitution, Disposition und Diathese abgeschlossen, erst dann kann eine Bewertung vorgenommen werden
- **Dunkelfeld:** aufgrund der Ängstlichkeit der Patientin nicht durchgeführt
- **EAV:** veränderte Messwerte bei Di ↓, Dü ↑, Ly ↓; die Theorie der 5 Wandlungsphasen erklärt den Zusammenhang zwischen den Belastungen aus dem Bereich Dickdarm, die sich auf das Lymphsystem auswirken: Das Element Wasser kontrolliert das Element Feuer (Dü). Das Element Feuer kontrolliert das Element Metall – bei chronischen Tonsilliden lässt sich diese „Dreiecksbeziehung" zwischen dem Element Metall (Häute, Schleimhäute, Nase, Dickdarm und Lunge), dem Element Wasser (Knochenmark, Niere, Lymphsystem und Allergie) und dem Element Feuer (Dünndarm) finden.
- **Spenglersan:** aufgrund der Ängstlichkeit der Patientin nicht durchgeführt
- **Uricolor:** Blasenbildung

Fallbewertung und Therapieziele

Tonsillen sind Bestandteil des lymphatischen Systems und sind über das darmassoziierte Immunsystem (GALT) direkt mit der gastrointestinalen Funktionsfähigkeit gekoppelt. Häufig finden sich Zusammenhänge zwischen Magen-Darmstörungen und einer Tonsillenhypertrophie. Häufig klagen die Kinder dann über nicht exakt lokalisierbare Bauchschmerzen, die auf Störungen des Lymphflusses zurückzuführen sind.

Die Tonsillitis wird aus Sicht der Homotoxikologie den Erkrankungen der humoralen Phasen zugeordnet; ausleitende Verfahren und immunregulierende Maßnahmen sind die Therapie der Wahl. Von den über den Kopf verlaufenden Meridianen sind insbesondere Störfelder (z. B. Narben) im Verlauf des Dickdarm- und Gallenblasen-Meridians auszuschließen.

Therapieziele sind die gastrointestinale Immunbarriere-Stabilisierung über IBS (Intestinale Barrierestabilisierung > Kap. 3.2.5) und die Linderung der Halsschmerzen sowie die Besserung der chronischen Infektanfälligkeit.

Therapiemaßnahmen

Maßnahmen zur Beeinflussung von Konstitution, Disposition und Diathese

- Calcium phosphoricum als Konstitutionsmittel (3 × 10 Tr.)

Regressiv vikarisierende und organunterstützende Maßnahmen

- Leichte, Vitamin-C-haltige Kost. Viel frisches Obst und Obstsäfte; keine Milchprodukte
- Scrophularia Similiaplex (3 × 10 Tr.), um chronische Infektanfälligkeit und lymphatische Schwäche zu bessern
- Bovisan wirkt auf die Tonsillenhypertrophie (1 Kps./14-tägig vor dem Schlafen)
- Sanuvis Tropfen reguliert das Milchsäuremilieu der Schleimhäute von Mund, Rachen und Darm (2 ×/ 1 TL im Mund spülen)
- Infifer (3 × 15 Tr.) unterstützt die Rekonvaleszenz, wird erst 10 Wochen nach Therapiebeginn verabreicht

Zusätzliche Maßnahmen

Als kausal wirksame, aber auch symptomatische Maßnahmen werden durchgeführt:
- Tägliche Quarkwickel für die Dauer von 2 Stunden auf Hals

Maßnahmen bei älteren Kindern

- Sankombi D5 steigern (5–10 Tr. morgens)
- Mucedokehl D4 (1 Kap. vor dem Mittagessen)

- Mucedokehl D4 (1 Kap. vor dem Schlafengehen)
- Biochemie: Schüßler-Salze Nr. 3 (Ferrum phosphoricum), Nr. 9 (Natrium phosphoricum), Nr. 2 (Calcium phosphoricum)

Behandlungsverlauf

Eine Woche nach Behandlungsbeginn war die Lymphknotenschwellung zurückgegangen. Eine Woche später bestand keinerlei Schwellung mehr und das Mädchen konnte schmerzfrei schlucken. Nach einer weiteren Woche sagte die Mutter, dass ihre Tochter mehr Energie habe, sie sei lebhafter geworden und habe im Moment keine Erkältung. Bovisan wurde zehn Wochen (5 Kapseln) verabreicht. Sanuvis wurde nach vier Wochen abgesetzt. Auch nach weiteren zwei Monaten (09/06) war keine Erkältung aufgetreten, Scrophularia, das Arzneimittel zur Stärkung der körperlichen Abwehr, wurde abgesetzt.

Die Kontrolluntersuchung nach sechs Monaten Jahr ergab eine normalisierte Tonsillensituation und einen unauffälligen Lymphknotenstatus. Die Konstitutionstherapie konnte nach einem halben Jahr beendet werden.

Prognose

Insgesamt ist eine chronische Tonsillitis prognostisch als günstig anzusehen.

Naturheilkundliche Grundsätze und Zusatzinformationen

- **Neuraltherapie:** bei chronischen Verläufen Injektionen an die Mandelpole durch einen naturheilkundigen Zahnarzt durchführen lassen
- **Alternativ einzusetzende Fertigarzneimittel:**
  – Nestmann Basistherapie: Agnus cactus Kplx. 22, Mercurius cyanathus Kplx. 67; bei eitriger Form: Hepar sulfuris Kplx. 68; bei starken stechenden Schmerzen; Acidum Nitricum F Kplx. 66; bei Tonsillenhypertrophie: Calcarea carbonica Kplx. 24
  – Hevert: Lymphaden Hevert Complex Tropfen, Lymphaden Hevert LymphdrüsenTabletten, Lymphaden Injekt-Hevert PE
  – Infimarius: Roth's RKT classic Tropfen, Infi-Eupatorium Injektion, Infi-Myosotis Injektio
  – Pascoe: Tonsillopas, Pascotox Purpurea
  – Mercurius Cyanatus Synergon Nr. 43 (Kattwiga); toxi-loges (Loges); Phönix Hydrargyrum spag. (Phönix); Apis mellifica (Weleda)

3.9.7 Kasuistik: Otitis media

Die Patientin (geb. 1998) klagt seit zwei Tagen über starke Ohrenschmerzen und eine eingeschränkte Hörleistung auf beiden Ohren. Sie leidet zudem an hypertrophierten Tonsillen, die laut HNO-Arzt noch nicht operativ entfernt werden müssen. Die Mutter gibt zudem an, dass ihre Tochter seit drei Jahren immer wieder Bauchschmerzen hat: Ständig würde sich ihre Tochter über Schmerzen im Unterbauch beschweren. Die Untersuchungen beim Kinderarzt gaben keinen Befund.

Diagnostik

Körperliche Untersuchung, Labor

- **Körperliche Untersuchung:** guter Allgemeinzustand, guter Ernährungszustand (128 cm Körpergröße 25 kg Körpergewicht); RR: 95/45, Puls: 92 und rhythmisch, Lunge-Herz auskultatorisch: o. B., periphere Pulse: tastbar, Darm auskultatorisch: verstärkte Darmgeräusche über dem gesamten Abdomen, keine Resistenzen, Lymphknotenstatus: rechtsseitige geschwollene Halslymphknoten, hypertrophierte Tonsillen, hochrote Gehörgänge, vorgewölbtes Trommelfell
- **Vorbefunde:** unklare Unterbauchschmerzen (o. B.) Antibiotikabehandlung
- **Labordiagnostik:** –

Naturheilkundliche Hinweisdiagnostik

- **Iridologie:** lymphatische Konstitution mit uroseiner Pigmentierung über dem Verlauf der Iriskrause. Zudem Radiärenlockerungen im unteren

Sektor beider Iriden – dies gilt als möglicher Hinweis auf urogenitale Schwächen.
- **Dunkelfeld:** –
- **EAV:** veränderte Messwerte von Ni ↑, Ly ↓, Dü ↑; die Theorie der 5 Wandlungsphasen zeigt den kontrollierenden Einfluss des Elements Wasser (Ni) auf das Feuer (Dü), dies erfordert kausale Therapie im Element Wasser
- **Spenglersan:** –
- **Uricolor:** o. B.

Fallbewertung und Therapieziele

Ohrenschmerzen sind oft die Folge einer Vergrößerung der adenoiden Polypen und der Nasenschleimhaut. Im Meridiandenken bildet das Ohr das Ende des Dickdarm-Meridians und gehört somit dem Verdauungstrakt an. Hinter der Ohrmuschel läuft der Gallenblasen-Meridian. Bei Otitiden sollte also auch an die Darmschleimhaut, aber auch an ein funktionsfähiges Leber-Galle-System gedacht werden.
- Eine rezidivierende Otitis media kann gemäß der Kausalketten (➤ Kap. 2.2.3) und der Theorie der 5 Wandlungsphasen (➤ Kap. 2.1.2) durch abdominelle, aber durch urogenitale Störungen bedingt sein: So gilt in der TCM das Ohr als Öffner der Nieren. Dieses sog. Überdruckventil reagiert sehr gerne bei Nierenausscheidungsstörungen im Sinn einer exsudativen Diathese. Ebenso besteht ein Bezug zu anderen Kopfhöhlenbereichen im Sinn der Störfeldtheorie. Bauchlymphknoten sind oft bei hypertrophierten Tonsillen wegen einer Stauung im Lymphsystem angeschwollen, was zu Bauchschmerzen führt. Ebenso kann es bei Darmfunktionsstörungen, infolge einer Verminderung des sIgA Anstriches auf den Schleimhäuten zu chronischen Verläufen einer Otitis media kommen.
- Therapieziele sind die Beschwerdefreiheit sowie die Behandlung der exsudativen Diathese, d. h. die Förderung der renalen Ausscheidung und des Lymphflusses.

Therapiemaßnahmen

Maßnahmen zur Beeinflussung von Konstitution, Disposition und Diathese

- Scrophularia Similiaplex als Konstitutionsmittel (2 × 10 Tr.)
- Mercurius Solubilis Similiaplex N +Juniperus Similiaplex als Dispositions- und Diathesemittel (2 × 15 Tr.); wirkt als Katalysator und Reinigungsmittel für Häute, Schleimhäute des lymphatischen Systems und verbessert die Nierenausscheidung.

Regressiv vikarisierende und organunterstützende Maßnahmen

- Symbioflor I (2 × 20 Tr. um 8.00 Uhr + 16.00 Uhr)
- Symbioflor II (2 × 5 bis auf 20 Tr. steigern, um 12.00 Uhr + 20.00 Uhr): sorgt für einen Wiederanstrich der Schleimhäute mit SIgA im Kopf-Respirationsbereich aber auch im Magen-Darm-Trakt

Zusätzliche Maßnahmen

Als kausal wirksame, aber auch symptomatische Maßnahmen werden durchgeführt:
- Wattetupfer in Gehörgang mit Spenglersan G (kein Wasser ins Ohr) zur Immunaktivierung im Bereich des Ohrs (Anlocken von Granulozyten und Verbesserung der Phagozytosefähigkeit)
- Einreiben von Spenglersan G an das Mastoid
- Biochemie: Schüßler-Salze Nr. 4 (Kalium chloratum), Nr. 6 (Kalium sulfuricum), Nr. 12 (Calcium sulfuricum) zur Stabilisierung des Immunsystems und Verbesserung der Schleimbildung im Bereich der Schleimhäute
- Otovowen zur symptomatischen Behandlung der Otitis media (3 × 10 Tr.)

Behandlungsverlauf

Nach zwei Tagen war eine Verbesserung der Schmerzen zu verzeichnen (Spenglersan-G-Effekt). Da sich das Trommelfell entspannte und die Rötung zurückging, war keine Antibiotikatherapie notwendig.

Eine Woche nach Behandlungsbeginn (02/05) waren die Ohrenschmerzen vollständig abgeklungen und das Hörvermögen wiederhergestellt. Otovowen wurde nach 14 Tagen abgesetzt. Das Einbringen von Spenglersan G in den Gehörgang wurde sechs Wochen durchgeführt, ebenso lange wurden die Schüßler-Salze eingenommen. Die mikrobiologische Therapie mit Symbioflor I und II wurde nach jeweils 2 Flaschen abgesetzt.

Vier Monate nach Behandlungsbeginn (06/05) waren keine Bauschmerzen mehr zu verzeichnen – ein Ergebnis der Einnahme der Lymphmittel Mercurius und Juniperus, die infolgedessen abgesetzt wurden. Das Konstitutionsmittel wurde ein Jahr lang verabreicht.

Prognose

Prognostisch ist die Behandlung einer Otitis media bei Kindern als günstig anzusehen, da sich im Laufe der Zeit bei Normalisierung der immunologischen Situation das hypertrophierte Gewebe im Hals-Rachenbereich etwas zurückentwickelt und somit die Abflusssituation und die Entzündungsbereitschaft zurückgeht.

Naturheilkundliche Grundsätze und Zusatzinformationen

- **Ausleitende Verfahren:** In extremen Verläufen insbesondere bei Erwachsenen Cantharidenpflaster oder Blutegeltherapie am rechten und linken Processus mastoideus
- **Neuraltherapie:** Quaddel an Mastoidspitze
- **Alternativ einzusetzende Fertigarzneimittel:**
  - Nestmann Basistherapie: Kalium jodatum Kplx. 302, Cepa Kplx. 305; bei Schmerzen: Mezereum Kplx. 123; bei verminderter Hörleistung: Bromum Kplx. 304; mit Tubenbeteiligung: Cepa Kplx. 305; bei Lymhknotenschwellung: Plantago Kplx. 303; gegen mögliche Ödembildung: Apis F Kplx. 10
  - Hevert: Lymphaden Hevert Lymphdrüsentabletten, Lymphaden Hevert Complex; Luffa Hevert gegen Schnupfen
  - Infimarius: Infi-Eupatorium Injektion
  - Pascoe: Lymphdiaral Basistropfen
  - Capsicum Synergon Nr. 42 (Kattwiga); Pflügerplex Hepar sulf. 199 H (Pflüger); Phönix Hydrargyrum (Phönix); Bovisantherapie (Sanum); Erysidoron 1 (Weleda)

> Eine rezidivierende Otitis media ist oft über eine Störung des Blasen- und/oder Nieren-Meridians gekoppelt mit kalten Füßen. Ansteigende Fußbäder bewirken eine Stärkung des Blasen- und Nieren-Meridians.

3.9.8 Kasuistik: Virale und bakterielle Infektion

Fallbeschreibung und Anamnese

Der Patient (geb. 1958) stellt sich mit Schnupfen, Husten und Schluckbeschwerden vor. Der Patient ist bereits seit vier Monaten erkältet und inzwischen verspürt er eine körperliche Erschöpfung und leidet zudem an Konzentrationsstörungen. Er habe diese Symptome vor einem Jahr schon einmal gehabt. Damals sei die Erkältung aber von alleine abgeheilt.

Diagnostik

Körperliche Untersuchung, Labor

- **Körperliche Untersuchung:** reduzierter Allgemeinzustand (unkonzentriert, erschöpft), guter Ernährungszustand (185 cm Körpergröße, 90 kg Körpergewicht); RR: 120/70, Puls: 54 und rhythmisch, Lunge-Herz auskultatorisch: o. B., periphere Pulse: tastbar, Darm auskultatorisch: o. B., keine Resistenzen, Lymphknotenstatus: geschwollene Halslymphknoten, rechtsbetont
- **Vorbefunde:** keine
- Labordiagnostik – Leukopenie: 3400/µl; Lymphozyten (↓): 18%, neutophile Granulozyten (↓): 27%; BSG: 15/35 mm

Naturheilkundliche Hinweisdiagnostik

- **Iridologie:** auffällig heller lymphatischer Konstitutionstyp. In der linken und rechten Iris Schnurkrause komplett verstärkte Krausenfäden: Dieses

Zeichen wird iridologisch als Schwäche der gastrointestinalen Immunbarriere gewertet. Aber auch bei harnsaurer Diathese und einer Neigung zu Gewebeazidose lässt sich dieses Zeichen finden. Linke Iris bei 4.00 Uhr Radiärenlockerung – wird als mögliche Milzschwäche gewertet.
- **Dunkelfeld:** vermehrte segmentkernige Leukozytenanhäufungen, mit eingeschränkter granulozytärer Aktivität – deutet auf eine Einschränkung der Phagozytosefähigkeit hin
- **EAV:** veränderte Messwerte bei MP ↓, Dü ↑, Lu ↓, Di ↓, Ly ↑; diese Konstellation sieht die Ursache in der Krankheitsentwicklung in einer Funktionsstörung des Dünndarms mit nachfolgender Immunstörung. Diese wirkt auf die Regulationssysteme des Elements Erde aus (Milz-Pankreasfunktionsstörungen) mit nachfolgender Störung des Elements Metall (Lunge/Dickdarm sowie Schleimhäute der Nasennebenhöhlen und Atemwege) und dadurch in Gang gesetzten Störungen im Element Wasser (lymphatischen Abflusssituation). Dies erfordert eine kausale Therapie der verursachenden Dünndarmfunktionsstörungen
- **Spenglersan:** G+++, D+++, DX++, OM+++
- **Uricolor:** Rotfärbung mit schäumendem Urin (Hinweis auf schwere dysbiotische Prozesse)

Fallbewertung und Therapieziele

Virale und bakterielle Infektionen, die chronisch rezidivierende Infekte nach sich ziehen, erfordern grundsätzlich die Abklärung potenzieller Störfelder. Da hier kausal die gastrointestinale Immunbarriere gestört ist, sollte eine IBS (➤ Kap. 3.2.5) erfolgen.

Das Therapieziel besteht in der Normalisierung der Darmsymbiose mit nachfolgender Regulation des Immunsystems sowie in der Stabilisierung der Schleimhautbarriere.

Therapiemaßnahmen

Maßnahmen zur Beeinflussung von Konstitution, Disposition und Diathese

- Scrophularia Similiaplex als Konstitutionsmittel (3 × 10 Tr.)
- China Similiaplex als Dispositions- und Diathesemittel (3 × 10 Tr.): Hauptmittel bei Milzfunktionsstörungen

Regressiv vikariisierende und organunterstützende Maßnahmen

- Infusionstherapie mit Pascorbin initial 15 g danach 7,5 g in 100 ml NaCl 0,9% + 1 Amp. Ubichinon (1 ×/Wo.): verbessert die granulozytäre Leistung und reguliert das lymphozytäre System
- Intestinale Barrierestabilisierung (IBS ➤ Kap. 3.2.5)

Zusätzliche Maßnahmen

Als kausal wirksame, aber auch symptomatische Maßnahmen werden durchgeführt:
- i. m.-Injektion mit Infekt 1 (1 ×/Wo.) zur Immunstimulierung
- Utilin und Latensin: verbessern die Phagozytosefähigkeit der Granulozyten und steigern die T-Lymphozytenproliferation (1 × 1 Kps./Wo. im wöchentlichen Wechsel, abends vor dem Schlafen, mind. vier Stunden nach der Einnahme keine Mahlzeiten)
- Akupunktur: Di 4; Du Mai 13: wirken immunmodulierend (1 ×/Wo.)

Behandlungsverlauf

Die Erkältungssymptome nehmen nach ca. zwei Wochen ab. Die Pascorbin-Infusionen wurden fünf Wochen lang bis zur Normalisierung des Differenzialblutbilds durchgeführt. Zwei Monate nach Behandlungsbeginn (02/00) ist der Patient beschwerdefrei und seine Erschöpfung hat sich um 60% gebessert. Die i. m.-Injektionen und auch die Akupunkturbehandlung werden beendet. Der Patient möchte weitere Vitamin-C-Infusionen zur Stärkung des Allgemeinbefindens verabreicht bekommen. Die konstitutionelle, dispositionelle Therapie und immunstimulierende Therapie (Utilin und Latensin) werden insgesamt sechs Monate weitergeführt.

Naturheilkundliche Grundsätze und Zusatzinformationen

- **Ausleitende Verfahren:**
  - Baunscheidtieren v. a. bei HNO-Infektionen und Infekten des Urogenitalsystems
  - Baunscheidtieren an beiden Außenseiten der Beine zur Resistenzsteigerung; Blutegel bei allen lokalen bakteriellen Infektionen
- **Eigenbluttherapie bei viralen Infekten** (alternativ):
  - Methode 1: 1. Woche 2×/wöchentlich 0,5 ml EB s.c.; 2. Woche 2×/wöchentlich 1,0 ml EB i. m.; 3. Woche 2×/wöchentlich 2,0 ml EB i.m; 4. Woche 2×/wöchentlich 3,0 ml EB i.m.
  - Methode 2: 1. Phase: i.c.-Inj. mit tgl. ansteigender EB-Menge (0,1 – 0,2 – 0,3 – 0,4 – 0,5 ml) 2. Phase: s.c.-Inj. mit 3-tägig ansteigender EB-Menge (0,6 – 0,7 – 0,8 – 0,9 – 1,0 ml) 3. Phase: s.c.-Inj. mit 5-tägig ansteigender EB-Menge (1,0 – 1,5 – 2,0 – 2,5 – 3,3 ml)
- **Ozontherapie:** GEB 6 Wochen lang 1×/Wo. zur Unterstützung der antiviralen Therapie (zeigt gute Therapieergebnisse Herpes simplex-1 und -2-Infektionen und Herpes zoster, aber auch bei EBV-Infektionen)
- **Alternativ einzusetzende Fertigarzneimittel:**
  - Nestmann Basistherapie: Echinacea F 160, Scolopendrium Spezial 275; Verbesserung des Lymphabflusses: Agnus cactus Kplx. 22, Aurum Kplx. 63; Verbesserung des RES: Echinacea F 65, Grindelia Kplx. 260
  - Hevert: Echinacea Urtinktur Hevert, Hevertotox Erkältungstabletten SL; Hevertotox Erkältungstropfen; bei Störung der Milzfunktion: Hewesplenom Mono; Lymphaden Hevert Complex-Lymphdrüsentabletten, Lymphaden Injekt-Hevert, Mato Hevert Erkältungstropfen, Natuimmun Injektionslösung
  - Infimarius: LÖWE Komplex Nr. 5; Infi-Echinacea Injektion, Infi-Eupatorium Injektion N, Infi-Myosotis Injektion
  - Pascoe: Pascotox Purpurea, Pascoleucyn-Injektopas
  - Naranotox comp., Antiflammin H Inj. (Pflüger), Angocin (Repha), Phönix Lymphophön und Phönix Antitox (Phönix), toxi-loges (Loges)
- **Biochemie** (Schüßler-Salze):
  - 1. Stadium der Infektionen: Nr. 3 (Ferrum phosphoricum)
  - 2. Stadium der Infektionen: Nr. 4 (Kalium chloratum)
  - 3. abklingendes Stadium; Nr. 6 (Kalium sulfuricum)
  - Vorbeugend Nr. 2 (Calcium phosphoricum), Nr. 4 (Kalium chloratum), Nr. 5 (Kalium phosphoricum) und Nr. 7 (Magnesium phosphoricum)

Anhang

Literaturverzeichnis 223

Adressen 224

Sachregister 227

Literaturverzeichnis

Abele, J., Stiefvater, F.: Aschner-Fibel. 13. Aufl., Haug, Heidelberg 1996
Abele, J.: Propädeutik der Humoraltherapie – physiologische Grundlagen und Praxis der Aschner-Verfahren. Haug, Heidelberg 1992
Abele, J.: Schröpfkopfbehandlung – Theorie und Praxis. 6. Aufl., Haug, Heidelberg 1999
Bayerlein, R.: Hintergründe der Resonanztherapie nach Schimmel. In: Naturheilpraxis 1/2006. Pflaum, München
Deck, J.: Differenzierung der Iriszeichen. Eigenverlag, Ettlingen 1980
Dobos, G., Deuse, U., Michalsen, A.: Chronische Erkrankungen. Konventionelle und komplementäre Therapie. Elsevier, Urban & Fischer, München 2006
Dosch, P.: Lehrbuch der Neuraltherapie nach Huneke. Regulationstherapie mit Lokalanästhetika. 14., Aufl., Haug, Heidelberg 1996
Fischer, L.: Neuraltherapie nach Huneke. Hippokrates, Stuttgart 1998
Fleck, F:G.: Energetisch-dynamische China Akupunktur. Münks, Krefeld 1974
Focks, C., Hillenbrand N.: Leitfaden Traditionelle Chinesische Medizin. 5. Aufl., Elsevier, Urban & Fischer, München 2006
Garvelmann, F.: Die Humoralpathologie. www. Rhizoma.de
Garvelmann, F.: Die Plethorische Konstitution. www. Rhizoma.de
Glaesel, K.O.: Heilung ohne Wunder und Nebenwirkungen – Gesundheit biologisch gesteuert. 4. Aufl., Labor Glaesel Verlag, Konstanz 1993
Gleditsch, J.M.: Reflexzonen und Somatotopien. 6. Aufl., Elsevier, Urban & Fischer, München 2004
Heine, H.: Lehrbuch der biologischen Medizin. Grundregulation und Extrazelluläre Matrix. 3. Aufl., Hippokrates, Stuttgart 2006
Heine, H.: System der Grundregulation. St. Johanser, Gauting 1996
Herget, H.F. Konstitutionsmedizin. Pascoe, Gießen 1996
Koch, T., Masche, U.P.: Roborantien. In: Pharma-Kritik: Jahrgang 22, Nr.12, Februar 2001
Köhler, B.: Grundlagen des Lebens – Stoffwechsel und Ernährung. 2. Aufl. Videeel, Niebüll 2001
Köhler, B.: Synergistisch-biologische Krebstherapie. CoMed, Sulzbach 1998
Kracke, A.: Die Grundregulation nach Pischinger. Schlüssel zum Verständnis der Ausleitungsverfahren. In: Sanum-Post 57/2001
Krebs, H.: Praxis der Sanum-Therapie. Semmelweis, Hoya 1997
Kummer, A.: Humoralmedizin oder die traditionelle europäische Heilkunde. http://members.aon.at/akummer/humoral.htm

Langmann, J.: Medizinische Embryologie 7. Aufl., Thieme, Stuttgart 1985
Lechner, J.: Der Feind in meinem Mund. Unbekannte und unerkannte Gefahren für die Gesundheit durch Zahn- und Kiefer-Störfelder. Eigenverlag, München 2006
Lechner, J.: Störfelddiagnostik, Medikamenten- und Materialtest. Teil II. Verlag für Ganzheitliche Zahnmedizin, Kötzting 2000
Lindemann, G.: Augendiagnostik-Lehrbuch – Befundung aus dem Auge. 4. Aufl., Pflaum, München 1997
Markgraf, A.: Die genetischen Informationen in der visuellen Diagnostik, Band 1–8. Esogetics, Sulzbach 1991
Ogal, H.P., Kolster, B.: Ohrakupunktur – Grundlagen, Praxis, Indikationen. KVM Verlag, Gießen 1997
Renz-Polster, H., Braun, H.: Basislehrbuch Innere Medizin – kompakt greifbar verständlich. 4. Aufl., Elsevier, Urban & Fischer, München 2006
Ricken, KH.: Die Entzündung – Schlüsselfunktion des Heilungsprozesses 2. Auflage. Aurelia Verlag Baden-Baden 1995
Sanum Post. Zeitschrift für Isopathie und Regulationsmedizin. Jahrgang 2000–2006, Semmelweis, Hoya
Schimmel, H.W.: Pathogenetische Grundmuster und Kausalketten. Pascoe, Gießen 1989
Schmiedel, V., Augustin, M. Leitfaden Naturheilkunde: 4. Aufl., Elsevier, Urban & Fischer, München 2008
Schole, J., Lutz, W.: Regulationskrankheiten. Versuch einer fachübergreifenden Analyse. Videel, Niebüll: 2001
Schwerstle, C., Arnoul, F.: Einführung in die Dunkelfelddiagnostik – Die Untersuchung des Nativblutes. 2. Aufl., Semmelweis, Hoya 1993
Stuart J. Zoll, S. J.: Die Verbindung zwischen Akupunktur und der modernen biologischen Medizin. Haug, Heidelberg 1992
Taddonio, T.M Borreliose-Zeckenbiss – was dann? Michaels Verlag, Peiting 2005
Thomsen, J.: Odontogene Herde und Störfaktoren – Diagnostik und Therapie mittels Elektroakupunktur nach Voll. Medizinisch Literarische Verlagsgesellschaft Uelzen, 1985
Voll, R.: Wechselbeziehungen von odontogenen Herden zu Organen und Gewebssystemen, in: 4. Sonderheft der internationaler Gesellschaft für Elektroakupunktur, 3. Aufl., Medizinisch Literarische Verlagsgesellschaft, Uelzen 1973
Voll, R.: Kopfherde. Diagnostik und Therapie mittels Elektroakupunktur und Medikamententestung. 4. Aufl. Medizinische Literarische Verlagsgesellschaft, Uelzen 1998
Worlitschek, M.: Die Praxis des Säure-Basen-Haushaltes – Grundlagen und Therapie. 5. Aufl. Haug, Stuttgart 2003

Adressen

Labore

Aziditätsquotientenbestimmung nach Sander

Das Labor Glaesel führt den originalen Sander-Test durch.
Labor Glaesel
Am Ergartshauser Hof 1
78467 Konstanz
Tel: 0 75 31/6 33 63
Fax: 0 75 31/6 74 44
E-Mail: labor-glaesel@t-online.de

Das Laboratorium Dr. Bayer führt diesen Test leicht modifiziert durch.
Laboratorium für spektralanalytische und biologische Untersuchungen Dr. Bayer GmbH
Bopserwaldstr. 26
D 70184 Stuttgart
Tel: 07 11/16 41 80
Fax: 07 11/1 64 18 18
E-Mail: info@labor-bayer.de
Homepage: www.labor-bayer.de

FORM – Free Oxygen Radicals Monitor
Vertrieb: Incomat Medizinische Geräte GmbH
Am Höhenstrauch 3
61479 Glashütten
Tel.: 0 61 74 / 13 08
Fax: 0 61 74 / 96 43 78
E-Mail: info@micromed-incomat.de
Homepage: www.micromed-incomat.de

Malondialdehydtest
Orthomol GmbH
Herzogstr. 30
40764 Langenfeld
Tel. 0 21 73/9059-234
Fax 0 21 73/9059-129
E-mail info@orthomol.de
Homepage:www. orthomol.de

Leaky Gut
Medizinisches Versorgungszentrum Labor Dr. Tiller & Kollegen
Bayerstraße 53
80335 München
T: 089/5 43 08-0
F: 089/5 43 08-120
E-Mail: info@labortiller.de
Homepage: http://www.labortiller.de

Naturheilkundliche Präparate

Die folgende Adressliste ist nicht vollständig. Aufgeführt sind nur diejenigen naturheilkundlichen Pharmaunternehmen, deren Arzneimittel im Buch erwähnt sind.

Biologische Heilmittel Heel
Dr. Reckeweg Str. 2–4
76532 Baden-Baden
Tel.: 0 72 21/5 01 00
Fax: 0 72 21/50 12 10
E-Mail: info@heel.de
Homepage: www.heel.de

Dr. Loges & Co. GmbH
Schützenstr. 5
21412 Winsen
Tel.: 0 41 71/70 70
Fax: 0 41 71/70 71 00
E-Mail: info@loges.de
Homepage: www.loges.de

Hevert Arzneimittel GmbH
In der Weiherwiese 1
55569 Nussbaum
Tel.: 0 67 51/91 00
Fax: 0 67 51/91 01 50
E-Mail: info@hevert.de
Homepage: www.hevert.de

Horvi-Enzy Med Holland
Leeuwerik 2
NL-3191 DL Hoogvliet
Tel.: 06835-500 4-0
Fax: 06835-500 4-44
E-Mail: vertrieb@horvi-enzymed.com
Homepage: www.horvi-enzymed.nl

Infirmarius GmbH
Daimlerstr. 19–21
73037 Göppingen
Tel.: 07161-60694-0
Fax: 07161-60694-90
E-mail: info@infirmarius-rovit.de
Homepage: www.infimarius-rovit.de

Kattwiga, Pharmazeutische Fabrik
Zur Grenze 30
48529 Nordhorn-Brandlecht
Tel.: 0 59 21/7 80 20
Fax: 0 59 21/78 02 20
E-Mail: kattwiga@t-online.de
Homepage: www.kattwiga.de

Nestmann Pharma GmbH
Weiherweg 17
96199 Zapfendorf
Tel.: 0 95 47/9 22 10
Fax: 0 95 47/215
E-Mail: pharma@nestmann.de
Homepage: www.nestmann.de

Pascoe Pharmazeutische Präparate GmbH
Schiffenberger Weg 55
35394 Giessen
Tel.: 06 41/7 96 00
Fax: 06 41/7 96 01 23
E-Mail: info@pascoe.de
Homepage: www.pascoe.de

Pflüger Homöopathisches Laboratorium
Bielefelder Str. 17
33378 Rheda-Wiedenbrück
Tel.: 0 52 42/9 28 20
Fax: 0 52 42/5 59 32
E-Mail: info@pflueger.de
Homepage: www.pflueger.de

Phönix Laboratorium GmbH
Benzstr. 10
71149 Bondorf
Tel.: 0 74 57/80 04
Fax: 0 74 57/54 20
E-Mail: kontakt@phoenix-laboratorium.de
Homepage: www.phoenix-laboratorium.de

Sanum-Kehlbeck GmbH
Hasseler Steinweg 9-12
27318 Hoya
Tel.: 0 42 51/9 35 20
Fax: 0 42 51/93 52 90
E-Mail: sanum-kehlbeck@t-online.de
Homepage: www.sanum.de

Wala Heilmittel GmbH
Boßlerweg 2
73087 Bad Boll
Tel.: 0 71 64/93 00
Fax: 0 71 64/93 02 97
E-Mail: info@wala.de
Homepage: www.wala.de

Weleda AG
Möhlerstr. 3
73525 Schwäbisch Gmünd
Tel.: 0 71 71/91 90
Fax: 0 71 71/91 94 24
E-Mail: dialog@weleda.de
Homepage: www.weleda.de

Sachregister

A

Abwehr
- humorale 11
- neurale 11

Abwehr-Qi 63
Abwehrschwäche, Leberenergie 138
Achsenzeichen 180
Adaption 48
Adaptionssyndrom 39
Adaptogene 58
Adenosintriphosphat (ATP) 22
Aderlass 17–18
- Klimakterium 187
- pAVK 119
- Tinnitus 170
- weißer 21

Adipositas 183–187
Adler-Langer-Druckpunkte 205
Adrenalin 23
Akkommodationsstörung 144
Akupunktur
- chronische Polyarthritis 199
- Colitis ulcerosa 135
- Gastritis 128
- Gicht 193
- Herzinsuffizienz 112
- Herzrhythmusstörungen 109
- Klimakterium 187
- pAVK 119
- prämenstruelles Syndrom 188
- Rückenschmerzen 201
- Ulkuskrankheit 130
- Zystitis 161

Akupunkturpunkte, Einfluss auf Qi 72
Alarmreaktion nach Selye 38–39
Albumin 150
Alkalose 25–26
Alkoholabusus, chronischer 148

Amalgam 100
Amenorrhö 180
Ammoniakentgiftung 26–27
Anabolie 41
Angina pectoris 116–119
Angstneurose 174–178
Antioxidanzien 49
Arginase 106
Arndt-Schulz-Regel 9
Arteriosklerose 40–41
Arthritis 198
Arthrose 196–198
Arzneimittel, Ausleitung 16
Aschner-Verfahren 15
Asthma bronchiale 77, 212–214
Asymmetrie
- energetische 76
- topographische 76

Atemwegserkrankungen 202–220
Augenerkrankung 138
Ausdauer, mangelnde 148
Auslaugebäder, basische 19
Ausleitung
- Blut 17
- Haut 19–20
- Lungen 19
- Magen-Darm 16
- Nieren 19
- Ort und Zeitpunkt 51–53
- Tonsillen 17

Ausscheidungsphase 11
Ausscheidungswege 15
Außen-Innen-Regel 76
Außen-Syndrom 69
Azidose 25, 48
- intrazelluläre 30, 31
- latente 36

B

Bäder, basische 19
Bänderschwäche 139

Barrierestabilisierung, intestinale (IBS) 135–138
- Cholelithiasis 141
- Migräne 165

Basenmangel 32
Basis-Qi 63
Baunscheidtieren 20
- Arthrose 197
- Asthma bronchiale 214
- chronische Polyarthritis 199
- Colitis ulcerosa 135
- Depression 174
- funktionelle Herzbeschwerden 121
- Gastritis 128
- Gicht 193
- Klimakterium 187
- Roemheld-Syndrom 121
- vegetative Dystonie 178
- virale und bakterielle Infektion 220

Belastungsadaption 39–40
Bence Jones Proteine 125
Besenreiservarizen 17
Bewegungsapparat, Erkrankungen 189–204
Bilirubin 124–127, 139
Bioelektronik nach Vincent (BEV) 31
Biologischer Schnitt 11, 13
Bioresonanztherapie, Asthma bronchiale 213
Blase
- Aufgabe 67
- Kausalkette nach Schimmel 96, 157

Blasen-Nieren-Fülle, Hypertonie 115
Blastogenese 2
Blut
- Ausleitung 17

– pH-Wert 25
Blutdruckwerte, hypertone 26
Blutegel 18
– Angina pectoris 117
– Arthrose 197
– Gicht 193
– Hepatitis B 143
– Otitis media 218
– Schwindel 171
– Tinnitus 169
Blutreinigungstee 37
Blutzuckerregulation 153
Brechmittel 16
Bronchitis 210–212

C
Candida albicans 108, 124
Cantharidenpflaster 21–22
– Arthrose 197
– funktionelle Herzbeschwerden 121
– Otitis media 218
– Roemheld-Syndrom 121
Cholelithiasis 139–142
Cholesterin 40
Cholezystitis 142
Colitis ulcerosa 134–136
Colon irritabile 131–133
Cortisol 39, 41
C-reaktives Protein (CRP) 106

D
Darm
– Ausleitung 14, 52
– Grundmuster nach Schimmel 83–84
– perforierter 150
Darmdysbiose 124, 206–208
Dedifferenzierungsphase 13
Degenerationsphase 13
Depositionsphase 11
Depression 172–174, 176
Diabetes mellitus Typ II 152–154
Diabeteszeichen 146
Diarrhö 133
Diathese 6

– allergische 7
– exsudative 6
– harnsaure 190
– lipämische 7
– rheumatische 190
Dickdarm
– Energetik 66
– Grundmuster nach Schimmel 81–82
– Kausalkette nach Schimmel 88–89, 203
– Störungsherde 123
Dickdarm-Lunge-Fülle, Hypertonie 115
Disposition 5
– glandulär-pathologische 6
– mesenchymale 5–6
– neurogen-sensible 5
– vegetativ-spastische 6
Drehschwindel 170
Dreifacher Erwärmer 67
Dreifacher-Erwärmer-Perikard-Fülle, Hypertonie 115
Dreikomponenten-Theorie 37
Drei-Punkt-Therapie
– Bewegungsapparat 190
– Gicht 193
– Migräne 164
– vegetative Dystonie 177
Dubin-Johnson-Syndrom 125
Dunkelfelddiagnostik 34–35
Dunkelfelddiagnostik (Kasuistiken)
– Adipositas 184
– Angina pectoris 116
– Atemwege 206
– Bronchitis 210
– Cholelithiasis 140
– chronische Polyarthritis 199
– Colitis ulcerosa 134
– Colon irritabile 131
– Depression 173
– Gicht 192
– Glomerulonephritis 158
– Hepatitis B 142
– Herzinsuffizienz 111

– Herz-Kreislauferkrankungen 107
– HNO-Erkrankungen 206
– Hormonsystem 181
– Hypertonie 113
– Klimakterium 186
– Leberfunktionsstörung 139
– Migräne 164
– neurologische und psychiatrische Erkrankungen 163
– Osteoporose 194
– Pankreasstörungen 147
– Pankreatitis 148
– pAVK 118
– prämenstruelles Syndrom 188
– Sinusitis 206
– Tinnitus 169
– Tonsillitis 215
– Urogenitalerkrankungen 157
– vegetative Dystonie 176
– Verdauungstrakt 126
– virale und bakterielle Infektion 219
Dünndarm
– Dickdarm, Grundmuster nach Schimmel 138
– Grundmuster nach Schimmel 81–82
– Kausalkette nach Schimmel 88–99, 203
– Physiologie 66–67
– Störungsherde 123
Dysbiose 79
Dysmenorrhö 180
Dyspnoe 25
Dystonie, vegetative 176–188

E
Ehemann-Ehefrau-Regel 77–78
Eigenbluttherapie, virale und bakterielle Infektion 220
Eigenserumtherapie, Hepatitis B 142
Einlauf 16
Eiweiße 23, 29–30
– Kalziumausscheidung 194

Sachregister

Eiweißspeicherkrankheit 36
Eiweißverluste, renale 125
Ektoderm 3, 8
Elektroakupunktur nach Voll (EAV) 50
– Adipositas 184
– Arthrose 196
– Asthma bronchiale 212
– Bronchitis 210
– chronische Polyarthritis 199
– Colon irritabile 131
– Depression 173
– Fettleber 144
– funktionelle Herzbeschwerden 120
– Gastritis 126
– Gicht 192
– Glomerulonephritis 158
– Hepatitis B 142
– Herzinsuffizienz 111
– Hypertonie 113
– Klimakterium 186
– Migräne 164
– Neuralgie 167
– Osteoporose 194
– Otitis media 217
– Pankreasinsuffizienz 151
– Pankreatitis 148
– Rhinitis allergica 208
– Roemheld-Syndrom 120
– Schwindel 171
– Sinusitis 206
– Tonsillitis 215
– Ulcus ventriculi und duodeni 129
– vegetative Dystonie 176
– VES LOWN II 108
– virale und bakterielle Infektion 219
– Zystitis 160
Elektrolytverschiebung 16
Elektronendonatoren 105
5 Elemente 64
– Leber und Galle 137
Embryologie 2–3
Emetikum 16

Energetik 62–76
Energie 22
Energiebereitstellung 22–23
Energiefreisetzung 24
Energiegewinnung 24–25
Energiemedizin 62
Energiemobilisierung 23
Energiespeicherung 24
Energiestoffwechsel, kataboler 38
Energieträger 22
Entartung, maligne 13
Entgiftungskonzepte 15
Entgleisung, anabole und katabole 41
Entoderm 3, 8
Entstauungstherapie, Herzinsuffizienz 112
Entwicklung, embryonale, Phasen 2–3
Enzymtherapie, Arthrose 197
Escherichia coli 161
Exkretionsphase 11

F
Fette 22
Fettleber 144–146
Feuchtigkeit (Erde) 71
Fibroblasten, Synthesefunktion 45–46
Fibromyalgie, Schmerzen 190
Filitbildung 107–109, 147
Flocken, weiße 203
Freie Radikale 105
Fülle 74–76
Fünf Wandlungsphasen 64–65, 72–74
Fu-Organe 66
Fußbad 19, 218

G
Galle
– Grundmuster nach Schimmel 82–83, 191
– Kausalkette nach Schimmel 137, 203

Gallenblase
– Energetik 66
– Grundmuster nach Schimmel 83–84
– Kausalkette nach Schimmel 85–87, 138
Gallenblase-Leber-Fülle, Hypertonie 115
Gallenblasenerkrankungen 136–148
Gallenwege, Grundmuster nach Schimmel 81–84
Gallenwegserkrankungen 136–146
Gallestörung 124
Gastritis 126–129
Gehirn
– Blutzirkulation 106
– traditionelle chinesische Medizin 69
Gemüsebrühe, basenbildende 37
Genitalsystem 69
Geschlechtsorgane, Ausleitung 52
Gesund und Aktiv Stoffwechselprogramm 185
Gewebestörungen, ektodermale 162
Gewebsazidose 48
Gicht 191–194
Globalinsuffizienz 112
Glomerulonephritis nach Streptokokkeninfekt 157–167
Glukoseabbau, aerober und anaerober 24
Glukose 22–23
Glutaminsynthetase 27
Glykogen 22
Glykogenstoffwechsel, aerober 23
Glykosaminoglykane (GAG) 44
Gonarthritis, reaktive 118
Gonarthrose 196
Grundmuster, pathogenetische 78–81
Grundregulation 43, 49
– ausleitende Therapiemaßnahmen 51

– Diagnostik 49–50
Grundregulationssystem nach Pischinger 43
Grundsubstanz
– Beziehungssysteme 45
– normale und gestörte Reaktionsweisen 47–49
gynäkologische Störungen 139

H

Hämatokrit 18
Harnblasenerkrankungen 154–162
Harnsäure 192
Harnwege, Grundmuster nach Schimmel 81
Harnwegserkrankungen 154–162
Haut
– Ausleitung 14, 19–20, 52
– Kausalkette 96
– Leberstörung 139
– Störungen 124
Heilhypnose 152
heiße Rolle 19
Hemmender Zyklus 73
Hepatitis B, chronisch persistierende 125, 142–144
Herpes-zoster-Infektion, Schwindel 171
Herpes-zoster-Neuralgie 166
Herz
– Fehlfunktion 106
– Physiologie 68
Herzbeschwerden, funktionelle 119–121
Herzinfarkt, Weisheitszahn 98
Herzinsuffizienz 110–113
Herz-Killer 88
Herz-Kreislauf-Erkrankungen 103–119
Herz-Kreislaufstörungen, Grundmuster nach Schimmel 84–85
Herzrasen 108, 119
Herzrhythmusstörungen 110, 119

Herzstolpern 106, 108
Herzzeichen 203
Hexenschuss 200
Hitze (Feuer) 70
Hitze-Syndrom 70
HNO-Erkrankungen 202–220
Hoden 181
– Kausalkette nach Schimmel 92–93, 180
Hohlorgane, Physiologie 66
Homotoxikologie 10–15
– Arthrose 196
– Asthma bronchiale 213
– Atemwege 203
– Bewegungsapparat 190–191
– Bronchitis 210
– Cholelithiasis 140
– Gastritis 127
– Glomerulonephritis 159
– Harnwegserkrankungen 155
– Herz-Kreislauf-Erkrankungen 105–107
– Hormonsystem 180
– Krankheitsentstehung 10
– Lebererkrankungen 137
– Magen-Darm-Erkrankungen 122
– neurologische Erkrankungen 161–162
– Nierenerkrankungen 155
– Pankreaserkrankungen 147
– Sechs-Phasen-Modell 11–13
– Therapiemaßnahmen 14–15
Hormonmangel 42
Hormonsystem, Erkrankungen 178–189
Hüftgelenkserkrankung, Nadelung 78
Humoralpathologie 44
Hydroperoxid-Radikal 49
Hydroxyl-Radikal 49
Hyperthyreoidismus 179
Hyperthyreose 181–185
Hypertonie 113–115
Hyperventilationstetanie 26
Hypnose, Angst 175

I

Immun- und Hormonsystem, Wechselwirkungen 53–54
Immunglobulin A, sekretorisches 150
Immunnutrition, orale 58
Immunstimulation 56
Immunsuppression 56
Immunsystem
– Beeinflussung 54
– darmassoziiertes (GALT) 215
– Einflussnahme 56–57
– regulierende Funktion 53
Immuntoxizität 57
Imprägnationsphase 13
Indol-Skatol-Fuselalkohol 118
Infektion, virale und bakterielle 218–220
Inflammationsphase 11
Innen-Syndrom 70
Insulin 23
Insulin-Spiegel, Adipositas 184
Iridologie 5
Iridologie (Kasuistiken)
– Adipositas 184
– Angina pectoris 116
– Angstneurose 175
– Arthrose 196
– Asthma bronchiale 212
– Bronchitis 210
– Cholelithiasis 140
– chronische Polyarthritis 198
– Colitis ulcerosa 134
– Colon irritabile 131
– Depression 173
– Diabetes mellitus 153
– Fettleber 144
– funktionelle Herzbeschwerden 120
– Gastritis 126
– Gicht 192
– Glomerulonephritis 158
– Harnblasenerkrankungen 154
– Harnwegserkrankungen 154
– Hepatitis B 142
– Herzinsuffizienz 111

Sachregister

- Herz-Kreislauf-Erkrankungen 105
- Hormonsystem 178
- Hyperthyreose 182
- Hypertonie 113
- Ischialgie 201
- Klimakterium 186
- Lebererkrankungen 137
- Migräne 164
- Neuralgie 167
- Nierenerkrankungen 154
- Osteoporose 194
- Otitis media 216
- Pankreaserkrankungen 146
- Pankreasinsuffizienz 151
- Pankreatitis 148
- pAVK 118
- prämenstruelles Syndrom 188
- Rhinitis allergica 208
- Rhythmusstörungen 104
- Roemheld-Syndrom 120
- Schwindel 171
- Sinusitis 206
- Tinnitus 169
- Tonsillitis 215
- Ulcus ventriculi und duodeni 129
- und Embryologie 7
- vegetative Dystonie 176
- Verdauungstrakt 122
- VES LOWN II 108
- virale und bakterielle Infektion 218
- Zystitis 160

Iris 7–8
Irisdisposition, glandulär insuffiziente 190
Iris-Keimblatt 7
Irisstroma, vorderes, Zerstörung 179
Iriszeichen, ektodermales 190
Ischialgie 200–202
Isoionie 46
Isolationsphase 11
Isoosmie 46
Isotonie 46

K

Kalium 28, 42
Kaliummangel 30–31
Kälte (Wasser) 69–70
Kalzium 35, 42
Katabolie 41
Kausalketten 80–81, 85–98
Keratinozyten 58
klimakterische Beschwerden 185–187
Klistier 16
Kohlenhydrate 28–30
Kollagen 47
Kolon-Hydro-Therapie 16
Konstitution 4–5
Konstitutionsbehandlung, Magen-Darm-Trakt 121
Kopfherd, Zielorgane 157
Kopfschleimhaut
- Atemwege 205
- Bewegungsapparat 191
- Kausalkette 93–94, 156

Körperhaar 181
Körperpflege, basische 19
Krankheitsursachen, innere 71
Kreislauf-Meridian, Physiologie 69
Kummer 71
Kussmaul-Atmung 25

L

Lactatkonzentration, hohe 28
Lactulose-Mannitol-Test 150
Lakunen
- Atemwege 203
- geschlossene 155

Lasertherapie, Kaiserschnittnarbe 186
Leaky Gut 150, 195
Lebensenergie 62
Lebenswecker 20
Leber
- Ausleitung 14, 52
- Galle, Grundmuster nach Schimmel 138, 155
- Grundmuster nach Schimmel 81–84, 191
- Kausalkette nach Schimmel 90–91, 138, 180, 203
- Physiologie 68
- Puffermöglichkeiten 26–27
- Qi 63
- Stoffwechselvorgänge 137

Leberentgiftung 11
Lebererkrankungen 136–148
Leberfunktion, eingeschränkte 28
Leberstörung 124
Leberzirrhose 125
Leere 74–76
Leere-Zustand, energetischer 20
Leptosome 4
Linksherzinsuffizienz 112
Lumboischialgie, rezidivierende 138, 200
Lunge
- Ausleitung 19, 52
- Kausalkette nach Schimmel 95–96, 181, 205–208
- Physiologie 68
- Puffermöglichkeiten 26
- Qi 62

Lymphabflussbehinderung 44–45
Lymphatiker, Reaktionslage 10
Lymphmittel 58
Lymphozyten 57

M

Magen
- Energetik 66
- Kausalkette 91–92

Magen-Darm, Ausleitung 16
Magen-Darm-Beschwerden, devitale Zähne 99
Magen-Darm-Trakt 121–136
Magen-Meridian, Oberbauchbeschwerden 124
Magenringe, helle 122
Magnesium 42
Malondialdehydtest 191

Mangan 29
Mastodynie 180
Matrisome 46
Matrix
- Entgiftungsfunktion 11
- extrazelluläre 43–44
Medizinsysteme, östliche, Energie und Lebenskraft 62
Melanin 125
Menstruation, Stärke 181
Meridiane, Maximalzeit und Tonisierungspunkte 78
Mesoderm 3, 8
Migräne 163–166, 188
Migräne-Handpunkte 166
Mikroaderlass 18
- Gicht 193
- japanischer 17
Mikrobiologische Therapie 59
Mikrozirkulationsstörungen, Grundlage 107–108
Milcheiweißkonsum, Leaky-Gut-Syndrom 195
Milchsäure 29
Milz 63, 67–68
Milz-Pankreas 87–88, 147
Milz-Pankreas-Meridian 106–107
Mineralstoffverhältnisse, Untersuchung 33–34
Mirkozirkulationsstörungen 110
Mischiris 8
Mischkonstitution 5
Mittag-Mitternacht-Regel 77
Morbus Crohn 136
Morgenurin, Eiweißausscheidung 125
Moxibustion 21
Mucor racemosus 107
Müdigkeit, ausgeprägte 144
Mundraum, Störherde 100
Muskel-Knochenzone 190
Mutter-Sohn-Regel 76
Mykosen, Mundbereich 99
Myokardschäden nach Infarkt 110

N

Nachdenken, übermäßiges 71
Nähr-Qi 63
Na-K-Ca-Verhältnisse, Untersuchung 34
Nasennebenhöhlen
- Atemwege 205
- Bewegungsapparat 191
- Kausalkette nach Schimmel 93–94, 137, 156
Nasenreflexöl 207
Nasenreflexzonentherapie nach Nils Kraak 207, 209
Natrium 42
Natrium-Kalium-Kalziumwerte 33
Nerven- und Immunsystem, Wechselwirkung 54
Nervenreflexe 11
Nervensystem
- Erkrankungen 162–178
- vegetatives 55
- zentrales, Kausalkette nach Schimmel 97–98, 163, 180–181
Nestmann-Entgiftung, Bewegungsapparat 190
Netzstruktur 46
Neuralgie 166–168
Neuraltherapie
- Angina pectoris 117
- Arthrose 197
- Asthma bronchiale 214
- Cholelithiasis 141
- Colon irritabile 133
- Gastritis 128
- Hyperthyreose 183
- Ischialgie 202
- Migräne 165
- Otitis media 218
- prämenstruelles Syndrom 189
- Rhinitis allergica 209
- Schwindel 172
- Sinusitis 208
- Tinnitus 170
- Ulkuskrankheit 131

- VES LOWN II 110
- Zystitis 161
Neuronale NO-Synthetase (nNOS) 106
Niere
- Ausleitung 19, 52
- Grundmuster nach Schimmel 81
- Kausalkette nach Schimmel 94–95
- Physiologie 68
- Puffermöglichkeiten 26
- Qi 62
Nierenerkrankungen 154–162

O

Obstipation 133, 172
Ohrakupunktur
- Asthma bronchiale 213
- Migräne 164, 166
Ohrenschmerzen 216–217
Ohrkerzentherapie 171–174
Open-Wind-Phänomen 54
Organismus, Reaktionsbereitschaft 9–10
orthomolekulare Therapie 58, 136
Osteoporose 194–195
Otitis media 216–218
Ovar 181
- Kausalkette nach Schimmel 92–93, 180
Ozontherapie
- Adipositas 185
- Arthrose 197
- Asthma bronchiale 214
- Rhinitis allergica 209
- Schwindel 172
- Tinnitus 170
- virale und bakterielle Infektion 220

P

Pankreas
- Aufgabe 67–68
- Ausleitung 52

– Herz-Killer 88
Pankreaserkrankungen 146–154
Pankreasinsuffizienz 151–152
Pankreas-Leber-Gallenfunktionsstörung 79–80
Pankreatitis, chronische 147–150
Parenchymikterus 125
pAVK 117–121
Permeable Gut Syndrome (PGS) 150
Phönix-Entgiftung
– Bewegungsapparat 190
– Migräne 164
pH-Wert 25, 30
physikalische Therapie 58
Phytotherapie 58
Pigmente, topolabile 179
Pneumonieprophylaxe 211
Pollinosis 209–210
Polyarthritis 118, 198–200
Poststreptokokkenreaktion 158
PRAL-Berechnung 36
prämenstruelles Syndrom (PMS) 180, 187–189
Prinzip der regressiven Vikariation nach Reckeweg 14
Progressive Muskelrelaxation nach Jacobsen 110
Prostata 180–181
– Kausalkette nach Schimmel 92–93
Proteinspeicherung 47
Proteinurie 125
Proteoglykane (PG) 44
Psychoneuroimmunologie 53–56
Pufferkapazitäten nach Jorgensen 31
Pufferung, intrazelluläre 28
Pykniker 4

Q
Qi 62–63
Qi-Ausbreitungsrichtung, Störungen 72
Qi-Mangel, Menstruation 181
Qi-Schwäche 71
Qi-Stagnation 72
Qi-Störungen, Beeinflussung 71
Quecksilber 156–157

R
Racemat 29
Radikale Sauerstoff Spezies (ROS) 106
Reaktionsphase 11
Reaktionsstarre 48
Reaktionswege, sympathikotone und parasympathikotone 54–55
Rechtsherzinsuffizienz 112
Rechts-links-Regel 76
Redox-Status 105, 191
Reflexzonentherapie
– Asthma bronchiale 214
– Colon irritabile 133
– funktionelle Herzbeschwerden 121
– Gastritis 128
– Herzinsuffizienz 112
– Hypertonie 115
– Ischialgie 202
– Klimakterium 187
– prämenstruelles Syndrom 189
– Roemheld-Syndrom 121
– Schwindel 172
Regulationsstörung, hormonelle 179
Regulationstherapie 9
Regulationsthermographie 50
Regulationszentren, übergeordnete 43–59
Reiz, adäquater 9
Reiz-Reaktionsprinzip 10
Repolarisationsstörungen 110
Resonanzketten 85
Retentionstoxikose 53
retikuloendotheliales System 11
Rhinitis allergica 208–212
Rödern 17
Roemheld-Syndrom 79, 104, 119–121
Rotor-Syndrom 125

Rückenschmerzen, Akupunktur 201

S
Sauerstoffradikale 48
Sauerstofftherapie
– Colitis ulcerosa 136
– Fettleber 145
– Hepatitis B 143
– Herzinsuffizienz 112
– Hypertonie 115
– Migräne 165
– pAVK 119
Säure-Basen-Haushalt 24–37
– beeinflussende Faktoren 28–30
– Beurteilung 31
– Messverfahren 30
– Regulationssysteme 26
– Störungen 35–36
– Therapiemaßnahmen 36–37
Säure-Basen-Therapie 59
Säurestarre 33
Schilddrüsenerkrankung 122
Schilddrüsenhormone 39
Schlacken 48
Schnupfen 209, 218
Schröpfen
– Angstneurose 176
– blutiges 17
– Gelosen 197
– Glomerulonephritis 159
– Klimakterium 187
– Lumboischialgie 202
– Migräne 165
– Nierenzone 161
– Tinnitus 170
– trockenes 20–21
– Zystitis 161
Schutzsysteme, antioxidative 48–49
Schwermetalle 100, 124
Schwindel 170–174
Schwitzen, übermäßiges 185
Sechs-Phasen-Modell nach Reckeweg 11–13

Sehnenschwäche 139
Sehstörung 138, 144
Serotonin 190
Sexualhormone, Regulationsstörung 186
Sheng-Zyklus 72, 76
Sinusitis 157, 206–208
Skaloturie 125
Somatostatin 37
Somatotropin 37
Sonderorgane, Physiologie 69
Spannungskopfschmerz 164
Speicherorgane, Physiologie 66
Spenglersan-Test 50
– Adipositas 184
– Angina pectoris 116
– Arthrose 196
– Asthma bronchiale 212
– Bronchitis 210
– Cholelithiasis 140
– chronische Polyarthritis 199
– Darmdysbiose 126
– funktionelle Herzbeschwerden 120
– Gastritis 127
– gastrointestinale Funktion 139
– Gicht 192
– Glomerulonephritis 158
– pAVK 118
– Roemheld-Syndrom 120
– Schwindel 171
– Sinusitis 206
– Ulcus ventriculi und duodeni 129
– VES LOWN II 108
– virale und bakterielle Infektion 219
Steifigkeit, morgendliche 196
Steinleiden 140
Steinstraße 155
Stenokardie, funktionelle, Nadelung 77
Stickstoffentgiftung 26
Stickstoffmonoxid (NO) 106
Stoffwechsel

– aerober 23
– anaboler kataboler 37–43
– anaerob laktazider 24
– anaerober 23
Stoffwechselentgleisung, katabole 105
Stoffwechselregulation 39
Störfelder 3, 50
– Rhinitis allergica 209
– Zähne 95, 99–100
Streptokokken 157, 161
Stress 71
– Angstneurose 176
– Cholesterin 41
– oxidativer 48
– Schwindel 172
– Tinnitus 170
Strukturglykoproteine 44
Superoxidanion 48
Sympathikus, Funktionen 56
Syndrom der chronischen Belastung 38
Synthesestoffwechsel, anaboler 38
System der großen Abwehr 11

T

Tachyarrhythmie 131
Tachykardie 106
Therapieverfahren, ausleitende 15–22
Thrombozytenaggregation, Erhöhung 107
Tinnitus 168–172
Tonisierungszyklus 72
Tonsillen 215
– Atemwege 205
– Ausleitung 17
– Bewegungsapparat 191
– Kausalkette nach Schimmel 93–94, 156
Tonsillitis 214–218
Traditionelle Chinesische Medizin (TCM) 62, 69
Triglyzeride 22
Tryptophan 190, 203

Tumorerkrankung, Säure-Basen-Haushalt 35
Typenlehre 4

U

Übererregung 71
Übersäuerung 35, 107
Übersäuerungsdiathese 6–7, 190
Überwältigungszyklus 73
Ulcus ventriculi und duodeni 129–131
Ulkuskrankheit, Kausalkette nach Schimmel 129
Ureter 137, 191
Uricolor
– Adipositas 184
– Angina pectoris 116
– Asthma bronchiale 212
– Bilirubin 139
– Bronchitis 210
– Cholelithiasis 140
– Colitis ulcerosa 134
– Colon irritabile 132
– Depression 173
– funktionelle Herzbeschwerden 120
– Gastritis 127
– Hepatitis B 142
– Herzinsuffizienz 111
– Hypertonie 113
– Osteoporose 194
– Pankreasinsuffizienz 151
– Pankreatitis 148
– pAVK 118
– Roemheld-Syndrom 120
– Sinusitis 206
– Tinnitus 169
– Tonsillitis 215
– Ulcus ventriculi und duodeni 129
– VES LOWN II 108
– virale und bakterielle Infektion 219
Urinmessmethode 31–33
Urin-Teststreifen nach Sanders 32

Urobilinogen 124–125, 139
Urogenitalsystem, Grundmuster nach Schimmel 82–84, 155
Ursprungs-Qi 63
Uterus 181
– Kausalkette nach Schimmel 92–93, 180

V

Vegetativum , Einflussnahme 55–56
Verdauungsbeschwerden, Störungen im Kopfbereich 123–124
Verdauungsorgane, Störungen 124
Verdauungstrakt 121–136
– Grundmuster nach Schimmel 84–85
– Iridologie 122
Vernetzungsglykoproteine 44
Verschlussikterus 125
VES LOWN II 108–110
Vikariation 13
Vitamin C 123
Vitamin-C-Hochdosistherapie 57, 142
Vorniere 25

W

Wachstumshormon 37
Weisheitszahn, Hypertonie 113
Wickel, Ausleitung 19
Wind (Holz) 70–71
Wische 203
Wolken, weiße 203
Wurzelbehandlung 99

Y

Yang-Fülle 75
Yang-Leere 75
Yin und Yang 63–64
Yin-Fülle 75
Yin-Leere 75

Z

Zähne
– Atemwege 205
– Hypertonie 113
– Kausalkette nach Schimmel 93–94, 156
Zahnherd 95, 99
– Quecksilber 156
Zahn-Organ-Beziehungen 98–100
Zang-Organe 66
Zelle, Strukturänderung 13
Zellpeptide, anabole 39
Zellübersäuerung 28
Zink 30
Zitratzyklus 24
Zuckerrändchen 146
Zystitis, mit beginnender Pyelonephritis 160–162